健康 Smile 57

健康 Smile 57

健康 Smile 57

健康 Smile 57

沒有壓力的酮體生活，
成功引導超過500萬人進入生酮飲食！

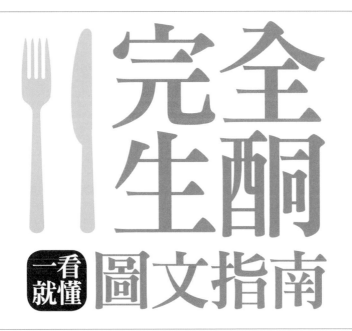

完全生酮
一看就懂 圖文指南

THE KETO DIET
THE COMPLETE GUIDE TO A HIGH-FAT DIET

黎安妮·福格爾（LEANNE VOGEL）／著
游懿萱／譯

健康SMILE. 57

完全生酮一看就懂圖文指南：
沒有壓力的酮體生活，成功引導超過500萬人進入生酮飲食！

原著書名　THE KETO DIET：THE COMPLETE GUIDE TO A HIGH-FAT DIET
作　　者　黎安妮‧福格爾（Leanne Vogel）
翻　　譯　游懿萱
封面設計　林淑慧
特約編輯　賴文惠
主　　編　劉信宏
總 編 輯　林許文二
出　　版　柿子文化事業有限公司
地　　址　11677臺北市羅斯福路五段158號2樓
業務專線　（02）89314903#15
讀者專線　（02）89314903#9
傳　　真　（02）29319207
郵撥帳號　19822651柿子文化事業有限公司
投稿信箱　editor@persimmonbooks.com.tw
服務信箱　service@persimmonbooks.com.tw
業務行政　鄭淑娟、陳顯中
初版一刷　2018年9月
定　　價　新臺幣699元
I S B N　978-986-96292-6-3

PRINTED IN TAIWAN 版權所有，翻印必究（如有缺頁或破損，請寄回更換）
歡迎走進柿子文化網 http://www.persimmonbooks.com.tw
粉絲團：柿子出版
～柿子在秋天火紅 文化在書中成熟～

國家圖書館出版品預行編目(CIP)資料

完全生酮一看就懂圖文指南：沒有壓力的酮體生活，
成功引導超過500萬人進入生酮飲食！/ 黎安妮.福格
爾(Leanne Vogel)著；游懿萱譯. -- 一版. --
臺北市：柿子文化, 2018.09
　面；　公分. --（健康Smile；57）
譯自：The keto diet : the complete guide to a high-
fat diet : with more than 125 delectable recipes and
5 meal plans to shed weight, heal your body & regain
confidence
ISBN 978-986-96292-6-3(平裝)

1.健康飲食　2.食譜

411.3   107010147

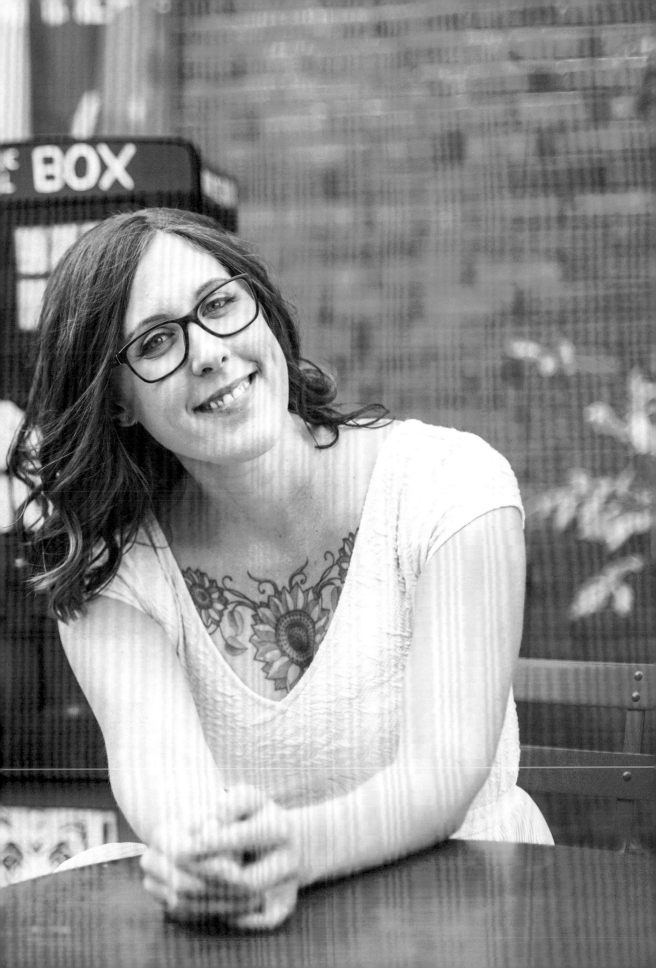

CONTENTS

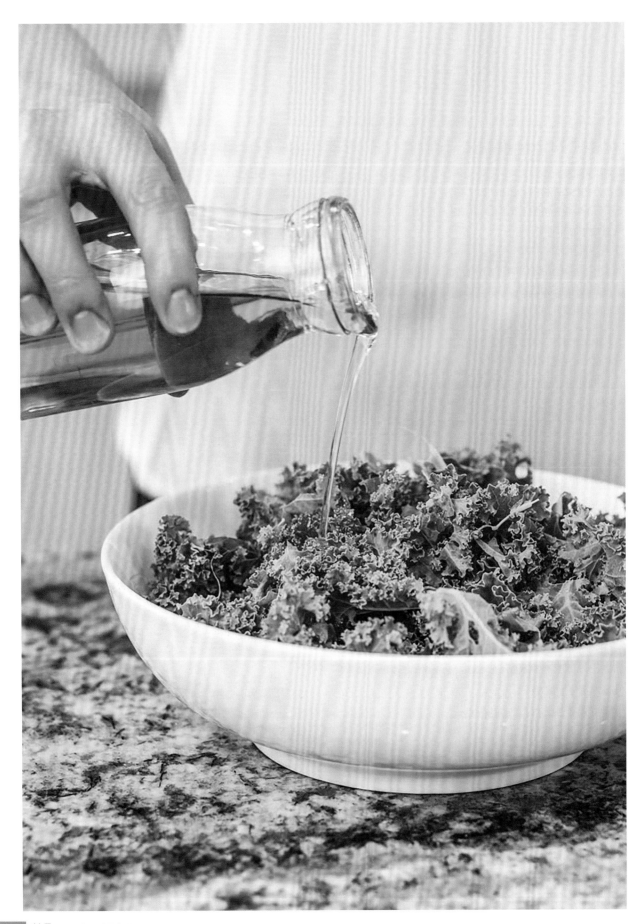

前言 INTRODUCTION

請你敞開心胸，準備接受與你已知健康與營養觀念相反、相對的新觀念，並用此全新的方式為你自己的健康負責。

營養性酮化（nutritional ketosis）是身體燃燒脂肪以取代糖分作為燃料的狀態，並透過攝取高脂肪、低碳水化合物、適量蛋白質的飲食法，大幅改善你的健康。這點看似有些違反常理：大部分人接收到的資訊，大多認為最健康的飲食方式，應該要限制脂肪的攝取量，並且食用大量的碳水化合物，尤其是「健康的全穀物」。但事實上，許多最新的醫學研究證實，攝取較多脂肪與較少碳水化合物，才能夠改善許多健康問題，讓你可以達致減重、集中注意力、增強體力、穩定血糖、維持荷爾蒙平衡等等目標。

你手中的這本書，是全方位的高脂肪飲食手冊，和市面上其他書截然不同。這本書不是傳統的生酮飲食指南，重點不在於計算熱量，或主要營養素含量，或是嚴格遵守某些規則，而是要讓你用自由又有彈性的方式，做適合你、你的身體以及你的健康情形的事。

你可以利用本書的策略及食譜，終結對食物的強烈渴望，不必再遵守嚴格的營養限制，就能夠在享用全食物餐點的狀況下，維持想要的體重與健康狀態，同時不會憎恨自己或感到內疚。我就是透過這種方式成功減重，維持體重，同時治癒了荷爾蒙不平衡的問題（之前我曾長達八年都沒有月經來潮），消除了因過動症（ADHD）而引起的注意力不足症狀，也能夠一掃之前的負面心態，用樂觀喜悅的心情面對一切。

我撰寫這本經典著作的目標，主要是要告訴你，無論現況如何，這種飲食策略如何能夠助你一臂之力，無論你目前正在努力減重、有荷爾蒙失調的問題、自體免疫系統的疾病、其他慢性疾病，甚至只是心情不好都一樣，都能夠用不會感到愧疚或憎恨自己的方式做到這點。我希望本書能讓你明白，透過改變飲食、思考飲食的方式，就能夠讓你全然喜愛、欣賞自己的美麗之處，並且引以為傲。

這一切都與攝取脂肪有關！我深深相信，這個世界已經準備要擺脫對脂肪反覆產生的罪惡感，並開始正視脂肪的本質：那是一種我們可以用來改變腰圍、罹病率、味蕾與食物間關係的工具，而且我們天生就有想吃富含營養的高脂肪食物的衝動。但這一路走來，不知為何陰錯陽差的讓我們的身體變得不知所措了。《完全生酮一看就懂圖文指南》一書能讓你找回自己，找回那種想吃特別營養可口的高脂肪食物的渴望。

我想，或許你已經看過吉米・摩爾（Jimmy Moore）的《生酮治病飲食全書》、蓋瑞・陶布斯（Gary Taubes）的《面對肥胖的真相》、馬克・海曼（Mark Hyman）的《吃對油，真享瘦》、威廉・戴維斯醫師（Dr. William Davis）的《小麥完全真相》，且已經搭上高脂肪飲食的列車，只是無法百分之百的確定要如何走下去。天啊！這種感覺我懂。沒有什麼比你知道該做什麼來改善一切，卻不知道該怎麼做更無助的事了。沒關係，在《完全生酮一看就懂圖文指南》一書當中，你將能夠看到所有必備的工具，並了解如何攝取更多的脂肪，就像呼吸一樣輕鬆容易。我沒騙你！

你可能覺得吃一大堆脂肪，同時減少碳水化合物的攝取量，就好像讓你與最愛的事物分隔兩地一樣，但我就是要向你證明，一旦你攝取了脂肪，一切都會有一百八十度的轉變。我鼓勵你閱讀書中每日飲食與備餐的部分，這些都是強而有力的工具，不需要大幅打亂你原本的計畫、優先順序，或是放棄你原本愛吃的甜派、蛋糕、洋芋片，或其他碳水化合物食品，就能夠大幅改善健康。

（別擔心，如果你真的很喜歡吃甜派、蛋糕、洋芋片與其他碳水化合物食品，我還是會提到這個部分，請見第38頁。）

我希望《完全生酮一看就懂圖文指南》能夠成為你輕鬆自在就能勝出的跳板，讓你充滿自信，熱愛生活，準備迎向更美妙精采的人生。

我知道，這麼說或許有些誇張，但我真的有這種好預感！

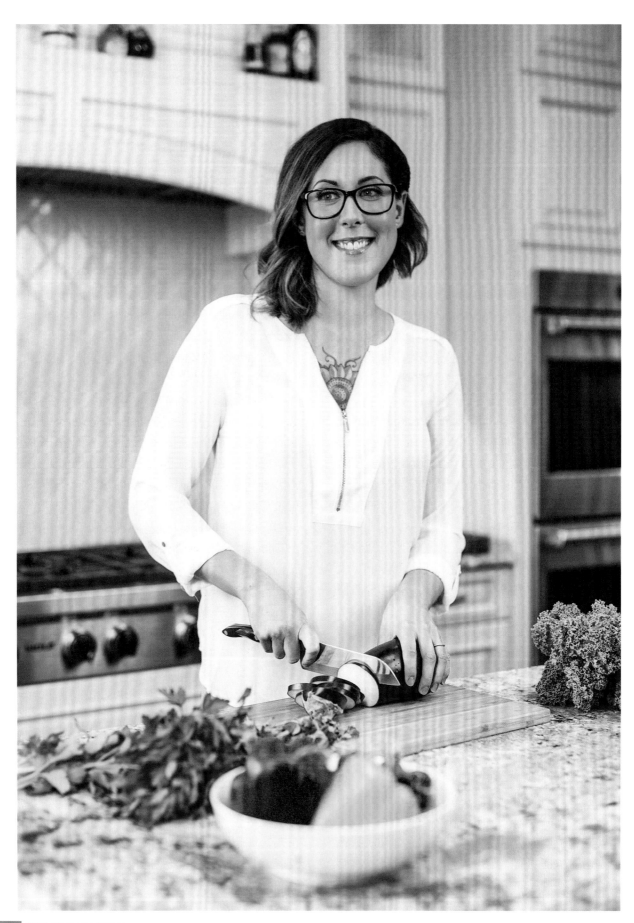

嗨,我是黎安妮

我是個整全營養師(nutrition educator)、健康倡議者,也是「健康追求」(Health Pursuit)運動創始人。在過去三年來,我引導了五百多萬人成功採用高脂肪、低碳水化合物的生酮飲食生活方式。

二○○七年,我以優異成績自加拿大自然營養學院(Canadian School of Natural Nutrition)畢業後,開始從事私人營養資訊的工作,並開始「健康的追求」。現在,我擁有熱門的Youtube頻道,就叫做「健康追求」,並擁有一個提倡生酮飲食服務的podcast節目。我最近剛出版的書《以脂肪為燃料》,是個三十天的計畫,使用飲食當中的脂肪來治療、滋養身體,讓身體維持平衡。

但我自己的生酮飲食故事則始於二○一四年,當時我才剛開始改採高脂肪、低碳水化合物的飲食方式。改採這種飲食法,讓我的生活完全改觀,因為我不再需要限制自己飲食的方式,就能夠:

- 減掉了和荷爾蒙有關,且原本死纏爛打的二十磅(約九公斤)
- 讓我擺脫糾纏十五年的注意力不足過動症
- 在二十四歲被診斷出早發性停經後,我的月經又恢復了
- 讓我的心情維持平衡。現在的我,不再被長期困擾的輕度憂鬱症糾纏了
- 擺脫腦霧
- 增加精力
- 改善我的膚質、髮質、指甲
- 不再對食物產生強烈的渴望
- 消除我對食物產生的執念
- 加強自信心

在你認為我經歷的這些遙不可及,想把書放回書架前,請容我先和你分享我完整的經驗。

我不打算說些讓你覺得無聊的內容,例如,我在哪邊長大,父母個性怎樣,什麼時候學會走路等等之類的東西。

讓我們言歸正傳,不要再過度鋪陳了。

生酮飲食如何幫助我減輕體重,並達到其他了不起的事

我和食物與健康的故事,始於從找到均衡飲食的樂趣,轉變為使用食物來控制周遭環境。我在十三歲到二十八歲這段期間,一直深受飲食問題所苦。一開始先是暴食症,會先狂吃不該吃的食物,接著再催吐,之後幾年則是嚴重的厭食症,接著是濫用藥物,然後在嚴格限制自己的飲食時,又回到了暴食症的狀態,最後變成了「健康飲食症」(也就是對吃「正確的」食物過度執著),一旦我無法自己準備餐點,就會感到恐慌。

我和食物之間的這種關係,首當其衝的,就是讓我的月經不來報到(醫學名詞叫「閉經症」)。我在十三到二十一歲這段期間,都一直有服用避孕藥,而在我不服用避孕藥後,月經就再也不來了。當中有八年的時間,完全沒有月經來報到。

我二十多歲時,不太在意沒有月經這件事,畢竟沒有月事報到,生活輕鬆多了。我繼續讓身體跑馬拉松、騎自行車、游泳、節食,因為我認為沒有其他方式能讓我維持想要的體態。然而,在我以健康之名做了以上種種時,卻沒有任何一項行為稱得上健康。

那段時間充滿紛擾,心裡感到極度不安,我則用工作上的晉升、背包客旅行,以及其他表面上快樂的事來掩蓋一切,身體的歡愉以及自我照顧對我來說都是相當陌生的概念。然後,我極度迷戀健身,遵守良好營養的「規則」,包括避免飲食當中的脂肪,把一切都做到最好。雖然原本典型的飲食失調問題消失了,但我卻沒有比較喜歡或是尊重自己的身體,而是把限制飲食與暴食的精力轉移到過度運動以及控制營養上。

在我不服用避孕藥五年之後,在永無止盡的訓練輪迴與傷害中,我接受了荷爾蒙替代療法(HRT)。

八個月後，我的荷爾蒙沒有增加，但體重卻增加不少，體脂肪達到32%，比之前重了九公斤，我敢說，那些都是脂肪團的重量。

我所做的都是「正確」的事，吃的是全素，之後採用原始人飲食法，每天或每兩天運動一次，傍晚五點之後就不再進食，每天吃六小餐，但是，每過一週，體重依舊不斷上升。在我的臀部塞不進某條前一年夏天買的短褲時，我覺得自己必須做點什麼了。

於是，我就像其他想減重的人一樣，減少熱量的攝取，並增加運動的強度。不久後，我就覺得相當飢餓，心情喜怒無常。其中有兩三天我會大吃大喝，覺得又回到了那個糟糕的我。十分氣餒的我，去找了一位自然療法醫師，他建議我採用低碳水化合物飲食。

當下我的直覺是打死我都不要，我以為低碳水化合物飲食，就是健康類廣告中所說的那樣，離不開加工處理的調味料、糖精、汽水、點心、減重代餐。此外，再加上我的營養學教授說過，低碳水化合物飲食相當不健康、不自然、可笑至極，因此讓我決定不碰這種飲食法。

不過，由於我相當希望能夠減重，因此最後決定，如果能夠用讓我覺得還能接受的低碳水化合物飲食方式，那就試試看吧。

就在那天，有位朋友在自己的Instragram上貼了有關生酮飲食的內容。那個詞觸動了我，所以我就去搜尋。啊！沒錯，這就是我的解決之道，就在螢幕上！

雖然我一開始迫不及待閱讀了許多以乳製品作為生酮飲食來源的資料，因此攝取了許多加工處理的食物，以降低碳水化合物的攝取量，但我真的非常有興趣，也非常渴望嘗試生酮飲食。於是，我決定要用自己的方式進行：不攝取穀類，不攝取乳製品，以全食物為主。

我花了好幾週的時間研究生酮飲食，並深入研究這種飲食法。

那年夏天，我經歷了許多第一次：吃了第一份肋排，第一匙堅果奶油……我讓自己無拘無束的吃脂肪，心裡卻覺得很快樂。我吃越多脂肪，心情就覺得越平穩，也對自己的決定越有自信。此外，我不再時時都覺得飢餓不已，我可以吃到飽，同時體重也開始減輕了。每天我都吃下

約二百公克的脂肪，但在短短兩個月時間內，我就減去了九公斤，體脂肪也從32%降低到20%。

但這時候樂極生悲的事卻發生了。我習慣限制自己，因此看到能夠讓我減重的新方法，讓我覺得能讓自己變成「更好的自己」，就會做到極致。如果我能減五公斤，為何不能減十公斤呢？有人能減十五公斤，那十公斤又算什麼？所以，我讓自己陷入了競賽狀態，斤斤計較減少的體重，作為追求更快樂、更健康自己的墊腳石。

我在這種極度迷戀高脂肪、低碳水化合物、低卡的痛苦競賽中過了六個月，瘋狂到讓我無法入睡，開始掉髮，接著默默地狂吃碳水化合物。我對自己的飲食限制越嚴格，暴食的情形就越嚴重。我看來似乎相當狂熱，熱愛自己清晰的思維，但內心深處卻相當明白，每過一天，我就越迷失自己。

我正視自己情緒平衡的問題，並且開始改變，是因為我攝取了脂肪。你知道的，在你近乎不吃脂肪很長一段時間（我的狀況是十多年）後，開始攝取足夠的脂肪時，就發生了相當美妙的事：你的情緒開始穩定下來，並開始能夠迅速做出思慮周全的決定。

我知道自己採用生酮飲食背後的驅動力，但我必須要調整成自己的版本。

因此，雖然我仍舊使用脂肪來滋養並治療自己，但也開始研擬「以脂肪為燃料」計畫（編註：作者此處所說的，是指身體真正以脂肪作為能量的供給），也成為了這本《完全生酮一看就懂圖文指南》的基礎。這個計畫對我與其他許多人來說，成了利用生酮飲食法增進健康、維持體重與幸福的方式。

除了攝取所有的脂肪外，我也允許自己聆聽身體的聲音，做自己覺得正確的事，讓自己從內而外痊癒。首先，我要拋棄一般生酮飲食法中大量的限制、羞愧、罪惡感，這些都是我過去經常讓自己陷入的狀態，而要認清與身體作對的其實是自己，因此我努力感謝身體每天帶給我的美好事物，從像呼吸那種最基本的事開始，到比較複雜的一些事，如面對某個情況所產生的情感。

我也將酮體測量計與血糖計拋到一旁，想辦法不再計算熱量以及主要營養素，也不再遵守低碳水化合物大師所說的，如果每天吃超過二

十公克的碳水化合物，我採用的就不是「正統的生酮飲食」。最後，我的頭髮不再脫落，睡眠品質也改善了，但我仍維持著自己攝取高脂肪、低碳水化合物食物的好處：心情與血糖都能維持穩定，思緒清晰，同時體重又減了不少。

在遵守「以脂肪為燃料」方式之後，我的月經就恢復了，我也變得很會照顧自己，對「愛自己」這件事上了癮。

現在，我過著這樣的生活已經三年了，現在的黎安妮，是我向來知道能夠做到，過去卻一直做不到的那個自己。有人說，我們有了愛，就能夠開始自我實現，但對我來說，一切都是從有了脂肪之後開始的。

我在追求健康這條路上繞了一大圈。很棒的一點是，你不需要走冤枉路了！你可以直接運用這些我親身從實驗中得到的結果，明天就會變得更好。

而這一切，都從定義「飲食」這個詞開始。

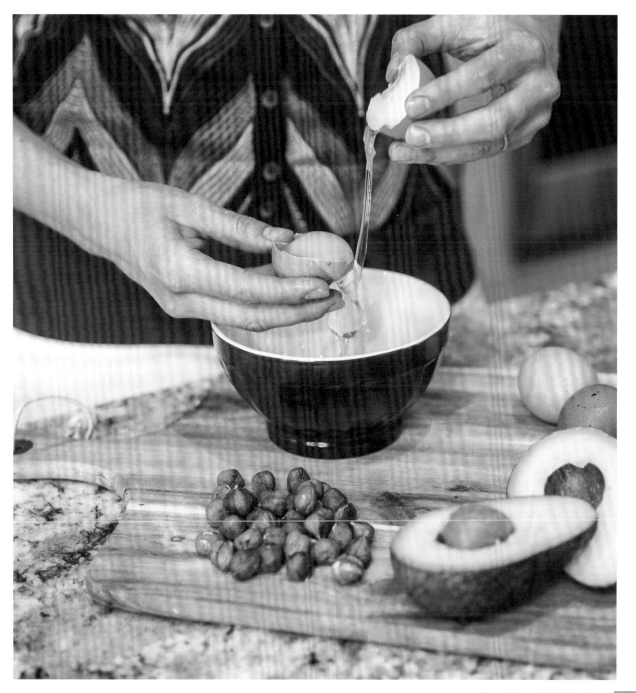

一種新的「飲食法」

有件關於我的事你應該要知道：我討厭「節食」這個詞。這個短短的詞控制了好多人，讓我想要搥牆、跺腳，或是寫本名為「節食」的書，但我想告訴大家，「節食」的意思很多，不是只有節食的飲食法而已。

你絕對可以相信，這個計畫能夠讓你減重，是讓你達到最佳狀態的工具，但卻不會讓你說：「我在節食的時候，不知道看到巧克力會不會動搖？」或：「我會從星期一開始採用新的飲食法。」而是會說：「不啦，謝謝，吃了蛋糕不會讓我開心。」以及：「哇！我過了整個下午都沒想到食物嗎？」這並非是指攝取較低的熱量或較少脂肪的食物，因為如果這麼做，會讓你禁止暴食的狀況可能會隨時突然爆發，讓你對食物的渴望、食物的限制、腦霧的問題變得更加強烈。

標準的節食法是透過限制、節制、羞恥達成目標，但這些都是我不想要的。現在，讓我們重新定義「飲食法」，並且找回自己的生活，好嗎？我不想再陷入暴飲暴食、限制飲食、憎恨自己、重複循環的無限迴圈裡，而是想要創造注重愛自己、尊重、提升健康的目標上。

你或許聽過很多誇大的說法，像是：「我採用了這種飲食法四週，就減去了二十多公斤，現在我是全世界最快樂的女人。我的生活完全改觀，丈夫愛死我了，孩子喜歡和我在一起，朋友都希望能變成我。」

我要告訴你一件事：大家喜歡和你在一起是因為你人很好；對你很重要的另一半會愛你，是因為你很有自信，有狂野的一面，以及你和孩子相處的樣子；你的孩子愛你，是因為你是他們的偶像，在他們的眼裡，你不會做錯事。

大家說「減重改變我的一生」時，意思往往是減重改變了他們對自己的認知，這會影響他們和這個世界互動的方式。當然，減重有可能讓你第一次能去健行，這也是很棒的事。而我想幫你做到你想做的事。

但我敢說，你會讀這本書，是因為你想要減重，相信在自己減重之後，生活的每個面向都會變得更好。我花了好幾年的時間，才明白我和我的體重是兩回事。我可以去做任何我決定要做的事，和體重多少完全無關。

其實，在許多情況下，是我們對身體的認知以及對自己的限制，剝奪了我們的夢想。體重並沒有限制我們，限制我們的其實是我們自己。

另一方面，我完全了解你們的目的。或許你只是因為看到上一段內容，心裡便想著：「這個女人瘋了，我的體重當然是問題！」我完全明白，我在那段荷爾蒙替代療法的可怕期間中，增加了快十公斤，當時也覺得那些體重不屬於我的身體，我當然會用盡辦法想減去那些體重。

但如果我告訴你，減肥和變得更健康並非相互牴觸的事呢？如果我告訴你，現在可以對自己的身體很有自信，喜歡目前的生活以及生活中所接觸的人，做你想做的事，同時又能夠減重，又如何呢？

如果你投入了生酮飲食，給飲食中的脂肪一個機會，你不僅能夠減重，同時腦子也會變得更好，運作的方式也會變得有些不同。你的心情以及決策的能力都會改善，腦霧的問題也解決了，讓你第一次能夠清楚看待所有事件。我沒有開玩笑，這是真的，你的腦子確實喜歡脂肪。

現在，你的大腦獲得的脂肪可能還不夠，因此無法適當地運作，這會影響你的生活。我知道，這聽起來有點像個噱頭說法，但我保證，如果你攝取大量的脂肪，這就不是空談。

如果情緒性飲食問題及「和食物的關係」這類對話對你不成問題，那我會很替你高興。如果你想做的事就是改善健康，或許減去一些體重，開始覺得狀況變好，絕對不成問題，而我在本書裡分享的內容，確實能夠幫你做到這點。

但如果你想要停止一種飲食法換過一種飲食法的輪迴，或是因為欺騙自己而感到罪惡，我很樂意幫你的忙。《完全生酮一看就懂圖文指南》這本書，就是能讓你採用屬於自己的方式，

讓身體變好的飲食書，讓你在過程中不會發瘋，輕輕鬆鬆就能獲得健康與迷人的體態。

對我而言，這才是真正的「飲食法」，或者說，真正的飲食法就該是這樣。

你的身體會想變得更健康。如果讓你的身體選擇，你絕對不會在幾個月內增加一百三十公斤的體重。

做出不受控且失衡選擇的人不是你的身體，是你的另一個自我，也就是你以及媒體期待的外貌，加上一些飲食規則、一點情緒上的失望，就這樣，砰！瞬間完全不信任自己，整夜暴飲暴食，覺得自己無法控制進食的慾望。

在接下來的幾頁當中，我會鼓勵你聆聽自己身體的聲音，找出身體想要的是什麼。這麼做乍聽之下可能有些可笑。

我開始進行這件事時，便以為自己的身體只想要吃利口樂喉糖和洋芋片，但其實我的身體是想要變健康，也知道自己最佳的體重是多少。

現在，我吃東西感到飽足後，就不會多想這件事了。你也可以這麼做，並讓自己了解身體真正想要與需要的是什麼，進而達到你最理想的體重。

我想要讓你達到夢寐以求的體重，讓你擁有火辣的身材。如果你在平常的日子會吃沾著美乃滋的培根，那麼你就步上正確的方向了。

擺脫節食！

根據統計，每五位女性當中，就有兩位經常在節食，但我不想成為這樣的人。我在法國南部渡假時，可不想在點餐時使用應用程式計算熱量，讓先生一直等我；我可不想因為熱量超過每日的允許量，就不吃小妹的婚禮蛋糕；我可不想整晚擔心自己失控吃了巧克力。

我不想因為節食而錯過了精采的生活！

我剛開始採用生酮飲食時，是相當受限的。想到那些我不能再吃的東西，要計算熱量，一天量兩次體重，有時甚至還要量三次。我那時候足不出戶，不去找朋友，一天到晚對食物都緊張兮兮的。過著這樣的生活（如果還算是生活的話），可說是了無生趣。我一踏出限制觀念的門檻，就立刻擁抱了自由攝取高脂肪食物的生活。

但那種限制的想法從小就深植在我的腦海中，因此想根除相當不易。

從小電視就教我們不能相信自己的身體，我們想要減重、希望覺得開心，並且值得被愛，就必須控制自己的身體。

還記得一九八〇年代家樂氏Special K玉米片的廣告嗎？廣告裡說：「由於有了K，要瘦一吋還不容易嗎？」或是健怡百事可樂廣告提到的體脂肪內容：「現在你看得到，現在你看不到？」

如果你像我一樣，也是個嚴格追蹤熱量的人，想想在你每天能攝取的熱量還有一百五十大卡的時候，會是什麼樣的情形？即使不餓，你可能也會找東西來吃，你擔心如果不吃的話，明天會餓，因為「剩餘的配額不能沿用到隔日」，多出來的熱量隔天就消失了。

此外，你那天進行的活動需要那些熱量，你打算要吃巧克力馬克杯蛋糕，沒吃實在對不起

自己,而如果你沒吃那個馬克杯蛋糕,你就無法「達到所需的主要營養素量」。

好吧,現在回想一下,你是不是曾經發生下午四點鐘的時候,因為吃了桌上的一把堅果,就已經達到了當日總熱量的上限。在你開車回家的時候,多麼希望自己沒吃那堆堅果,因為離上床睡覺的時間還有五個小時。

好餓,真的非常餓,在你開車回家的路上,你努力想替自己找事做,做到上床睡覺為止,以免自己不小心大吃特吃,超過自己當日的熱量或主要營養素限制。

我不知道你覺得如何?但我自己過著這種瘋狂追蹤數字的生活時,一點也不快樂。事實上,我過得很悲慘,也找不到出口。天啊,那時候我根本不知道有出口的存在!

如果出現下列這些情形,表示節食的觀念正在主宰著你的生活:

- 只要有任何一點東西進到體內,你都會追蹤,確認這些東西能夠幫你達到目標。
- 你經常放屁,但找不出是哪種食物造成的。
- 你吃東西的時候都相當緊張。和朋友出去吃晚餐,表示你得事先看過菜單,想好要問服務生什麼問題。有關這類場合的對話會激起你的防衛心,讓你感到焦慮,甚至讓你在最後一刻爽約。
- 你的月經消失了,或是經常不來,出現嚴重的經前症候群等等。
- 你發現自己不斷在講有關食物選擇、體重、節食之類的事。
- 你非常擔心自己會少運動一次。

如果以上這些對你來說,是再熟悉不過的事,那麼我建議你做兩件事:

首先,敞開你的心胸,<u>虛心聆聽自己身體所說的話</u>。再來,是花時間獨處,讓自己能夠<u>聆聽身體說的話</u>。

這就是自我照顧的開始。

自我照顧的方式就是這樣,沒錯,你猜到了,要照顧你自己。

但是,這不只是沖個澡和整理頭髮那樣的事而已,而是要特別進行一些活動,以符合自己身心與情緒方面的需求。

我喜歡把這事視為「自己的親密時間」,例如,我的自我照顧方式,包括每晚泡個澡、去散步走一走、花些時間做晚餐、睡前做伸展操、接受按摩。

心理方面的自我照顧方式,則包括寫日記、冥想、做數獨。

情緒方面的自我照顧方式,則是移除生活當中有害的人、和先生深入交談、和朋友跳舞、和事業教練共事。

換你了!

有哪些事,至少有一件也無妨,是你可以開始每天都做,並且會讓自己變得更好的事?這件事不一定會花你很多時間,只要花個五分鐘進行自我照顧,都是好的開始。

在開始自我照顧以及採用生酮飲食之間,就能讓你的思緒變得清晰,使你能夠集中注意力,增加自覺的能力,並了解身體真正的需求。

想像一下,如果你能夠知道該吃什麼才能達到夢寐以求的體態與健康,同時又不需要限制自己攝取的食物,不用計算熱量,或花上一大筆錢,那該有多好啊!

如果你像我過去一樣,正處在混亂的狀態中,無法相信面對食物的自己,痛恨自己的身體,或是覺得受夠了被某種飲食法規範,那麼除了採用生酮飲食之外,以下幾點或許可以對你有所幫助:

拋開計算

相關資訊請見第56頁

你有多少次吃飯吃到一半時，心裡想著「我不餓，但我得把這個吃了」，但內心的聲音是「我應該下一餐才能達標，真正進入營養性酮化中，而且我也不會馬上長出肌肉呀」？

那個跟你說自己不餓的聲音，就是身體想要邁向快樂的聲音，也就是能夠獲得適量食物以滿足需求的狀態。

用逼迫自己的方式吃完一餐，其實是最糟糕的方式，完全違反身體的意願。

那表示測量與計算食物完全是白費工夫的事。你的身體知道自己何時吃飽了，請相信你的身體。

相信自己

相關資訊請見第65頁

在你採用生酮飲食一段時間後，請拋開那些「規則」，開始擬定自己的規則。在適應以脂肪作為燃料後，你會明白處在營養性酮化是什麼感覺。現在，你該大顯身手了。你知道這種飲食法讓你覺得很棒，但如果微調某些規則，是不是會更棒呢？

結合正向的運動

相關資訊請見第75頁

你討厭自己做的運動嗎？想想什麼樣的運動能夠讓你覺得開心，那就多做一點吧。如果你無時無刻都感到厭惡，那為什麼要做那種運動？只是因為你覺得自己該這麼做嗎？那個理由夠充分嗎？

開始練習自我照顧

請寫下讓你開心的事，並且按照所需的時間長短排序條列下來，從花費最多時間的事到連十五分鐘都不到的事。剛開始，每週先做一個小活動，再慢慢增加到至少每天一次。我的自我照顧練習，包括了工作日開始前先泡茶，下午去散步，並且在就寢前泡澡。

整體來說，每天我花在自我照顧的時間，大概是兩小時，但其實一開始並非如此。最初我能有五分鐘獨處的時間，讓我做那些開心的事就已經很了不起了。現在我明白，花時間照顧自己時，就能夠獲得自尊、自知，以及（我最愛的）自信。

定義你的目的

這種情形可能發生在任何人身上：儘管很努力，卻發現自己又回到節食的原路上，邊計算卡路里，邊咒罵自己多吃了一塊雞肉。當這情形發生在我身上時，我就會定義自己的目的。

我的目的是要脫離節食的老路子，享受更自由、更自動自發的生活，為當下而吃，而非受到恐懼或悔恨的規範。我計算熱量或是回到限制的節食回頭路時，就無法過我想要的生活。所以，每次我一出現原有的負面行為時，就會提醒自己這些事無法讓我擁有自己想要的生活。

你開始改變自己的飲食習慣後，可能需要每天思考一下自己的目的，提醒自己什麼才是對自己重要的事（你為何拒絕吃糖，而願意在下午去散步）。

你練習的時間越久，就越容易過著符合自己目的的生活，而不需要時時提醒自己。

以下這些問題有助於讓你找出自己的目標：

- 你購買本書的目的是什麼？
- 多吃一些脂肪是不是很吸引你呢？
- 你心目中健康快樂的生活是什麼樣子？
- 你覺得健康快樂時，想法和行為有什麼改變？
- 你每天能夠做點什麼小事，讓自己更能夠專注在自己的目標上？

> 總之，我希望你能明白這種飲食方式能為身體帶來諸多好處。
>
> 沒錯，除了對減重有幫助，對身體大有好處之外，更能夠讓你享受生命愉悅的旅程，讓身心更為平衡。

你的身體狀態由自己掌控

全身性的慢性健康問題，無法透過普通的醫療方式解決。光是在美國，就有五百萬名女士罹患多囊性卵巢症候群，二千六百萬人罹患糖尿病，三百萬人深受神經疾病困擾，每年癌症確診的人數也高達一百六十萬人。

來自各處追求健康的人都紛紛覺醒了，都了解我們正在做的事，以及目前的飲食法其實根本就行不通。

所以，我們當中許多人都曾經歷或目睹自己摯愛的人罹患阿茲海默症、克隆氏症、糖尿病、癌症、多發性硬化症等，深感痛苦且備受折磨。當然，診斷結果本身相當嚇人了。但讓我更害怕的是，健康照護機構與媒體通路不願修正現有的方式，對疾病進行預防與治療。

在許多情況下，他們多使用過時的治療方式，而不採用最新的方式，並結合目前的營養學知識來進行治療。

在二○一○年我的父親接受化療時，我便發現了這種狀況。

在每天的治療後，醫院都會給予患者一杯茶與糖包，以及現成的餅乾，目的是認為加了糖的餅乾能夠增加體力，但院方卻沒想到的是：癌細胞會因為糖而變得更為活躍！

或是以我祖父罹患阿茲海默症的經驗為例。在幾個月之內，他就從輕微的失智，進入阿茲海默症的第三階段，最後導致死亡。

我很肯定，病程惡化速度會如此之快，必定是因為養老院當中到處都有罐裝的糖果與甜點所致。阿茲海默症被稱為「第三型糖尿病」確有其道理，然而，高脂肪食物帶來的好處，尤其是中鏈脂肪酸油（請見第140頁），在當時卻是聞所未聞的事。

如果當時能了解膳食脂肪的好處，那麼我父親以及祖父的情形便可能有所改觀。或許你曾經見證過、聽過，甚至親身體驗過類似的情形？

我們必須學會照顧自己，而一切都始於也終於教育。

你不需要去進修成為營養師，但卻可以嘗試以不同的方式，最終發展出一套適合自己身體、健康、生活的飲食法。

如果發生問題，你就能夠清楚了解如何調整以改善問題，及如何尋求所需要的協助。

我和你分享這些，並非要恐嚇你，要求你改變，而是想開啟你敞開心胸，接受新觀念的對話，做對你身體有利的事，以期改善你目前的健康問題，同時能夠避免未來發生的健康問題。

我覺得，你既然買了這本書，就表示你願意為自己的身體負責。

身體是我們擁有的物品當中最珍貴的一種，而在我們了解多方的資訊之後，就更能夠處理遇到的問題。

透過營養來治療的觀念，已然迅速傳遍了各地。光在去年一年當中，有關高脂肪與生酮飲食的許多書籍，都成為了亞馬遜的暢銷書，有三本與無穀物及無糖飲食相關的書籍，從二○一三年年底開始，就成了《紐約時報》食物與飲食類暢銷書的常客。

我們的世界渴望改變，而我希望本書能夠幫你滿足這個需求。

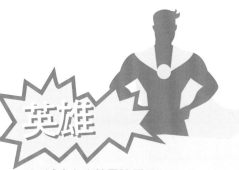

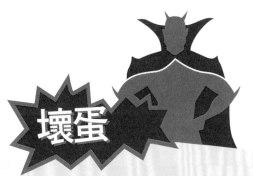

脂肪在你的身體裡做什麼

請把脂肪的風景想像成魔法森林。在其中,我們想要保留那些王子、公主,以及那些努力的夥伴,也就是那些會改善健康的英雄,並且避開邪惡的皇后、可怕的海怪,以及壞心的巫婆,那些壞蛋會讓我們的健康惡化。我之後會告訴你哪些脂肪對你有好處,哪些有壞處,但現在,就讓我們一起來看看脂肪對人體有什麼幫助。

英雄

★ 減少心血管風險因子

★ 強化骨骼

★ 增進肝、肺、腦的健康

★ 強化神經訊號平衡,增進訓練、學習、肌肉記憶等等的成效

★ 強化免疫系統

★ 創造細胞的完整性

★ 降低低密度脂蛋白,尤其是脂蛋白Lp(a)

★ 增加高密度脂蛋白

★ 促進營養素的吸收

★ 有助於改善身體的組成成分,讓身體的肌肉與脂肪達成平衡

★ 改善胰島素敏感度

★ 減少發炎

★ 促進健康的新陳代謝

★ 輔助甲狀腺功能

★ 有助於維持低密度與高密度脂蛋白的平衡,有助於對抗發炎

★ 帶來飽足感,降低你對食物的渴望

★ 有助於維持荷爾蒙的平衡

★ 有助於鍛鍊肌肉

★ 促使體重降低

★ 減少憂鬱症、癌症、心臟病突發的風險

★ 改善皮膚與眼睛的健康

壞蛋

☠ 形成自由基,會傷害細胞,造成細胞老化

☠ 讓維生素與礦物質排出體外

☠ 造成全身發炎

☠ 使低密度脂蛋白增加,尤其是脂蛋白Lp(a)

☠ 傷害細胞壁,造成細胞衰敗

☠ 對DNA造成傷害

☠ 讓身體難以對抗感染

☠ 降低面對壓力的能力

☠ 對身體造成壓力

☠ 增加老化的影響

☠ 降低身體產生能量的能力

☠ 對腸道微生物群造成負面的影響

☠ 增加癌症、心臟病、阿茲海默症的風險

☠ 造成動脈阻塞

☠ 引發頭痛

☠ 造成記憶力衰退

減重不只和熱量有關

過去有一段時間，我每天攝取一千二百大卡的熱量，塞東西進嘴裡前，都要計算熱量，並且熱愛準備食物，對節食、減重感到狂熱。

現在，有時候我一天會攝取多達三千大卡的熱量，完全不計算食物的熱量，但我不但小了一號，毫不費力就能夠維持體重，並且覺得很愉快。

如果過去那個一團糟的我都能夠走出來，你也一定辦得到。

你的身體不是一部機器，你的想法、表情、活動、荷爾蒙組合、生理時鐘、食物的選擇，都會影響能量的需求，以及身體對熱量的需求。天啊，我在寫這這段話時，我其實應該覺得肚子餓了，因為我已經好幾天沒吃東西了，昨天所做的活動也進行得差不多了，但我也不覺得需要吃東西。這是怎麼一回事呢？

用傳統的「少吃、多運動」方式來減重，是基於攝取與消耗熱量平衡的觀念：減重就是攝取的熱量少於燃燒的熱量。但是，我們的人體卻複雜得多。

首先，你的身體會對食物產生不同的荷爾蒙反應。以蛋白質為例，會刺激胰高血糖素的分泌，這種荷爾蒙與其他荷爾蒙會一起發出訊號，讓身體燃燒儲存的脂肪。或是果糖能夠降低產生飢餓感的生長素，所以在吃了一大碗水果沙拉後，即使已經吃下不少熱量了，還是一樣餓。因此，某些我們吃的食物可能因為影響荷爾蒙而造成體重的增加與減少。

其次，攝取的主要營養素（碳水化合物、蛋白質、脂肪）比例會影響你的食慾及體重。脂肪較能夠帶來飽足感，讓你覺得飽的時間比碳水化合物或蛋白質更久，所以攝取的總熱量如果有較多來自脂肪，就能夠少吃一些卻不會覺得餓。同時，攝取大量脂肪，並處於燃燒脂肪作為能量狀態中時，身體能夠處理的熱量，就比低脂飲食多。換句話說，你就能夠多吃一些，並且毫不費力的減重。

第三，你的新陳代謝率，也就是你的身體基本上需要多少燃料，才能維持基本功能，比如讓你的器官運作，以及維持穩定的體溫。因此，在限制熱量的攝取時，體溫就會下降。換句話說，當你攝取的熱量較低時，身體就會減少所需的熱量。

一開始，生理機制會先讓體重降低，但低到身體無法維持正常功能後就會停止，接著體重就會回升。結果，你越限制熱量的攝取，新陳代謝率就會因應地降低，最後讓減重變得完全不可能。

第四，你的環境與情緒很可能影響你的食量。例如，寫這本書對我來說，是有史以來最大的挑戰。這並非因為我不知道書的內容，我任何一天都能跟你講這些內容，而是我從未在全世界面前做這件事。這真是嚇人！我就像所有人一樣，反應就是大吃特吃。吃東西讓我能夠維持好心情，所以我害怕的時候，最容易解決的方式就是吃東西。但隨著時間過去，我就不再透過食物尋求慰藉了。

在了解這四點後，你就會清楚了解，減重不只是與吃進熱量及消耗熱量有關。相關的荷爾蒙分泌、主要營養素的平衡、促進新陳代謝，都是減重拼圖當中的一塊。生酮飲食能夠有效減輕體重，並且維持終生，是因為這麼做完全能夠符合以上的需求（我們之後會探討生酮飲食的機轉）。

在此，要給和我一樣過著節食、痛恨身體、不斷減重的人一個小提醒：這時候我要祝你們好運，一提到食物、營養、自我照顧，你們必定有很多話要說。我為了減重，曾經對身體做過許多不太好的事，影響了我和伴侶的關係、性慾、新陳代謝、理智、一週只排便一次等等。

請從我經歷的事當中汲取經驗，讓你過健康的生活，維持身體健康。

我迫不及待地想要寫這本書，因為我知道你或許也受到某些事所苦。我深深地認為攝取脂肪，能夠自在地攝取脂肪，在生活當中享受營養的脂肪，都可能成為你通向一切的門票。研究報告顯示，提升脂肪的攝取量，並且進入營養性酮化，能夠減輕對食物的渴望、血糖不穩、腦霧、體重過重、異常的細胞生長、心理不平衡、不孕等等問題。

在接下來的幾頁當中，我會告訴你如何自由享受無麩質、無穀類、無糖、無乳製品、無豆類、適合原始人飲食法的方式，使用營養性酮化來改善健康。這種飲食方式含有大量的脂肪。無論你是否十分在乎自己的外觀，或是受夠了下午精神不濟、頭痛、每日消化不良、荷爾蒙失調、心情起伏大等等的問題，我真的認為脂肪能夠幫你大忙。

那聽起來可能讓你感覺有悖常理，或是讓你覺得有些瘋狂，但如果你覺得自己抗拒這本書中的概念，請詢問自己，是否因為害怕，或是認為你覺得這種方式不適合你的身體。如果是後者，請明白一點，就是你可以調整所有的策略與觀念，改成適合自己、身體、生活的方式。你在第二章中，就能夠看到許多個人化的生酮飲食選項，只要你了解哪種方式對你最好，就能夠進一步調整。

我攝取高脂、低碳的方式，也就是我所謂「以脂肪為燃料」的方式，與其他你能找到的資料不太一樣，因為那些我都看過了。標準的生酮飲食法對我或其他顧客來說無法奏效，因此，我做了些改變。

將生酮飲食法改變成你喜歡的方式，大幅減輕你的壓力，而且你還可以獲得那些高脂肪、低碳水化合物神奇飲食的好處，同時又不需要擔心碳水化合物攝取總量的限制，而一再計算所有攝取食物的熱量。

本書中所提的「以脂肪為燃料」方式，與限制及狂熱的關聯較低，而與滋養身體、鼓勵療癒較有關。因此，我們可以重新定義飲食法，這實在是讓我感到相當驕傲的事。

如果你滿腦子都是「療癒」這個詞，心想：「嗯哼，那我什麼時候能夠減重？」我要補充說明一下，療癒通常代表與減重完全無關。

採用標準的生酮飲食法及「以脂肪為燃料」的方式後，你很可能就可以減少體重，變得更健康，並且攝取更多脂肪。但這種「以脂肪為燃料」的方式，能夠讓你排除以恐懼為基礎的飲食法，進入不受限制或偏限的飲食方式，也不會有任何的差恥感。

本書中的食譜，目的在於幫助你進入與維持生酮的飲食型態，而不會強烈渴望攝取不健康的加工食物，或是對自己的生酮選擇感到愧疚。這些食譜充滿了變化，當中都是全食物，不含麩質、穀類、乳製品、豆類。當然，當中含有大量的脂肪以及極低的碳水化合物，可以讓你覺得很棒，也能維持你的飽足與滿足感。這些食譜的另一個目的，是要讓你迅速就能備餐，讓你無論多忙或多不熟悉廚房，都能夠維持生酮飲食。

在第十二章當中的飲食方法以及購物清單，能夠指引你進行一個月的生酮飲食，並且根據「以脂肪為燃料」的狀況，量身訂作你的飲食方案。

當然，你不需要遵守任何的飲食方法，但如果你才剛開始採用生酮飲食，這麼做會對你相當有幫助。你不需要思考這個可怕的問題：「晚餐吃什麼好？」

無論你正在讀這本書，或是搜索網路找尋更多資訊、食譜、一般性的方針，請你特別留意，如果有什麼讓你覺得不對勁，或是覺得不舒服，那麼就不要做。如果你加入了某個社群，那個社群讓你覺得自己所做的選擇不好，那麼就準備閃人，另尋支持你將生酮飲食作為終生正面習慣的社群吧。

我不知道你會如何選擇，但我打算在這個

地球上待久一點，所以我們一定讓自己過著愉快的生活，好嗎？

請你想像每天早上醒來，知道自己能夠並願意做自己想做的事，且擁有理想的身體。想像自己不要與自己身體為敵的情形；想像能夠輕鬆準備食物，對自己在食物方面的選擇感到開心，並能遠離暴飲暴食、以罪惡感為主的飲食法，以及不斷開始與停止節食的輪迴。

生酮飲食具有改變你一切的潛力，我很興奮能夠成為你改變的一部分。

這一切都從脂肪開始！讓我們立刻開始進行這個派對，好嗎？

生酮飲食法

標準生酮飲食法	以脂肪為燃料飲食法
結果：減輕體重、控制血糖、維持膽固醇平衡	結果：減輕體重、控制血糖、維持膽固醇平衡、減少發炎、改善營養、平衡荷爾蒙等等
極為大量的乳製品： 起士、優格、起士、起士、酸奶油、茅屋起士、起士……	著重全食物以及能夠療癒身體的營養食物
加工處理的甘味劑、健怡汽水、宣稱「淨碳水化合物含量極低」且富含纖維素的能量棒	原則上是原始人飲食法，但必須清楚了解食物的來源，以及直覺的飲食法
極少注意蔬菜	座右銘：我不會將羽衣甘藍計算在內
能夠攝取的碳水化合物量永遠很低	以脂肪為燃料的組合（第47-49頁）根據身體與生活的情形，提供有彈性的碳水化合物攝取量
嚴格遵守生酮飲食法	利用五種「以脂肪為燃料組合」，為你的需求量身打造飲食法
每天都要追蹤熱量與重要維生素的攝取	相信你的身體，而非計算機。計算與追蹤沒那麼重要
害怕碳水化合物	使用「以脂肪為燃料組合」，利用碳水化合物為你加分，這點對女性健康與接受運動訓練者尤其重要
害怕蛋白質會影響營養性酮化	使用「以脂肪為燃料組合」，利用碳水化合物為你加分，這點對腎上腺的健康尤其重要
無法支持無氧訓練*的支持	能夠大力支持無氧訓練*，並有不同且適合的策略

*無氧訓練包含了短時間高強度的運動，如高強度間歇訓練、短跑、跳高跳遠、重訓等。

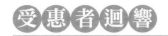 **受惠者迴響**

因為我膽固醇過高，醫師建議我服用史塔汀（statin），以及因為血糖過高，建議服用每福敏（metformin）的時候，我只有二十八歲。醫師告訴我如果能夠減重，就能夠大幅改善病情。我身高約一百六十三公分，體重約五十九公斤，一點都沒有過重的問題。我之前被診斷出多囊性卵巢症候群，也有輕微的憂鬱與焦慮。我吃純素，也定期做運動，因此我的直覺告訴我，必定是身體當中出現了不平衡的狀況，藥物無法改善這種情形。當時我做了一些研究，發現了生酮飲食。

我和食物的關係一直都很不錯，當然，我壓力大或無聊時，就可能會暴飲暴食，但我從來都沒害怕過脂肪。

我二十五歲左右開始吃素，因為我覺得這件事「很酷」。我吃全素後，覺得全身無力又經常頭昏眼花，也認為那可能是造成我膽固醇升高、血糖嚴重不穩的原因。

有一天，我渴望吃富含脂肪的安慰食物，我不知道是什麼原因讓我這麼做，但當時我在超市裡工作，所以就決定吃掉半根奶油當點心。是的，我吃了半根美味的固體純奶油。結果呢？讓我覺得實在太棒了！

那是將近四年前的事了。從那時候開始，我就讓身體攝取較多的脂肪，以及較少的碳水化合物，這麼做讓我的生活完全改觀。改採生酮飲食並不困難。噁心是我主要出現的副作用，但這種情形很快就消失了。我做了很多研究，了解如何預防所謂的酮流感，而閱讀黎安妮的部落個與書籍，並收看她的YouTube影片，給我很多幫助。

在我開始聽從黎安妮建議的第一個月內，我就減掉了醫師警告我的腹部贅肉，但減輕的體重並不多。當時我覺得自己正在燃燒脂肪，增加肌肉，但我的運動量卻沒有之前多。不過，我的身體看來更健美了。雖然我的膽固醇值依舊相當高，但現在三酸甘油脂與高密度及低密度脂蛋白的比例已落入最佳值當中，血糖也恢復到正常值了。

我的多囊性卵巢症候群、憂鬱、焦慮的症狀也消失了，用脂肪作為身體的燃料無疑地貢獻良多。我的睡眠品質改善了，精力充沛許多，皮膚變好，整體而言，採用這種飲食法後，我覺得自己的健康徹底改善了。

我在幼稚園教書，有時候壓力真的很大。過去，在壓力大的時候我都會狂吃含糖的食物以及碳水化合物，向想吃這類食物的慾望低頭。但現在的我遇到這種情形，很容易就能抵擋這種渴望，我只要吃個「脂肪炸彈」就能繼續做事了，就是這麼簡單。

我現在完全無法想像過著沒有脂肪作為燃料的生活，這絕對是這種生酮飲食法值得一提的事，我也希望有更多人了解這點。想像一下，他們由內到外會有多大的改善！

史媞芬妮
加州洛杉磯

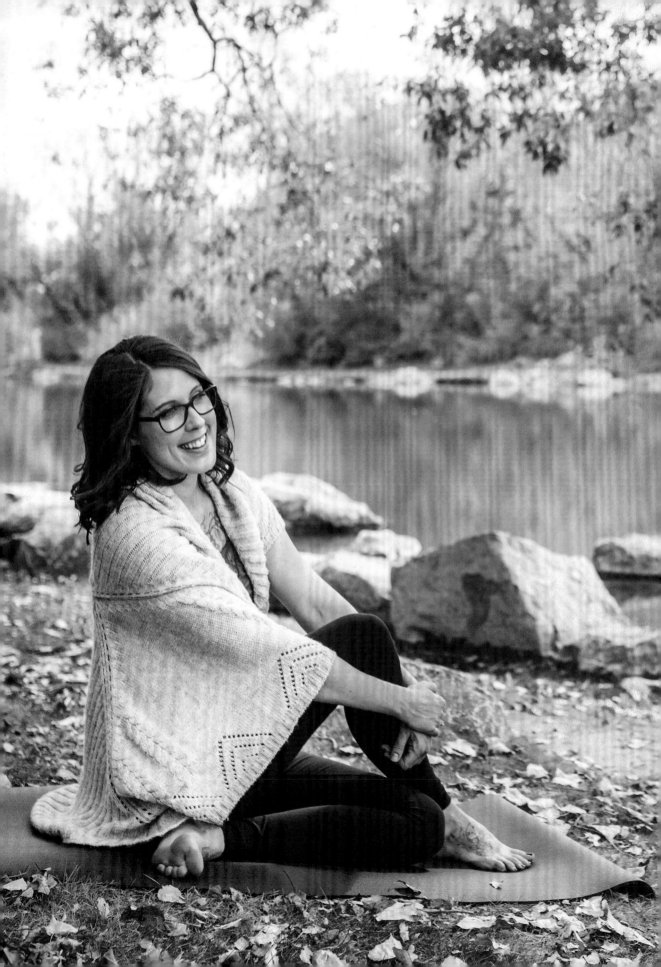

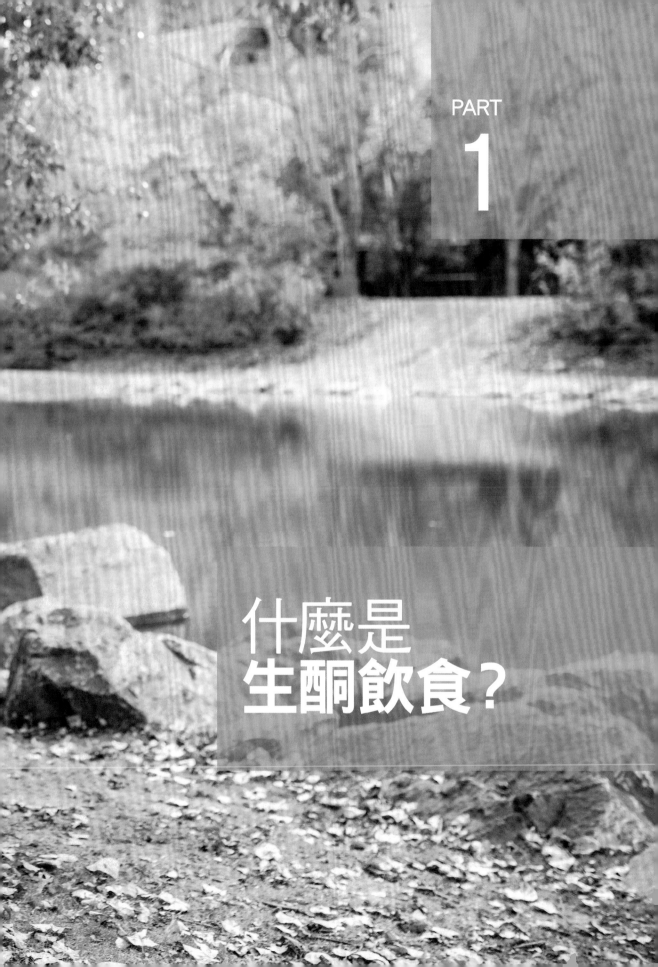

什麼是
生酮飲食？

CHAPTER 1
生酮飲食是什麼？
你為何要加入生酮派對？

我們談到施行生酮飲食，說的便是攝取脂肪，而且是非常多的脂肪。或許多到比你想像的還多，然後再多出10%。

但在我們開始討論這種方式如何奏效、為何有效之前，先來說明它的基本原理。脂肪、蛋白質、碳水化合物都是重要營養素，佔了我們食物當中的大部分（其他部分是次要營養素，包括對健康相當重要的維生素和礦物質）。穀類和糖當中，如麵包、義大利麵、米、玉米、藜麥等，含有最大量的碳水化合物，但水果和蔬菜當中也含有碳水化合物，尤其是馬鈴薯、地瓜等含有澱粉的蔬菜，以及糖分很高的水果，如香蕉等。蛋白質則多來自動物性食物，如蛋、牛肉、魚、雞肉、火雞肉等，有些植物則含有中等的蛋白質，像是豌豆、扁豆、堅果、種子等。脂肪則多見於椰子油、酪梨、橄欖、堅果、種子當中，以及動物類的食物，如肋排、牛排、培根、乳製品等。

以前我是個攝取低脂肪、高碳水化合物的純素食者。我還清楚記得，我攝取的脂肪真是少到不行，以及自己有多害怕脂肪。我猜你們當中有許多人也和過去的我一樣，所以，如果你現在做的事行不通，當然可以試試新的方法，像是生酮飲食。我第一次看到「生酮」這個詞的時候，就深受吸引，這詞聽起來很有異國風情，也很叛逆，而且在深入閱讀之後，我立刻喜歡上了這種叛逆。

「生酮」表示「產生酮體」的意思，這種飲食法會減少碳水化合物的攝取量，轉而增加脂肪的攝取量，同時攝取適量的蛋白質，以達到新陳代謝的轉變，也就是營養性酮化。

現在，你是以燃燒葡萄糖作為能量（除非你已經採用了生酮飲食，如果是這種情況，你將大幅勝出），你的身體適應了使用體內有限的葡萄糖作為能量來源，因此在耗盡葡萄糖時，你就會覺得餓，需要再次用餐。過去，我以燃燒葡萄糖作為燃料時，每三個小時就要吃一次東西，「又餓又怒」成了我字典裡的詞彙。我隨身帶著點心，不時擔心下一餐還沒著落，如果排隊點餐等太久，還會（稍微）推擠一下別人，幾乎讓食物主宰了生活。

生酮飲食則將身體從燃燒葡萄糖的機器，變成燃燒脂肪的機器，這就是我所說的新陳代謝改變。在身體燃燒脂肪時，無論是乳製品帶來的脂肪，或是人體的脂肪，都會製造名為「酮體」的分子，用以作為燃料。當酮體成為人體的主要能量來源時，就是進入營養性酮化的狀態了。

在我進入這種狀態後，每天的能量需求就會經由燃燒脂肪來滿足，我也就不需要從以前常吃的麵包、餅乾、水果乾、點心中獲得葡萄糖作為燃料。

我的身體不需要葡萄糖就能存活，你當然也不需要！我已經脫離了血糖劇烈震盪的情形，

> **營養性酮化不是酮酸中毒**
>
> 我們談到燃燒脂肪的機器時，說的是營養性酮化的情形，不是酮酸中毒。
>
> 酮酸中毒是糖尿病患者的血糖與酮體同時飆到極高的危險狀態。生酮飲食雖然會讓你產生酮體，但不可能像糖尿病患者酮酸中毒時那麼高。事實上，如果你沒有糖尿病，基本上是不可能出現酮酸中毒的，因為只要有些微的胰島素，就能夠讓酮體的數值維持在安全範圍內。

過著不需要經常吃點心，就能維持適當體重，並克制食慾的生活。你也辦得到！生酮飲食的房間裡還有很多空位，拉張椅子過來坐吧！

為了進入營養性酮化狀態，需要降低的碳水化合物攝取量因人而異，取決於酶反應、壓力值、遺傳因素等等（我們在接下來的幾章當中，會討論主要營養素比，以及你如何知道自己進入營養性酮化狀態等重要內容）。但無論你來自哪裡，即使你不想採用太劇烈的手段，我也會列出一些方式，讓你增加脂肪攝取量，徘徊在營養性酮化邊緣，同時不需要斤斤計較主要營養素與熱量，就能獲得大量的好處。

生酮飲食的方式有許多種，我要向你介紹的是全食物方式，富含健康的食物與脂肪。你可以把這種方式當作原始人飲食法，只不過增加了脂肪的攝取量，相對減少地瓜和巧克力點心的量，並大幅減少蜂蜜糖漿的用量。如此一來，你就能大幅降低碳水化合物的攝取量，增加脂肪的量，並且攝取適量的蛋白質，三管齊下後，就能促使身體燃燒脂肪作為能量來源，而非燃燒葡萄糖。

事實上，生酮飲食中攝取大量脂肪與適量蛋白質，是與傳統低碳水化合物飲食差異最大之處。許多低碳水化合物飲食含有大量蛋白質與少量脂肪，造成人體使用脂肪作為首要能源的障礙。就像碳水化合物一樣，攝取過多的蛋白質會刺激胰島素的分泌，告訴身體不要燃燒儲存的脂肪。所以，傳統的低碳水化合物飲食，只有在夜間的一小段時間裡會燃燒脂肪，也就是胰島素值下降的時候。生酮飲食則能夠讓身體時時燃燒脂肪，讓我們立刻就能減重。由於人體真的很喜歡使用脂肪作為燃料，因此也能促進腦部增加一些前所未知的功能，如增加荷爾蒙的效率、增加體力、消除失眠、平衡血糖等等。

> 生酮飲食基本上是低碳水化合物飲食嗎？

採用生酮飲食後，身體會有什麼變化？

為了說明為何生酮飲食對健康相當有益，我要從身體靠碳水化合物維持運作的情形開始說起，這或許就是你身體目前的運作方式。

任何來源的碳水化合物，無論是水果、蔬菜、穀類、糖、任何澱粉類，都會分解為葡萄糖，用以轉換為能量。如果葡萄糖的量多過你當下所需要的量，身體就會將多餘的部分轉換為肝糖，儲存在肝臟與肌肉當中。這是人體第一線的能量儲存方式，用於短期爆發的體能活動，並且維持每日某些系統的有效運作（如大腦、紅血球細胞、腎臟細胞等）。儲存在肝臟當中的肝糖可被人體其他部分利用，但肌肉當中的肝糖則僅供該種肌肉運動時使用。在肝臟與肌肉的儲存空間用盡時，葡萄糖就會轉換為脂肪。

身體需要能量時，首先會使用葡萄糖。但由於我們在平時只能儲存幾千大卡的葡萄糖（或是儲存肝糖），因此並非穩定的能量供給來源。那表示我們在一天當中需要不斷透過進食來補充葡萄糖。仰賴葡萄糖作為能量，會讓我們的血糖無法維持穩定，在用餐的時候會上升，之後會下降，造成無止盡的渴望進食，以及體重增加。

此外，葡萄糖不僅會轉換為儲存的脂肪，也可能變成血液當中的三酸甘油脂，造成罹患心臟病的風險。

你可能也聽過很多有關胰島素、胰島素阻抗、胰島素敏感度的事，在仰賴葡萄糖作為燃料時，對這些都會造成負面影響。胰島素是能夠維持血糖平衡的荷爾蒙，會促使肝臟、脂肪、肌肉吸收葡萄糖，讓血液當中的葡萄糖（血糖）降低。胰島素同時也會讓脂肪暫停燃燒，使人體

能夠燃燒或儲存攝取的能量。在處理血糖問題之後，胰島素的值就會下降，我們就會回到燃燒脂肪的狀態。

胰島素同時也會提醒大腦何時需要能量，在需要時發出飢餓的訊號。我們的胰島素敏感度較高時，這些過程都能夠順利運作，維持健康的血糖穩定。但如果血液當中的葡萄糖值經常過高，就會發生問題。

由於胰島素值相對較高，因此造成細胞上的胰島素接受器（insulin receptor）對胰島素聽而不聞。想想常喊狼來了的孩子，他喊了太多次，因此鎮上的人就不肯聽他的警告了。胰島素阻抗的情形也一樣，就是細胞不再聽從胰島素的指示吸收葡萄糖，因此，血液當中的葡萄糖就會變得與持續過高。

但在一切正常運作時，血液當中的葡萄糖濃度降到過低時，就會釋出名為胰高血糖素（glucagon，又稱為升糖素）的荷爾蒙，會刺激肝臟將儲存的肝醣轉化為葡萄糖，釋入血液當中，同時也會叫身體開始使用儲存的燃料，也就是脂肪。燃燒脂肪作為燃料的過程稱為脂肪裂解（lipolysis）。基本上來說，在脂肪裂解時，脂肪酸和甘油分子會從脂肪當中移除，並且進行新陳代謝產生能量。

在燃燒脂肪時，人體會產生酮體。我們處在營養性酮化狀態時，這些酮體就會取代目前碳水化合物在你身上的工作，也就是作為主要的能量來源。大腦可以使用酮體，就像骨骼肌、肝臟一樣，都能使用。事實上，心臟其實喜愛酮體的程度更勝於葡萄糖。

但這不是代表人體就完全都不需要葡萄糖。例如，紅血球細胞就需要葡萄糖，大腦也一樣（雖然有部分的能量需求可被酮體取代）。但人體其實可以透過糖質新生（gluconeogensis）的方式自行產生葡萄糖。在糖質新生的過程當中，肝臟會將胺基酸，也就是蛋白質的組成分子轉變為葡萄糖，因此不需要攝取碳水化合物就能夠獲得葡萄糖。

要從偏好使用葡萄糖作為主要燃料的狀態，轉換為偏好使用脂肪，是相當困難的一件事，因為身體完全不習慣使用脂肪，必須透過強化所需的過程，才能代謝脂肪，最終才能偏好使用脂肪而非葡萄糖，這種過程稱之為「脂肪適應」或是「變得適應脂肪」。

在你進入營養性酮化狀態，並且燃燒脂肪作為主要燃料之後，你的血糖以及胰島素值會下降，高密度脂蛋白（好的膽固醇）值會增加。你的身體會開始燃燒儲存的脂肪以及食物當中的脂肪，這代表你會開始減輕體重，而且為你的健康帶來最大好處，即重要器官外圍的脂肪也會消失，這種脂肪與心臟病及第二型糖尿病風險的增加有關。

還記得如果燃料減少時，胰島素如何提醒大腦，引發飢餓的反應嗎？由於採用生酮飲食後，胰島素會趨於穩定，我們所需的燃料（脂肪）在身體上就有，所以食慾會因此自動降低。此外，研究結果顯示，營養性酮化也能夠成為治療許多今日慢性健康問題的良方，如第二型糖尿病、腸躁症、多囊性卵巢症候群、阿茲海默症、失智症等。

日常生活當中，處在營養性酮化狀態中的人，往往表示他們的健康會出現以下的改變：

- **毫不費力就能減重**
- **減少食慾**
- **改善心情**
- **能夠多吃東西卻不會增加體重**
- **血糖較低也較穩定**
- **渴望進食的情形降低**
- **血壓較低**
- **思緒較為清晰**
- **改善睡眠品質**
- **減少放屁與脹氣的情形**

營養性酮化的過程

①
碳水化合物的攝取量降低。
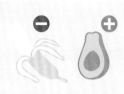

②
在身體耗盡大部分儲存的葡萄糖（肝糖）後，就會改燃燒脂肪作為能量。
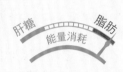

③
飲食當中的脂肪與儲存在人體內的脂肪分解之後產生能量，同時也會製造酮體。

④
人體也會從非碳水化合物的來源*製造葡萄糖，以供少部分身體程序所需使用。

⑤
酮體成為了人體主要的燃料，取代原本葡萄糖的功能。

*透過糖質新生
也就是人體自己製造葡萄糖！進一步的說明請見第26頁。

結合原始人飲食法及低碳水化合物飲食法

　　從燃燒葡萄糖，轉變為燃燒脂肪的最佳方式，就是攝取大量的脂肪。這點並非完全必要：你可以透過進食、採用低碳水化合物／低脂肪的飲食法，或是其他很多方式，讓身體燃燒酮體作為能量。但我覺得、也曾親身經歷過的最佳方式，是透過攝取高脂肪全食物飲食進入營養性酮化的狀態，就是我在本書當中所說的方式。另一種方式，就是我提倡的高脂肪、低碳水化合物原始人飲食法。

　　對許多提倡健康與營養的專業人士來說，原始人飲食法在許多方面都鼓吹低碳水化合物飲食。原始人飲食法本身奠基於大量水果與蔬菜，均衡地攝取omega-6脂肪酸，並且攝取健康的脂肪。另一方面，許多人採用低碳水化合物飲食法時，都嚴格限制主要營養素的攝取，不太在乎食物的品質或者對食物不夠敏銳，但其實這對整體的健康以及飲食法是否成功都相當重要。不過，這兩個群體傳統上看待世界的方式大相逕庭。

　　當然，由於這種飲食法排除了穀類和糖，因此原始人飲食法的碳水化合物含量比標準的美國飲食低，失去的碳水化合物通常都被飲食當中的脂肪取代。這種天然的低碳、高脂肪飲食，是許多人認為成功原始人飲食法的關鍵因素。巧合的是，這正好符合進入營養性酮化的邊界。

　　提倡低碳水化合物飲食法的人，認為只要增加飲食當中的脂肪攝取量，減少蛋白質的攝取，就能夠輕鬆衝破撞牆期。同樣的，這也是奠基於生酮飲食。但很有趣的一點是，同一群人如果長期攝取極低碳水化合物的飲食，一旦遇到了撞牆期，並且出現落髮、失眠等問題，只要增加碳水化合物的攝取量，往往都有助於改善這種情形（請見第38-43頁增加碳水化合物的討論，當中會有更清楚的說明）。

　　我採用的這種生酮飲食方式，結合了原始人飲食法與低碳水化合物飲食法，是獨創的新方式。如果你是原始人飲食法的支持者，就能夠安全的進入並維持營養性酮化，那是因為他們在最

主要的方面都已達成平衡。如果你已採用低碳水化合物飲食法，或是根本尚未採取任何飲食法，我將會讓你改變想法，使你對碳水化合物完全改觀，並引導你擬定維持健康平衡的方式，同時提供相關資訊，讓你了解如何關注高品質的食物，以及給你備餐小叮嚀，讓你的低碳水化合物生活與眾不同。

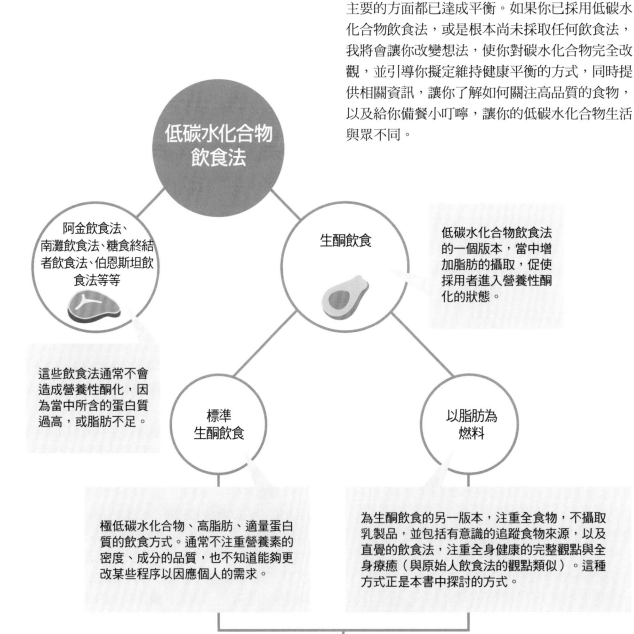

低碳水化合物飲食法

阿金飲食法、南灘飲食法、糖食終結者飲食法、伯恩斯坦飲食法等等

生酮飲食

低碳水化合物飲食法的一個版本，當中增加脂肪的攝取，促使採用者進入營養性酮化的狀態。

這些飲食法通常不會造成營養性酮化，因為當中所含的蛋白質過高，或脂肪不足。

標準生酮飲食

以脂肪為燃料

極低碳水化合物、高脂肪、適量蛋白質的飲食方式。通常不注重營養素的密度、成分的品質，也不知道能夠更改某些程序以因應個人的需求。

為生酮飲食的另一版本，注重全食物，不攝取乳製品，並包括有意識的追蹤食物來源，以及直覺的飲食法，注重全身健康的完整觀點與全身療癒（與原始人飲食法的觀點類似）。這種方式正是本書中探討的方式。

營養性酮化
是身體使用分解飲食或身體脂肪所得的酮體作為燃料的新陳代謝狀態。

適應脂肪中
適應的過程，是用脂肪代替葡萄糖作為燃料。在這種過程當中，你的身體就會建構相關的酶分解程序，以適應脂肪。

已適應脂肪的狀態
在這種狀態中，人體已建構所需的酶分解程序，有效且迅速地利用脂肪酸產生酮體。在達到適應脂肪的狀態後，人體就會相當習慣使用脂肪作為燃料，且偏好使用這種燃料。

生酮飲食適合你嗎？

身體經常在傳送訊號給你，每天無時無刻都在這麼做。但如果習慣了，很可能會完全無視那些訊號，做出那些讓身體、健康、整體生活不開心或是不滿意的事。

好消息是，你不需要坐在冥想墊上好幾個小時，才知道身體的需求。

對許多人而言，增加脂肪的攝取量以及降低碳水化合物的攝取量，加上一點自我照顧的行動（請見第14頁），就能夠開始滿足身體的需求，不需要特別找時間與自己的身體溝通。

只要你開始滿足身體的需求，很容易就能聽見身體的聲音。

身體需要更多脂肪的訊號

如果你想知道自己的身體是否需要更多脂肪，我在下面已經幫你整理好一些典型的訊號與症狀。

如果發現自己出現兩種以上的情形，很可能就是告訴你生活當中需要更多脂肪，那代表你來對地方了！

· 你試過各種飲食法，但沒有任何一種能夠讓你覺得心情好，或是外表變好看。
· 你覺得頭痛、體重增加、全身無力、便祕，或是各種偶爾出現的症狀，讓你每天都覺得十分的痛苦。
· 你下午需要一些提神飲料，才能夠讓大腦再度運作。
· 你知道自己的荷爾蒙很不穩定，或許你正在接受荷爾蒙替代療法治療這個問題，因此體重正在瘋狂地增加當中。
· 你可以一吃再吃繼續吃。有時候在你吃完三十到六十分鐘後，又餓了。
· 你對一些以前沒問題的食物出現過敏或敏感反應，症狀包括出現青春痘、脹氣、便祕、皮膚搔癢、關節疼痛等。

· 餐後脹氣很嚴重。「坐過去一點，我肚子大得像懷孕一樣！」是你生活當中常說的話。
· 在用餐之後三十分鐘，就會覺得非常想睡覺，睏到你想直接躺下去小睡片刻。
· 無論你多麼努力地想戒掉，糖還是照樣回到你的生活中。
· 你感染白色念珠球菌，必須處理這個問題，但攝取限制的飲食同時又要治療白色念珠球菌，讓現在的你壓力很大。
· 你經常覺得疲勞、乳房疼痛、敏感、出現面皰囊性痤瘡，或者有人跟你說過，你的荷爾蒙不穩定。
· 你大多吃蒸的或是低脂食物，味如嚼蠟。
· 你的情緒起伏很大，不清楚造成不平衡的原因為何，也記不得是如何發生的。
· 你的手、腳、肥油游泳圈經常覺得冰冷。
· 你覺得好像自己只要看著杯子蛋糕，體重就會增加一樣，但不管你吃的東西有多少，體重就是文風不動。
· 你的醫師要你每天吃營養補充品來提升維生素A、D、E、K的值。
· 你的月經已經好幾個月沒來了。
· 你覺得購物中心、展場、活動等人滿為患的場所讓你受不了，無法集中精神，待越久，就越覺得自己受到的刺激過多。
· 你無法回想起名字與事件。你需要時間思考昨天做了什麼事，或是上一次和好朋友說話是什麼時候。
· 有人跟你說你的頭髮一團亂，但我跟你保證，絕對沒有那回事。
· 無論春夏秋冬，你的皮膚總是在脫皮。
· 你的關節十分疼痛，通常是早上或是用餐後幾個小時發作。
· 你總是想著食物的事，認為「活著是為了吃」而非「吃是為了活」。

早餐測試

你還是不相信吃下脂肪能夠帶給你好處嗎？如果你對於投入這件事感到遲疑，吃個這樣的早餐看看，就能試試水溫。別擔心，這個測試與成績無關。事實上，只和吃東西有關！這是個所有人都能夠過關的測試，好嗎？

備註：請在測試的幾天中，盡可能讓每日的總熱量相同。

請選擇兩天，最好是三天以上，但選定的日子不要相隔四天以上，只要挪出十到十五分鐘吃早餐，就能讓實驗產生效果（如果兩次測試的時間相隔超過四天，你的荷爾蒙循環可能會影響測試結果）。

> 每天測試的狀況如果越接近，最後的結果會越精準。例如，如果第一次測試是在工作天，那第二次測試最好也在工作天進行。

測試第一天	測試第二天
在你醒來兩個小時內攝取高碳水化合物、低脂肪的早餐	**在你醒來兩個小時內攝取**低碳水化合物、高脂肪的早餐
請盡量少吃脂肪，可以吃適量的蛋白質，並攝取大量的碳水化合物。若你早餐時會配咖啡或茶，請維持低脂的狀態。加糖沒關係，但不要加全脂奶油。以下提供兩樣可能的早餐選擇：	請盡量多吃脂肪，可以吃適量的蛋白質，並攝取少量的碳水化合物。若你早餐時會配咖啡或茶，請加入一些椰子油，倒入攪拌機中攪拌三十秒後再倒回杯中。以下提供兩樣可能的早餐選擇：

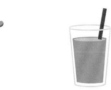

燕麥片加水、水果，及蛋白粉或者蛋白一起煮。

鮮果昔加蛋白質粉，以及一茶匙左右的亞麻籽、奇亞籽、大麻籽（最好你不會對穀類過敏）。

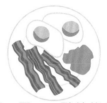

培根、蛋、一點炒綠色蔬菜。可利用煎完培根剩下的油煎蛋，藉以增加脂肪的含量。

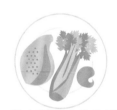

帶皮雞腿肉佐生西洋芹，以及堅果或堅果奶油。

如果選擇兩天以上的測試，請接著繼續吃你平常吃的早餐幾天，然後再進行第二天低碳高脂的測試。

在兩天用餐後，請分別注意自己的感受，並且特別留意追蹤下列幾點：

· 餐前與餐後的體力
· 整天的體力
· 思緒清晰程度
· 你何時感到飢餓想吃下一餐
· 你當天的食物選擇是什麼？你會在下午的時候渴望吃甜食嗎？你下班回家之後會想要大吃特吃嗎？
· 你用餐後會脹氣嗎？
· 你會感到焦慮易怒嗎？
· 你會出現血糖造成的強烈渴望，也就是出現當下立刻就需要進食，否則就想打人的衝動嗎？

備註：許多人表示，在測試第二天時，他們覺得在早餐後立刻就覺得需要吃點甜食。這種訊號表示身體正在搜尋碳水化合物，認為在早餐時會得到碳水化合物，但卻沒有。這種情形即顯示你是以葡萄糖作為燃料的象徵，但這不會影響測試結果的成功程度，或是你對這些問題的答案。

在測試第二天後，你是否明顯覺得比較好？跟你說過了，這真的是差別很大，對吧？現在，請你想像一下每天都是這樣，有多棒！

生酮飲食對哪些人有好處？

如果你有很棒的醫療團隊可供諮詢，或曾有健康狀況不平衡的病史，那麼最好和你的團隊討論改採生酮飲食的可能。直接獲得熟悉你病史的專業團隊支持，是相當寶貴的經驗，如果你有糖尿病、腎臟問題，或是懷孕中，更需如此。

我發現生酮飲食能夠幫助以下這些人。我很肯定，還有更多人能夠獲得幫助，這個清單只是個開始而已！

1. **男性**
   你的身體沒有女性複雜，因此對生酮飲食的反應往往又快又好。

2. **女性**
   請務必閱讀包含增加碳水化合物方式的「以脂肪為燃料」飲食法（請見第48-49頁），看看是否能夠適用在你身上。我發現增加碳水化合物的方式，對女性來說特別有幫助。

3. **嚴重過敏的人**

4. **吃純素與其他素食主義者**
   雖然挑戰性較高，但你仍可以透過以食物為基礎的蛋白質，來維持營養性酮化狀態。請注意高脂肪、低碳水化合物的選擇（請見第116頁）。

5. **減重遇到撞牆期的人**

6. **採用限制攝取量飲食法的人**

7. **糖尿病患者**
   請先與你的醫療團隊討論。

8. **低血糖患者**

9. **念珠球菌感染者**
   請注意疾病復發的狀態，如果病情惡化，請稍微降低脂肪的攝取量，並以蛋白質取代。

10. **面皰患者**

11. **出現感染的人**

12. **有消化問題的人**

13. **甲狀腺不平衡的人**
    請務必檢視「以脂肪為燃料組合」當中增加碳水化合物的部分（請見第48-49頁），看看這些方案是否適用在你身上。

14. **無膽囊者**
    請在餐點中加入牛膽汁。

15. **有腎臟問題的人**
    請事先請教你的醫療團隊。

16. **孕婦**
    請事先請教你的醫療團隊。

17. **更年期女性**

18. **有暴飲暴食問題的人**

19. **強烈渴望吃糖的人**

20. **接受荷爾蒙替代療法的女性**

21. **運動員**

22. **超過三個月沒有月經（停經症）的女性**

23. **兒童**
    請務必檢視「以脂肪為燃料組合」當中增加碳水化合物的部分（請見第48-49頁），看看這些方案是否適用在你身上。

當然，並非以上族群中的所有人都會覺得生酮飲食能改善健康狀況。這沒有關係！每個人體質各異。但你沒試過怎麼會知道，對吧？

那膽固醇呢？
以及其他有關攝取脂肪的考量

我所描繪的高脂肪生酮飲食，或許讓你的腦中不斷出現高膽固醇、動脈阻塞、心臟病、瀕死經驗等等。我希望你能暫停一下，看看相關的事實，也就是那些未經媒體操縱的事實。基本上，我沒興趣知道你是否採用生酮飲食。真的，我一點興趣都沒有，雖然我認為你可能會因此獲益良多，但我對你的身體不熟悉，那只有你自己熟悉。我只是告訴你我對這種飲食方式所知的事實，如果你做的事無法發揮功效，那麼你還是有其他能夠改善健康的選擇。

現在，我們從對膽固醇已知的知識以及運作方式開始說起吧。

簡化膽固醇的難題

關於膽固醇與其對人體心臟及健康影響的錯誤觀念相當多，讓我們簡單來談談。

首先，膽固醇不是敵人！這種無辜的固醇（sterols）是類固醇與酒精的結合，也是人體每天許多重要功能所需的成分。人體製造性荷爾蒙，如雌激素、前列腺素、睪固酮、脫氫表雄酮都需要這種成分。膽固醇也能修復受損的細胞，讓細胞維持完整以延長生命，同時也能夠輸送養分到大腦，保護你免於失智，以及維持腸道的健全。此外，膽固醇也有助於讓褪黑激素受體發揮作用，這對維持愉快的感受相當重要，同時也能幫助維生素D的吸收，進而維持骨骼、神經系統、肌肉、胰島素製造、受孕能力，以及免疫系統的健全。

膽固醇也是對抗全身性發炎反應的要角。想像你的身體是間房子，發炎就彷彿失火一樣。膽固醇是火速前去滅火的消防車，沒有消防車，大火就會燒燬房子，也就是說，沒有足夠的膽固醇，發炎就會一發不可收拾。如果放任體內的發炎情形不管，那麼就更容易造成疾病。常見的發炎情形，往往是全身疼痛、氣喘、膽囊疾病、過敏、注意力缺失症／注意力不足過動症、牛皮癬、心臟病、糖尿病、偏頭痛、牙齒問題、癌症、阿茲海默症、濕疹、甲狀腺問題等等。

總而言之，膽固醇很重要，沒有膽固醇，我們就會死亡。

膽固醇的來源有兩種，一種是攝取的食物，另一種則是由身體本身所製造。由於我們攝取的許多膽固醇都無法被人體吸收，因此體內有25%的膽固醇來自所攝取的食物，75%則由人體自行合成。人體透過控制體內製造膽固醇的量，嚴格控管膽固醇的值。我們多攝取膽固醇時，製造的膽固醇就較少，反之亦然。所以，從食物當中多攝取膽固醇，並不會影響膽固醇的值。

膽固醇要輸送到血液當中，必須透過兩種脂蛋白：低密度脂蛋白與高密度脂蛋白。這些脂蛋白會從肝臟與腸道攜帶膽固醇，並且運送到身體各處，再重複進行同樣的動作。

高密度脂蛋白能夠促進心臟健康。低密度膽固醇對健康的影響，則取決於粒子的大小，分別為大型蓬鬆的粒子，以及小型緊密的粒子。大型、蓬鬆的低密度膽固醇較多，能夠維持膽固醇與三酸甘油脂值的正常；緊密且顆粒小的低密度脂蛋白粒子的數量較多，與高密度脂蛋白較低、三酸甘油脂較高有關，往往也會造成高血糖與第二型糖尿病。

請把你的血液想像成兒童的生日派對。低密度脂蛋白粒子就是那些帶禮物放到桌上的孩子，膽固醇本身則是禮物。我們過去會認為，一個孩子帶越多禮物到派對上（是的，低密度脂蛋白的膽固醇密度較高），罹患心臟病的風險就較高。然而，最近的研究顯示，重要的是兒童的總人數（低密度脂蛋白粒子）。想像一下，如果屋子裡擠滿了一百個尖叫的孩子，而不是你原本計畫中的十個，無論孩子帶來的禮物有多少，整間房子裡還是擠滿了尖叫的孩子，事實就是如此。此外，孩子開心的時候，也就是那些蓬鬆的低密度脂蛋白，派對就越成功。孩子板著臉悶悶不樂時，也就是出現體積小、密度高的低密度脂蛋白時，整個派對就越糟糕。我們想要有開心、歡樂的孩子，才能讓派對成功！

> 如果你很好奇，想知道蓬鬆的低密度脂蛋白有多少，體積小、密度高的低密度脂蛋白有多少，以及你的高密度脂蛋白數量，還有其他膽固醇的值，那麼你就應該接受核磁共振血脂分析。

對絕大部分的人而言，生酮飲食能夠減少小粒子低密度脂蛋白粒子的數量，並增加高密度脂蛋白的數量。對有些人而言，我在採用生酮飲食時也親自做過這個實驗，總膽固醇會上升。這點和傳統的觀念不同，但其實沒什麼大不了的。只要小分子的低密度脂蛋白值較低，整體的膽固醇總值就沒那麼重要。事實上，你的三酸甘油脂和高密度脂蛋白的比例，是用來評估心臟病方顯較為有力的指標。要計算比例，請把三酸甘油脂除以高密度脂蛋白。如果數字趨近於、甚至小於1.0，那麼你就處在良好的健康狀態中。

我們應該注意的，不是總膽固醇值，而是血糖、三酸甘油脂、高密度脂蛋白，以及高敏感C反應蛋白的數值，這個數值能夠反映出身體發炎的程度。如果因為生酮飲食而增加發炎的情形，往往是由於堅果、種子、食物造成敏感（乳製品是經常引發敏感的因素），或是飲食當中含有人工甘味劑、香料、色素等成分。

其他有關飲食中脂肪的迷思

第一次有人介紹我攝取高脂肪飲食時，我相當害怕、懷疑，很快就認為那種飲食法是不負責任的噱頭。

那種飲食法挑戰了我對身體與營養的固有認知，以及我為自己設下的食物標準。

但我是個理性的女孩，所以決定要進行深入研究。我很高興自己這麼做了，以下就是我對膳食脂肪攝取研究的結果（希望這點能不證自明，但這只適用於健康、天然的脂肪，而非部分氫化油或是反式脂肪酸的那些人工脂肪）。

 脂肪會讓你變胖

正好相反！

首先，體脂肪的產生是因為人體儲存了過多的碳水化合物。

其次，增加飲食中的脂肪攝取量，在許多方面都對減重有幫助。脂肪能讓你感到飽足，降低渴望進食的痛苦，並且預防過量進食以及暴飲暴食。omega-3脂肪酸有助於開啟燃脂的基因，關閉儲存脂肪的基因。最後，攝取比例較高的脂肪，能夠維持睪固酮、雌激素等荷爾蒙的平衡，促使脂肪的消耗，因此較易維持苗條的體態。這些觀念都建立在你增加脂肪攝取量的同時，也減少碳水化合物的攝取量。

 脂肪會阻塞你的動脈，造成心臟病

會造成動脈中斑塊的原因並非脂肪。雖然脂肪當中含有膽固醇，但飲食當中的膽固醇對血液中膽固醇值的影響微乎其微（請見第31-32頁了解進一步的相關資訊）。

至於造成心臟病這點：增加飲食中脂肪的攝取量，會降低血液中三酸甘油脂的值，而三酸甘油脂才是造成心臟病的主要風險因子。低脂飲食反而會造成三酸甘油脂上升。

 脂肪當中不含營養素

脂肪充滿了各種營養素！當中含有維生素A、E、K_2。事實上，脂溶性維生素要被人體吸收，都需要脂肪的幫助。

此外，脂肪還有許多平常鮮少有人宣揚的好處：

- 適量攝取健康脂肪，有助於預防憂鬱症（這是低脂飲食的副作用之一）。腦中膽固醇與脂肪過低，可能會造成憂鬱症，導致神經遞質血清素的值較低，這種成分會讓人維持心情愉快。
- 增加飲食當中的脂肪攝取量，並且減少碳水化合物的量，能夠降低血糖與胰島素值，有助於維持血糖穩定。因此，你渴望進食的次數也會減少，體能狀態也較能夠維持穩定。
- 脂肪能夠讓你的新陳代謝維持平衡與健康，幫助你維持在理想的體重。

如果你還在觀望，可以試試這個食物渴望大挑戰：請你在一週的時間內，每次想吃高碳水化合物或高含糖量的食品時，請吃高脂肪的點心酪梨，或一湯匙的葵花子油，或一把夏威夷豆，或是喝口椰子油。這種渴望的感覺在十分鐘內就會消失。

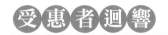

我過去一直以為自己很健康。我吃了傳統上建議的六至八份穀類,大量的水果與乳製品,以及相當少量的脂肪,或者一點脂肪都沒有。我吃沙拉時,配的是不含脂肪的淋醬,增加碳水化合物的攝取量,接著再長跑一小時(我一週會跑五到六次),並且服用維生素。

現在回想起這件事,我都會笑出來,因為我覺得那樣很健康,這件事真的很可笑,但更大的部分是,因為我很高興自己不再是那樣的人了。

在二〇〇八年時,當時我十九歲,被診斷出罹患第一型糖尿病。醫師告訴我每日應該把碳水化合物的攝取量增加到一百七十五至二百五十公克,盡可能避免攝取脂肪,並且在上床前要吃一餐含有澱粉的食物,以免身體進入營養性酮化的狀態(他們經常將這種狀態誤當作酮酸中毒)。我是個做事有條有理的人,因此就嚴格遵守這個規定,直到血糖計測出的結果有如雲霄飛車般忽高忽低才停止。看見血糖的起落,讓我萌生這種方式可能根本就大錯特錯的想法。我心裡覺得非常糟,體種也暴增了約九公斤。

到了二〇一二年時,我被診斷出罹患橋本氏甲狀腺炎。我覺得自己被身體以及醫療體系背叛了,因此轉而尋求功能性醫學醫師的協助。醫師發現我還罹患乳糜瀉,因此建議我在接下來的三到四個月內,採用免疫系統的原始人飲食法,好讓身體痊癒復原,讓免疫系統不再發炎。後來我終於開始覺得自己的健康有所改善,這點也讓我決定要邁向非傳統的治療方式。

不知何故,我就採用了生酮飲食,這也正巧是他們用來控制糖尿病的方式,讓患者最終不需要仰賴大藥廠的藥物。

現在,在採用生酮飲食法幾個月後,我發現自己的健康大幅改善了。我的血糖出奇地穩定,糖化血色素也是有史以來最低的,終於再也不會對點心完全沒有抗拒能力。在我採用生酮飲食之後,我的胰島素需求量也減半了,並且不會出現低血糖的問題。

我的膽固醇數字同樣有所改善。在二〇一〇年我二十一歲時,我的總膽固醇值是197,醫師開立了史塔汀給我。我服了三天,之後便停藥了,因為我覺得不太對勁。後來我改找一位全力支持高脂肪、低碳水化合物的內分泌醫師,他甚至告訴我在吃東西的時候,請有意識心平氣和地吃。她一點都不擔心我的膽固醇值(大部分醫師在看到總值的數字是230時都會嚇壞了),這也是我喜歡她的原因之一。

我喜歡黎安妮的生酮方式,以真食物為中心,這點讓我的三種自體免疫疾病都改善很多。或許如果我一開始就採用這種飲食法,很可能只會出現一種自體免疫疾病……甚至一種都沒有,而非三種。至少我不會得到四種。

瑞秋
新罕布夏

生酮飲食的五十道陰影：
請做對你有效的事

這就是「以脂肪作為燃料」方式與其他生酮飲食法差異最大之處。其他「標準的」生酮飲食法由於過於嚴格，因此讓人很難長期遵守。

我是熱愛高脂肪生酮飲食的人，並且全力提倡低碳水化合物飲食的好處，但我每天攝取的碳水化合物量高達七十五至一百五十公克，我也鼓勵其他人做同樣的事，看看成果如何。啊！是的，我推薦最好在晚上攝取大部分的碳水化合物。在晚上！那是怎麼一回事呢？

我擁抱了生酮飲食的灰色地帶，當中至少有五十道陰影，所以請緊守著你的脂肪！我是說，請仔細聽清楚了。

要進入營養性酮化的方式有很多，但每種方式並無好壞之別。各種方式都能讓你體驗生酮飲食驚人的好處。要採用哪種方式，取決於你的需求，以及你的身體對生酮飲食產生的反應。哈！其實我會根據當天的情形，採用不同的飲食方式，變化性可能有許多種。

在本章當中，會討論個人化生酮飲食的核心，讓你找出適合自己的方式。在此，我會說明三種生酮飲食的方式，每種的脂肪、蛋白質、碳水化合物比例都不同；接著，在以脂肪為燃料的組合中，我會說明五種享受生酮飲食的不同方式，你可以依據自己的需求採用（我最初擬定這些計畫，是供自己的「以脂肪為燃料」數位計畫使用，但在本書當中，我根據使用者的經驗，加入了兩種新的組合）。

有些包含了在某些時候攝取碳水化合物的方式，有些則沒有；有些需要額外攝取蛋白質，有些則沒有。條條大路通羅馬，你一定能找出最適合自己的方式。這些方式的目的，都是在幫你不需瘋狂測量酮體值、追蹤自己的用餐量，或時時確認自己是處在營養性酮化的狀態中，就能夠獲得高脂肪飲食的好處。

但我想先向你說明，為何不同的方式都能發揮作用。大部分生酮飲食的指南，都強調要嚴格追蹤與控制主要營養素，尤其是碳水化合物與蛋白質。但我發現，多吃一點碳水化合物與蛋白質，可能就是造成感覺良好與感覺差勁的關鍵。

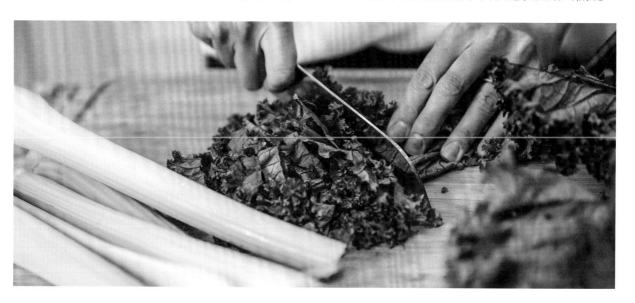

蛋白質以及標準生酮飲食的不足之處

蛋白質是生酮飲食中的熱門話題，或者至少可以說是令人感到困惑的話題。為何如此？因為坊間流傳的說法，認為如果攝取的蛋白質超過所需的量，即使只有少量，都會自動透過糖質新生變成葡萄糖，把我們踢出營養性酮化的狀態。

在生酮飲食以及蛋白質的攝取方面，充斥著許多令人恐懼的說法，但由於「以脂肪為燃料的組合」需要大量的蛋白質，因此，你也可以看到這邊有些灰色地帶。很可惜的是，和生酮飲食國度當中大部分的東西一樣，糖質新生在生酮飲食方面扮演的角色還需要再進一步研究，對女性的作用更是如此，因為我很肯定荷爾蒙的組合在糖質新生通道中扮演了重要的角色。不過，我會試圖說明蛋白質在生酮飲食當中的角色，讓你在清楚相關資訊的狀況下做決定。

如果你還記得前一章的內容，糖質新生指的是人體透過非碳水化合物的來源製造葡萄糖。在進入營養性酮化狀態後，你的身體就會使用酮體作為主要燃料，透過攝取的蛋白質與脂肪製造你需要的葡萄糖。只要你攝取的蛋白質夠多，身體就不會利用肌肉當中的蛋白質進行糖質新生。

因此，標準的適量蛋白質生酮飲食，就會出現一個問題：由於我們知道糖質新生是使用飲食當中的蛋白質來製造葡萄糖，於是許多人相信，攝取的蛋白質較少，製造的葡萄糖就會較少。然而，攝取過少蛋白質造成的問題，就是你冒著利用肌肉作為糖質新生燃料的風險。

你必須知道，糖質新生沒有那麼容易發生。糖質新生是需求引發的過程，而非供給引發的。在人體需要額外的葡萄糖時，才會發生糖質新生過程來製造，以供僅能以葡萄糖為燃料的身體部位使用，如紅血球以及部分的腦細胞。如果我們不需要額外的葡萄糖，糖質新生過程就不會發生，並自動將蛋白質轉變為葡萄糖，造成葡萄糖的值高到離譜。糖質新生是透過胰高血糖素荷爾蒙嚴格控制血中的血糖值。如果胰高血糖素沒有下令說：「大伙兒，我們需要更多葡萄糖！」

就不會任意開始進行糖質新生的過程，將蛋白質轉換為葡萄糖。另一方面，攝取蛋白質會刺激胰高血糖素的分泌，攝取過多的蛋白質絕對可能會引發糖質新生，要達到營養性酮化就較為不易，只不過沒有我們想像中那樣嚴重。

在這種情況下，我認為一切都與平衡有關。如果你想要很輕鬆就能進入營養性酮化的狀態中，那麼攝取過多蛋白質確實不妥，但攝取太少也同樣不妥。

無論分子方面的運作情形如何，最重要的是，必須聆聽身體的聲音。你在某些狀況下可能需要較多蛋白質，如從手術當中復原時、壓力大時，或是出現某些症狀如關節疼痛、睡眠不足時等等。詳見下一頁的清單。

均衡蛋白質帶來好處的15個理由

1. 協助人體維持體重
2. 提供均衡的維生素、礦物質、脂肪酸
3. 有益骨骼健康
4. 有助於運動後的恢復
5. 提升肌肉脂量與效能
6. 確保氮的平衡
7. 在進行體能活動後增加飽足感
8. 預防減重時流失肌肉
9. 促進肌肉的修復與成長
10. 降低飢餓荷爾蒙生長素的分泌
11. 減少骨質疏鬆症與骨折的風險
12. 減少對食物的強烈渴望
13. 增加脂肪的燃燒（身體需要更多能量或熱量來處理飲食當中的蛋白質）
14. 減緩與年齡相關的肌肉流失
15. 降低三酸甘油脂的值

你需要更多蛋白質的徵兆

你有新陳代謝問題

你的睡眠品質很糟

你非常愛跑步、騎單車以及其他加強心肺功能的運動

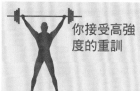
你接受高強度的重訓

你希望能夠長更多肌肉

你超過50歲

你總是感到飢餓

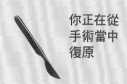
你正在從手術當中復原

你壓力很大

你吃純素

為了減重，你減少了碳水化合物的攝取量

你的血糖太高了

你有關節痛的問題

平衡你的蛋白質攝取量

可惜的是，目前還無法找出蛋白質平衡的神奇公式。不過，我認為一開始讓自己攝取總熱量的20%-35%來自蛋白質，是個不錯的通則。

在我諮詢的經驗當中，幾乎所有女性攝取的蛋白質量都過低。這主要是來自對於適應脂肪為燃料的誤解，我將之稱為「少就是多」的觀念。經常聽到的說法是：「嗯，如果我必須少吃蛋白質，才能達到適應脂肪的狀態，那麼我就吃得更少，就能夠更快適應了！」可惜，這樣的邏輯大錯特錯！

我認為許多採用生酮飲食的人都有過這樣的經驗。我知道自己曾有過在「比應有蛋白質更低」陽光下的時刻，但事實上是，我們都需要蛋白質，如果我們少吃蛋白質，人體適應以脂肪為燃料的速度並不會較快。

我的方式是這樣：盡可能多吃蛋白質，只要不對你的數值造成負面影響即可。我這裡所說的「數值」，指的是體重計的數字，或是血液檢驗報告的數字（包括血液中的酮體值）。這種策略也適用於碳水化合物、營養補充品等等。如果我每天攝取一百公克的蛋白質，而不會造成血糖增加，或是影響我進入營養性酮化的狀態，那當然會這麼做！

現在，如果你一天吃三餐，均衡地攝取動物性蛋白質，以及一點植物性蛋白質，那麼就維持現況無妨。然而，如果蛋白質對你的生活造成了負面影響，那我就會建議你，注意自己攝取的食物為何，設法調整蛋白質的攝取量，以找出最佳的攝取量。甚至你喝點蛋白質奶昔會很有幫助，如本書第381頁所列的生酮奶昔。

如果你想要攝取所有的碳水化合物……
就這麼做吧！

前一章中我提過生酮飲食運作的原理，以及如何能夠發揮功用。現在就讓我來告訴你，為何這種飲食法有時候無法發揮作用，以及可以如何調整。

如果你還在生酮飲食中掙扎，請了解你並非孤軍奮戰，並且能夠在接下來的幾頁當中找到答案（我正對著所有長期節食的夥伴大喊，你們也一定能夠感受到我的誠意）。

避免暴飲暴食

你是否曾想進行三十天的節食，結果只進行了兩天就放棄了？你知道的，就是那種新希望開始之後，又恢復了暴飲暴食，最後只好重新開始的狀況。

我也曾經這樣。

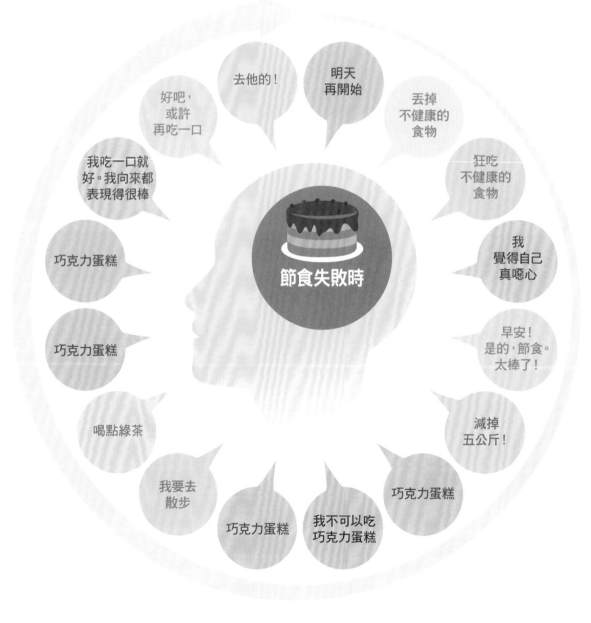

過去我採用嚴格的生酮飲食法時，出現暴飲暴食的情形，而且非常嚴重。一開始我限制自己的飲食，減少五百至七百五十大卡的熱量，並且計算吞進身體中每口東西的熱量，以及主要營養素含量。我大概只能維持個十天，接著就堅持不下去了。我發現自己大吃特吃，吃到食物都精光了才會停下來，不管當時我有多飽都一樣。

奇怪的是，兩週狂吃一次反而改善了我的身體。在狂吃之後的隔天，起床後發現自己的肌力變強，不太有食慾，輕鬆就能節食二十四到四十八小時。雖然這種過程能讓我擁有夢寐以求的體態，我卻一點也不開心，覺得處處受限，焦躁不安，感到失控，而且完完全全瘋了。有時候，那種罪惡感實在教人難以忍受！

所以，我決定回到原點，擬定不會讓我感到處處受限以及罪惡感深重的生酮飲食法。我擬定自己的規則，不再計算主要的營養素，以及每口食物的熱量。我讓自己的飲食大致上維持不變，但把暴飲暴食的部分改成增加碳水化合物的攝取量，然後，一切就變得迥然不同了。

在生酮飲食法當中，創造增加碳水化合物的方式是我對健康所做最佳的事，幫助我在八年後找回月經，治癒我甲狀腺功能低下，改善腎上腺功能不全的問題，讓我在重訓時擁有更多精力，還有其他許多好處。

對我及其他許多人而言，在低碳水化合物、高脂肪的生酮飲食中，偶爾加入碳水化合物飲食，是件很棒的事。我會以科學的方式說明背後原因。如果你是因為健康方面的問題、狀況、考量，因此採用生酮飲食，那麼最好跟醫師討論增加碳水化合物的方式，是否能夠符合你的健康目標。然而，對甲狀腺功能低下、腎上腺疲勞、焦慮、令人癱瘓的壓力等問題，我發現補碳的方式是我生酮飲食生活成功的關鍵

何謂補碳的飲食法？

增加碳水化合物（循環式營養性酮化）是在一段時間中（通常是傍晚的時間），將平常吃的脂肪轉換為晚餐的碳水化合物或是甜點。這種方式可用來解決某些人採用生酮飲食的副作用，

但也可用於那些覺得以脂肪為燃料勝過以葡萄糖為燃料的人，偶爾想要慶生吃蛋糕時，或是做其他與碳水化合物有關的事時。

> 補碳飲食法成功的關鍵，是把攝取的脂肪當作和碳水化合物的攝取量成反比。如果你傍晚時增加了碳水化合物攝取量，那麼你同時也會減少脂肪的攝取量，這就彷彿在坐蹺蹺板一樣。

如果你是低碳水化合物飲食法的支持者，或許會說：「她剛剛是要我們攝取碳水化合物，要我們變胖又生病，讓血糖作怪的意思嗎？」

請聽我說！碳水化合物，或說是葡萄糖，也就是碳水化合物的基礎，是人體當中某些活動的必要成分，包括將甲狀腺荷爾蒙轉變為活化的形式，那是調節新陳代謝，維持人體能量，讓消化功能維持穩定的必要成分。如果無法轉換，這些功能就無法順利發揮，會讓我們生病或覺得疲勞。葡萄糖也是大腦與紅血球細胞的燃料。雖然人體能夠自行製造葡萄糖以因應這些需求（請見第26頁），但有時少量攝取卻能夠帶來好處。

此處的關鍵是，攝取「少量的」碳水化合物或許對某些人來說有益。請再重讀上一句話，因為我的補碳主張有時候會遭到誤解與扭曲，就像電話行銷時一樣，很快的，我就會被誤解成高碳水化合物的支持者。呃，我可不這麼認為。

無論你是否決定採用補碳的方式，我們都知道過多的碳水化合物沒有好處，也太營養。無論你現在處於飲食法中的的何種階段，我們現在要稍微改變一下食物金字塔的結構，增加脂肪，減少碳水化合物，但還不至於變成全都是脂肪，沒有碳水化合物。

如果你選擇不採用補碳的方式，你的「增加脂肪、減少碳水化合物」方式，則可以採取攝取低碳水化合物的蔬菜，不要攝取澱粉類蔬菜以及大部分的水果。如果你選擇採用補碳飲食，則「增加脂肪、減少碳水化合物」方式仍包含攝取低碳水化合物的蔬菜，但同時也納入一些含有澱粉的蔬菜，以及偶爾攝取一些水果。

補碳飲食法成功的關鍵，在於你適應以脂肪為燃料之後，才能開始採用這種方式。在轉換為適應以脂肪為燃料的過程當中，會消耗掉肌肉與肝臟當中的糖原。糖原消耗得越多，身體就越能完全地燃燒脂肪，處於越完全的生酮模式，就越能夠自由地在燃燒葡萄糖與燃燒脂肪兩種模式間切換。

> 請見第48-49頁，以了解三種不同的補碳方式，以及詳細的執行方式。

要讓身體適應以脂肪作為燃料，需要採用低碳水化合物、高脂肪飲食十至十五天的時間（視你的情況而定，可能需要更久的時間）。在此之後，你的身體會開始加速進行所需的程序，即使你攝取了一些碳水化合物，也很容易回到燃燒脂肪的模式。即使你的身體會燃燒攝取的葡萄糖，仍較偏好使用脂肪作為燃料，因此你依然是處在適應脂肪為燃料的狀態中。

在你的身體適應脂肪作為燃料後，就會偏好使用脂肪作為燃料。採用補碳的方式並不會將你踢出營養性酮化的狀態，只會讓你的身體擁有一點葡萄糖，之後又跳回燃燒脂肪的狀態。

雖然大部分的人必須在身體適應脂肪之後，才能在使用補碳法時達到良好的效果，但有些人就是無法再等下去了。我曾經有幾位客戶在採用低碳水化合物飲食法後不過兩天時間，睡眠品質就嚴重下降。因此，對他們來說，這是刻不容緩的事，他們無法等上三十天、十五天，甚至是短短的十天，讓身體先適應燃燒脂肪為燃料。

這就是為何我會創造「以脂肪為燃料組合」（請見第47-49頁）。如果你打算等到身體適應以脂肪為燃料後，每週採用補碳方式一次左右，在此可提供你相關的準則。如果你打算等到身體適應以脂肪為燃料後，每天晚上都攝取碳水化合物，在此可提供你相關的概要。如果你只能進行低碳水化合物幾天，就得每天補充碳水化合物，在此同樣也可提供你相關的準則。

你可能想要補碳的理由

對我而言，補碳尤其能夠讓我克服體重停滯的問題，平衡荷爾蒙，改善睡眠品質，並讓我能夠自由選擇食物，消除我想瘋狂攝取碳水化合物的渴望，改善運動表現與肌肉強度等等。如果你在採用生酮飲食時發生這些問題，或許就是你該考慮採用補碳方式的時候了。

如果你採用低碳水化合物飲食法好一段時間了，卻一直無法感到真正滿意，請仔細聽了！採用補碳法的另一項好處，就是能夠增加瘦素（leptin）的敏感度。瘦素是種能讓我們感到飽足，以及在用餐後讓我們感到滿意的荷爾蒙，人體會根據攝取的碳水化合物量而分泌這種荷爾蒙。在採用低碳水化合物飲食法一段時間後，我們的細胞就會出現輕微的瘦素阻抗。在採用生酮飲食法的同時，偶爾補充一些碳水化合物，讓身體維持對瘦素的敏感度，因此你在用餐後就會感到飽足。根據我的推測，這也就是為何在採用補碳法後的隔天早上斷食，會容易許多，本身也能夠帶來許多好處（請見第68-72頁）。

> 如果你已採用低碳水化合物飲食一段時間了，那麼你與你的身體可能會覺得這個概念有些陌生。我自己則是試了好幾次，心理才適應了這件事，消化系統則花了兩倍的時間，才再次適應碳水化合物。現在，我則是離不開這種方式了。

當然，有些人因為維持極低碳水化合物飲食而獲益良多，這種情況因人而異。例如，有些罹患第一型糖尿病的患者，相信採用極低碳水化合物飲食法對他們較有利，這點完全正確。但如果你是罹患第一型糖尿病的女性，但長達三年沒有月經來潮，或是工作的壓力極大，罹患甲狀腺功能低下的話呢？以上各種問題都可能改變你的身體狀況，以及你和碳水化合物之間的關係。

我在這裡想要傳達的訊息是，適合你的碳水化合物量與適合本書其他讀者的量不同。攝取脂肪、限制碳水化合物的攝取量，看自己的感覺如何，以此調整自己的主要營養素量，然後再重複進行同樣的事。如果你覺得極低碳水化合物飲

食法對你很好，那很棒！如果你覺得不太好，那請使用補碳的方式，稍微增加碳水化合物的量。

> 若要了解自己是否已適應燃燒脂肪為燃料，以及如何檢驗酮體，請參閱第63頁。

時間點相當重要

我深信攝取碳水化合物有特定的時間。我建議的時間可能對你來說有點奇怪，因為我要請你在晚上攝取碳水化合物。

我們早上剛醒來時，可體松值會上升，釋出儲存的能量，血糖也會升高。因此，一大早的胰島素敏感度也會增加，之後敏感度會慢慢降低。這代表胰島素較能夠在早上將葡萄糖推入細胞中。這就是為何大家都認為，如果要攝取碳水化合物，就該在早上攝取。但正因為早上的胰島素敏感度較高，並不代表我們就應該攝取讓胰島素暴增的碳水化合物啊！我相信人體在那段時間當中的胰島素最為敏感，是因為這時候自然地要讓血糖升高，讓人體在醒來時能夠獲得能量，之後就會回到正常。攝取碳水化合物則和這點相反，會讓我們的血糖以及胰島素變得更高，造成接近中午時出現想吃糖的強烈渴望。

早上攝取碳水化合物，很容易把整天都變成大量攝取碳水化合物的饗宴，也就是每兩個小時就攝取一次，然後出現腦霧以及工作表現不佳的情形，以及營養選擇不均衡的問題。如果用碳水化合物迎接一天的開始，我們往往會整天都攝取碳水化合物。早餐吃燕麥片會讓你吃蘋果當點心，吃三明治當午餐，下午吃水果乾，然後晚餐吃一大碗白飯、蔬菜、雞肉。我們一旦在早上爬上了碳水化合物列車，就很難下車。

一大早攝取碳水化合物，也會擾亂人體自然的脂肪燃燒情形。我們醒來之後，透過可體松、生長素、生長激素等人體的荷爾蒙狀態，主要是為了燃燒脂肪。在你睡覺時，可體松的值會增加，在早晨時達到最高點。可體松會分解儲存的糖原，將葡萄糖釋放到血液當中，而在儲存的糖原耗盡之後，我們就準備好要釋出脂肪細胞當中的脂肪。類生長激素也在你醒來時達到最高

點，並且刺激生長荷爾蒙的分泌，能夠促進脂肪的燃燒以及肌肉的生長。

在可體松釋出脂肪燃燒與類生長激素刺激生長激素分泌，並促進脂肪燃燒的時間中，我們一早往往會先燃燒脂肪。但這一切發生的前提，是可體松不能受到胰島素的干擾。若一早先攝取碳水化合物，便會造成胰島素暴增，阻礙脂肪的燃燒，妨礙這種自然發生的情形。

> **如果我們一早就攝取碳水化合物**
>
> - 讓原本已升高的葡萄糖與胰島素值更高
> - 我們在每餐之間將搭乘血糖的雲霄飛車，因此整天都覺得飢餓
> - 腦霧
> - 早晨自然發生的燃脂過程會立即停止
> - 較不容易取得儲存的脂肪，供人體整天使用
> - 在身體迅速補充葡萄糖之後，持續維持飢餓，然後出現疲勞與精力匱乏的情形
> - 往往會整天都在攝取碳水化合物

基於以上的這些理由，我並不贊成在早上攝取碳水化合物。但如果反過來如何，我們何不在夜間攝取碳水化合物呢？

為全身補充能量

在身體已經適應燃燒脂肪作為燃料，並在晚上攝取一些碳水化合物時，能藉此替所需的系統補充葡萄糖，如內分泌系統、肌肉系統、神經系統，而且到了早上恢復成燃燒脂肪的機器。雖然人體的新陳代謝在睡眠過程中會減緩，但其實這只適用於脂肪與蛋白質氧化方面，碳水化合物的氧化仍以同樣的速度進行，並在醒來前加速。

讓你擁有更佳的睡眠品質以及褪黑激素

在夜間攝取碳水化合物能夠增加腦部的色胺酸攝取量，讓我們能一夜好眠。這種蛋白質存在於禽肉當中，是公認造成感恩節大餐後昏昏欲睡的罪魁禍首。色胺酸也用於製造神經遞質褪黑激素，因此在晚上攝取碳水化合物，有助於增加

褪黑激素的分泌，能改善我們的心情，讓我們擁有更好的睡眠品質，減去更多體重，增加脂肪的消耗，在運動後能夠較快恢復，並且能讓免疫系統更健康。此外，在夜間攝取碳水化合物，改善睡眠品質之後，也能增進胰島素的敏感度。

支持肌肉

如果你在下班後或傍晚運動，那麼晚上就是攝取碳水化合物的絕佳時間點。在運動之後，

你的肌肉就像海綿一樣，準備好要吸收葡萄糖的好處，胰島素則會直接將之送到肌肉組織當中。

讓你透過睡眠避開副作用

如果你覺得自己需要一點碳水化合物，以平衡你的低碳水化合物飲食法，那麼在晚上攝取碳水化合物，不但能讓你擁有這些好處，同時也能夠讓你在這段時間睡眠，避免歷經腦霧、血糖上升、想吃碳水化合物的渴望。

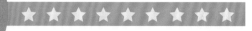

在夜間攝取碳水化合物的迷思

在早上攝取碳水化合物，就能利用一整天的時間燃燒。

事實

① 在早上攝取碳水化合物，會讓你進入搭血糖雲霄飛車上上下下不穩定的狀態中，落入無止盡的瘋狂進食情況，並且讓你無法專心，你可以自己試試看。請參閱第30頁的早餐測試。

如果你在夜間攝取碳水化合物，體重就會增加。

事實

② 碳水化合物並不會在下午六點後，就神奇地讓你的腰變粗。在任何時候，過多的碳水化合物都會被人體轉換為脂肪的形式儲存。相反的，如果你的身體需要碳水化合物當中的葡萄糖，那麼就會利用它，無論在一天當中的哪個時間點都一樣。

如果你的新陳代謝率在睡眠的時候減緩，那麼碳水化合物就不會以同樣的速率燃燒。

事實

③ 你睡覺時，新陳代謝率確實會比平常低35%，但只有脂肪以及蛋白質氧化的速率會降低！碳水化合物的氧化速率並沒有顯著的改變，甚至會在你醒來之前增加。其實，你的身體喜歡在你睡覺時燃燒碳水化合物。

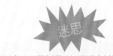

下午五點過後不該進食。

事實

④ 大自然把我們打造成夜晚進食者。想想我們石器時代的祖先，都是在打獵一整天之後，才整晚進食。或是想想，你在度過漫長一整天的工作後，突然想要大吃一頓。這並非巧合，在夜間進食能夠增加瘦素的敏感度，能夠讓我們在早上感到滿足，促使我們延長禁食的時間，並且維持脂肪燃燒的情形。

- 避免腦霧
- 不會出現精力匱乏的問題
- 加速脂肪的消耗
- 不會有進食渴望，擁有更好的營養選擇
- 整天都具有移動與燃燒脂肪的能力
- 改善瘦素的敏感度
- 促進脂肪的消耗與肌肉的維持
- 增加腦部色胺酸的攝取量（藉以促進睡眠與增加褪黑激素）
- 增加褪黑激素，造成體重減輕更多，增加脂肪的消耗，運動後更迅速恢復，以及改善免疫系統健康
- 改善睡眠品質
- 增加胰島素敏感度

新手上路：
何時開始採用補碳法

在任何時候，你都不一定要補碳。有些人不補碳比較好，有些人則需要一星期補碳一天、兩天，有時候甚至是七天。你的身體對補碳法的反應是獨一無二的（根據我觀察的結果，我發現女性需要補碳的人比男性多，或許是因為女性的荷爾蒙分佈較為複雜吧）。

關於新手何時「應該」補碳，我直截了當的回答如下：

- 在酮體檢驗連續五天都同樣達到相當高的值時（請見第63-65頁，以了解酮體檢驗）。

　　或是

- 你出現三項以上適應脂肪的跡象。一般而言，這種情形會發生在採用生酮飲食後的第十至十五天左右。在此時，大部分的人都已改用脂肪作為主要的燃料來源。然而，壓力可能會影響我們轉變為燃脂模式的能力，請見第89頁。

生酮老手：
應該採用補碳法的跡象

如果你已經採用低碳水化合物飲食或是生酮飲食一段時間了，也就是三十天以上，並且出現下列的徵兆，就表示你該採用補碳法。然而，如果生酮飲食讓你如沐春風，就不需要做任何改變！補碳法端賴個人需求採用，是幫助需要者的工具。

在你採用生酮飲食法之後，如果出現下列情形，或許該試試補碳法：

- 無法突破的減重停滯期
- 荷爾蒙不平衡
- 睡眠品質不佳
- 掉髮

雖然許多低碳水化合物平台表示，以上情形是採用低碳水化合物飲食法的自然現象，在一段時間之後會自然停止，但你實在應該聆聽自己身體的聲音。

- 感到食物選擇受限
- 狂吃碳水化合物
- 肌肉生長方面的問題：透過運動無法獲得你想要的成果
- 在健身房的表現原地踏步無法進步
- 體溫過低
- 在進行重訓時連維持中等強度都很困難

五大客製化生酮飲食法

以脂肪為燃料的生酮飲食方式，是為了能幫助你客製化適合自己的飲食法。這種飲食法主要可分為三種，每一種攝取的脂肪、蛋白質、碳水化合物比例都不同，並且共有五個以脂肪為燃料的組合可供選擇，當中有些納入了補碳法，有些則沒有。

看看這三種方式，並且找出最適合自己的一種。接著請仔細閱讀這五個以脂肪為燃料的組合，找出適合你的一個去試試看。

如果在進行兩週之後，你選擇的組合無法發揮作用，請換一個試試看！最終目標就是要找出對你特別有效的方式。

生酮的方法

視你的需求而定，你很可能最適合——
· 低碳水化合物／高脂肪生酮法（方法1）；
· 適量脂肪／高蛋白質生酮法（方法2）；
· 納入補碳法的低碳水化合物／高脂肪生酮法（方法3）。

> 在採用方法1時，可藉由攝取足夠的蛋白質，避免出現不適的症狀！請聆聽自己身體的聲音，並在需要時攝取更多蛋白質。欲進一步了解相關資訊，請見第37頁。

經典生酮法 ①

方法1：低碳水化合物／高脂肪　　不補碳

主要營養素：

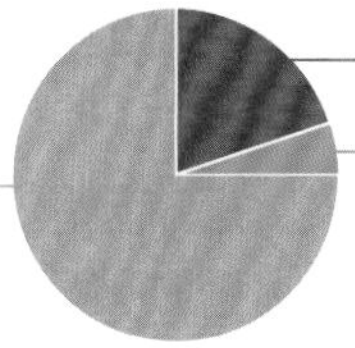

- 75% 脂肪
- 20% 蛋白質
- 5% 碳水化合物

這種方法向來不納入補碳法。這是要進入營養性酮化最直接的方式，也是最傳統的方式，也就是說，你會看到許多這類的線上與書面資料。這種方式也會讓你比採用其他方式更快進入營養性酮化狀態。

然而，這種方式的限制相當大。如果你在身體適應燃燒脂肪作為燃料之後，持續採用這種方式，那麼很可能會出現一些副作用：可能影響你的無氧訓練／運動，因為這會限制你的肌肉生長，限制能量的輸出，如果你在一段時間之內攝取的蛋白質不夠多、不夠快，很可能會造成血壓過低，可體松值無法維持穩定。如果你出現這種情形，請多攝取一些蛋白質（請見方法2），或是在症狀減輕之前不要再斷食。

這種方法適合的對象：
· 處在想要讓身體適應燃燒脂肪過程中的人
· 讓身體適應燃燒脂肪作為燃料的人，並且在適應之後超過三十天以上依舊感覺良好的人
· 久坐或是運動量較少的人
· 想要減重的人
· 沒有荷爾蒙不平衡問題的人
· 更年期以及停經後的女性
· 有氧運動員（請進一步參閱第74頁）
· 醫療團隊建議採用嚴格生酮飲食法的人

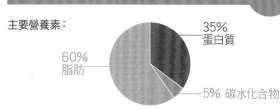

打氣生酮法 ②

方法2：適量脂肪／高蛋白質　　　不補碳

主要營養素：

35% 蛋白質
60% 脂肪
5% 碳水化合物

這種方法向來不納入補碳法。這種方式有助於平衡血糖、降低可體松值，也有助於維持活躍的生活，對無氧（視強度而定）與有氧活動都有助益。不過，這種方式可能會讓酮體降低，如果你的重點是放在無氧活動上，很可能會影響你的訓練／運動，因為無法提供足夠的能量讓你進行相關運動。

如果你吃素，那麼這種方法對你來說行不通，因為當中的蛋白質攝取量極高，碳水化合物的要求則相當低。

我會把這種方式當作傳統飲食法。我很少會建議別人從方法2入手，但如果你覺得方法1行不通，尤其你覺得血糖很不穩定（會發抖、焦慮、緊張、易怒、意識混淆、頭暈、噁心等），或是可體松不平衡（失眠、焦躁不安，及／或出現疲勞且怪異的感受），那麼這就是很好的替代方案。然而，有些人採用這種方法之後的反應相當好，之後就一直採用這種方式！

這種方法適合的對象：

· 低血糖的人
· 那些在身體適應燃燒脂肪作為燃料後，採用方法1卻出現血糖不穩或可體松不平衡症狀的人
· 那些覺得採用方法1不太對勁，卻沒興趣採用補碳法的人
· 採用方法1卻不斷感到飢餓的人
· 那些努力想要打破減重停滯期的人

備註：這種方法可能不適合胰島素依賴型的糖尿病患者。請見第31頁，以了解更多資訊。

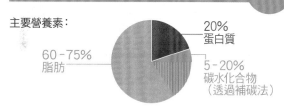

完全生酮補碳法 ③-1
適應燃脂補碳法 ③-2
每日燃脂補碳法 ③-3

方法3：經典生酮法加上補碳法　　　補碳

主要營養素：

20% 蛋白質
60 - 75% 脂肪
5 - 20% 碳水化合物（透過補碳法）

你可以把方法3當作是經典生酮法加入補碳法。你可以每天、每週、雙週用碳水化合物短時間代替脂肪，並且最好在晚上做這件事（請見第41-42頁，進一步了解我採用補碳法的情形）。

這種方式的主要好處，在於能夠反應補碳的好處：能夠減少採用方法1與2感受到的侷限感，同時也能夠替需要葡萄糖的程序補充葡萄糖，例如將甲狀腺荷爾蒙轉換為活動的形式，並且能夠減輕生理上胰島素阻抗的症狀（請見第96頁）。這種方式也對肌肉生長相當有幫助。

然而，如果因為缺少碳水化合物，或因為能夠攝取的碳水化合物受到限制，在採用補碳法的同時，很可能會誘發類似暴飲暴食的行為。此外，你若沒有攝取健康的碳水化合物（請見第117頁），便很可能會造成放屁與脹氣的問題。

這種方法適合的對象：

· 已適應以脂肪作為燃料的人
· 需碳水化合物以增進表現的無氧運動選手（更多相關資訊請見第74頁）
· 出現荷爾蒙不平衡者
· 育齡婦女
· 有腎上腺功能問題的人
· 注重身體療癒的減重者
· 那些想要突破減重停滯期的人

備註：這種方法可能不適合胰島素依賴型的糖尿病患者。請見第31頁，以了解更多資訊。

方法1：
低碳水化合物／高脂肪

以脂肪為燃料組合：經典生酮法 ①

不補碳

➕ 進入營養性酮化最快的方式

❗ 大量的限制

❗ 缺乏足夠的蛋白質，可能造成低血糖、肌肉無力、可體松值不穩定

 適合這樣的你：

糖尿病、處於適應燃燒脂肪作為燃料的過程中、運動較少、有氧運動迷、沒有荷爾蒙不平衡的問題、想要減輕體重

方法2：
適量脂肪／高蛋白質

以脂肪為燃料組合：打氣生酮法 ②

不補碳

➕ 有助於平衡血糖與降低可體松值

❗ 可能會造成酮體降低

 適合這樣的你：

已適應以燃燒脂肪作為燃料、採用方法1時，出現了血糖不穩或是可體松不平衡的問題、覺得使用方法1不舒服，卻不想採用補碳法、在採用方法1時經常感到飢餓，並且出現了減重遲滯的問題

方法3：
方法1加上補碳法

以脂肪為燃料組合：完全生酮補碳法、適應燃脂補碳法、每日燃脂補碳法 3-1 3-2 3-3

每日、每週、雙週補碳一次，最佳的時間為在夜晚補充

➕ 減少受限感

➕ 替需要的程序補充葡萄糖，能夠減輕身體出現的症狀

➕ 減輕生理上胰島素的潛在症狀（第96頁）

➕ 適合進行無氧活動造成的肌肉生長

❗ 可能引發接近暴飲暴食的行為，也可能造成放屁或脹氣

 適合這樣的你：

已適應以燃燒脂肪作為燃料、無氧運動選手、育齡婦女、尋求注重療癒的減重法，或是在減重當中停滯不前的人。如果你有荷爾蒙不平衡或是腎上腺功能不全的問題，也對你很好

以脂肪為燃料組合

請把這些組合作為你擬定自己生酮地圖時的大綱。方法本身能夠指出整體的主要營養素策略，這些組合則能夠讓你以更宏觀的方式了解每日運作的策略。如果你對方法3（加入補碳法的那種）有興趣，那麼當中共有三種組合供你選擇，端賴你想要多久補碳一次。

請嘗試一種組合兩週以上，看看感覺如何。如果那種方式不適合你，那麼請視需求做些改變。

> 完全生酮補碳法、適應燃脂補碳法、每日燃脂補碳法組合都能與間歇性斷食做良好搭配（請見第68-72頁）。結合補碳法與斷食兩種方式，有助於讓你維持很高的酮體值，同時也能夠攝取讓你覺得好吃的食物。

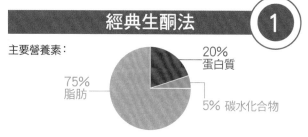

經典生酮法 ①

主要營養素：
- 75% 脂肪
- 20% 蛋白質
- 5% 碳水化合物

基本的生酮飲食核心：這是生酮飲食法的核心，也是所有以脂肪作為燃料組合的基礎，是低碳水化合物、適量蛋白質、高脂肪的方式。這種方式遵循方法1（第44頁）的方式；請參閱當中的說明，了解哪些人採用經典生酮所能獲得的幫助最大。

採用經典生酮法該吃什麼：本書當中所有的食譜都適合你，但請特別注意那些標示為經典生酮法的食譜（請見第216頁）。建議你可以攝取脂肪炸彈（請見第114頁），每天喝杯火箭燃料拿鐵（請見第386頁）也相當不錯。在你適應以脂肪作為燃料之後，間歇性地斷食（請見第68-72頁）對你來說應該相當容易。

如果你開始覺得自己需要更多碳水化合物（請見第43頁，了解相關徵兆），請改採完全生酮補碳法（第48頁）。如果你開始覺得自己需要更多蛋白質（請見第37頁，了解相關徵兆），請改採打氣生酮法。

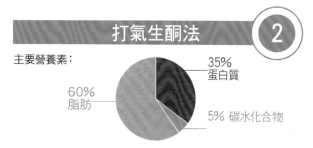

打氣生酮法 ②

主要營養素：
- 60% 脂肪
- 35% 蛋白質
- 5% 碳水化合物

加強蛋白質的生酮飲食法：比起經典生酮法，這種組合含有較多蛋白質，較少脂肪。這種方式遵照方法2（第45頁）的方式；請參閱當中的說明，了解哪些人採用打氣生酮法能獲得的幫助最大。這種方式非常適合不想採用補碳法，但採用方法1又覺得不太適合的人。

如果不希望所有時間都採用這種飲食方式，可用「補蛋白質」的方式代替補碳，並在其中一餐或其中一天針對該主要營養素進行調整。

採用打氣生酮法該吃什麼：本書當中所有的食譜都適合你，但請特別注意那些標示為打氣生酮法的食譜（請見第216頁）。每天喝杯火箭燃料拿鐵（請見第386頁）對你相當不錯。在你適應以脂肪作為燃料之後，間歇性地斷食（請見第68-72頁）對你來說應該相當容易。由於蛋白質可能會造成胰島素大量分泌，因此請少量多餐，以降低這種衝擊。

如果你開始覺得自己需要更多碳水化合物（請見第43頁，以了解相關徵兆），請改採完全生酮補碳法（第48頁）。如果你覺得自己無法攝取這麼多蛋白質，或是在生酮的路上遇到阻礙，請改採經典生酮法。

完全生酮補碳法 3-1

主要營養素：

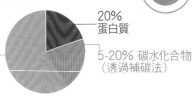

60-75% 脂肪
20% 蛋白質
5-20% 碳水化合物（透過補碳法）

對誰有好處：沒有出現健康方面不平衡狀態，且一週從事無氧活動一至三次的人，或是久坐的人。這種方式也適合透過體能訓練減重，並且想打破減重停滯期的人，或是出現血糖不穩、胰島素阻抗的人。

何時進行：在適應以脂肪作為燃料之後，這種組合相當棒；如果你還沒適應，請從經典生酮法或打氣生酮法（第47頁）開始（請見第63頁，了解得知自己是否已適應脂肪為燃料的方式）。採用完全生酮補碳法時，每週補碳一次。如果想要的話，你可以用無氧運動來計算自己補碳的時間。

採用完全生酮補碳法該吃什麼：書中所有的食譜都適合你，但請特別注意那些有補碳標示的食譜（請見第216頁）。

補碳方式：在適應以脂肪作為燃料之後，開始一週補碳一次，並且最好在晚上這麼做。你可以從每磅體重（約〇‧四五公斤）補充一公克的碳水化合物開始。如果你想要一週補碳二至三次，請改採適應燃脂補碳法；如果你一週需要碳水化合物的次數超過三次，請改採行每日燃脂補碳法。

如果你想要讓補碳法與運動結合，可以在運動後攝取的果昔當中加入半根香蕉。不過，最好的方式還是在下午運動，接著吃頓補碳晚餐，用碳水化合物取代平常攝取的脂肪。

備註：怎麼進行補碳法，完全取決於你的身體、活動的多寡，以及健康方面是否出現不平衡問題等等。選擇的碳水化合物種類則完全由你決定，我喜歡攝取適合原始人飲食法的碳水化合物，如地瓜、芭蕉、馬鈴薯，但偶爾也喜歡吃點白飯。請見第117頁，了解我最喜歡的補碳選擇。

適應燃脂補碳法 3-2

主要營養素：

60-75% 脂肪
20% 蛋白質
5-20% 碳水化合物（透過補碳法）

對誰有好處：出現少量健康不平衡狀態，且一週從事無氧活動三至七次的人，也適合透過體能訓練減重的人。如果你有輕微的健康方面不平衡問題，還不至於影響荷爾蒙狀態，如輕微發炎、體力有時不濟，或是消化方面的問題，如腸道炎症，這種方式就相當適合你。如果你有輕微的健康不平衡問題，但從事的活動不多，選擇經典生酮法（第47頁）或完全生酮補碳法會更好。

何時進行：在適應以脂肪作為燃料後，這種組合相當棒；如果你還沒適應，請從經典生酮法或打氣生酮法（第47頁）開始（請見第63頁，了解如何得知自己是否已適應以脂肪作為燃料的方式）。採用適應燃脂補碳法時，每週補碳二至三次。如果你想要的話，你可以用無氧運動來計算自己補碳的時間。

採用適應燃脂補碳法該吃什麼：書中所有的食譜都適合你，但請特別注意那些有補碳標示的食譜（請見第216頁）。

補碳方式：適應以脂肪為燃料後，開始一週補碳二至三次，並固定在晚上做，可以從每磅體重（約〇‧四五公斤）補充二分之一公克的碳水化合物開始。如果一週需要補充的次數超過三次，請改採每日燃脂補碳法。

如果你想要讓補碳法與運動結合，可以在運動後攝取的果昔當中加入半根香蕉。不過，最好的方式還是在下午運動，接著吃頓補碳晚餐，用碳水化合物取代平常攝取的脂肪。

備註：如果你採用補碳法來減重，並採用適應燃脂補碳法或完全生酮補碳法，那很可能在補碳後稍微增加一些體重，但這種方式卻能打破減重停滯不前的問題，並讓你繼續減重。請讓自己的體重減到低於停滯的體重後，才再度補碳。

每日燃脂補碳法 3-3

主要營養素：

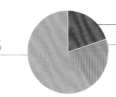

- 20% 蛋白質
- 60-75% 脂肪
- 5-20% 碳水化合物（透過補碳法）

對誰有好處：<u>出現健康不平衡狀態者（如甲狀腺不平衡，或腎上腺功能不全）、兒童，或採用其他飲食法覺得綁手綁腳的人、素食者、遭到白色念珠球菌感染的人（太多脂肪可能造成感染更嚴重，所以這種方法提供了折衷的選擇）。</u>這種方式也很適合想要結合減重以及身體療癒的人，或是喜歡每天攝取不同食物的人。

何時進行：採用這種方式時，請立刻在晚上採用補碳法，不需要等到身體完全適應以脂肪作為燃料。你很可能無法進入傳統上定義的生酮狀態（請見第24-26頁），也就是說，你會讓身體以燃燒脂肪為主，但在最初的幾週當中，你的身體可能還沒出現酮體。不過，在你調整自己的碳水化合物晚餐後，身體就會開始適應脂肪。<u>剛開始請先採取「越多越好」的方式來攝取碳水化合物，接著慢慢降低碳水化合物的攝取量。</u>如果你想要的話，你可以用無氧運動來計算自己補碳的時間。

採用每日燃脂補碳法該吃什麼：書中所有食譜都適合你。至於補碳法，請參考有補碳標示的食譜（請見第216頁）。由於你每天晚上都攝取碳水化合物，因此，你只需要補充一點點。

補碳方式：無論是否適應以脂肪作為燃料，都可以開始每晚補碳。只要想吃碳水化合物，就做吧！你可以從每磅體重（約〇·四五公斤）補充四分之一公克的碳水化合物開始。在身體燃脂情形改善後，就可以開始減少碳水化合物的攝取量，這時你會發現自己需要的碳水化合物沒有一開始多。如果連續三至四天晚上不需要攝取碳水化合物，就可改採適應燃脂補碳法。

如果你想要讓補碳法與運動結合，請務必在運動後再補碳。不過，最好的方式還是在下午運動，接著吃頓補碳晚餐，用碳水化合物取代平常攝取的脂肪。

補碳小訣竅

- 請勿在沒有排除脂肪的狀況下就補充碳水化合物！補碳法是將晚餐中的脂肪換成碳水化合物，而非在原本充滿脂肪的餐點中加上碳水化合物。如果你在採用補碳法之後看不到顯著的成果，那很可能是你在補碳過程中攝取了太多脂肪，吃得太多。
- 對女性而言，往往少就是多。剛剛開始時，每磅體重（約〇·四五公斤）請攝取四分之一公克的碳水化合物，接著再慢慢增加。剛開始時，不妨吃頓很棒的晚餐，加上一點甜點，以及一些水果。
- 這種方式並非「晚上多吃碳水化合物就會變好」，補碳之所以能夠發揮作用，是因為你整天都採用低碳飲食。
- 本書中許多食譜都包含了補碳的選擇，讓你輕易就能增加碳水化合物攝取量。
- 過去曾有進食方面的問題嗎？那麼，請不要預先規劃你的補碳法！請每天視情況而定。如果在某天晚上想吃點碳水化合物，那就吃吧，如果不想吃就別吃。

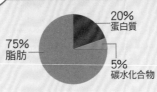

經典生酮法 ❶
方法1（第44頁）

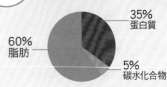

打氣生酮法 ❷
方法2（第45頁）

20% 蛋白質
75% 脂肪
5% 碳水化合物

低碳水化合物、
適量蛋白質、高脂肪
生酮飲食的核心，也是所有以
脂肪作為燃料組合的基礎

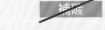

35% 蛋白質
60% 脂肪
5% 碳水化合物

適量脂肪、
高蛋白質、低碳水化合物

👍 適合

- 尚未適應以脂肪作為燃料者
- 生活型態以靜態為主，並出現健康不平衡問題的人
- 出現胰島素阻抗的人
- 有氧運動員（更多資訊請見第74頁）
- 無荷爾蒙不平衡問題的人
- 更年期或停經後女性

👍 適合

- 低血糖患者，或其他血糖不穩的問題（見第52頁）（這種方法可能不適合胰島素仰賴型的糖尿病患者）
- 採用經典生酮法後覺得不舒服，但不想採用補碳法的人
- 那些遇到減重停滯期的人

🍴 怎麼吃

① 請參閱標有「經典生酮法」符號的食譜。

② 攝取大量脂肪炸彈；請參閱脂肪炸彈／有助適應燃脂的符號。

請每天享用火箭燃料拿鐵（第386頁）。

請避免標示為補碳選擇的食譜。

🍴 怎麼吃

② 請參閱標有「打氣生酮法」符號的食譜。

請每天享用火箭燃料拿鐵（第386頁）。

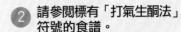

少量多餐有助於維持胰島素穩定。

請避免標示為補碳選擇的食譜。

完全生酮補碳法 **3-1**	適應燃脂補碳法 **3-2**	每日燃脂補碳法 **3-3**

60-75% 脂肪｜20% 蛋白質｜5-20% 碳水化合物以及補碳

60-75% 脂肪｜20% 蛋白質｜5-20% 碳水化合物以及補碳

60-75% 脂肪｜20% 蛋白質｜5-20% 碳水化合物以及補碳

在你完全適應以脂肪作為燃料之後採用（先遵照方法1或2）

在你完全適應以脂肪作為燃料之後採用（先遵照方法1或2）

立刻採用補碳法，不需要等到適應以脂肪為燃料之後才採用

補碳
一週一次，固定在晚上採用

補碳
一週二至三次，固定在晚上採用

補碳
每天固定在晚上採用

👍 適合

- 沒有健康不平衡問題的人
- 有血糖不規律問題者（請見第52頁）
- 活動程度中等的人（每週從事無氧活動一至三次）
- 久坐或者生活模式偏靜態的人
- 想要結合減重與體能訓練的人
- 面臨減重高原期（指成效暫時停止不前）的人

👍 適合

- 有些微健康不平衡問題的人（請見第31頁）
- 較活躍的人（每週從事無氧活動三至七次）
- 想要結合減重與體能訓練的人
- 面臨減重高原期的人

👍 適合

- 有健康不平衡問題者（如甲狀腺不平衡、腎上腺失衡，或感染白色念珠球菌）
- 兒童
- 素食者
- 覺得採用其他組合相當受限的人
- 想要結合減重與身體療癒的人
- 想要每日攝取碳水化合物的人

🎯 怎麼吃

❶ 每日飲食請參閱標有「經典生酮法」符號的食譜。

fat ＊為了增加脂肪的攝取量，請參閱脂肪炸彈／有助適應燃脂的符號。

➕ **補碳** 一週補碳一次，固定晚上補碳。請參閱標示「補碳選擇」的食譜。

🍌 如果想要的話，可在運動後補充半根香蕉，或是吃一頓補碳晚餐。

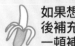 每一磅（約〇・四五公斤）體重攝取一公克的碳水化合物。

🎯 怎麼吃

❶ 每日飲食請參閱標有「經典生酮法」符號的食譜。

fat ＊為了增加脂肪的攝取量，請參閱脂肪炸彈／有助適應燃脂的符號。

➕ **補碳** 一週補碳二至三次，固定晚上補碳。請參閱標示「補碳選擇」的食譜。

🍌 如果想要的話，可在運動後補充半根香蕉，或是吃一頓補碳晚餐。

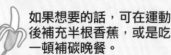 每一磅（約〇・四五公斤）體重攝取二分之一公克的碳水化合物。

🎯 怎麼吃

❶ 每日飲食請參閱標有「經典生酮法」符號的食譜。

fat ＊為了增加脂肪的攝取量，請參閱脂肪炸彈／有助適應燃脂的符號。

➕ **補碳** 每日固定晚上補碳。請參閱標示「補碳選擇」的食譜。

🍌 如果想要的話，可在運動後補充半根香蕉，或是吃一頓補碳晚餐。

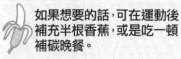 每一磅（約〇・四五公斤）體重攝取四分之一公克的碳水化合物。

方法3（第45頁）

如何決定你的燃脂組合

以下的問題，能幫助你了解哪種以脂肪作為燃料的組合最適合你的健康狀態、和食物的關係、荷爾蒙狀態、飲食偏好、體能活動選擇。如果你針對某個問題的回答為「是」，請在那個問題後的空白方格中打勾。在每個部分的最後（健康狀態、與食物的關係等等），把所有的分數加總。在做完問卷之後，你就能夠了解每部分的哪個組合最適合你。

如果每個部分推薦給你的燃脂組合都不同，別忘了在問卷當中先列出來的部分就越重要。例如，你在健康狀態部分中，在每日燃脂補碳法得5分，但是在荷爾蒙狀態的部分，卻在經典生酮法得6分，那麼你可以從每日燃脂補碳法著手，在不平衡的問題改善後，就可以考慮轉換為經典生酮法，以處理荷爾蒙狀態的問題。

下表當中的問卷能夠進一步讓你了解，哪種以脂肪作為燃料的組合最適合某個問題，讓你擁有更多選擇。

備註：你會發現減重並未納入飲食偏好當中。這是因為在我們給予身體適當的荷爾蒙及其他方面的支持後，自動就能達到減重／脂的效果。請相信你決定的組合最適合你的身體，能夠讓你的身體達到最佳狀態。在修正所有健康方面的不平衡後，如果你還沒進入生酮狀態，就可以改採經典生酮法的方式。

1 = 經典生酮法

2 = 打氣生酮法

3-1 = 完全生酮補碳法

3-2 = 適應燃脂補碳法

3-3 = 每日燃脂補碳法

健康狀態	1	2	3-1	3-2	3-3
你是否正從癌症中復原？					
你是否曾經是個長期節食者，多年來斷斷續續每天攝取一千二百大卡的熱量？					
你的醫療人員是否建議你採用生酮飲食？					
你正在哺餵母乳嗎？					
你是否有腸道炎症，對FODMAP飲食相當敏感，或是有小腸細菌過度生長的問題？					
你是否有焦慮或憂鬱的病史？					
你是否曾感染過白色念珠菌，或者目前正受此問題困擾？					
你是否有自體免疫系統的問題，如橋本氏甲狀腺炎、關節炎，或是狼瘡（不包括讓你疲勞到不行的自體免疫系統疾病，或是第一型糖尿病）？					
你是否曾經罹患過讓你極為疲勞的自體免疫系統疾病，如多發性硬化症、纖維肌痛，或是慢性疲勞症候群？					
你是否有心臟方面的健康問題，如膽固醇過高，或是高血壓？					
你是否有神經方面的健康問題，如阿茲海默症，或是帕金森氏症？					
你是否有血糖不穩的問題，例如，血糖異常、低血糖、第一型或第二型糖尿病，或是胰島素阻抗？					
你是否已移除膽囊？或是你是否有脂肪吸收方面的問題？					
總分					

和食物之間的關係	1	2	3-1	3-2	3-3
你很容易就會去測量食物的重量嗎?	■	■	■	■	
你是否曾有進食異常的問題?	■	■	■	■	
如果你反覆開始與停止節食,是否曾經造成暴飲暴食的問題?	■	■	■	■	
總分					

荷爾蒙狀態	1	2	3-1	3-2	3-3
你是否曾出現過腎上腺功能異常的問題?		■	■	■	■
你是否正處在更年期或已停經?	■	■	■	■	■
你是否仍處於生育年齡,而且沒有荷爾蒙方面的問題?	■	■	■		■
你是否仍處於生育年齡,而且有荷爾蒙方面的問題,如閉經、雌激素過高、黃體激素過低、脫氫表雄酮過低,或是性慾過低的問題(除了多囊性卵巢症候群的問題)?	■	■	■	■	■
你是否有多囊性卵巢症候群的問題?	■	■	■	■	■
你是否有橋本氏症(無論已治療或未治療)?	■	■	■	■	■
你是否有甲狀腺功能亢進(無論已治療或未治療)?	■	■	■	■	■
你是否有甲狀腺功能低下(無論已治療或未治療)?	■	■	■	■	■
總分					

飲食偏好	1	2	3-1	3-2	3-3
攝取太多偏原始人飲食法的碳水化合物讓你覺得很奇怪嗎?		■	■	■	
你覺得攝取偏原始人飲食法的食物比蛋白質舒服嗎?		■	■	■	
你覺得攝取蛋白質比碳水化合物舒服嗎?		■	■	■	
如果你之前曾經試過生酮飲食,或是目前正在採用生酮飲食,過了幾週之後,還是覺得很糟糕嗎?		■	■		■
如果你之前曾經試過生酮飲食,或是目前採用生酮飲食,是否覺得很棒?		■	■	■	■
你是否想要開始每天慢慢地減少碳水化合物的攝取量?		■	■	■	■
你是否吃(全)素?		■	■	■	
總分					

體能活動	1	2	3-1	3-2	3-3
如果你已經適應了以脂肪為燃料,主要做的運動是有氧活動嗎?		■	■	■	■
如果你已經適應了以脂肪為燃料,主要做的運動是無氧活動嗎?		■	■	■	■
如果你首次嘗試生酮飲食,主要做的運動是有氧活動嗎?	■	■			
如果你首次嘗試生酮飲食,主要做的運動是無氧活動嗎?	■	■	■		
你的生活型態相當靜態嗎?	■	■	■	■	■
總分					

*無氧活動是強度很高的訓練活動,如高強度間歇訓練、短跑、高強度重訓,或是CrossFit(混合健身)。

如果你想要透過生酮飲食處理的健康問題只有一兩種，那非常棒！

☑ 首選（如果選擇兩項以上，可並列）　　☑ 第二選擇　　☑ 第三選擇

	1	2	3-1	3-2	3-3
腎上腺功能不全		V			V
焦慮或憂鬱			V	V	V
自體免疫問題（如橋本氏甲狀腺炎、關節炎，或是狼瘡，不包括讓你疲勞到不行的自體免疫系統疾病，或是第一型糖尿病）	V				
自體免疫系統疾病造成的疲勞（如多發性硬化症、纖維肌痛，或是慢性疲勞症候群）			V	V	V
血糖不穩的情形（如血糖異常、血糖過低、第一型或第二型糖尿病、胰島素阻抗）	V	V	V		
哺餵母乳					V
從癌症中復原	V				
白色念珠球菌感染					V
膽固醇或高血壓方面的問題	V				
長期節食者			V	V	V
消化方面的問題（如腸道炎症、FODMAP敏感者、小腸細菌過度生長）	V				
橋本氏症（已治療或未治療）					
醫療人員建議採用生酮飲食	V				
進食問題的病史			V	V	V
甲狀腺功能亢進（已治療或未治療）	V				
甲狀腺功能低下（已治療或未治療）			V	V	V
希望能夠慢慢開始			V	V	V
更年期或已停經	V				
神經方面的問題（如阿茲海默症、嚴重腦霧、失智、帕金森氏症）	V				
多囊性卵巢症候群	V				
移除膽囊或有脂肪吸收方面的問題					V
生育年齡，沒有荷爾蒙方面的問題			V	V	V
生育年齡，有荷爾蒙方面的問題（如閉經、雌激素過高、黃體激素過低、脫氫表雄酮過低，或是性慾過低等，除了多囊性卵巢症候群外的問題）			V	V	V
靜態的生活型態	V				
之前試過生酮飲食，但覺得不適合		V	V	V	V
之前試過生酮飲食，覺得很棒	V	V			
很容易就會去測量食物的重量			V	V	V
吃（全）素			V	V	V
主要的運動為有氧運動（已適應燃燒脂肪為燃料）	V	V			
主要的運動為無氧運動（已適應燃燒脂肪為燃料）	V	V	V		
主要的運動為無氧運動（未適應燃燒脂肪為燃料）	V		V	V	
反覆開始與停止節食，造成暴飲暴食的問題			V	V	V

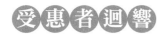

我是二十六歲的女演員與作家,也是一位YouTuber。

在主修戲劇之前,我是個合格的健身教練。過去我主修體育與營養學,一直相信高蛋白質、高碳水化合物、低脂肪飲食是達到健康窈窕的不二法門。我當然也過著這樣的生活。但幾年過後,我超過標準體重十五公斤,全身上下出現許多健康問題(食物過敏以及不耐的問題)。在找營養師諮詢過後,我開始運動與節食,希望能夠藉此減重與重拾健康,但結果卻一直不如預期。我整天覺得昏昏欲睡,疲勞不堪,還不是普通的累,而是全身相當沉重。我沒辦法集中精神,就好像大腦完全無法發揮作用,且出現奇怪的頭痛問題,整天都覺得很餓,幾乎一事無成。我疲憊不已,早上很難起床,覺得身體似乎殘破不堪。我告訴營養師自己覺得很糟糕,但他告訴我應該更專心,所有的狀況都是心理因素造成的。

某天,有位朋友告訴我他採用低碳水化合物、高脂肪飲食。他告訴我自己覺得身體變健康了,整天擁有充沛的體力,覺得真的很棒。我想要試試看,但我害怕攝取脂肪,所以我繼續採用原本的飲食方式,將這種飲食法擱在一旁。幾個月後,我正在瀏覽YouTube時,突然跳出了一支影片,正是黎安妮的影片!片中說明了低碳水化合物、高脂肪飲食的內容。我想起了我朋友說過的話,決定把影片看完。我記得黎安妮說過:「如果你正在節食,覺得感覺很糟,那麼表示節食對你來說行不通。」我想起了自己那些難過的感受,決定試試生酮飲食。我看了所有黎安妮的影片,閱讀HealthfulPursuit.com上所有的文章,隔天我就跑去超市,買了一大堆黎安妮建議的良好脂肪與蛋白質,開始採用高脂肪飲食。

我從第一天開始就覺得很棒。我的精力非常充沛,睡眠品質變好了,能夠集中精神,多年來第一次不再覺得身體那麼沉重。我感受到身體變得更健康,並且開始重建。那些我希望能夠減掉的額外體重,終於也開始消失。幾個月後,我讀了《以脂肪為燃料》,書的內容是黎安妮的三十天療癒計畫,讀完後當下,就彷彿對自己所有的健康問題說「將軍」一樣。

我讀到了有關酮流感的問題,但我卻完全沒出現任何相關的症狀。我的身體迫切需要脂肪,我進入生酮狀態後,身體就開始療癒,到現在都還持續地進行這種狀態,完全不停歇。我好久一段時間都沒出現食物過敏的症狀,消化系統也比以前更好。我以前經常出現的飢餓感都消失了。現在我一天只吃兩、三餐,在餐與餐之間從來沒出現飢餓的情形。我可以連續工作好幾個小時,完全不會覺得疲勞。

生酮飲食也影響了我的心理狀態,我學會如何愛自己的身體,也終於了解,自己的身體不是壞了,只是沒有用正確的方式餵養而已。

所以我要謝謝黎安妮!謝謝她啟發我以及全世界的人,讓我們會愛自己,與自己的身體好好共處,而不是與身體為敵。

真的非常謝謝你!或者就像我們葡語所說的:mutio obrigada!(萬分感謝!)

路易斯
巴西聖保羅

CHAPTER 3 生酮飲食的經驗

雖然我不再計算主要營養素的宏量（macros），也不再密切追蹤自己攝取的熱量，但我知道，了解宏量卻是邁向適應燃脂的關鍵。

在接下來的幾頁中，我們會說明計算與追蹤主要營養素宏量的詳細方式。之後我們會謹慎地練習離開追蹤的規則，讓你有更多時間做自己熱愛的事（如追蹤以外的事）。此外，如果你已經在想：「我要怎麼吃下那麼多脂肪？」我會提供你最愛的增加脂肪攝取量方式。

我們就開動吧！

你的主要營養素宏量與追蹤

「主要營養素」指的是你每天攝取的碳水化合物、蛋白質、脂肪。你時時注意的碳水化合物、蛋白質、脂肪數量，就稱為「主要營養素宏量」。在前一章中，你可能已經注意到如「以脂肪為燃料」的組合，指的就是含75%的脂肪，也就是每日攝取總熱量中來自脂肪的比例。

所以「75%的脂肪」所指為何？要得到答案，需要稍微計算一下，首先第一步就是必須知道每日攝取的總熱量。

請選擇和你目前生活型態相符的熱量目標，但請別忘了，在之後你可以慢慢增加熱量。在你進入營養性酮化狀態後，可能攝取的熱量變多了，但同時卻能減重與維持健康。

每一公克的碳水化合物含有四大卡的熱量，蛋白質也是四大卡，脂肪則為九大卡。如此

一來，透過下列公式就能算出你一天可以攝取多少公克的主要營養素：

每日總熱量大卡數×碳水化合物比例＝碳水化合物大卡數／4＝每日碳水化合物公克數

每日總熱量大卡數×蛋白質比例＝蛋白質大卡數／4＝蛋白質公克數

每日總熱量大卡數×脂肪比例＝脂肪大卡數／4＝每日脂肪公克數

舉例來說，假設你每天要攝取二千大卡的熱量，目標宏量比為碳水化合物佔5%，蛋白質佔15%，脂肪佔80%。首先，你必須計算每種主要營養素的熱量是多少：

2000大卡×5%碳水化合物＝100大卡的碳水化合物
2000大卡×15%蛋白質＝300大卡的蛋白質
2000大卡×80%脂肪＝1600大卡的脂肪

接著計算那個熱量等於多少公克：

100大卡的碳水化合物／4＝每日碳水化合物量25公克
300大卡的蛋白質／4＝每日蛋白質量75公克
1600大卡的脂肪／4＝每日脂肪量178公克

了解怎麼計算多少有些重要，但為了讓你更輕鬆，我在下一頁當中的表格裡，列出了各種

主要營養素比例下的脂肪、蛋白質、碳水化合物的攝取量各是多少公克。

在表格當中，包含了各種主要營養素的比例選項。關鍵在於你的主要營養素宏量（碳水化合物比例＋蛋白質比例＋脂肪比例）總和必須是100％。剩下的就取決於你。例如，若你選擇10％的碳水化合物與20％的蛋白質，那麼你的脂肪就必須是70％，因為10＋20＋70＝100。接著請查表，你會看到每日攝取一千三百大卡，使用10／20／70的比例，結果就是：

- **三十三公克碳水化合物**
- **六十五公克蛋白質**
- **一百零一公克脂肪**

我們再舉一個例子。如果你選擇5％的碳水化合物以及35％的蛋白質，那麼你的脂肪就必須是60％，因為5＋35＋60＝100。接著如果你的每日攝取量為一千六百大卡，使用5／35／60的比例，就會看到：

- **二十公克碳水化合物**
- **一百四十公克蛋白質**
- **一百零七公克脂肪**

是的，雖然攝取了60％的脂肪以及35％的蛋白質，但實際上你攝取的蛋白質公克數卻會多過脂肪的公克數。

別忘了，這是因為脂肪每公克的熱量高於蛋白質，百分比指的則是主要營養素全日攝取熱量的百分比。

計算主要營養素方式有幾種：你可以使用第56頁的公式自行計算；也可以使用上表；也可以使用線上計算機（搜尋「生酮主要營養素宏量計算機」〔keto macro calculator〕，就會出現一大堆）。

> 你準備好要開始了，但希望先試試水溫，而不是貿然完全投入嗎？請參考第59頁，以了解如何不用完全投入，就能進入營養性酮化的狀態。

每日熱量

主要營養素比例	1300	1400	1500	1600	1700	1800	1900	2000	2100	2200	2300	2400	2500	2600	2700	2800	2900	3000	3100	3200	3300	3400	3500
	對應的攝取公克數																						
碳水化合物																							
5%	16	18	19	20	21	23	24	25	26	28	29	30	31	33	34	35	36	38	39	40	41	43	44
10%	33	35	38	40	43	45	48	50	53	55	58	60	63	65	68	70	73	75	78	80	83	85	88
15%	49	53	56	60	64	68	71	75	79	83	86	90	94	98	101	105	109	113	116	120	124	128	131
20%	65	70	75	80	85	90	95	100	105	110	115	120	125	130	135	140	145	150	155	160	165	170	175
蛋白質																							
10%	33	35	38	40	43	45	48	50	53	55	58	60	63	65	68	70	73	75	78	80	83	85	88
15%	49	53	56	60	64	68	71	75	79	83	86	90	94	98	101	105	109	113	116	120	124	128	131
20%	65	70	75	80	85	90	95	100	105	110	115	120	125	130	135	140	145	150	155	160	165	170	175
25%	81	88	94	100	106	113	119	125	131	138	144	150	156	163	169	175	181	188	194	200	206	213	219
30%	98	105	113	120	128	135	143	150	158	165	173	180	188	195	203	210	218	225	233	240	248	255	263
35%	114	123	131	140	149	158	166	175	184	193	201	210	219	228	236	245	254	263	271	280	289	298	306
脂肪																							
55%	79	86	92	98	104	110	116	122	128	134	141	147	153	159	165	171	177	183	189	196	202	208	214
60%	87	93	100	107	113	120	127	133	140	147	153	160	167	173	180	187	193	200	207	213	220	227	233
65%	94	101	108	116	123	130	137	144	152	159	166	173	181	188	195	202	209	217	224	231	238	246	253
70%	101	109	117	124	132	140	148	156	163	171	179	187	194	202	210	218	226	233	241	249	257	264	272
75%	108	117	125	133	142	150	158	167	175	183	192	200	208	217	225	233	242	250	258	267	275	283	292
80%	116	124	133	142	151	160	169	178	187	196	204	213	222	231	240	249	258	267	276	284	293	302	311
85%	123	132	142	151	161	170	179	189	198	208	217	227	236	246	255	264	274	283	293	302	312	321	331

四種追蹤主要營養素宏量的方式

把這些數字列出來，是要讓你了解實際上要如何運用這些宏量比。但成功採用生酮飲食，你不需要追蹤每一筆熱量，或嚴格控制宏量。

就我個人而言，我不會過於注重計算宏量這件事。我計算熱量這件事很久了，而且這讓我覺得很抓狂，是真的到了瘋狂的狀態。沉迷在追蹤攝取的食物以及計算熱量這件事，實在很容易就發生，但現在我選擇不這麼做，在生酮飲食方面反而還是做得很不錯。此外，我敢說，大部分的人如果不使用那些習以為常的追蹤工具，日子會好過得多。

但每個人都獨一無二，需要不同的東西，所以我要向你介紹四個可供你運用的策略，無論是否要追蹤宏量，都能讓你確實攝取數量正確的脂肪、蛋白質、碳水化合物。做到這點的關鍵，在於找到你覺得適當又喜歡的策略。

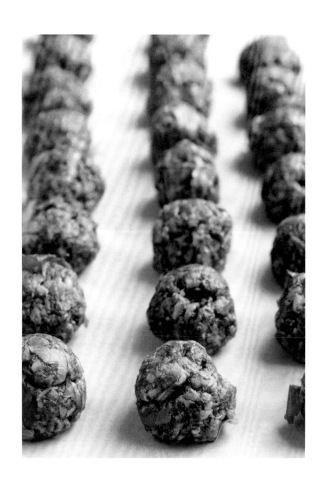

如果你開始採用生酮飲食法，用傳統的方式追蹤攝取的熱量，會對你很有幫助，因為能協助你追蹤碳水化合物的量。如果你從來就不清楚自己的碳水化合物攝取量，不了解所攝取的食物當中含有多少碳水化合物，那麼你可能需花點時間適應一下。這也是實際了解自己所攝取食物中所含的宏量與熱量，尤其在你需要進行調整時特別有幫助。

但追蹤的缺點在於可能讓你負擔過大。如果你覺得負擔過大，不要擔心，請看下一頁，了解其他選擇的內容。你可以選擇其他的方式達到這個目標！

採用這種方式時，重點是要知道熱量，脂肪公克數、蛋白質公克數、碳水化合物公克數。你吃的那一匙杏仁奶油怎樣？你得知道當中含有多少公克的脂肪、蛋白質、碳水化合物，並且將之分配到每日的主要營養素量。也就是說，如果你每天的目標是三十三公克的碳水化合物，在吃了三公克左右的杏仁奶油後，假設那是你一天最早吃的東西，當天就剩下三十公克的量。其他的主要營養素宏量也是比照辦理。

若你選擇採用這種方式，便可以使用My Macros⁺、FitBit Tracker、My FitnessPal、Fat Secret App、Cronometer、KetoDiet App等應用的程式。使用這些軟體，你就可以設定自己的主要營養素宏量，以及／或熱量目標，讓你在計畫每週餐點或是備餐的時候輸入每日的食物。許多應用程式當中都有各種食物的營養資料，所以你在某一天輸入某樣食物時，就會立刻更新當日攝取的宏量與熱量。

你也可以手動加入自己的食譜，輸入每份的營養資訊，或是在應用程式當中開發新菜單以及相對應的營養素資訊。

在你能夠自由運用一切時，就能夠跳到選擇4，這非常適合能夠感知自己是否進入營養性酮化的人，並且可以感受調整宏量改變對身體的影響。在採用這種方式三十天後左右，你就應該相信自己的身體，跳到選擇4。

選擇2：延後追蹤

和選擇1類似，但如果你不想要追蹤吃進嘴中的每一口食物，卻還是想要看看自己是否確實達到宏量目標，這是種更好的做法。（盡可能）攝取高脂肪／低碳水化合物的食物五天，並寫下所有吃過的東西。五天後，在計算熱量的應用程式（請參考第58頁的建議清單）時輸入每餐的宏量比例。在輸入所有的食物後，就能看到屬於自己宏量的那個位置。這有助於讓你了解自己在宏量方面所犯的錯誤，不會過度執著在攝取、追蹤，並遵守某種「飲食法」。

在你能夠自由運用一切時，就能夠跳到選擇4，這非常適合能夠感知自己是否進入營養性酮化的人，並且可以感受調整宏量改變對身體的影響。請相信你的身體知道什麼最適合你，並且相信這個過程。

選擇3：按照計畫用餐

我鼓勵你嘗試各種不同的用餐計畫，評估自己每天感到飢餓的程度而進行調整，不需要對主要營養素指南照單全收，擔心自己每天是否達標。你不需要計算任何東西，各種燃脂組合計畫的內容均有所不同，都能替你達到目的。

這種方式有個最大的好處，就是不僅不用考慮要吃什麼，並且計算宏量，還可以根據自己的偏好選擇要不要用餐。你可以根據自己飢餓的程度，決定想要吃事先計畫好的餐點，延後用餐，或是跳過不吃。

如果你已經熟悉計算的方式，那麼這種方式就能讓你不會那麼焦慮，不必擔心自己是否達到每日的宏量。

第174頁開始的飲食方法與購物清單提供了許多選擇，讓你在剛起步時不用追蹤。接著，在你找到最適合自己的飲食方法後，請見第63頁以了解如何得知自己是否已進入營養性酮化的狀態當中，就大致上能夠得知哪種飲食方式最適合你的身體。

選擇4：採用每日份量盤

這種選擇很適合對追蹤反應不佳的人，或是略知哪種食物含有大量碳水化合物，以及如何把這些轉換為脂肪的人。「每日份量盤」能夠讓你不需要計算、追蹤或是瘋狂計較宏量，就能夠獲得營養性酮化的好處。這種方式就是使用盤面來目測估計主要營養素宏量。請用雙眼目測食物的份量，讓蛋白質的份量少於盤子的四分之一，大部分為脂肪。請把那幾大匙的脂肪想像成副餐。要成功使用「每日份量盤」的關鍵，就是不要多想，快快吃進身體裡吧。不要想太多；如果你需要一些參考圖片，可以前往healthfulpursuit.com/plates，參考一些我的實際上的範例。

無論你採用哪種選擇，請在用餐之前和自己溝通。你是因為情緒因素進食嗎？你真的口渴了嗎？（你會很驚訝自己混淆的機率有多高）你真的餓了嗎？

這些問題有助於幫助你聆聽自己的聲音，讓自己知道什麼時候覺得餓，什麼時候覺得飽，什麼時候只是尋求食物的慰藉，來滿足情緒上的需求（你可以參考第14頁，以了解其他有關自我照顧與聆聽自己身體的方式）。

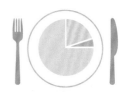

選擇1： 每餐追蹤你的攝取量	選擇2： 延後追蹤	選擇3： 按照計畫用餐	選擇4： 採用每日份量盤
設定你的主要營養素比例與熱量目標（請見第56頁的公式），使用第57頁的表格，或是使用線上計算機	設定你的主要營養素比例與熱量目標（請見第56頁的公式），使用第57頁的表格，或是使用線上計算機	遵照納入主要營養素宏量的生酮飲食計畫 （自第174頁起）	利用你的盤子，用目測的方式估計脂肪、蛋白質、碳水化合物的攝取量
在你攝取每樣食物時，計算其所含的主要營養素與熱量（請見第58頁的建議應用程式清單）	攝取高脂肪／低碳水化合物的飲食五天，並且在筆記本中寫下你吃的每樣東西	➕ 允許自己評估自身飢餓的程度，依照需求進食、延後進食、跳過一餐不吃	➕ 適合那些不喜歡追蹤或是已知如何用脂肪取代碳水化合物的人
➕ 在你剛開始時特別有用，可以讓你了解碳水化合物的攝取量，並且找出需要調整的地方	五天之後，在應用程式當中輸入所有的食物，以計算攝取食物當中所含的主要營養素百分比（請見第58頁的建議應用程式清單）	➕ 比起計算宏量，這種方式比較不會讓你覺得焦慮，也比較有彈性	請見第61頁，以進一步了解「每日份量盤」
❗ 可能讓你覺得負擔過大	評估你在宏量當中的位置，並且據此進行必要的調整		
	➕ 不需要瘋狂計算攝取量，就能幫助你了解你的主要營養素比例錯誤之處		

每日
份量盤

如果計算宏量讓你覺得快發瘋了，那麼透過目測的方式計算會是很棒的方式，能讓一切朝好的方向進行，不會讓你被數字逼瘋。

下方為各種組合的「每日份量盤」。如果你採用的方式為補碳的（完全生酮補碳法、適應燃脂補碳法、每日燃脂補碳法）組合，請在早餐及午餐時採用經典生酮法，在不採用補碳法時也用經典生酮法吃晚餐。只有在採用補碳法時，才使用這些晚餐盤的方式用餐。

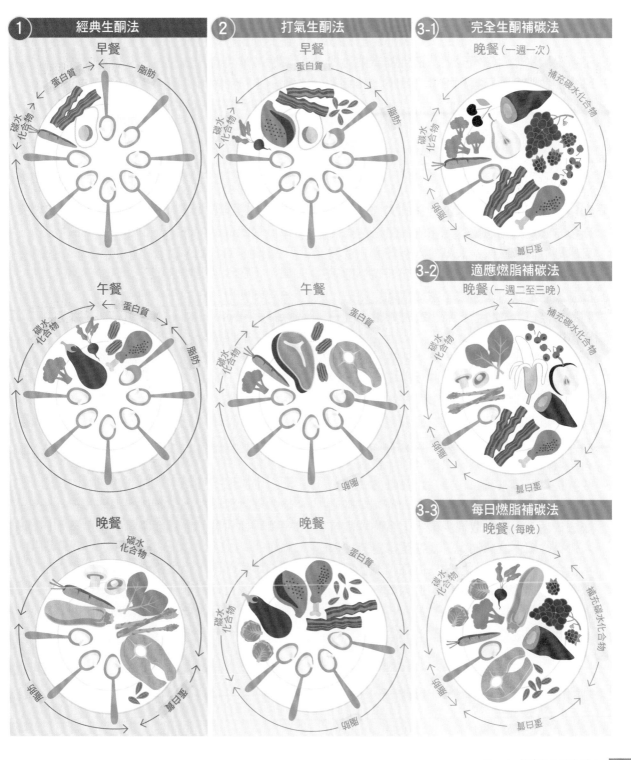

1 經典生酮法
早餐
午餐
晚餐

2 打氣生酮法
早餐
午餐
晚餐

3-1 完全生酮補碳法
晚餐（一週一次）

3-2 適應燃脂補碳法
晚餐（一週二至三晚）

3-3 每日燃脂補碳法
晚餐（每晚）

我們知道你吃的碳水化合物較少，就會較快進入營養性酮化的狀態中，並且開始燃燒脂肪。然而，有件事要提醒大家，那就是纖維素。

纖維素是碳水化合物，但卻不會讓血糖升高，也不會像其他碳水化合物一樣讓胰島素增加。這也就是為何許多採用生酮飲食法的人，會對纖維素特別禮遇，不擔心自己攝取了多少碳水化合物。他們會把食物當中的總碳水化合物含量減掉纖維素的含量，此結果就稱為淨碳水化合物量。

總碳水化合物量＝ 總碳水化合物，含纖維素量
淨碳水化合物量＝ 總碳水化合物量－纖維素量

我個人比較喜歡淨碳水化合物的方式，因為這種方式能夠讓想要採用生酮飲食法，同時又想攝取健康蔬果的人不會太有壓力。在我開始計算淨碳水化合物量時，我發現在盤子裡多加些羽衣甘藍，也不會讓我過意不去。因為多吃些羽衣甘藍，無論在哪都算不上是壞事吧？

但我也會注意自己攝取的纖維素量，每天三十公克左右是讓我覺得最好的份量。除此之外，我還會攝取五十公克左右的碳水化合物，所以我的總碳水化合物攝取量是八十公克，但淨碳水化合物的量則是五十公克。

有些人喜歡以總量來做比例計算，也有人比較擅長以淨量來計算。要採用哪種方式完全取決於你。我發現，那些攝取大量蔬菜卻沒辦法成功、需要攝取較少碳水化合物才能進入營養性酮化狀態的人，往往選擇計算總碳水化合物量的方式。那些喜歡蔬菜並在攝取較多碳水化合物時，仍能夠進入酮化狀態的人，則選擇計算淨碳水化合物量。

如果你採用淨碳水化合物量卻無法達到生酮效果，請設法排除低碳水化合物的健怡產品。這類公司往往在產品當中加入了大量的纖維素，卻只計算淨碳水化合物，因此即使某樣產品被標示為「低碳水化合物」，每份所含的總碳水化合物可能還是超過三十公克。是的，基本上這種方式的淨碳水化合物值理論上還是行得通，但我的經驗是，這些產品會讓你的血糖狂飆（當然，基本上我們都應該避免食用加工食品，應該多攝取全食物，這對我們的整體健康比較有幫助）。

如果你已經採用了生酮飲食，卻沒有特別注意全食物的攝取，採用以脂肪為燃料的方式時，你可以攝取的碳水化合物就會比過去的量更多。在許多情況下，這是因為你攝取全食物而增加了纖維素的攝取量，讓你的碳水化合物總攝取量增加。這麼做無妨，因為在每日的飲食當中增加碳水化合物的攝取量，不會讓你的胰島素上升，卻能讓你的糞便增加，（在大部分的情況下）有助於維持消化系統的健康，也能讓你的腸道微生物相達到與維持平衡。

然而，這些額外的纖維素可能讓某些人離開營養性酮化狀態，至少暫時如此。你很可能就是其中一員！若是如此，請開始計算總碳水化合物量，在幾天之內狀況就會讓一切恢復正常。或是你只要避免攝取含有亞麻籽或是奇亞籽的食物，就能夠讓一切趨於正常。

如果你遇到了減重或是營養性酮化的高原期，也試過各種不同以脂肪為燃料的組合，請分別計算碳水化合物總量與淨值，看看數字告訴你什麼。你可能發現自己選擇了纖維素很低的食物，但碳水化合物的總量卻過高，讓你的碳水化合物超標，因此無法進入營養性酮化的狀態。如果遇到這種情形，我發現最佳的方式就是增加富含脂肪的蔬果，來讓一切維持平衡。

請前往第115頁以了解高脂食物清單。

如何得知自己是否處在營養性酮化狀態中

在血液、呼吸、尿液當中有酮體存在時，就達到了營養性酮化狀態。所以，測量酮體值是了解自己是否處在營養性酮化狀態中的標準方式。但這並非唯一的方式，我稍後會加以說明。

首先，我要快速澄清一下：雖然在本書當中經常交替使用「適應燃脂」與「處在營養性酮化中」兩個詞，但其實兩者確實有不同之處。

在你適應以脂肪為燃料時，表示身體偏好脂肪勝過葡萄糖，會增加所需的酶化反應來燃燒脂肪作為燃料，並且自然而然就這麼做。在你適應以脂肪為燃料時，很可能會在這種狀態下不時進出營養性酮化的狀態。

你處在營養性酮化的狀態中時，身體會透過燃燒脂肪製造一些酮體。所以，你怎麼可能在營養性酮化的狀態下，卻沒有「適應脂肪」。如果你的身體不習慣燃燒脂肪，就會偏好以葡萄糖作為能量來源，即使你的血液當中因為必須燃燒脂肪而有少許的酮體存在，依舊是如此。你的身體只有在偏好燃燒脂肪時，才會變成「適應脂肪」的狀態。

你可以這樣想：持續處在營養性酮化三至五天後，你的身體就會處在營養性酮化狀態下，但卻尚未變得「適應脂肪」。三到五週後，你的身體將會處在營養性酮化中，也很可能變成「適應脂肪」的狀態。例如，你採用補碳的方式，很可能會暫時減少血液當中的酮體，但卻不會改變身體偏好燃燒脂肪勝過葡萄糖的事實。

在我們討論如何判斷你是否進入營養性酮化狀態時，切記，想要達到營養性酮化，不需要太擔心檢驗、監測、追蹤這些事。如果你攝取大量的脂肪，且僅有少量的碳水化合物，很容易就能進入營養性酮化的狀態當中。但如果你剛開始想要進入營養性酮化，那麼這些數字可能對你很有幫助。

> 壓力可能會大幅影響我們轉換成燃脂狀態的能力（請見第89頁以進一步了解相關資訊）。在我們想要進入營養性酮化狀態時更是如此，所以在這段期間中，請務必設法減少壓力（請見第90頁以了解相關訣竅）。

檢驗酮體值

透過你的尿液、呼吸、血液都能檢驗出你的酮體值，也分別有儀器能夠檢驗這些地方的酮體值。

檢驗並非絕對必要，但卻相當有幫助。我開始採用生酮飲食時，在一天當中的不同時候會檢驗自己血液中的酮體值，記錄檢驗結果，並且在每次酮體值增加或減少時，都會做出假設。我這麼做了三十天，因此讓我相當了解什麼會讓我的酮體增加，什麼會讓酮體減少。在此之後，我就不再檢驗自己的酮體值了，因為我已經非常清楚營養性酮化的感覺。在我有這種感覺時，就沒問題了，一旦我沒有那種感覺時，我知道自己做錯了什麼，也知道該怎麼讓自己再次進入狀態當中。我之所以能夠如此，是因為之前驗了三十天的血。

但是，酮體較多並不代表能夠燃燒較多脂肪。例如，你攝取了大量的脂肪，讓你能夠進入營養性酮化狀態中，產生足夠的酮體，但因為太多了，因此讓身體無法燃燒儲存的脂肪。在這種狀況下，能量的來源就是飲食當中攝取的脂肪，而非身體內儲存的脂肪。想要自然減脂最重要的因素，在於必須均衡營養，達到新陳代謝療癒的功效，並且用正面的行為支持自己。

血液
檢驗：β-羥基丁酸

 呼吸
檢驗：丙酮（來自於分解乙醯乙酸）

　　檢驗血中的酮體值，是最可靠也最精確的方式，但同時也是最為昂貴的方式。可重複使用的驗血劑約為二十八美元（約新台幣八百一十七元），單次使用的試紙約每張一至四美元（約新台幣二十九至一百一十七元）。如果每天檢驗兩次，光試紙的費用就高達二百四十美元（約新台幣七千零四元），還不包括儀器的價格。我最喜歡的血酮檢驗機是亞培公司的「超精準血糖血酮監測系統」（Precision Xtra Blood Glucose & Ketone Monitoring System），大部分藥局都有販售。這種儀器能夠一次檢驗你的血糖與血酮值。

　　在你檢驗血酮時，目標是要讓值維持在零點五至三mmol/l（毫莫爾／升）之間。沒有必要讓血酮值超過三mmol/l；我的客戶在數值超過三mmol/l時，往往是吃的食物不夠，或出現脫水的情形。若你在一大早進食前檢驗，發現連續好幾天酮體值超過三mmol/l，那麼請多吃／喝些！

　　在你的酮體值介於零點五至三mmol/l之間時，你就知道自己處在營養性酮化的狀態中了，你的身體透過燃燒脂肪製造了大量的酮體。如果你的酮體值連續三至五天都介在零點五至三mmol/l之間，你就知道，自己正邁向適應脂肪的路上。

　　如果你有興趣採用補碳法，通常最好要等到你的酮體值介於零點五至三mmol/l之間五至七天後，或是採用經典生酮法十至十五天後，看兩者哪個較晚發生。不過，通常兩者約略會在同時發生。

　　對大部分的人來說，檢驗呼吸當中的酮體都相當可靠，比起驗血經濟實惠許多，也比採用尿液試紙準確許多。最佳的可重複使用呼吸酮體檢驗機為Ketonix公司生產的儀器。他們的儀器可以重複使用，也不需要額外的試紙。只需要花一次購買的錢，約為一百四十九至一百六十九美元（約新台幣四千三百五十八至四千九百四十三元），視你選擇的型號而定。檢驗時，你只要穩定地慢慢吹氣十五至三十秒即可，接著儀器需要一點時間判讀，之後會亮出不同顏色的燈。

　　要成功使用Ketonix的訣竅，在於剛購買時，請花一小時左右的時間，每十五至二十分鐘測量一次，直到顯示的結果均相同為止。這能夠讓你抓到檢驗的訣竅，知道吹氣的方式不同會對結果造成什麼影響。因此，請找出自己的一套方式，並且在每次測試時都採用相同的方式。

　　請注意，你的血液和呼吸酮體值可能不盡相同，因為呼吸的酮體值可能會受到許多因素影響，例如，你攝取的水量與酒精量。

　　Ketonix呼吸酮體檢驗機透過顯示色彩來呈現酮體值高低：藍色表示酮體值極低或是幾乎沒有酮體值；綠色表示微量；黃色表示中等；紅色表示大量。新的機型也會透過某個燈號閃爍一至十次顯示，來顯示數值高低。例如，綠燈閃爍十次時，表示是微量當中的最高值，只差閃爍一次就會進入黃色的範圍（中等）。

尿液
檢驗：乙酰乙酸

透過驗尿來檢驗酮體值，是最不精確的方式。問題在於，這種方式只能檢驗透過尿液排出的過剩酮體。

在你逐漸適應酮體後，身體很可能會提高利用酮體的效率，因此就不會再排出太多酮體到尿液當中。發生這種狀況時，你尿中的酮體值可能會下降，但如果你檢驗血酮或是呼吸中的酮體值時，就會發現自己仍處在營養性酮化當中。

如果你決定透過尿液檢驗酮體值，那麼試紙變色就表示有酮體存在，顏色越深，表示酮體值越高。試紙顯示的結果可以分為：微量、少量、中等、大量。許多試紙能夠測得的「大量」最大值是一百六十mg/dl（毫克／分升），這會讓試紙變成深紫色，也就是茄子的顏色。

檢驗你的酮體？
以下為檢驗的訣竅：

· 請勿在檢驗之前直接服用中鏈脂肪酸油，會直接影響檢驗值。
· 酮體的濃度通常早上較低，傍晚較高。
· 在進行有氧活動後，酮體的濃度會較高。
· 請選擇一個檢驗的時間，並且固定在那個時間進行檢驗。
· 你的荷爾蒙狀態，以及女性在月經中的不同時間，都會影響酮體值。
· 驗出酮體值較低時，可多攝取脂肪炸彈。

其他的檢驗方式

如果你不想花錢或花時間檢驗酮體值，那麼可以透過觀察自己適應脂肪的跡象，來看看自己處於哪個位置。這種方式無法告訴你體內有多少酮體在循環，但會告訴你身體是否使用脂肪作為偏好的燃料，這點就是你處在營養性酮化的好兆頭。

如果你出現了下列三種以上的徵兆，那很可能身體已經轉換為適應脂肪的模式：

· 你可以跳過一餐不吃而不會覺得憤怒。
· 連續三、四、五個小時不吃東西，是件輕而易舉的事。
· 在你用餐二至三小時後，不會渴望或是想大嗑碳水化合物。
· 你比較喜歡高脂肪的食物，而非高碳水化合物的食物。
· 你不需要碳水化合物就能度過運動的高原期。
· 你整天的體能都能維持穩定，不會在下午時缺乏體力。
· 你的思緒較為清晰，較能夠集中精神。
· 你不再有生酮流感的症狀。

如果你有興趣開始採用補碳的方式，請等到三種以上的跡象出現再進行。一般而言，這會在你採用經典生酮法、以脂肪為燃料組合的方式十至十五天之後。如果你一開始就採用補碳法，如每日燃脂補碳法，那麼可能需要三十天以上才會出現這些徵兆。

在你採用生酮飲食之後，會有什麼變化？

在我開始採用生酮飲食之後，發現自己經歷了五階段的改變，才適應這種新的飲食型態，這些階段似乎是改採生酮飲食者都會經歷的。當然，如果你對自己在生酮飲食中經歷的狀況感到擔心或懷疑，當然可以跟自己的醫師聊聊。

階段一：改變	擔心攝取脂肪	尋找資源（如本書）來幫助自己	研究生酮飲食，覺得很不錯，但仍有些害怕	試著攝取高脂肪/低碳水化合物飲食，發現自己攝取的脂肪還不夠	發現脂肪炸彈（請見第114頁）；一切變得相當順利

階段二：定義	設法去了解主要營養素宏量	因為計算宏量與追蹤飲食覺得十分挫折	改用每日份量盤（第61頁）	覺得很棒	不斷改變碳水化合物的攝取量：我可以吃多少？我最多能吃多少蔬菜？

階段三：症狀	胃酸倒流	開始服用消化酵素	胃酸倒流問題消失了	出現酮流感（第94頁）	開始服用礦物質滴劑和電解質粉	開始攝取生酮檸檬汁（第380頁），更多綠色蔬菜和酪梨
	肌肉痙攣消失了	每晚服用鎂	肌肉痙攣	腦霧的問題不見了	攝取更多脂肪	腦霧 / 生酮流感消失了

階段四：幸福感	強烈飢餓感消失了	消化：順暢無阻	能量：大爆發	體重：下降	心情：平衡

階段五：微調與探索	自然進入間歇性斷食狀態（第68-72頁）	我最喜歡哪種生酮食物？	嘗試各種不同的碳水化合物攝取量：我需要補碳嗎？每週幾次？我一天當中可以攝取多少碳水化合物？	改變用餐時間，找到讓自己擁有最佳能量的方式

現在你可能很想知道：「我怎麼能夠吃下那麼多脂肪？」
我保證，在你採用這種飲食法幾週之後，連想都不用想，
就能夠創造屬於自己的脂肪攝取策略。在那之前，以下提
供一些小訣竅和小撇步，能幫助你在自己喜愛的食物之
外，增加營養的脂肪攝取量：

如何增加脂肪攝取量

農產品

在沙拉中加入一些培根，並且將煎培根的油滴入碗中。

請用蒸蔬菜當作傳遞椰子油的系統。

點心的話，請吃灑了鹽、橄欖油、辣椒粉的酪梨。

將椰漿與可可粉打勻，再加入一些不含酒精的甜菊糖，作為高脂肪的甜點。在上面加上一些莓果後，你就會完全忘了一般布丁的滋味。

記得用培根油來烤蔬菜。

將中鏈脂肪酸油放入碗裡面，和牛油或豬油混合，並加入新鮮香料。在混合之後冷藏，作為可用來佐餐的香草奶油。

肉類與海鮮

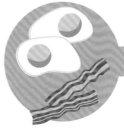

將煮好的蛋白質放入羽衣甘藍混醬（第252頁）。

牛腩含有多層天然黃金脂肪。在煮熟後，若有剩餘部分留待隔餐食用時，可加油重新熱過，就會有脆脆的口感。

抓一袋豬皮，配酪梨或酪梨美乃滋食用。

在烤全雞前，用椰子油塗抹全雞，接著用滴下的雞油來做肉汁淋醬。

用預留的培根油脂、牛油、豬油、鴨油來炒所有食材。

在廣口瓶中放一杯橄欖油或是酪梨油，並加入三大匙的香料。浸泡一週後，用來當作沙拉淋醬、沾醬或是醃泡汁。

堅果與種子

在你的沙拉與蔬菜碗中加入奇亞籽、脫殼大麻籽、及／或芝麻。

烘烤最喜歡的堅果與種子，或是將之浸濕（請見第155的說明），接著分裝成小包當作點心食用。可先加上一些椰子油與鹽巴再享用！

手上隨時要有脂肪炸彈（請見第114頁）。

請在生酮馬芬（見第236-237頁）或麵包（見第332至341頁）上抹些堅果、種子或是椰子奶油。

蛋

加入大量的椰子油、預留的培根油或其他脂肪（請見第159頁的作法，或是167-171頁了解建議的品牌）打蛋。

留下蛋黃！如果有某道食譜只需要蛋白，那麼請把蛋黃冷凍起來，加入炒蛋中，或將（生）蛋黃加入火箭燃料拿鐵（第386頁）中。

可在蛋、雞肉、沙拉、麵包、炒蔬菜等等上加入酪梨油美乃滋。

糕點類

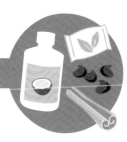

火箭燃料拿鐵（第386頁）是能夠增加脂肪攝取量的簡單方式，非常適合在早餐時飲用，拿來配點心，或是作為消夜飲品。

可以混合一把巧克力碎片與一匙的椰子奶油或是瑪那奶油小餅乾。

將中東芝麻醬、碎肉桂與一滴不含酒精的甜菜糖混合。用湯匙挖著吃。

斷食與營養性酮化：生酮的威力組合

斷食聽起來相當嚇人。我記得三年級時，班上為了資助的孩子而發起一次斷食活動。那次的計畫是整天只喝水，到了放學時才開派對吃比薩慶祝。

大家都表現得很棒，但我卻不然，我撐到了早上九點三十五分，也就是正式斷食十小時之後，便從背包裡挖出一些零錢，偷偷地買了販賣機裡最肥的零食來吃。

從那時候開始，斷食就讓我害怕不已。我根本不會想要跳過早餐不吃，更不用說是整天沒食物了。身為低血糖症的患者，我認為自己是那種不能很長一段時間不吃東西的人，就是這樣。但現在回想起來，我無法斷食的原因，是因為我是個重度燃燒葡萄糖的人，每天需要吃六到八餐才能維持均衡。

千萬別讓斷食像耍我一樣地耍你，斷食沒你想像中的可怕，而且其實非常棒。間歇性斷食（intermittent fasting, IF）是十六到二十四小時不進食也不會令人感到難受的方式。如果你處在營養性酮化狀態中，十六到二十四小時不進食是輕而易舉的事。

你的血糖會維持穩定，立刻減少你每三至四小時得用餐一次的需求。沒有血糖上下震盪不穩的問題後，身體就不會發出訊號叫你進食，以彌補血糖過低的問題。

追根究柢，這是因為我們處在營養性酮化狀態中時，就能夠無限地獲得來自體脂肪的能量。當然，我們的身體也會使用飲食當中的脂肪作為燃料，但在我們沒有進食時，卻能透過身體儲存的燃料隨時補充能量。

這表示，對燃燒脂肪作為能量的人而言，斷食是簡單又自然的事。在你不需要額外燃料時，當然就不會感到飢餓。

你在飢餓時，也不會出現憤怒、頭昏、暈眩、疲勞等傳統的飢餓症狀。

備註：如果你採用生酮飲食的目標是要減重，打算限制熱量的攝取，同時採用間歇性斷食的話，請不要這麼做，擇一就好。結合限制熱量攝取與間歇性斷食會造成健康的不均衡，影響身體適應脂肪的能力，會讓你立刻變得很慘。

斷食能夠帶來大量的好處：

- **在減重的同時不會讓新陳代謝變慢（限制卡路里的飲食則會）**
- **血糖維持穩定**
- **改善胰島素敏感度，並降低胰島素值**
- **消除體脂肪**
- **降低血壓、膽固醇、三酸甘油脂**
- **減少發炎反應**
- **增加酮體值，帶來許多好處（請見第26頁）**
- **增加人體的生長荷爾蒙，可促進肌肉生長與燃燒脂肪**
- **減少自由基傷害，也就是減緩老化的速度**
- **斷食的同時搭配減少葡萄糖的攝取，能夠降低罹患癌症的風險，因為葡萄糖是癌細胞的燃料**

備註：請千萬不要認為你斷食得越久，就會變得越健康。斷食應成為以脂肪為燃料均衡生活方式的一部分。如果斷食讓你感覺不佳，或是你強迫自己斷食，那麼請停下來，放棄斷食，聆聽身體的聲音。

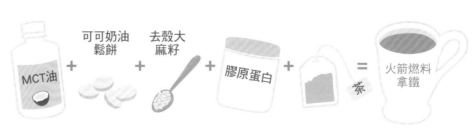

你有興趣斷食嗎？請前往第386頁，以了解火箭燃料拿鐵的詳細內容，以延長你斷食的時間。

MCT油 ＋ 可可奶油鬆餅 ＋ 去殼大麻籽 ＋ 膠原蛋白 ＋ 茶 ＝ 火箭燃料拿鐵

我的抗拒斷食訊息

我剛剛告訴過你斷食有多棒，但現在卻要告訴你完全相反的事。為什麼呢？嗯……因為我們截然不同。不僅存在個體之間的差異，昨天的自己和明天的自己也會完全不同。在某些日子裡，我覺得斷食很棒，但有些天如果我沒吃完整的生酮早餐，就撐不過早上九點。

我發現女人中，許多人都有那種「要嘛全部，要嘛拉倒」的觀念。如果我們要斷食，天殺的，我們就得每天這麼做，才能快快獲得最多好處，即使那樣會讓自己睡得很糟糕，無時無刻都覺得飢餓，酮體減少（因為我們對身體施加壓力），缺乏精力，荷爾蒙不平衡等等，都沒關係。如果我們覺得那樣做有好處，也應該那麼做，無論得付出多大的代價，都會去做。

所以，斷食這件事該怎麼辦好呢？我們得聆聽身體的聲音。

今天不想斷食嗎？那就別這麼做。就吃早餐吧，喝杯火箭燃料拿鐵，吃大屁股沙拉（big-ass salad）、培根還有蛋。你的身體，由你作主！

火箭燃料拿鐵（第386頁）不算食物！早上喝杯火箭燃料拿鐵，為身體補充營養與燃料，也能同時繼續斷食。

持續逼迫自己處在斷食的狀態裡，尤其是身體剛從荷爾蒙不平衡（甲狀腺、腎上腺、性腺荷爾蒙等等）的狀態復原後，會讓健康狀況變得更糟糕。這是我自己的親身經驗，也就是為何現在我只在自己覺得適合的時候斷食。今天我已經斷食十六小時了，壓根沒有想到任何食物，但昨天卻是火力全開地吃了生酮大餐，從早吃到晚。沒錯，很可能會有這種情形發生。

若你採用生酮飲食，是希望能讓自己從不平衡的狀態中復原，如腎上腺功能不全、甲狀腺功能低下、性荷爾蒙低下等等，最好不要採用間歇性斷食，或最多在方便時斷食十六小時，並且在自然發生的狀況下才這麼做。

另外很重要的一點是，要注意斷食時的心理與情緒健康狀態。我自己過去曾有進食問題的病史，遵守嚴格的間歇性斷食方式對我來說根本行不通。我發現自己非常執著在下一餐上，想像著下一餐能吃哪些美妙的東西，並且不斷計算著什麼時候能吃下一餐。我太過頻繁地計算時間，以至於自己連作夢都夢到這件事。每星期至少有三次以上，我會作惡夢夢到時鐘和斷食的時間表，等到我真的可以在預定的時間開動時，就會狂吃猛吃，吃到動不了為止。我忘了要聆聽自己身體的聲音，而是武斷地決定要吃什麼，什麼時候該吃，以及要吃多少。

如果你和飲食或限制進食的關係，也和我一樣緊張，那麼，在你美麗生活當中的某個節骨眼上，你的身體與食物之間必定展開了全面性的戰爭，間歇性斷食可能會引發你不想再次經歷的經驗。

我不想把你嚇得完全不敢斷食，因為斷食仍有很大的好處。但切記，你不用每天都這麼做，請順其自然，聽從自己身體的聲音，創造生酮間歇性斷食的方式，能讓你獲得間歇性斷食的好處，用這種方式簡化你的生活，同時也能避免可能的缺點。

備註：有些間歇性斷食的好處，只有在持續斷食二十至二十四小時以上才能體會，但這點僅適用於沒有進入營養性酮化者身上。在以葡萄糖為燃料的人間歇性斷食二十至二十四小時後，在身體開始製造酮體時，就能體驗間歇性斷食的各種好處。對以脂肪為燃料者來說，他們的身體已經製造了酮體，只要斷食六至八小時，就能開始感受到好處。

如果你正在服用某些藥物、罹患第二型糖尿病、目前懷孕中、正在哺餵母乳，或是體重過輕，在採用間歇性斷食前，請務必先和醫師討論是否合適。

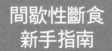

間歇性斷食新手指南

16小時斷食	24小時斷食	原始人飲食法	增減法
執行頻率： 每週3-5天	**執行頻率：** 每週2-3天	**執行頻率：** 每週3-5天	**執行頻率：** 每週2-4天
方式： 斷食16小時之後，進食8小時。例如，第一天晚上9點停止進食，第二天下午1點開始進食。	**方式：** 斷食24小時。例如，第一天下午5點停止進食，第二天下午5點後開始進食。	**方式：** 整天進行斷食，晚上吃一次大餐。	**方式：** 限制第一天攝取的熱量，第二天攝取普通的熱量。
備註： 這種方式不會大幅限制碳水化合物的攝取量，但會讓身體有足夠的時間增加酮體，並讓消化系統好好休息一下。	**備註：** 這種方式會減少整體的熱量攝取，同時又不會讓你覺得整天沒吃東西。	**備註：** 白天斷食，模仿了「戰鬥或逃跑」的反應，有助於增進能量，並刺激脂肪的燃燒。在晚上進食，能為組織修復與成長奠定良好的基礎（請見第41頁以了解更多夜間進食的資訊）。	**備註：** 在決定攝取熱量較少的日子裡，攝取的熱量應比平常少20%，也就是整天減少400-500大卡。
自然減少熱量法： 如果和每日攝取量比較就會發現，在8小時的空窗期中餓了就吃，不要太擔心自己攝取的熱量有多少。	**自然減少熱量法：** 如果你檢視整週的熱量攝取，就會發現。在斷食的空窗期中，想吃就吃，不要太擔心自己攝取的熱量有多少。	**自然減少熱量法：** 如果和每日攝取量比較就會發現。在斷食的空窗期中想吃就吃，不要太擔心自己攝取的熱量有多少。	**自然減少熱量法：** 如果你檢視整週的熱量攝取，就會發現。在沒有限制熱量攝取的幾天內，餓了就吃，不要太擔心自己攝取的熱量有多少。
困難度：I	**困難度：III**	**困難度：II**	**困難度：III**
適合每日執行，不太費力，是很容易就能執行的方式。	停止斷食時大吃特吃實在很吸引人，但千萬不要這麼做！	停止斷食時大吃特吃實在很吸引人，但千萬不要這麼做！	在採用低熱量飲食的那幾天裡，請分成份量小一點的兩餐，並且平均在不同的時間食用。

斷食結束後，對許多人來說攝取補碳餐是個好方法。

如果一天只吃一餐對你來說行不通，那麼請把這餐當作大餐。在你吃了第一餐，度過幾小時的空窗期後，再來吃第二餐。如果你在長時間斷食之後，攝取碳水化合物感覺不好，這種策略特別有用。

女士，請做筆記：
斷食、荷爾蒙、奶油咖啡

　　我開始採用間歇性斷食的時候，奶油咖啡是我的最愛。如果你不熟悉奶油咖啡，那我要告訴你，那是混合了奶油、中鏈脂肪酸油、咖啡的飲品，可以讓你喝下這杯代替早餐。在斷食當天早上，喝下這杯富含脂肪的飲品，能夠用充滿草飼奶油與健康飽和脂肪酸的飲品滋養身體，同時又能維持血糖穩定，減少飢餓感，延長斷食時間，並且增加酮體的產生量。採用這種方式，能夠讓你不用刻意許多小時不吃東西，就能達到間歇性斷食的狀態。

　　我無法攝取奶油，因此我創造了無奶的椰子油、中鏈脂肪酸油、咖啡的混合飲品。這種東西很棒，但在喝了幾天之後，我開始會發抖。每天喝了混合咖啡之後，我的大腦開始加速，覺得有些頭昏腦脹，不久之後就開始覺得昏昏欲睡。為

了消除這種感覺，我的食量稍微增加了一些，讓這杯咖啡能讓我撐個三十分鐘。我就這樣持續了幾週，然後試著用花草茶代替咖啡，用不含椰子的成分取代脂肪，但症狀卻沒有改善。

　　我的經驗，啟發了我錄製用奶油咖啡進行間歇性斷食的錄影帶，現在是YouTube頻道《追求健康》上最熱門的一支影片。在我和大家分享自己的症狀之後，許多女性開始和我討論這件事。結果，許多人都有這種問題。

　　所以，我們如何能夠獲得斷食的好處，享受奶油咖啡，又能夠避免這些症狀？我後來發現，在奶油咖啡裡加入一點全食物蛋白質以及碳水化合物，我的症狀就減輕了。僅含脂肪的咖啡傳達給我的訊息，不是「小心危險！只能讓脂肪進入你的身體！」而是告訴我的身體「沒關係，我們有燃料。脂肪、蛋白質、碳水化合物，因此相當安全。」

　　這麼做的結果，讓我的胰島素不會大量增

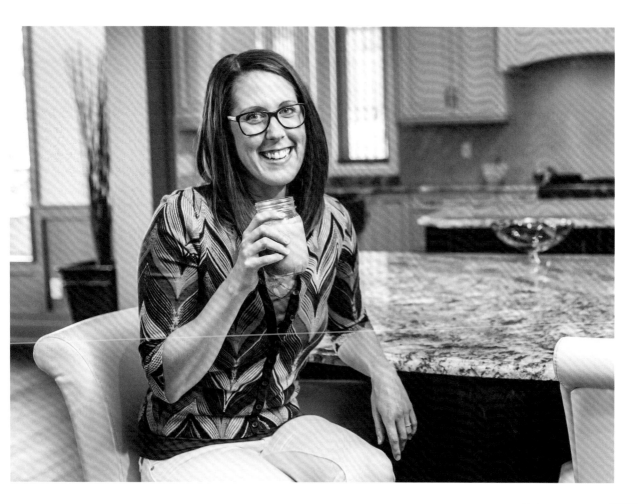

加，讓我能夠安全地斷食。因此，火箭燃料拿鐵就此誕生（你可以前往386頁了解詳細食譜）。

從那天開始，我開始在脂肪咖啡裡加入三公克的碳水化合物，以及不到十公克的蛋白質。幾天之內，我的感覺就完全不一樣了。不到兩週的時間，我很難相信自己能夠透過標準的脂肪飲品撐過兩週，並且克服了悲慘的狀況。

在奶油咖啡之內加入一點全食物的碳水化合物以及蛋白質，會影響瘦素的分泌，這是種會讓你感到飽的荷爾蒙。我認為那種僅攝取脂肪的經驗，很可能和瘦素的作用有關，讓身體有些混淆。還記得瘦素敏感度對低碳水化合物飲食的影響嗎（請見第40頁）？

我認為在早上喝一杯僅含脂肪的飲品，會降低體內瘦素的分泌，所以即使我的身體很飽，還是想要吃更多東西。我們知道，稍微增加一點碳水化合物，就能夠增加瘦素的敏感度，讓我們的飽足感能夠維持更久。雖然我很想進實驗室驗證我的理論，但這實在難以執行。

我和許多《追求健康》社群上的人喝了火箭燃料拿鐵後，都覺得很棒，我希望你也有同感！我鼓勵你要親身體驗，試著在早上喝杯僅含脂肪的飲料，也就是經典的咖啡加上草飼奶油以及中鏈脂肪酸油，或是如果你對乳製品敏感，可以改加可可奶／油或是草飼澄清奶油。

你可以試著喝上幾天，接著改喝火箭燃料拿鐵。看看自己的感覺如何，在你檢驗自己的血糖與酮體時，就會看到酮體的增加，以及血糖開始下降！

我相信女性斷食的經驗和男性大相逕庭。雖然有許多研究宣稱斷食不會影響女性的荷爾蒙，但有兩個理由說明這些研究可能不適用於女性的日常生活。

第一個理由，是大部分的斷食研究期間都是十四天，這對女性整體的荷爾蒙平衡不會造成嚴重的影響。最長的斷食研究是針對齋戒月，也就是穆斯林在日出到日落之間不進食的期間進行研

究。如果針對間歇性斷食三個月以上的女性進行研究，較能察覺荷爾蒙的改變。

第二個理由是，許多斷食的研究對象多半為肥胖的女性。脂肪細胞會產生性荷爾蒙，也就是雌激素，並且會儲存這些與其他荷爾蒙。所以，因為斷食造成脂肪細胞開始萎縮，受研究對象的這些女性會開始使用身體的脂肪作為燃料，就比較不能產生雌激素。但同時，萎縮的脂肪細胞也會開始釋出儲存的荷爾蒙到血液當中，藉此排出體外。要讓整個過程維持平穩，需要好幾個月的時間，因此受試者在接受驗血時，結果顯示的荷爾蒙狀況可能呈現一種假象。在斷食一個月的期間中，即使天天驗血，也無法呈現出完整的荷爾蒙狀態。

在我有了攝取奶油咖啡的經驗後，很清楚為何有些女性在早上只攝取脂肪會出現不良反應。如果育齡婦女連續多日在早上只攝取脂肪，接著斷食到下午，之後攝取生酮飲食等限制熱量的飲食，會造成性荷爾蒙的不平衡，因為缺乏荷爾蒙而造成不孕，畢竟從大自然的角度看來，女性的身體是複雜的嬰兒製造機器。養小孩需要大量的營養素與熱量，如果身體認為沒有足夠的熱量能夠養育寶寶，保護機制就會造成生殖系統自動關閉。雖然攝取脂肪對身體來說相當重要，蛋白質與碳水化合物的平衡也很重要。

雖然有些女性可以數週、數個月、數年都在早上只喝奶油咖啡，接著斷食到下午，之後攝取生酮飲食等限制熱量的飲料，完全不對性荷爾蒙造成影響，但有些人就沒那麼幸運。如果你最近改喝奶油咖啡，發現很快就出現一些症狀，這可能是身體告訴你不喜歡這種方式的徵兆，請改喝火箭燃料拿鐵（第386頁），並且採用第70頁的間歇性斷食法，這種方式鼓勵你在斷食時不限制熱量的攝取，身體就會收到訊號，知道有足夠的營養素能維持各種功能，你就能安全地懷孕（即使你不想懷孕，讓身體知道懷孕也能無後顧之憂也是相當重要的事）。

採用生酮飲食法時的運動

無論你是有氧或無氧運動員，生酮飲食對你的運動都相當有幫助。

有氧運動對心血管來說是相當重要的運動，目標在於強化心臟與肺臟；無氧運動主要對其他肌肉較有幫助，能夠增進肌肉的強度與質量（不過，任何進行高強度間歇式全身訓練的人，也能對心血管帶來好處）。每種運動會使用到體內的不同燃料，也就暗示了我們該怎麼吃，才能從運動當中獲得最大的好處。

有氧運動

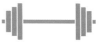

無氧運動

活動

有氧運動	無氧運動
長跑、單車運動、跳舞、越野滑雪、游泳	衝刺（自行車或短跑）、重量訓練、高強度間歇式全身訓練

長度

可持續很長一段時間	短時間高強度

主要好處

強化心肺功能	強化肌肉質量

燃料來源

碳水化合物（葡萄糖／糖原）或是脂肪	碳水化合物（葡萄糖／糖原）

最佳燃脂組合

有氧運動：
1 經典生酮法（第47頁）或
2 打氣生酮法（第47頁）*

*雖然有些有氧運動員採用打氣生酮法的方式能獲得良好的成效，但有些人則不然。一開始請先採用經典生酮法，如果你出現某些症狀（請見第43頁以了解該補碳的時機），那麼請改採打氣生酮法。

無氧運動：
1 經典生酮法（第47頁）或
3-1 如果你一週運動1-3天，請採用完全生酮補碳法（第48頁）
3-2 如果你一週運動3-7天，請採用適應燃脂補碳法（第48頁）

斷食

可行，視你採用的方式而定（請見第68頁）	可行，視你採用的方式而定（請見第68頁）

有氧運動

有氧運動員活動時，有三項燃料可選擇：

選擇一：未適應以脂肪作為燃料
僅仰賴葡萄糖和經常進食，也不太注重血糖的控制。

- 在高強度運動之前補充碳水化合物
- 在活動期間經常透過能量飲、能量補充包、能量果凍補充碳水化合物
- 未轉換為燃燒脂肪
- 在運動前、中、後都要選擇燃料，擔心會遇到「撞牆」的情形

選擇二：未適應以脂肪作為燃料
仰賴葡萄糖和脂肪酸作為燃料，同時也注意血糖的控制。

- 攝取全食物（如原始人）的方式來獲得養分
- 低血糖造成脂肪酸的迅速動員，讓運動員能夠有效轉換燃料來源
- 可能在活動當中需要補充適合原始人飲食法的碳水化合物
- 脂肪酸氧化，葡萄糖清空之後，在運動之後需要一點時間復原

選擇三：適應以脂肪作為燃料
僅仰賴脂肪酸為燃料，自然能夠控制血糖

- 採用低碳水化合物、高脂肪飲食
- 處理儲存脂肪的效率為選擇一的四百倍
- 可以靠著脂肪持續許多小時，在運動的過程當中不需要補充能量
- 維持精力與消除體脂肪的最佳燃料選擇
- 脂肪酸氧化，葡萄糖清空之後，在運動之後需要一點時間復原

正如你所見，選擇一與選擇二並不理想，兩種方式無法有效率地燃燒脂肪，所以運動員無法利用大部分儲存的能量，血糖的高低起伏也會影響運動表現。但採用選擇三的話，運動員就能夠訓練身體在運動的過程當中燃燒脂肪，如此就能夠增加精力，減少體脂肪，並且減少運動後的運動傷害。

無氧運動

無氧運動員在運動時的唯一燃料就是葡萄糖。在無氧訓練的過程當中，無法使用蛋白質或脂肪，所以所有的燃料都必須來自葡萄糖。這樣就會對攝取低碳水化合物的運動員造成潛在的問題，因為他們體內沒有進行無氧運動所需的糖原，也就是儲存的葡萄糖。雖然糖質新生（請見第26頁）對這個過程的幫助很大，但在適應脂肪為燃料的這段期間，對無氧運動的運動員來說可能有點詭異。

這表示你無法同時進行無氧運動，又進入營養性酮化狀態當中嗎？完全不是這麼一回事。只要適應以脂肪為燃料之後，糖質新生就能夠讓你擁有運動時需要的一切，但有時候卻不行。

傳統的生酮飲食以及高蛋白質生酮飲食，也就是以脂肪為燃料組合當中的經典生酮法和打氣生酮法（請見第47頁），可能在你適應與訓練的過程當中無法產生良好的反應。這些方式會減少肌肉當中儲存的糖原，也就代表這些組合無法提供足夠的葡萄糖，無法讓你有效進行無氧訓練，往往必須等到你適應以脂肪為燃料之後，糖質新生才能夠補充不足的葡萄糖。

如果你是生酮新手，不想要一開始接受訓練就遭到打擊（精力、體力、肌力減少），那麼請選擇完全生酮補碳法或適應燃脂補碳法組合（第48頁）。

如果你是生酮新手，不介意一開始接受訓練就遭到打擊（精力、體力、肌力減少），只在乎長期可能達成的結果，那麼經典生酮法可能就是你想要找尋的目標。

如果你已經採用生酮飲食，並且運動時的表現也很好，請繼續維持下去！

如果你已經採用生酮飲食，但採用經典生酮法時卻讓你遇到許多困難，那麼有些研究顯示，由於蛋白質在需要時能夠轉換為葡萄糖，高蛋白質的生酮飲食或許相當適合無氧訓練。就我個人而言，這種方式卻不管用，但如果你有興趣嘗試，打氣生酮法是最佳的選擇。

不過依我看來，更好的方式是採用補碳法。請注意，這和增加碳水化合物的負載量並不同，

在無氧訓練時，採用高脂肪飲食加上大量碳水化合物時，會讓高強度活動時的表現變差。但補碳法，也就是週期性地增加碳水化合物攝取量來增加糖原的儲存量，經證實效果相當好（想了解如何正確增加碳水化合物的攝取量，以及誰可能從中獲益，請見第39-41頁）。

創造正向的運動

運動相當美妙，增長及訓練肌肉相當美妙，調整策略與方式達到大成功也相當美妙。然而，我也看見這個世界醜陋的一面。

雖然有些人能夠維持固定的運動時間與訓練計畫，對他們的生活帶來莫大的幫助，讓他們覺得很棒，也不會讓他們的心靈受到傷害，但我卻不是那種人。

說到馬拉松式的訓練、重複游泳、騎單車、舉重、跳舞，我是個沒用的角色。如果這些運動保證能讓我擁有六塊肌，我就一定會這麼做。我體重過輕，嚴重營養不良、憂鬱、沒有月經，對食物和運動也過度執著。

有某段時間，也就是在我的第十次大賽之後，我的身體崩潰了。我的體力逐漸衰退，臀部和膝蓋一碰就痛。

我永遠忘不了花了兩小時和教練騎單車的那次，我的膝蓋發炎得相當嚴重，動彈不得，讓訓練不得不提前結束。

我下了單車，抓住運動墊，開始做核心肌肉運動。我的教練叫我回家去，但我卻拒絕這麼做，我得繼續訓練，不願意錯過任何一天。畢竟，核心肌群的運動用不到膝蓋，所以應該沒什麼關係？

在做了這個毀滅性的動作幾年後，我最後不得不接受身體的現況。從對運動著迷的狀況復原的過程中，其中一件事就是我必須停止所有的訓練一年。有六個月的時間，我早上做做伸展動作，想散步時就去走走，一星期做幾天瑜伽。現在，我則做些正向的活動。

我創造了一些正向的活動，來降低自己瘋狂迷戀「運動」時的那種壓力與期望。

這麼做很棒，能讓我做想做的事，同時能讓我維持感覺良好，又不會讓運動排程與訓練計畫使我痛恨自己。

我的正向活動練習，由我喜歡的活動組成，只是那些正好是「運動」而已。我並沒有訓練計畫，只在日曆上寫滿了附近舉行的活動，以及自己的時間可以做的一些事。我在任何一天要做什麼事，取決於我的感受、天氣如何以及我的工作排程。

例如，這星期一早上我去上瑜伽課，晚上和先生一起走路一小時去咖啡廳。星期二早上，我開車去鎮上最大的小山丘爬山，在到達山頂時喝我最愛的火箭燃料拿鐵。星期三，妹妹和我去立槳衝浪了幾個小時。星期四，我很累，所以決定去花園走走，拔拔雜草，聽聽音樂。今天是星期五，一大早我就走了三十分鐘的路程，覺得我想吃頓午餐。明天早上，要和朋友去上舞蹈課。

清單上所有的活動，都是我喜歡的活動，而不是我該做的活動，上面沒有跑步、騎單車、舉重之類的項目，因為我討厭做那些活動。人生苦短，沒有時間讓你做不想做的事，讓你和不喜歡的人在一起，因為這麼做不會讓你身體的不愉快消失。

如果你想要創造自己的正向活動練習，可以從以下這些訣竅開始：

- 寫下所有你想從事的體能活動。
- 在每個活動旁邊，請寫下你喜歡這項活動的原因。例如：「我喜歡立槳衝浪，因為能讓我站在水上，覺得平靜。」或是「我喜歡瑜伽，因為我可以和教室裡的其他人互動，讓我覺得有和人產生連結的感覺。」或是「我喜歡跳舞，因為能讓我認識身體，讓我覺得很自由。」
- 寫下其中的注意事項。你特別想去某些地方從事某些活動嗎？你特別想和某些人從事某些活動嗎？
- 請下定決心，或許在週末進行其中一項活動，看看感覺如何！

營養補充品

支持的營養素

有相當長的一段時間，我堅持只用全食物帶給身體養分。但問題是，對我來說還是不夠，我盡力鍛鍊身體，許多重要的營養素則低到危險的程度。因此，營養補充品就得進入我的療癒清單當中，你可能也得這麼做。

但那並非表示你不能或不應該把全食物當作

食物 　建議品牌

對哪些方面有幫助

全身 　消化系統　免疫系統　荷爾蒙

抗發炎　骨骼與關節　腦與神經　精力

一天當中的時間

早餐 早　晚餐 晚

午餐 午　就寢前

強化骨骼

 綠色蔬菜、堅果與種子、鮭魚、沙丁魚

增進骨骼強健配方

含維生素C、維生素D₃、維生素K₂、硫胺素、鈣、磷、鎂、鋅、銅、錳、結晶羥磷灰石、葡萄糖胺、硫酸鉀化合物、馬尾草、硼。

早 午　

薑黃素

薑黃

有機薑黃（Organika Curcumin）

早 午 晚

酶

蘋果醋或檸檬汁（餐前飲用）

NOW Foods超級酵素

早 午 晚

碘

鱈魚、蔓越莓、蛋、海帶、草莓、火雞

Pure Encapsulations碘化鉀

早

鎂

酪梨、黑巧克力、深綠色蔬菜、魚、堅果、種子

勝利實驗室（Viva Labs Magnesium）鎂螯合甘胺酸亞鐵

最好在就寢前服用，但如果每日服用的量超過1,000毫克，則可分為幾次服用

綜合維生素

各種真食物

Pure Encapsul-ations女性營養補充品

我不喜歡綜合維生素，因為這些營養組合往往不均衡，品質也可能很糟糕。

早 午 晚　

菸鹼酸（維生素B₃）

酪梨、牛肉、肌肉、肝臟、蘑菇、豬肉、鮭魚、火雞

Now Foods不會產生潮紅的菸鹼酸

服用單方的維生素B如菸鹼酸時，最好也同時補充綜合維生素B。

早 午 晚　

OMEGA 3

牛肉、抱子甘藍、白花椰菜、亞麻籽、鮭魚、沙丁魚、蝦子、胡桃

索恩研究（Thorne Reserch）的磷蝦油、Yes Parent Essential、Barleans Omega Swirl油（適合兒童）

早 午 晚　

益生菌

醱酵食品：克非爾乳酪、泡菜、德國酸菜、酸黃瓜

NOW Foods益生菌-10™500億

我喜歡和補碳餐同時服用益生菌。如果你不會覺得不舒服，可以在空腹時服用。

克非爾（kefir）是一種歷史悠久的醱酵食物。

晚

重要營養素的主要來源，我們的身體原本的設計就是如此。

此外，同時攝取某些食物時，比單獨攝取某些營養素或營養補充品更容易為人體吸收。例如，綠色蔬菜當中的維生素溶在橄欖油當中時，比溶在脂肪中更容易被人體吸收。

我需要透過營養補充品補足已知自己缺乏的重要營養素，但我也會讓自己每天攝取的食物含有那些營養素。

這也就是為何我在下表中，列出每種營養素或補充品的食物來源為何，如此一來，你就可以自行達到平衡。

最好和醫師討論
哪些營養補充品最符合你的需求。

硒

🥩 牛肉、巴西堅果、鱈魚、肌肉、羊肉、牡蠣、鮭魚、沙丁魚、干貝、葵花籽、火雞

💊 NOW Foods 硒（左旋硒甲硫胺酸）

維生素A

🥩 魚肝油、蛋黃、草飼奶油、肝臟

💊 綠色牧草醱酵鱈魚肝油

胡蘿蔔素轉換為維生素A的效率不佳，所以並未列在此

綜合維生素B

🥩 雞肉、深色葉菜、海鮮、菠菜、火雞

💊 NOW Foods食物輔酶綜合維生素B

維生素B₁₂

🥩 牛肉、蟹肉、蛋、肝臟、煎魚、貝類

💊 Solgar Sublingual甲鈷胺

如果要注射維生素B₁₂，請避免使用氰鈷胺，並請你的醫師使用甲鈷胺，因為這種形式較容易被人體吸收，也較容易留存在體內。

維生素C

🥩 彩椒、青花菜、辣椒、羽衣甘藍、草莓、番茄

💊 Pure Encapsulations緩衝抗壞血酸膠囊

請勿在運動之後直接服用，因為這會影響運動後增加的胰島素敏感度

維生素D

🥩 魚肝油、蛋黃、肝臟、蘑菇、鮭魚、沙丁魚

💊 Metagenics液態D3

最佳的維生素D來源是陽光：每天請盡可能接受陽光照射10-20分鐘。

維生素K₂

🥩 青花菜、抱子甘藍、白花菜、甜菜、甘藍、羽衣甘藍、萵苣、洋香菜、菠菜

💊 Life Extension超級維生素K（含強化綜合維生素K₂）

黃荊條

🥩 酪梨、胡桃、深綠色蔬菜、蛋黃、醱酵食物、亞麻籽、大麻葉、花草茶、鮭魚、沙丁魚、胡桃

💊 Nature's Way黃荊條果（聖潔莓）

草本聖潔莓，沒有任何食物含有這種成分，不過我列出含有能達到類似均衡荷爾蒙成分的食物。

鋅

🥩 牛肉、腰果、羊肉、南瓜籽、芝麻、蝦子、火雞

💊 NOW Foods甘胺酸鋅

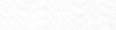

電解質

在你適應以脂肪為燃料後，儲存的糖原就會耗盡，和糖原同時儲存在體內的水分就會透過腎臟排出，造成電解質初步的不平衡。

此外，如果你每天攝取的電解質少於五十公克，你就需要較大量的電解質，以免出現酮流感（請見第94頁）。

這也就是說，如果你要當個強壯有自信的生酮戰士，就會發現補充電解質可能成為你的救命恩人，這和我的情形一樣。

電解質是包含鈉、鎂、鉀的一系列礦物質，透過調整這些礦物質的值，你就可以成功避免許多低碳水化合物飲食造成的副作用（要了解更多關於克服電解質不平衡的細節，請見第95頁）。

備註： 在你增加電解質的攝取量之前，如果你有腎臟病、正在服用利尿劑、正在服用高血壓藥物、被告知避免攝取鹽的替代品，或是有心臟衰竭的問題，請務必先和醫師討論。

我們從鈉開始談起吧。鈉對生酮飲食的影響相當深遠，對胰島素的影響也是。我們知道人體對胰島素的整體需求，因此採用生酮飲食飲食後，胰島素的值就會下降。

胰島素值降低時，就較容易透過腎臟以尿液體的形式排除血液中的鈉。

你可以得知我要說的重點：胰島素的值下降（這對整體健康來說是相當棒的事），會影響獲得鈉的程度，讓你在飲食攝取時可以獲得更多的鈉（請見第124頁以了解不同種類的鹽）。

在現代社會當中，鎂是我們最缺乏的礦物質之一。攝取酒精、壓力過大、缺乏富含營養的食物、濫用鈣質補充品、消化因素等，都會造成缺鎂。除了生酮飲食外，你的身體也需要一些鎂！缺鎂造成的症狀包括了頭痛、疲勞、肌肉痙攣、高血壓、虛弱。

造成鎂缺乏的原因，同時也會造成缺鉀。缺鉀的症狀包括便祕、憂鬱、皮膚問題、血壓。

你可以花一大筆錢買電解質粉，或是自製提升健康的富含電解質飲料，為健康帶來的好處遠超過商店內可買到的綜合電解質。

我是生酮檸檬汁的粉絲，含有的電解質遠超過粉末，並由真正的食物所製成，請見第380頁以了解食譜。

此外，下列的食物也富含電解質。如果你在生酮飲食當中加入這些食物，並配合生酮檸檬汁飲用，就能搞定一切。

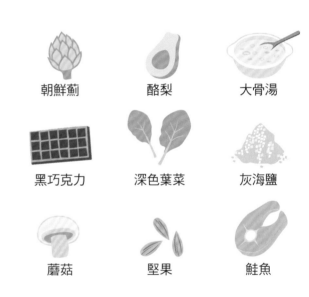

朝鮮薊	酪梨	大骨湯
黑巧克力	深色葉菜	灰海鹽
蘑菇	堅果	鮭魚

難怪以上這些食物幾乎都在生酮精力食物的清單內（請見第111頁）！

在家與在外用餐的生酮飲食：購買食材、外食、旅遊

無論你的預算為何，你得餵飽多少人，能夠去什麼商店採買，都可以做到生酮飲食。
在本章當中，將提供你一些小訣竅與策略，讓你無論身在何方，都能採用生酮飲食，即使在外旅遊也不例外。

食材的價格

我們一家四口，包括凱文（Kevin）和我以及兩個孩子萊西（Lexy）、培寶（Pebbles），每週所需的食材費用為七百八十美元（約新台幣二萬二千六百六十五元）。我也自己動手做狗食，食材與我們吃的差不多，因此這個費用包括了狗狗們的食材。坦白說，牠們一天吃的東西往往比我還多。

這個數字看來相當多，但根據美國農業署公布的數字，擁有兩位小孩一家四口的家庭，如果採用低價飲食計畫，那麼一週採買食物的花費約為每個月七百一十五點二美元（約新台幣二萬零七百七十六元）。但我給全家吃的，是有機的非基因改造高品質食材，價格只比全國低價飲食計畫多出六十四點八美元（約新台幣一千八百八十三元），我敢說，這會讓你感到興奮不已吧。

我知道錢永遠嫌少。吃高品質的食物對凱文和我來說都相當重要，因此我們決定減少對我們較不具意義的事物，例如，無使用次數限制的健身房會員資格，我們從來不看的有線電視，以及新車。每次我坐進里程數超過十八萬六千英里的

二○○四年福特Escape車子裡，都會想到接下來將吃到的草飼奶油漢堡加上酪梨油美乃滋佐有機萵苣與番茄，那是多麼美妙的滋味！

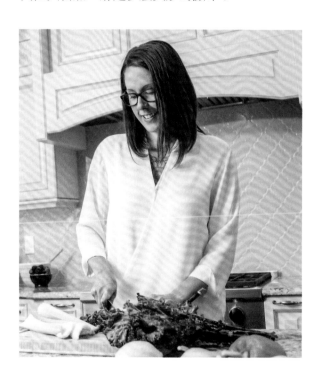

謹守你的食材預算

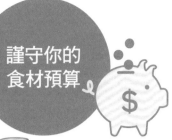

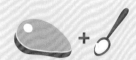

自製醃蔬菜。使用凱德威爾生物科技醱酵（Caldwell Bio Fermentation）或人體生態（Body Ecology）的醱酵劑，能夠用來醱酵約12公斤以上的蔬菜。

請用好的脂肪（請見第67頁的清單）來烹飪瘦肉。

自行榨油（請見第159頁）。

用椰子油取代草飼奶油、澄清奶油、可可奶（油）。

請使用價格較低的堅果與種子（請見第144頁）。

看看哪位朋友有母雞，主動替對方照顧雞、割草、遛狗，來換取每週一打蛋。

不要買現成的生酮零食，而是動手自己做。

攝取紅肉而非雞肉。

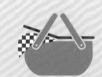

每週採用類似的飲食計畫，至少一開始時如此，能夠讓你最不會造成浪費，也不會覺得難以承受。

請留意自己購買的食物，不要購買自己用不到的東西。

請留意超商邊緣陳列架的食物。放在中間的往往最貴。

把上餐館約會的習慣，改成去最喜歡的公園野餐。

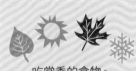

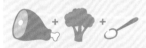

吃當季的食物。當季的食材通常最物美價廉。

去農夫市集逛逛。當中許多食物未獲有機認證，但卻是使用有機的方式種植，因此能夠讓你不用付那麼高的價格。

不要被色彩明亮、閃閃發光的東西吸引。請採買全脂蛋白質、低碳水化合物蔬菜、一瓶烹飪油、一些香料就好了。

列出購物清單，按照清單上的項目採買。

超商指南（美國）

無論在實體商店或網路商店購買生酮食材，這份指南都能夠讓你了解哪種最實惠，以及店內販售哪些物品，還有哪種對你來說最方便，最能符合你的需求。無論是在網路商店或實體商店，我都會購買同樣的物品，藉此判定每間店的物價。然後，我再根據運費、商店分布多寡、使用便利性，以及產品價格，替各家商店評價。

網路商店

THRIVE MARKET

評價：★★★★★

運費：四十九美元（約新台幣一千四百二十四元）以上免運費

食材平均價格：$ $ $

是我看過的網路店中，價格最優惠的一個。購買食材的價格為八十四點四美元（約新台幣二千四百五十三元），免運（因為訂單價格高於四十九美元〔約新台幣一千四百二十四元〕）。然而，必須繳交年費五十九點九五美元（約新台幣一千七百四十二元）。

優點：

+ 價格顯然較為優惠（折扣高達對折）。

+ 購物方便，你能買到無麩質、猶太潔食認證、有機認證、公平交易認證、非基因改造認證、純素認證、原始人飲食法、不含乳製品、草飼、低血糖、牧草飼養，以及來自當地的食品。

+ 在你註冊之後，往往能夠獲得一個月免會費的優惠，加上第一次訂購的折扣，以及一項免費的產品。

+ 種類繁多的物品，包括食物、營養保健品、嬰兒孩童用品、居家用品、寵物用品等。

+ 學生不需繳交年費。

+ 二十四至七十二小時內到貨。

缺點：

— 需要繳交五十九點九五美元（約新台幣一千七百四十二元）的年費。

— 產品的種類沒有Amazon多。

— 僅運送美國本土；不運送到阿拉斯加、夏威夷、波多黎各、加拿大。

臺灣讀者注意：
這個網路商店不送國外喔。

AMAZON

評價：★★★☆☆

運費：所有適用的商品，PRIME會員都享有免運費的優惠，其他則視販售廠商、產品、地點而定。

食材平均價格：$ $ $

是我看過的網路店中，價格最昂貴的。購買食材的價格為一百一十九點七九美元（約新台幣三千四百八十一元），沒有PRIME會員資格的話，需要付十八美元（約新台幣五百二十三元）的運費；有PRIME會員資格的話，需要付五美元（約新台幣一百四十五元）的運費（不包括會員年費九十九美元〔約新台幣二千八百七十七〕元）。

優點：

+ 商品種類繁多，超過三十類，包括營養保健用品、美妝類、烹飪／廚房用品。

+ Prime會員資格針對適用項目提供兩日內到貨的服務，並且在購買Prime Pantry貨品時，提供更多折扣。

+ 學生能夠享有Prime會員資格前六個月免會費的優惠。

+ 大量購買時偶爾會有優惠。

+ 提供經Amazon認證的購物評價，因此可以肯定評論者確實買過該項產品。

+ 如果你購買的物品超過費用（四十九美元〔約新台幣一千四百二十四元〕），可以加購其他小型商品，如矽膠模、橄欖、香辛料等其他平價商品，不需額外支付運費。不過要特別留意，這項優惠僅適用於Amazon直接販售的商品。

+ 在搜尋食材時，搜尋的分類包含每份的脂肪熱量、食物類型（有機、潔食、非基因改造、無麩質等等）、認證（有機、潔食、非基因改造、無麩質等等）、價格、每份所含的營養成分、是否運送至海外，以及其他的項目分類。

缺點：

— 取得Prime會員資格需繳交九十九美元（約新台幣二千八百七十七）的年費，或是十點九九美元（約新台幣三百一十九元）的月費（但是在Amazon購物，則不一定要具備會員的資格）。

— 並非所有的商品都由Amazon或其他可靠的廠商販售。如果要從其他個別廠商購物，請先做功課。

臺灣讀者注意：
Amazon網路商品的國外運送費用不低，消費者須留意。
另外，可考慮集貨代運服務，相關資訊請上網查詢。

iHERB

評價： ★★★★☆

運費： 購物滿四十美元（約新台幣一千一百六十二元）以上就享有折扣；實際費用視你居住地區而定。

食材平均價格： $ $ $

中等。購買食材的價格為一百零五點六七美元（約新台幣三千零七十一元），不需額外繳納會費。

優點：

+ 主要販售營養補充品、食用植物、沐浴用品、美妝產品、生鮮食品、嬰兒用品、運動用品。

+ 不需要繳交年費或會費。

+ 每次購物都能獲得訂單金額10%的點數（運費除外），可在下次購物時扣抵。

+ 90%以上的商品紙箱100%都是使用顧客回收後的紙箱。氣泡紙的用量也減少了40%。

+ 接受超過四十五國的貨幣。

+ 搜尋食物時，可透過品牌、特性（不含某種化學物質、B型企業、清真、不含蛋、不含花生、不含堅果等等）、價格、評價等等搜尋。

+ 有許多品質良好的堅果、種子，及堅果/種子奶油可提供選擇。

缺點：

- 比起Amazon或是Thrive Market，可供選擇的雜貨與食品較少。

- 知名廠牌的物品較少。

臺灣讀者注意：
iHERB網站有提供中文介面及中文客服人員線上服務。

建議你透過ButcherBox選購草飼、放牧、野生捕捉、放養的蛋白質產品。

實體商店

COSTCO

評價： ★★★★★

食材平均價格： $ $ $

中等。購買食材的價格為二點六八美元（約新台幣七十七點九元）/盎司（每盎司約二十八點三公克）。然而，必須繳交年費五十五至一百一十美元（約新台幣一千五百九十八至三千一百九十六元，台灣好市多會員費分為新台幣一千一百五十元及一千三百五十元兩種）。

優點：

+ 價格優惠。

+ 椰子油、酪梨油、橄欖油等烹飪油的價格比其他地方都優惠。

+ 多種有機產品。

+ 多種海鮮以及放牧肉品。

+ 產品種類繁多，包括雜貨、居家用品、衣物等等。

缺點：

- 需要繳交五十五至一百一十美元（約新台幣一千五百九十八至三千一百九十六元）的年費。

- 所有的商品都是大包裝，所以如果你家成員不多，商品很可能在用完之前就已經腐敗。

- 週末人非常多，往往大排長龍。

- 商店規模相當大，所以要買完東西往往耗費不少時間。

- 特色產品不多（例如，沒有可可奶油或是Primal Kitchen美乃滋）。

- 由於購物車很大，走道上陳列著各種商品，因此很容易不小心就買太多。

外帶選擇：

· 熱狗不配麵包，加上酸菜、芥末、洋蔥（請在櫃檯單點）。

· 凱薩沙拉（可在櫃檯點餐，或是在冷藏區選購；要求沙拉內不加炸麵包丁）。

· 烤雞（肉品部）。

· 檸檬蝦（肉品部）。

臺灣讀者注意：
臺灣COSTCO相關資訊，請參考COSTCO網站：
https://www.costco.com.tw/

KROGER

評價：★★★⯪☆

食材平均價格：$$

中等。購買食材的價格為三點一九美元（約新台幣九十二點七元）／盎司。

優點：

+ 商店規模較小，購物較快。

+ 有一些各種有機產品以及牧草飼養肉品。

缺點：

— 特色商品不多（例如，沒有可可奶油或是Primal Kitchen美乃滋）。

外帶選擇：

‧櫃檯現點現做的三明治：不要麵包，選擇用萵苣包美乃滋、肉、酪梨、番茄、黃瓜、洋蔥等等。

‧從熱食部選擇現成的酪梨沙拉醬，並從生鮮商品架上選擇切好的包裝蔬菜，如芹菜與黃瓜。

WALMART

評價：★★★☆☆

食材平均價格：$$$

中等。購買食材的價格為二點五三美元（約新台幣七十三點五元）／盎司。

優點：

+ 價格最低廉。

+ 產品種類繁多，包括食品雜貨、居家用品、衣物等等。

缺點：

— 有機與放養肉品不多。

— 生堅果／種子的選擇不多。

— 商店相當大，通常人都很多，大排長龍，所以購物花費的時間可能較久。

外帶選擇：

‧現成沙拉：如果你無法耐受乳製品，請跳過現成的沙拉醬，改加酪梨、橄欖油、醋／檸檬汁、海鹽、黑胡椒。

‧許多店內都有Subway潛艇堡店。可以點一份沙拉，上面加培根、酪梨、肉類、蛋、油、醋。

WALMART也有網路商店：https://www.walmart.com/ 也可考慮集貨代運服務，請上網查詢。

WHOLE FOODS

評價：★★★★☆

食材平均價格：$$$

最為昂貴。購買食材的價格為四點四三美元（約新台幣一百二十八點七元）／盎司。

優點：

+ 有各種特色商品（如可可奶油或Primal Kitchen美乃滋）。

+ 購買大桶的堅果與種子可以省不少錢。

+ 許多外帶／迅速的選擇。

+ 有大量的有機、公平交易、放牧產品。農產品區的商品都標明來源，大部分也都標示了種植法（有機、傳統、不噴藥等等）。

+ 商店規模較小，購物較迅速。

缺點：

— 所有實體商店當中最昂貴的一間。

外帶選擇：

‧熱食吧中有許多適合原始人飲食法與生酮飲食的產品。選擇肉類、低碳水化合物蔬菜、健康的脂肪。

‧沙拉吧：選擇肉類、低碳水化合物蔬菜、健康的脂肪。

‧熟食部：製作自己的三明治。可選擇萵苣包裹或是適合生酮飲食的現成產品，如雞肉沙拉，或是煙燻鮭魚和低碳水化合物的蔬菜。

‧用綠色蔬菜包裹的壽司，而非用米包裹蔬菜。請將含糖的花生醬換成無大豆椰子醬油或是美乃滋之類的醬料。

‧經典肉品吧：很適合買來作為適合生酮飲食的點心，有許多口味，如蒜香辣醬烤雞、海鹽黑胡椒鮭魚、培根等等。

你正在尋找上述七間商店中完全適合生酮飲食的食物嗎？請上healthfulpursuit.com/grocerystore以獲取相關資訊。

旅行指南

在你旅行出門在外，或是根本就不想煮晚餐時，可以運用以下這些行動守則來維持你的飲食風格。在本章最後，你會擁有所有的工具，讓你無論身在何方，都能夠獲得幫助。

備註：你擁有在旅行時製作火箭燃料拿鐵的小撇步嗎？請在網路上分享，並且加上#rocketfuellate標籤，讓大家都能看得到！

帶著你的火箭燃料拿鐵去旅行

我每次外出旅行時，沒有一次不帶著製作火箭燃料拿鐵（第386頁）的食材。

假設你去的地方能夠取得熱的液體，如咖啡或茶，那麼你需要的物品有：

用來混合食材的器具（擇一即可）
- 手持電動奶泡器（請見第166頁）
- 隔熱雪克杯
- 密封保溫瓶（我喜歡用S'well的保溫瓶）

脂肪（擇一）
- 中鏈脂肪酸油，可裝在方便外帶的容器或膠囊當中。
- 椰子油
- 可可奶／油（裝在小袋子當中）

MCT油

甜味劑（擇一）
- 不含酒精的液態甜菊糖
- 小包甜菊糖

沒辦法取得咖啡或茶？請隨身攜帶即溶咖啡、糖包、Four Figmatic Foods牌的白樺茸茶粉末、蘑菇咖啡、蘑菇萬能藥粉（mushroom elixir）。只要加上熱水就行了！

蛋白質（擇一）

膠原蛋白胜肽

- Vital Protein牌的膠原蛋白胜肽棒
- 蛋白質粉，單包裝或裝在容器當中用湯匙舀（如果你的蛋白質粉是單次用小包裝，那就太棒了）。如果你選擇蛋白質粉，當中如果已有甜味劑，那就不需要額外加上甜菊糖。

碳水化合物
- 堅果或種子奶油包（我喜歡椰子奶油、細緻的杏仁奶油、葵花籽奶油油包）

你可以閱讀食物的營養成分標示，了解堅果與種子的含糖量多寡。請選擇不含糖的堅果。

自製火箭燃料拿鐵：

只要將所有的火箭燃料拿鐵材料裝進馬克杯中即可；如果你使用奶泡器，請打到所有材料混合即可；如果你用雪克杯或是馬克杯，請搖勻即可。在打開密封的保溫杯時請小心，因為搖晃熱的液體很可能讓火箭燃料拿鐵濺到你乾淨的襯衫上。

生酮旅遊策略

無論你搭飛機、火車、開車旅行，我都會提到相關的策略，讓你的下一次探險永遠不乏支持生酮飲食的解決方案！

飛機：
目的地至家中

飯店或郵輪
（無法使用廚房）

出租公寓或朋友／
家人的居所

露營
（可使用烹飪設備）

點心

每日餐點

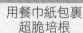
從家中前往有廚房的地點

不會腐敗的點心
EPIC牌食物吧或小吃店
用小塑膠袋裝膠原蛋白胜肽以供飲用
小包裝的杏仁奶油或是椰子奶油
夏威夷豆
豬皮
黑巧克力棒
茶包和／或即溶咖啡包
罐頭鮭魚
烤杏仁
生餅乾
格蘭諾拉麥片
亞麻籽餅乾
海苔脆片
冷凍乾燥莓果
綜合堅果
南瓜籽

適合旅行的安全餐點
用餐巾紙包裹超脆培根
脂肪炸彈（指的是第390-392頁當中的表列食物）
芹菜棒佐杏仁奶油或中東芝麻醬
椰絲加上新鮮莓果後和椰子奶打勻
方便旅行時食用的餐點（如多果香馬芬蛋糕，第236頁；雞皮脆片，第246頁；開口笑火腿沙拉三明治，第300頁）

無廚房時
適合旅行飲用的火箭燃料拿鐵材料（第84頁）
單份包裝的椰子油，用來佐溫蔬菜食用
中鏈脂肪酸油、橄欖油、酪梨油佐沙拉、蔬菜以及其他食物
點心包裝的橄欖，用來加在其他的餐點或點心中
用來加入冷飲當中的膠原蛋白胜肽，搖一搖就能迅速補充蛋白質
可加入沙拉、蔬菜、堅果奶油等等的去殼大麻籽

有廚房時

能夠前往超商採買	無法前往超商採買
裝在可重複密封塑膠袋中的橄欖番茄亞麻籽佛卡夏（第338頁）；到了目的地再加入濕的食材	一種加熱後能夠維持穩定的油品（如椰子油）及一種適合拌沙拉的油（如橄欖油）
用小容器裝五種你最喜歡的香辛料	能夠在旅行用小冰箱中保存良好的蔬菜，如羽衣甘藍、櫛瓜、黃瓜、小蘿蔔等（裝在掀蓋式小冰箱中的綠色葉菜會因為冰箱裡的水，而變得爛爛的）
橄欖油	切成單次使用份量的肉品，並且分開冷凍
裝在玻璃罐中（保險起見，外面再包一層夾鏈袋）的椰子油或是草飼牛油	旅行時要採用補碳法也相當容易，可攜帶香蕉乾脆片、馬鈴薯、地瓜等等
蘋果醋	

- 無論要去哪裡，保溫瓶都很實用，無論要保溫或是保冷都行。我愛我的S'well水瓶！
- 如果在當地的健康食品店找不到旅行用的材料時，有許多都可以上網買到。
- 搭飛機旅行時，茶包和咖啡包都非常好用。在空服員推推車過來時，只要向他要點熱水就搞定了！在你抵達目的地之後，這些茶包和咖啡包也非常好用，能夠讓你製作自己的火箭燃料拿鐵。
- 視旅行距離而定，可考慮從家中到目的地的這段時間斷食。
- 我喜歡用我的ECOlunchbox牌不鏽鋼便當盒裝我的飛機餐。便當能夠裝下八杯的食物，讓我和先生享用正好。
- 如果無法使用廚房，大部分的餐點都必須外食，就很可能無法獲得足夠的脂肪讓自己感到飽足。請攜帶脂肪加入你的餐點中，如酪梨油、椰子油、中鏈脂肪酸油、橄欖油、橄欖等等，會對你相當有幫助。
- 如果你能夠使用廚房，請在抵達目的地時，前往健康食品店採買新鮮蔬菜、肉類以及一些補碳的物品。
- 別忘了打包奶泡器或是密封保溫杯，以便製作每天早上喝的火箭燃料拿鐵。

餐廳式生酮飲食

　　我剛開始採用生酮飲食時，整個夏天都獨自旅行。我經常前往餐廳用餐，很能夠適應在旅途中創造生酮餐飲的方式，無論我身在何處，或是遇到什麼狀況都一樣。

　　我在餐廳時，總是有辦法點適合生酮飲食的餐點（好吧，只有一次例外。那次我們去了現成三明治店，那樣顯然就無計可施了）。別擔心，在外用餐並不代表會讓你覺得挫折或麻煩，事實上，那會是相當愉快的經驗。以下這些訣竅能讓你在下次上餐廳時獲益匪淺。

基本原則

- 餐廳越高級，越容易找到替代方案。
- 可以尋找提供無麩質菜單的餐廳，並用脂肪來替代糖。
- 選擇不含穀類的肉類與蔬菜餐點。
- 加入脂肪！請餐廳給你酪梨、培根、煎蛋、美乃滋、橄欖油、橄欖。
- 試著自己攜帶脂肪。椰子油是我的首選。
- 注意醬料與沙拉醬！許多醬料中都含有糖。
- 選用水佐餐，或第117頁低碳水化合物飲品。
- 早餐時，如果餐廳供應蛋和培根，那就沒問題了！歐姆蛋是更棒的方案。

餐點訣竅

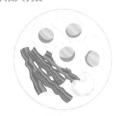

早餐：四顆荷包蛋，以及兩片培根以及自製美乃滋（如果是橄欖油做的）或是橄欖油。

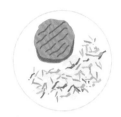

午餐：點菜單上面脂肪量最高的漢堡，再加點涼拌捲心菜（通常都適用不含乳製品的食材製作的），如果涼拌捲心菜裡含糖的話，可改點以菠菜為主的沙拉。

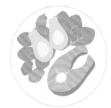

晚餐：點菜單上脂肪含量最高的牛排（請參考下方說明）、烤鮭魚、或是浸在橄欖油當中的紅肉，佐酪梨與綠色蔬菜。

特定的餐廳菜色

義大利麵：將義大利麵換成一大盤蔬菜（如芝麻菜、菠菜、櫛瓜）。請注意番茄基底紅醬中的含糖量。

沙拉：請餐廳多給你一些酪梨與培根，用來取代水果、果乾、穀類。醬料的話，最佳的選擇是油醋。科布沙拉永遠是最佳的選擇。請餐廳不要在當中加入玉米或是起士（你無法攝取乳製品的話），你就能吃了。

蛋白質：選擇富含脂肪的蛋白質，如鮭魚、鴨肉、羊肉、豬小排等等。許多動物性脂肪是毒素儲存的地方，所以如果肉類的品質堪虞，請選擇瘦肉，並且攝取植物來源的脂肪，如酪梨油或是橄欖油。

牛排：最肥的牛排是菲力牛排、紐約牛排、丁骨牛排、肋眼牛排。你對乳製品過敏嗎？可選擇佐不含奶油的蔬菜。

壽司：不管吃什麼，都不要配飯。他們會把所有的食材捲在一起。如果你要求店家的話，可以用額外的酪梨代替米飯（壽司非常適合補碳法）。

漢堡：確認肉排當中僅含肉（沒有燕麥、小麥胚芽、其他加入的食材），接著再請店家用萵苣代替麵包，把薯條換成沙拉。

雞肉：選擇炭烤雞肉、水煮雞肉、烤雞。

雞翅：確認外面沒有裹任何粉漿或麵粉、馬鈴薯粉之類的。如果你不想攝取蔬菜油，就不要吃炸雞翅，除非你知道那間餐廳的炸槽用的是牛油。

墨西哥餐廳：請點不含卷餅、飯、豆類的餐點。生菜可以佐酪梨，肉盤往往是最佳選擇。辣醬玉米餅餡往往不行，因為往往和玉米餅一起煮，無法分開。你可以試著用羅曼生菜葉卷墨西哥卷餅的餡料吃。

印度餐廳：可以看看沒有加麵粉增稠的咖哩。請用新鮮蔬菜棒取代麵包和白飯。要特別留意蔬菜基底的咖哩，因為當中很可能含有許多高碳水化合物的食材。你可以考慮吃炸白花椰菜或蘑菇、印度咖哩雞（含有乳製品）、奶油咖哩雞（含有乳製品）、印度雞湯等。

中式餐廳：中國菜相當詭異，每道菜都含有醬汁，往往都會加糖。我通常會點乾煎肉類（鴨肉總是很安全），佐生豆芽或是新鮮沙拉。

西班牙小吃：通常都沒問題，因為西班牙小吃通常碳水化合物的含量都很低，多半以肉類為主。請避免點以麵包為主的菜色，而是以肉類與蔬菜為主的餐點。

咖啡館：問問咖啡館，看他們是否有不加糖的可可奶、杏仁奶或是不加糖的現泡茶（熱茶或冰茶皆可）。我的最愛：無咖啡因的美式密斯朵加上可可奶（至少我們加拿大人都是這樣點只加一點牛奶的咖啡）。

至於食物的話，我在咖啡館裡向來找不到東西。如果你去的咖啡館，明天開始賣脂肪炸彈，聽起來是不是很不可思議呢？

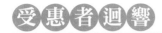

受惠者迴響

黎安妮的著作對我來說向來是很棒的參考資料。我在採用防彈飲食法幾週後,發現了黎安妮的書。想採用生酮飲食的人,可以參考的書相當多,但大部分都是寫給男士看的。

我喜歡黎安妮書中方式的原因,是因為這些都是針對女性所寫的。她寫的內容當中,我最喜歡的是關於身體形象與生酮飲食的部分,因為這些教會我不再因為計算熱量、營養素宏量、其他造成壓力的瑣事而筋疲力盡。我可以只注意餐盤當中食物的份量即可,不用仔細計算所有吃進嘴裡的東西。

黎安妮的方式充滿了自由與規律。她提供的食譜非常棒,很簡單,做起來也很容易。許多採行生酮飲食的人往往經常都吃一樣的東西,因為比較方便,但黎安妮提供了許多食譜、選項、選擇,讓用餐這件事變得有趣許多,成為一件享受的事——讓我熱愛用餐!

我覺得很棒,那種瘋狂計較該吃什麼、不該吃什麼的執念消失了,最重要的是,我也學會傾聽身體的需求,這些都是現在進行式。我非常感謝黎安妮,謝謝她提供這麼多知識,提供她對生活的有趣看法,以及對這種很棒的生活方式採取「不加批判」的態度。

安妮特
密蘇里州

我坐在電腦前寫這些東西時,淚流滿面。我讀完了黎安妮生酮生活飲食指南的第二種方式「以脂肪為燃料」後,發現我首次理解這種方式。

我一輩子都在跟自己的體重奮戰,從強迫進食到強迫節食,然後又再度循環。我在四歲的時候,在媽媽的強迫下第一次攝取低脂的飲食,小學的時候和朋友加入了節食團體,接受減重手術(並經歷了併發症),反覆節食,體重也像溜溜球一樣在八十至一百二十公斤間擺盪,因為憂鬱症住院,有自殺傾向,完全被和食物之間的破碎關係宰制。

發現你和你的書(我又掉眼淚了),就像在茫茫的陌生人海當中發現朋友一樣。

黎安妮,我要現謝謝你實際上拉了我一把。你非常貼心地分享了自己掙扎的經驗、看法、犯過的錯、成功的過程,以及最重要的,是那種充滿愛的哲學。你承認每個人的身體都不盡相同(我似乎必須將碳水化合物的攝取量降低至十五公克以下才能減重),需要進行溫和的實驗,才能找到正確的平衡,這點相當重要,讓我覺得無法和其他獲得同樣結果的人吃同樣東西時,不會覺得自己有缺陷。

我非常感謝你,謝謝你讓我掌握這些工具,讓我這輩子第一次「愛上苗條的自己」,同時又能維持健康,充滿活力,並且擁有樂觀的態度。

金
澳洲雪梨

CHAPTER 5 解決疑難雜症

在你改變任何事物的現行做法時，往往會面對新的挑戰，生酮飲食也不例外。在本章當中，我列出一些在你開始攝取更多脂肪時，可能會遇到的問題。

這麼做並不是要勸你放棄改變，因為你知道自己為何要採取高脂肪的生活方式，好處遠勝過可能遇到的挑戰。這麼做的目的，是要讓你擁有所需的工具和資訊，如果有事情發生，就能更了解發生的原因，以及解決的方式。

這一切背後最棒的，就是每項挑戰都可能讓你變得更健康，創造積極的行為，讓你擁有更好的生活。

生酮飲食不僅能夠減重，還能讓你更了解自己的身體，學會傾聽身體的聲音。

一旦敞開心胸，接受身體本身最了解需要什麼的概念時，就能夠擁有了解身體需要什麼的本能，甚至在身體不對勁時能夠察覺，這點尤其重要。

如果你擔心採用生酮飲食時出現的症狀，請和你的醫師討論，一起想出適合彼此的計畫。

無法適應或克服體重高原期

 無法適應燃脂
 遇到減重高原期

我經常聽到有女性朋友將所攝取的熱量降到非常低的值，在攝取每天熱量為一千二百大卡的飲食，當中85％為脂肪長達六週之後，她們的體重還是停留在原地不動，覺得非常挫折。

儘管你聽很多人說過，生酮飲食是否成功並非取決於攝取多少脂肪，是否攝取了太多碳水化合物，或是產生了多少酮體。雖然這些都是生酮飲食在邁向以脂肪為燃料之路的關鍵因素，但遇到問題時，卻不是看這些就好。背後的元凶很可能是其他因素。

壓力

 遇到減重高原期
 無法適應燃脂

阻礙你達到適應脂肪的頭號嫌疑犯就是壓力，所以我們從這點開始談起。要適應以脂肪為燃料，你必須維持冷靜的心，自然處理壓力，不要讓小事耗損心神。

你壓力很大嗎？若要說有人能夠明白高壓生活會對你減重、進入營養性酮化、維持減輕後的體重造成什麼影響，那個人非我莫屬了。二〇一四年時，我透過採用生酮飲食，減去了因荷爾蒙

失調增加的九公斤體重，並毫不費力地維持那體重兩年。

但到了二〇一六年初，生活當中出現許多壓力，突然之間，那九公斤體重就像街頭頑童合唱團／後街男孩世界巡迴演唱會一樣紛紛冒了出來（別跟我說你沒聽過他們）。

我完全沒有改變自己的飲食，但是體重卻狂飆。我檢驗自己的酮體值時，僅勉強達標而已。然而，在我沒有壓力的那天裡，吃的東西和我幾週以來都一樣，甚至和上個月吃的一模一樣，我的酮體值就高了許多，唯一改變的是我的環境。很有趣的一點是，有壓力的期間一結束，我什麼都沒做，體重就自動下降了，毫不費力就回到營養性酮化與燃燒脂肪的狀態。

壓力會造成體重增加，或是無法減重，這點千真萬確。

處在許多壓力當中，無論是心理面臨的壓力（你擔心別人的看法、正在準備重要的簡報、想辦法讓孩子準時出席足球隊的練習），或是身體面臨的壓力（你被老虎追，或是在健身房裡練得有些超過），都會影響你適應脂肪與處在燃脂狀態的能力。

如果你因為長期的慢性壓力而無法完全適應以脂肪為燃料，那麼，無論你改變適應燃脂組合當中的碳水化合物攝取量、減少熱量的攝取、調整主要營養素宏量都幫不上大忙。

問題出在可體松這種壓力產生的荷爾蒙上。可體松會造成血糖上升，好讓肌肉能夠有燃料戰勝老虎。

這種機制在短時間內能幫助你逃離老虎，但長期讓可體松上升，卻會造成胰島素分泌的增加，才能應付長期上升的血糖。

經常濫用這種系統，會造成細胞的胰島素阻抗，使血糖不會儲存在體內，而是一直留在血液當中。在這種狀態之下，想要達到適應燃脂的狀態，只能祝你好運了。

為何壓力會影響適應脂肪的能力？別忘了，胰島素會負責告訴身體不要燃燒儲存的脂肪。所以，慢性壓力造成你的胰島素值增加時，你的身體就無法收到訊息，要改燃燒脂肪而非葡萄糖。

創造平靜的環境，讓可體松值不會上升，對我們女性來說尤其困難。女性往往處在慢性壓力的狀態中，造成胰島素經常震盪，讓我們無法使身體儲存脂肪。但我們在採用生酮飲食法的前十天，必須要處理那些儲存的脂肪，之後才能有效使用脂肪作為主要燃料。

如果我們攝取的蛋白質不足時，也會造成可體松增加。別忘了我們的好朋友糖質新生，這種過程能夠在身體需要時，利用蛋白質來製造適量的葡萄糖？（請見第26頁以了解詳細內容）

我們攝取的蛋白質不足時，身體就會改用肌肉當中的胺基酸。可體松就是用來分解肌肉進行糖質新生的荷爾蒙，因此，如果飲食當中沒有足夠的蛋白質，可體松也會上升。

這個例子說明了我們攝取的食物，以及進行生酮飲食的方式，很可能讓我們無法覺得舒服，或是無法達到想要的結果。

如果你想要處在燃脂的狀態當中（我相信你是如此），很重要的一點是，要攝取足夠的蛋白質，並且避免不必要的可體松增加，以及肌肉的分解。

造成壓力的另一項因素，就是飲食的壓力。在採用生酮飲食時，壓力可能來自你強迫自己斷食，而非自然斷食。請參考第69頁，以了解為何你不該強迫自己斷食。

大幅減輕壓力的方式之一，就是減少運動量，這可能有悖於你的直覺。如果你減少攝取的熱量，進行間歇性斷食，同時進行運動，卻發現自己無法適應脂肪，這往往是因為你加諸自身的壓力，再加上日常承受的壓力，遂造成可體松的不平衡。這不僅會影響你適應脂肪的能力，也會發現你的肌肉沒有增加。

這也是可體松作祟之故──可體松會減少蛋白質的合成。所以運動無法讓你增加肌肉。

以下是我建議的減壓方式：

1. **停止運動。如果處在長期的慢性壓力之下，對身體施加更多壓力，卻無法達到想要的成果，那會讓你覺得有悖於自己的直覺。**

2. **做些自我照顧的練習（請見第14頁）。**

3. **持續採用生酮飲食，並且偶爾練習間歇性斷食（請見第68-72頁），以減少胰島素的分泌。**

4. **如果你決定採用第三點，那麼請不要再限制自**

己攝取的熱量，也就是餓了就吃，讓身體來引導你該怎麼做。

5. 採用每日燃脂補碳法（第49頁）減少進食的壓力。在三十天後，改採經典生酮法（第47頁），看看你是否能夠能適應燃脂。

透過減少身心的壓力，就能改善可體松的反應，讓胰島素降低，間接改善糖質新生的通道。如此一來，就能夠讓進入與維持適應燃脂變成事實。

努力過頭，讓熱量主宰一切

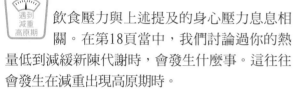

飲食壓力與上述提及的身心壓力息息相關。在第18頁當中，我們討論過你的熱量低到減緩新陳代謝時，會發生什麼事。這往往會發生在減重出現高原期時。

如果新陳代謝減緩，你的身體所需要維持基本功能的燃料就會減少，而非增加。也就是說，假設一天攝取二千大卡的熱量，身體只需要一千八百大卡。

這表示你原本每天攝取一千八百大卡時能夠減重，現在你可能必須減少到一千六百大卡，但最終你的新陳代謝率還是會繼續降低，這就是惡性循環。

對自己太過嚴苛，很可能讓你在減重時停滯不前。或許長久以來，你的生活就是圍繞著節食、計算、追蹤、擔心食物。你可能想著：「這又是種我無法駕馭的飲食法……」我們來換個話題，好嗎？

請你加入與健康、營養、節食、身體無關的社團，你可以加入編織團體，上上外語課，參加讀書會，你懂我要說的是什麼。

你會發現，除了下一餐以外，還有其他讓你感到期待的東西，如此一來，減輕的壓力可能讓你大吃一驚。

忽略身體的訊號

你身體的需求，和我的身體或是莎莉的身體都不同。至於那邊的喬呢？男性的遊戲規則又是另外一套了。認為採用某一種飲食方式，能夠讓所有人都大獲成功，實在可笑至極。你必須做適合你的事。

許多人採用某種飲食方式之所以會發生問題，包括生酮飲食在內，就是因為他們沒有聆聽自己身體的聲音。

或許斷食對你來說很有用，但也可能一點用處都沒有。或許對你來說，在一大早喝杯火箭燃料拿鐵很棒，但也可能並非如此。或許一天吃一餐對你有神效，也可能對你來說是個折磨。

以下是我觀察到讓許多人感到掙扎的身體訊號，以及我的建議處理方式：

- 不斷感到飢餓。試著增加蔬菜量來替你的餐點增量，我達到這個目的的首選是羽衣甘藍、包心菜、甘藍芽、羅曼萵苣。用這些低碳水化合物蔬菜填飽你的肚子，在攝取經典生酮法的餐點時，就不會感到那麼飢餓，當中所含的脂肪能夠替你補充能量，份量也不多。

- 一直不覺得餓。這對減重效果相當有幫助，往往會在你完全適應脂肪之後發生，約是採用這種飲食法七至十天時。但如果你本身沒什麼體重可減，你就會發現，間歇性斷食讓你感覺很不好，或是你擔心整體的營養攝取量，可改採以脂肪為燃料組合，並納入補碳法（第48-49頁）。由於補碳法應該不會讓你在隔天感到強烈的飢餓，因此能讓你的胃口恢復原狀。

最重要的是，要注意身體告訴你的訊息。

計算熱量與斷食

這兩種策略你擇一即可。同時採用這兩種方式，會對你的健康造成重大傷害，如減重的高原期、缺乏營養、荷爾蒙不平衡等等。要我選，我會選擇斷食，因為簡單得多，壓力也小得多（請見第68-72頁以了解更多有關斷食的相關資訊）。

缺乏信念

 多數的人在成長過程當中，都「知道」脂肪會讓人肥胖，一定要計算熱量，我們無法信任自己的身體，認為乳瑪琳是唯一安全可食的脂肪。

在不斷接收到同樣健康建議的今日，要打破這些想法非常困難。你開始攝取生酮飲食時，更是必須要挑戰這些觀念，因此讓你充滿疑惑，無法完全投入這種方式。

但你的心智力量相當強大，如果你相信某件事情行不通，往往就行不通。我希望閱讀這些章節後，能夠幫助你拋棄阻礙成功的舊觀念。

你可以嘗試練習唸真言。原本真言是讓你重複朗誦的字句或聲音，用來幫助你在冥想時專心，但也可以用來改變思考模式。這可能聽起來有點玄，但事實上已有針對真言的研究，證實真言真的有效。以下這些真言，是我在破除有關脂肪攝取、減重、熱量、運動時會唸的，你不妨試試看：

願我具有價值

願我能夠維持平和

願我受到滋養

願我能夠不受拘束照著身體的感覺走

願我快樂

願我平安

願我健康

願我不受心靈之苦或是憂鬱困擾

願我敞開心胸接受機會

試著每天重複朗誦這些真言。我自己喜歡在洗澡時、用餐時、走路時這麼做。這真是效果強大的練習！

缺乏支持的人脈

 你覺得很孤單，因此會上社群媒體追求價值感，但和別人比較後，發現自己很糟，這麼做很可能會對你的發炎反應與新陳代謝有不良影響，讓你無法適應以脂肪為燃料或是減重。找到能夠支持你的一群人，會對你很有幫助。

我並非建議你出外尋找最新與最大的飲食團體，這麼做只會讓你的負面行為加劇而已。相反的，你可以和朋友聚會，讓他們能夠支持你做對自己身體最有利的事。

擁有強而有利的正面關係，並且覺得有人支持自己改善健康，能夠減少發炎反應，促進新陳代謝，並且減輕壓力！

我自己在臉書上有依循支持我且充滿積極態度的朋友。

你買了這本書之後，就能免費加入這個社團。請前往ketodietbook.com，在頁面下方輸入你的個人資訊，就能夠收到加入社團的方式。此外，你還能獲得許多很棒的免費好康！

不切實際的目標

 在我剛開始採用生酮飲食，減掉九公斤體重之後，覺得九公斤還不夠，並且立下目標，想要再減掉九公斤。

在我離目標只差二公斤時，我體重降低的速度變得很慢，近乎停滯不前。我很可能減了一公斤，卻在你來不及說「這種飲食法很糟」時，就突然增加了二公斤。

我是在腦子裡想著減重目標時，還沒辦法接受每個人的身體都不同，多減那二公斤並不會讓我更開心或更健康。事實上，我必須要做許多不健康的事，才能達到我殷切盼望的體重目標，然後我一旦達到了，卻很難維持那個體重。我原本一天做一次重訓，變成做兩次；一天原本攝取一千二百大卡的熱量，變成一千大卡。我斷食，吃營養補充品，但那真是非常糟糕。

我的身體可以做很多事，我可以做出任何你想像得到的瘋狂事，我可以旁若無人地瘋狂跳

舞,留頭髮的速度比大部分的人還快,可以用頭頂倒立超過一分鐘。但我如果沒有動手術切掉臀部的髂骨,就沒辦法讓自己塞進七號的衣服,也沒辦法練出明顯的六塊肌(真是該死的基因),或是贏得馬拉松的獎牌。

你的身體可能擅長做某些事,卻完全辦不到另一些事。如果你因為體重停滯不前而覺得相當挫折,甚至試過書中所有突破高原期的方式,並和醫師討論過荷爾蒙平衡的問題後還是一樣,那麼,你便應該評估自己的減重目標是否實際。

或許你的理想體重或身體組成比例並不適合你,那麼你就該接受這點。或許也可以試著每天開始練習感恩,列出你感謝的五件事,無論是你生活當中或是有關身體的事都一樣。或許你的身體今天達到了其中一項很棒的事:

- 變得更強壯
- 學會一種新的身體技能
- 帶你爬到山上
- 對抗感染
- 讓傷口痊癒
- 帶給你愉悅的性愛
- 讓你能夠聽自己喜歡的音樂

請把注意力放在這些事物上,就能夠開始欣賞自己的身體。

錯誤的食物

標準的生酮飲食可能充滿了乳製品,精製的油品通常會增加動物性蛋白的攝取量,而食用人工色素、香料、甘味劑、食物棒、加工食品等等,這些都可能讓你無法適應以脂肪為燃料,增加發炎的機會,並/或讓你的身體無法減去原本可以輕鬆減掉的體重。

如果你採用的飲食方式包含了乳製品(包括奶油)、甘味劑(即使是甜菊糖,也會影響某些人)、熟食區的肉品,或是標榜低淨碳水化合物含量(請見第62頁以了解淨碳水化合物與總碳水化合物的差別)的食物棒與補充品,或許可以試著幾週不吃這些東西。

那有好消息嗎?在這本書中當中的一切,都

能告訴你如何透過攝取全食物的方式進行生酮飲食,來幫助你度過難關。

或許你正在對抗食物過敏或敏感的問題卻毫不自知。我們因為攝取了自己敏感的食物而發炎,當下最不該做的事,就是確認自己減重的狀況是否上軌道。除非我們對自己的身體非常了解,否則長期以來都很難察覺許多食物過敏的情形。敏感情形的表現方式有面皰、胃痛、胃酸逆流、火燒心、便祕、月經不規則、眼睛乾澀、頭痛等等,而我們遇到這些症狀時,往往不會想到元凶其實是食物。

如果你不確定某種食物是否會讓你難受,請先排除常見的元凶:堅果、種子、蛋、乳製品、魚、貝類、花生六到八週,接著再每隔幾天一次吃一種,看看會怎樣。如果本書當中的其中一道食譜含有常見的過敏原,該頁就會特別標上底色,因此你很容易就能找到適合自己目前健康與食物敏感狀況的食物。

你也可以請醫師替你做免疫球蛋白E(IgE)的血液檢驗。這種檢查能夠驗出與過敏反應有關的抗體,讓你知道過敏與敏感是否會對你造成問題。檢驗hs-CRP也相當有幫助,血液當中的這種蛋白質會受到人體發炎的直接影響,其數值偏高時,表示發炎反應增加,數值較低時,就不用擔心發炎反應。

你的身體不知道現在幾點

要調節新陳代謝,擁有規律的生理時鐘相當重要,能夠幫助你減重,提升整體的健康。這是我自己不小心常會遇到的問題,因此我會做以下這些事,來幫助自己在就寢時間入眠,並在醒來時神清氣爽,整天都能精力充沛:

- 剛起床時接受陽光照射(真正的陽光或是全光譜光源燈)。
- 如果在日落之後使用電子產品,當中的藍光會干擾生理時鐘,因此請安裝f.lux等軟體,讓你的螢幕根據一天當中的不同時間變色。
- 同樣的,如果你想在日落後看電視,請買副阻擋藍光的眼鏡。

· 不要把手機帶到房間去。
· 在就寢前冥想。
· 不要在就寢前吃巧克力。

過程中出現不均衡的情形

 如果你的甲狀腺機能低落，或是你的腎上線過於疲勞，任何飲食法都無法幫你減重，去看醫生只是時間早晚的問題。話雖如此，但如果你採用生酮飲食，許多不平衡的問題可能會開始改善，讓你可以更輕鬆地減重。

在採用生酮飲食的同時，和醫師一對一地處理身體需要改善的部分，並沒有什麼不對。請把這當作雙管齊下的事。

如果你已知有任何健康方面不平衡的問題，想要了解如何調整生酮飲食來改善，那麼我的燃脂計畫（healthfulpursuit.com/fatfueled）會是相當好的選擇。

酮流感

我們大部分的人終其一生都是以碳水化合物作為全身的燃料，提供細胞、器官、大腦、神經系統等能量，以供應酶促反應，並且調整荷爾蒙反應以因應這些變化。

在我們改變這種過程時，要求身體使用脂肪作為燃料，就需要一段時間來適應。看待這件事的另一種方式，就是將之認為是去除碳水化合物造成的反應。

對某些人而言，在這段適應期當中會出現輕微到嚴重的症狀，通稱為「酮流感」。（有些人則能夠毫不費力地轉換，完全沒出現任何症狀，真是相當幸運！）

許多經歷酮流感的人，包括我自己在內，剛開始會怪罪這種飲食。但很諷刺的是，其中一種說明為何有些人會經歷酮流感的理論，是建立在你之前仰賴碳水化合物的程度上。

也就是說，你之前仰賴的碳水化合物越多，症狀就會越嚴重。

身為經歷過兩次適應燃脂的過程的人，我可以大聲說，第二次比第一次容易許多。因為我攝取的碳水化合物沒有之前的多，因此要轉換為適應燃脂就不是那麼艱鉅的工程。

造成某些人可能經歷酮流感的原因還有這些：主要是壓力、維生素與礦物值攝取的不平衡、缺乏電解質與脫水（糖原當中儲存了許多水分；在你儲存的糖原耗盡時，會釋出水分，電解質也會隨之排出體外）。

在你第一次採用生酮飲食時，很重要的一點是，你要先下手為強來預防酮流感。請做好下列措施，就能搞定一切：

· 減少壓力（請見第89-91頁）。
· 服用營養補充品（請見第76頁）。
· 了解電解質的重要性（請見第78頁）。
· 飲用生酮檸檬汁（請見第380頁）。
· 每天服用一茶匙以上的灰海鹽。
· 喝大量的水。
· **如果你從事的運動會讓你大量出汗，要請特別留意。**
　-喝火箭燃料大骨湯（第384頁）。
　-吃富含電解質的食物（請見第78頁的清單）。

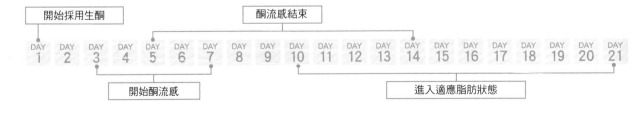

消除酮流感

酮流感的症狀

腦霧

頭痛
水

頭暈
鉀 鎂 鈉 鈣 磷 氯

易怒

失眠

噁心

心悸*
水 鉀 鎂 鈉 鈣 磷 氯

渴望攝取碳水化合物/低血糖

腹瀉
鉀 鎂 鈉 鈣 磷 氯

肌肉抽筋
水 鎂 鉀

疲勞/無力/運動表現不佳
鎂 鉀 鎂 鈉 鈣 磷 氯

最重要的是，你需要耐心和水！

應該採取的行動：

喝更多水
喝水，喝水，再喝水！

電解質（請見第78頁）
喝生酮檸檬汁（第380頁）以及火箭燃料大骨湯（第384頁），並且每天攝取一茶匙以上的灰海鹽。

富含電解質的食物
鉀：酪梨、堅果、深綠色蔬菜、鮭魚、蘑菇
鎂：堅果、黑巧克力、朝鮮薊、魚、菠菜
鈉：鹽、大骨湯、培根、泡菜、醱酵蔬菜
鈣：深綠色蔬菜、杏仁、沙丁魚
磷：堅果、種子、黑巧克力
氯：橄欖、海帶、鹽、低碳水化合物蔬菜

更多脂肪！
攝取更多脂肪，讓身體更容易適應脂肪。請參考脂肪炸彈食譜（請見第390-392頁的表格）。

運動
在過渡期當中，任何你能夠負擔的運通都對你有好處。如果你的症狀很嚴重，散步與溫和的瑜伽會是很棒的活動！

鎂
攝取富含鎂的食物，並服用鎂的補充品*。我喜歡服用Natural CALM牌的鎂粉末。

鉀
補充鉀，並且攝取上述富含鉀的食物。

增加消化力！
服用牛膽汁補充品*、益生菌、醱酵食物。

*在症狀消失後，如果你想要的話，可以停止服用。

＊重要事項：如果你有糖尿病，或是正在服用高血壓藥物，出現心悸的狀況，就很可能表示你必須調整用藥劑量（糖尿病患者在適應生酮飲食的期間必須定期測量血糖，以確保不會發生低血糖的狀況）。如果出現這些症狀，請告訴你的醫師。

生理性胰島素阻抗

雖然並非每個人都會出現這種情形，但你很可能在攝取低碳水化合物飲食之後，出現生理性胰島素阻抗的問題。這種狀況，就是你的周邊組織進入一種胰島素阻抗的狀態，以利保留葡萄糖給需要的部位使用。

所以，即使有葡萄糖流通，但體內的某些組織（通常會開心地運用葡萄糖的組織）就會出現胰島素阻抗的情形，以便讓其他特定細胞能夠運用這些葡萄糖。

請回想一下第一章當中的內容，當中提及胰島素阻抗的情形，由於葡萄糖值一直很高，因此細胞不再對胰島素的訊號產生反應，造成胰島素也維持在相當高的值。這就好像喊「狼來了」的孩子，細胞會忽略胰島素過於頻繁的訊號。生理性胰島素阻抗的情形則不同：身體是要保留葡萄糖給絕對需要的部位使用。這是在飲食當中缺乏碳水化合物，並且沒有出現糖質新生（請見第26頁）的狀況時，所出現的正常生理反應。請把這種反應當作適應清除葡萄糖的過程，或是糖尿病的相反情形。

你發生生理性胰島素阻抗時，出現的典型狀況是空腹血糖值（使用血糖計測量）往往會飆破100mg/dl。

我大概在完全採用生酮飲食六個月之後，才出現這種情形，但我的一些客戶在短短的二至三週內就出現這種情形。

出現生理性胰島素阻抗的人，十之八九只會出現晨間血糖值上升的問題，大部分的醫師會告訴你這樣相當正常，完全無害。那些沒有出現症狀的人，往往都是需要透過生酮飲食減重的人。

在這種情況下，胰島素的敏感度會有所改善，一切都將變得很美好。

但如果你已經相當苗條，卻在採用低碳水化合物飲食的同時，又限制熱量的攝取，缺乏蛋白質（會影響糖質新生，請見第26頁），強迫自己進行間歇性斷食（請見第68-72頁），那麼反而會讓胰島素的敏感性降低，出現生理性胰島素阻抗，讓你不太好受。我在開始出現這種情形時，覺得很糟糕，因此採用了補碳法，讓一切大為改善。如果你出現生理性胰島素阻抗的情形，卻不會覺得不舒服，那就繼續採用不納入補碳法的生酮飲食無妨。

為何補碳法有助於改善胰島素阻抗的情形？這種情形和病理性的胰島素阻抗不同，造成生理性胰島素阻抗的唯一原因，是飲食當中的碳水化合物含量過低。只要你採用微量的補碳法，身體能有稍多的葡萄糖可用，在你出現一些症狀時，很快就能夠消失。

痤瘡

你會發現自己的膚質因為生酮飲食大有改善，或是變差。如果你的皮膚變好了，恭喜你！有些專家會建議大家採用生酮飲食來消除青春痘，恭喜你是幸運的一員。

但如果你一夜之間冒出囊腫性痤瘡，或是臉頰與下巴冒出痘痘的話，那我們來聊聊吧。

會造成痤瘡的原因有很多，其中一個原因和生酮飲食本身有關，很可能與你攝取的食物或是適應脂肪的過程有關，另一個原因則是，因為你減去的體重。無論是哪個原因，你都不用擔心，我有辦法解決！下表能幫助你了解自己遭遇的狀況，並且教你減輕皮膚問題的一些小訣竅。

關於皮膚該做與不該做的事

❌ **不該做的事**
- 拔粉刺
- 使用刺激性的化學洗面乳
- 以為使用外力才有幫助——其實食物也有幫助
- 一天中洗臉超過兩次（如果去運動，大概會洗個三次）

✓ **該做的事**
- 使用溫和的洗面乳
- 定期去角質
- 使用竹炭或是海泥面膜
- 使用茶樹精油塗抹在患處
- 調和一份蘋果醋與三份水做化妝水
- 嘗試針灸

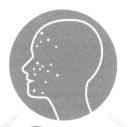

原因
飲食的改變
飲食會改變油脂分泌，這可能會造成痤瘡。

該做的事
- 使用天然的臉部保濕產品
- 做臉
- 喝水
- 喝圖爾西（Tulsi）茶
- 外出曬太陽
- 補充鋅
- 補充維生素A
- 補充聖羅勒

原因
使用脂肪作為燃料
耗盡體內儲存的脂肪，會釋出脂肪細胞當中儲存的毒素與雌激素。同時，男性以及需要透過生酮飲食減重的人，採用生酮飲食可能會造成男性荷爾蒙增加，造成痤瘡。

該做的事
- 補充綠球藻
- 醫師可能會建議你服用避孕藥，但請先詢問醫師當中是否含有生物同質性荷爾蒙（欲了解更多相關資訊，請前往healthfulpursuit.com/podcast）

原因
排毒的過程
釋出的毒素造成痤瘡。

該做的事
- 補充益生菌
- 補充乳薊
- 嘗試用遠紅外線三溫暖來排毒（我最愛的是SaunaSpace）

原因
食物敏感
增加整體的發炎反應，造成痤瘡。往往與腸道健康有關。

該做的事
- 排除常見過敏原，如堅果、種子、蛋、乳製品、魚、貝類、花生
- 不要攝取茄類食物
- 不攝取玉米製品，例如，赤藻醣醇類甘味劑
- 補充魚肝油以及益生菌
- 從大骨湯中獲得膠質，或是在熱飲中添加相關的補品

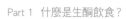

便祕

在我一夜之間突然從吃素改為採用原始人飲食法時，出現了有史以來最嚴重的便祕情形。但在幾週後，我的身體就解決了這個問題，一切又恢復正常了。天啊，我比正常情形好上許多！

任何飲食方面的改變，往往會改變消化功能。沒什麼好擔心的；只是有點惱人而已。

以下這些方式能幫助你減輕過渡期當中的便祕症狀：

· 喝生酮檸檬汁（第380頁）
· 攝取醱酵食物，如德式泡菜、韓式泡菜、克非爾水、醬瓜（醱酵、未殺菌）
· 早上喝兩茶匙以上的中鏈脂肪酸油
· 早上吃奇亞籽布丁
· 喝大量的水，特別是在醒來後這麼做
· 整天補充鎂，晚上就寢前服用氧化鎂
· 補充維生素C
· 補充益生菌

雖然便祕很可能是在採用生酮飲食過渡期時出現的其中一種症狀，但有些生酮飲食的食物很可能會引發便祕。如果你對某些特定的食物有疑慮，請嘗試下列的方式：

· 這幾天內不要攝取堅果、種子，或是堅果／種子奶油。
· 如果原本採用低纖維的飲食法（標準的美式飲食），請慢慢增加蔬菜的攝取量，以免身體承受過大的改變。
· 如果你原本採用高纖維的飲食法（全食物全素飲食），請在你的生酮飲食當中加入富含纖維素的食物，如酪梨、亞麻籽、奇亞籽、椰子、甘藍、芥蘭菜葉、菊苣。
· 採用不含乳製品的生酮飲食法（請見第145頁以了解更多戒除乳製品的方式）。
· 看看自己是否有食物敏感的問題，如對堅果、種子、蛋、乳製品、魚、貝類、花生過敏，在自己的飲食中排除這些食物六至八週，接著每隔幾天加入一種，看看狀況如何。你可能會發現要維持正常，就必須避免其中幾樣食物。

以上的許多方式，都能夠幫助你的腸道發揮應有的功能，也能讓身體適應以脂肪作為燃料。

口臭

不是每個人採用生酮飲食法的人都會出現口氣改變的問題，但如果你有口臭問題，你一定會發現，不然你的伴侶應該也會委婉地告訴你。別擔心，這只是暫時的，只會持續一兩週，在你適應脂肪之後就會改善。

在你的身體因為採用低碳水化合物飲食而開始產生酮體之後，就會呼出丙酮這種酮體。如果你的呼吸帶有水果味，有點去光水的味道，你就知道自己出現口臭啦。丙酮也可能讓你的體味產生變化。

如果兩週之後，還是有口臭的問題，而且還像《權力遊戲》那樣嚴重（很可惜你沒有丹妮莉絲・坦格利安那樣一頭美麗的秀髮），以下這些方式能夠幫助你減輕口臭的問題：

· 讓自己攝取充足的水分，並且補充生酮檸檬汁（請見第380頁）。
· 維持口腔清潔。雖然生酮的口臭來自肺部，但維持口氣清新也是應該！使用刮舌器、牙線，並在每次用餐後刷牙。
· 嚼食新鮮薄荷葉，或是在自己察覺到口臭時，滴一滴薄荷精油在舌頭上。
· 將兩茶匙蘋果醋加入半杯（約一百二十毫升）的清水當中，在清晨時飲用。
· 改採用每日燃脂補碳法（第49頁）、適應燃脂補碳法（第48頁）、打氣生酮法（第47頁）組合，讓你能持續處在燃脂的狀態中，同時也能減少身體產生的酮體。如果你想保有生酮飲食的好處，可以增加間歇性斷食的次數，以抵消這種改變帶來的作用。

頭皮問題：
頭皮屑、頭皮發癢……

就像便祕問題一樣，採用生酮飲食造成頭皮問題的原因有兩種。第一種可能是飲食改變造成的。若是如此，在你的身體慢慢適應之後，症狀就會消失。

如果症狀沒有消失，或是覺得這個問題的原因並不是來自飲食的改變，那麼你可以藉由改變以下幾點，來減輕惱人的頭皮搔癢與尷尬的肩頭落雪問題：

· 讓你的居家環境維持適當的溫度，不要過熱。
· 讓頭部保暖，不要接觸到冬天的冷空氣。
· 補充大蒜與葡萄柚籽萃取物。
· 在頭皮上使用茶樹精油產品。
· 開始做瑜伽以減少發炎的問題（再出現頭皮問題時，避免做熱瑜伽）。
· 定期清理你的梳子以及護髮工具。
· 將兩茶匙蘋果醋加入半杯（約一百二十毫升）的清水當中，在清晨時飲用。
· 將九份蜂蜜兌一份水，製作蜂蜜髮膜。每天敷在患處一次。

身為長期對抗牛皮癬這種慢性自體免疫疾病的患者，我試遍了市面上各種藥用洗髮精，在這裡我可以告訴你，生酮飲食讓我所有的症狀都消失了。唯一會讓我牛皮癬復發的時候，就是在我吃了我知道自己敏感的食物：堅果、種子、穀類、乳製品。

如果食物敏感也會對你造成困擾，那麼請注意一下你吃的東西：

· 試著幾天內不要吃任何堅果、種子、堅果/種子奶油。
· 採用不含乳製品的生酮飲食法（請見第145頁以了解更多戒除乳製品的方式）。
· 看看自己是否有食物敏感的問題，如對堅果、種子、蛋、乳製品、魚、貝類、花生過敏，便在飲食中排除這些食物六至八週，接著每隔幾

天加入一種，看看狀況如何。你可能會發現要
讓自己維持正常，必須避免其中幾樣食物。

· 不要攝取穀類產品以及相關製品。

· 讓如果你有喝酒的習慣，請戒酒一兩週，看看
  症狀是否有所改善。

· 如果以上方式都無法奏效，凶手很可能是白色
  念珠球菌。

雖然生酮飲食基本上能夠改善白色念珠
菌，有助於抑制病況惡化，但你攝取的脂肪量也
可能造成細菌的增生，因為白色念珠球菌會因為
受到糖與酮體的刺激而增生。如果你的身體製造
了太多酮體，可以減少脂肪的攝取量幾天（最簡
單的方式，就是把你的火箭燃料拿鐵換成實際上
的一餐，或是採用間歇性斷食而不要喝含有脂肪
的飲料），看看你的症狀是否有所改善。如果有
所改善，那麼每日燃脂補碳法（第49頁）可能是
最適合你的方式。

對酒精的耐受度變低

請特別注意這點：在你採用生酮飲食法後，
對酒精的耐受度會大幅降低，彷彿是你第一次喝
酒時（當然是你達到法定年齡時）的情形。

目前仍不清楚為何在採用生酮飲食之後，對
酒精的耐受度會降低，通常會直接打對折。針對
這點，目前仍沒有任何解決的方式。所以，就把
這點當作自己進入營養性酮化的好兆頭。

若要了解更多採用生酮飲食時飲酒的問題，
請見第119頁。

膽固醇升高

如果你擔心自己的膽固醇升高，請參閱第32
頁以了解更多相關資訊。

掉髮

我第一次進入營養性酮化時，所採取的策略
是吃越少越好，經常餓著肚子就寢，無論我多麼
想吃東西，還是進行間歇性斷食，每天運動三個
小時，每天攝取的碳水化合物不到二十公克，蛋
白質不到五十公克，完全沒有例外。在採用這種
飲食法六個月之後，我開始大把大把地掉頭髮。
每天早上，枕頭上看來有如《阿達一族》的黑手
黨表哥老大來訪過，留下半身的頭髮在我枕頭上
一樣。無論我服用哪種補充品或是配方，這種情
形依舊持續了六個月。

直到我採用補碳法後，從採用經典生酮法的
方式改為適應燃脂補碳法，掉髮的情形在幾天之
內就改善了，幾個月內我的頭髮就恢復正常了。

現在回想起來，我其實除了補碳法外，還有
另一種選擇：那時我應該吃飽，不要在自己覺得
餓的時候，仍強迫自己進行間歇性斷食，減少過
多的運動，讓我在維持經典生酮法（第47頁）的
同時，給予自己更多攝取碳水化合物與蛋白質的
彈性。

目前我採用完全生酮補碳法（第48頁），讓
自己吃飽，並且進行自己覺得舒適的運動，完全
沒有掉髮的問題。

採用生酮飲食時，造成掉髮的原因很可能是
迅速減重，大量減少熱量的攝取，或是在進入營
養性酮化時的暫時症狀。大部分的掉髮問題，會
出現在肇因出現後的三至六個月。例如，你改採
低碳水化合物飲食後，很可能在三個月後開始發
現掉髮的情形。由於採用生酮飲食造成掉髮的原
因有很多，解決方式也有好幾種，不同的人可能
覺得某些方式的效果比較好。

原因

限制熱量的攝取

持續期間
持續到你採取行動為止
解決之道

- 要吃飽，整天都不要
  有飢餓感
- 不要再強迫自己採取
  間歇性段食

原因

減重

持續期間
約三個月
解決之道

- 採用下列解決「低
  碳水化合物」掉髮
  的方式
- 採用下列解決「缺乏
  營養」掉髮的方式

原因

運動過量

持續期間
持續到你採取行動為止
解決之道

- 就忍耐吧
- 改採打氣生酮法（第
  47頁）、完全生酮補
  碳法（第48頁）、適
  應燃脂補碳法（第48
  頁）或每日燃脂補碳
  法（第49頁）

原因

低碳水化合物

持續期間
約三個月，那時候你會
發現掉髮的地方長出新
的細毛
解決之道

- 耐心等待
- 改採打氣生酮法（第
  47頁）、完全生酮補
  碳法（第48頁）、適
  應燃脂補碳法（第48
  頁）或每日燃脂補碳
  法（見第49頁）
- 在飲食之外補充生物
  素以及膠原蛋白，讓
  你的頭髮更強壯
- 攝取大骨湯

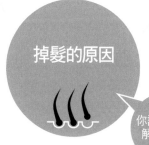

掉髮的原因

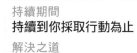

你該採取的
解決之道

原因
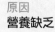
營養缺乏

持續期間
持續到你採取行動為止
解決之道

- 請採用本書第174頁
  起的用餐計畫與食譜
- 改採打氣生酮法（第
  47頁）、完全生酮補
  碳法（第48頁）、適
  應燃脂補碳法（第48
  頁）或每日燃脂補碳
  法（第49頁）
- 請醫師替你驗血，看
  看你缺乏哪種營養素
- 要吃飽，整天都不要
  有飢餓感
- 不要再強迫自己採取
  間歇性斷食
- 務必攝取足夠蛋白質

原因
健康不平衡

持續期間
持續到你採取行動為止
解決之道

- 尋求醫師協助
- 需判斷哪種燃脂組
  合最適合你（請見第
  52-54頁）

原因
心理壓力

持續期間
持續到你採取行動為止
解決之道

- 請採用第91頁的方式
  消除壓力
- 尋求醫師協助
- 改採打氣生酮法（第
  47頁）、每日燃脂補
  碳法（第49頁）

失眠

如果你的睡眠狀況空前的好,那就太棒了!但有些人,包括我自己在內,在剛開始採用生酮飲食法時,出現了失眠的問題。

我的狀況是,須避免採用經典生酮法(第47頁),而改採完全生酮補碳法(第47頁)、適應燃脂補碳法(第48頁)、每日燃脂補碳法(第49頁)組合,才能維持健康的睡眠。

其次,我也得讓自己吃飽。這兩種方式讓我的睡眠大有改善。

以下這些方式可能改善你的失眠問題:

· **減少咖啡因的攝取量。**採用生酮飲食法時,你攝取的咖啡因量可能超過以前常喝的富含脂肪咖啡、無糖巧克力、可可粉。你可以用花草茶或無咖啡因咖啡泡製火箭燃料拿鐵,並且只在早上吃巧克力,或是偶爾才吃巧克力。

· **在就寢前一個小時泡 / 沖個熱水澡。**

· **避免在晚上運動。**

· **每餐都服用鎂。**

· **服用褪黑激素。**然而,最好把這種方式當作權宜之計,不要長期使用。此外,許多人會對褪黑激素過敏。如果你想要試試看的話,最好在家嘗試(不要一開始就在飛機上實驗),一開始使用低劑量就好。

· **務必讓自己吃飽!**如果餓肚子上床睡覺,或強迫自己進行間歇性斷食,很可能會造成失眠。

· **採用第93頁的生理時鐘節奏法。**

· **改採打氣生酮法(第47頁)、完全生酮補碳法（第48頁)、適應燃脂補碳法(第48頁)、每日燃脂補碳法(第49頁)。**有些身體的運作程序需要葡萄糖,尤其是甲狀腺荷爾蒙的轉換,以及紅血球細胞的糖酵解。在攝取的碳水化合物量不足時(多少才足夠因人而異),身體會透過蛋白質製造葡萄糖(請見第26頁進一步了解糖質新生的過程)。但是,如果攝取的蛋白質不足,會造成可體松增加,就會讓你在夜間失眠,無法減重,還有其他症狀。

生酮紅疹

有些人可能採用了生酮飲食好幾年,都沒有出現生酮紅疹的問題。感謝老天,只有少部分的人會出現紅疹問題,但如果你是當中不幸的一員——這麼說對你一點幫助也沒有!

生酮紅疹又稱為色素性癢疹,一開始是會癢的紅點,之後會隆起變大,甚至當中還有些許的液體;最後隆起處的頂端可能會形成傷口。天氣變熱或是運動過後會讓紅疹惡化,如果碳水化合物的攝取量增加,問題就會立刻改善(除了停止採用生酮飲食外,還有其他的治療方式,請繼續看下去)。

很可惜的是,目前沒有針對生酮紅疹成因的研究,也沒有研究指出,為何只有某些人會出現生酮紅疹。可能造成紅疹的原因有許多,如採用標準的生酮飲食法、斷食、減重、懷孕(孕婦在睡眠期間往往會進入營養性酮化狀態,即使她們沒有刻意採用生酮飲食法也是如此)、罹患厭食症等等。但由於我們在此討論的重點是生酮飲食造成的紅疹,就把討論範圍限縮於此。

每次遇到出現生酮紅疹的客戶時,在我們一起爬梳他的症狀、健康狀態、荷爾蒙不平衡情形等後,往往會發現紅疹與下列情形有關:

· **白色念珠球菌消失**

· **真菌感染**

· **腸道細菌不平衡**

· **幽門螺旋桿菌感染**

· **斷食(也就是深度營養性酮化的狀態)**

我不確定生酮飲食造成症狀加劇的程度,是否超過其他的飲食方式,或是這些狀況較常在採用生酮飲食時出現。

另一方面,我們可能都誤判了生酮紅疹的問題。我們知道採用生酮飲食時,丙酮這種酮體可能會以汗的形式從皮膚排出。如果你是運動量很大的人,很可能是因為排汗造成了紅疹,但這只是猜測而已。

無論原因為何,如果不予理會,紅疹通常會

在幾週之內消失。如果你等不及紅疹自行消失，可以嘗試以下的方式：

- 避免劇烈的溫度變化。
- 穿著舒適的衣物。
- 選擇不會流太多汗的運動（最好是完全不會流汗的運動）。如果你流汗的話，運動完立刻去洗澡，並且使用天然的皂品，如美國布朗博士的橄欖潔膚皂。
- 由原本的經典生酮法（第47頁）改為打氣生酮法（第47頁）或完全生酮補碳法（第48頁）。
- 停止間歇性斷食。

醫師可能會建議你使用抗生素、抗真菌劑、抗組織胺，但研究結果顯示，一旦停藥，紅疹又會再度復發。

我會全心全意祝你好運，在幾週之內，紅疹就會成為過去式，你就可以充滿自信地繼續過你的生酮生活！

適應燃脂
但還是覺得不對勁

本章所提及的許多症狀與副作用，會在你開始適應脂肪的第一天出現，如你採用生酮飲食法的第三十天。但如果你在兩個月之後、四個月之後、六個月之後開始覺得不舒服，又會如何呢？

如果你出現了本章當中提及的任何症狀，請閱讀相關建議，以度過難關。有些建議很可能對你有幫助。如果沒有的話，我給你最後一個建議，也希望這麼做有效，因為這是我擁有的最後一項法寶了，除非我們要到你最愛的咖啡館碰個面，一邊喝著富含脂肪的咖啡，一邊花好幾個小時聊聊你的健康狀況（我很願意這麼做，但我不可能和所有人碰面，這點在開始寫本書時我就清楚體會了）。

如果你現在做的事無法奏效，就讓自己有所改變，就像你發現生酮飲食一樣，迫切希望有某個辦法能夠幫助你減重、治療身體，或是修復你和食物之間破碎的關係。如果你發現不對勁的地

方，就應該承認那種感覺。無論你看了多少書，讀了多少部落格文章，或是和多少大師談過，都無法帶給你答案。

我沒辦法給你答案，你的朋友無法給你答案，其他生酮飲食的書也無法給你答案。這並非代表你很孤單，反而是讓你充滿力量，因為你能夠帶給自己答案。

如果你採用經典生酮法長達六個月，之後開始掉髮，覺得疲勞，運動表現很糟糕，可能有人會要你繼續撐下去，有人會叫你改用燃脂組合，但你想要怎麼做？若要說有什麼是我希望你能從書中獲得的東西，那就是：只有你知道什麼最適合自己的身體。過去幾個月來，你吃的全是脂肪，你應該更清楚身體需要什麼，在什麼時候需要這些東西。這樣很棒！請持續觀察，看看會發生什麼事！

或許你需要與飲食完全無關的東西——有機會出去約會，有個晚上能和女孩們出去，花上一天的時間做Spa，獨自在公園裡走走，在生活當中能聽更多的音樂，擁有更多創意，減少噪音，與人產生更多連結，擁有更多空閒時間，好好打掃家裡一番，有時間去度假，有時間待在家裡，看本好書，換個新造型，替屋子重新粉刷一番……

你可以改採燃脂組合，減少運動量，多吃一點，不要再計算熱量，用正面積極的態度看待自己的身體（我強烈建議這點），不要再用高標準看待自己，接受自己的身體，感謝自己美好的生活，不要再計算主要營養素宏量，刪除你的追蹤熱量應用程式，或是聆聽我的podcast以獲取靈感（healthfulpursuit.com/podcast）。你可以決定回歸主流社會，拋棄你的飲食觀念（就好像昨天一樣），抓起一包自己最愛的點心，去個特別的地方縱情享受，和孩子一起打氣球仗……

你可以用身體做任何想做的事。我相信，生酮飲食有可能改變你的一切，但如果你無法感受到這點，並不是因為你還不夠努力，或是你做錯了什麼。這種方式之所以無法奏效，很可能是你沒有好好聆聽身體真正的需求（請見第14頁）。

請花些時間，和身體一起找出解決之道，而非違逆身體一意孤行，我知道如此一來，你必定能夠獲得完美的結果。

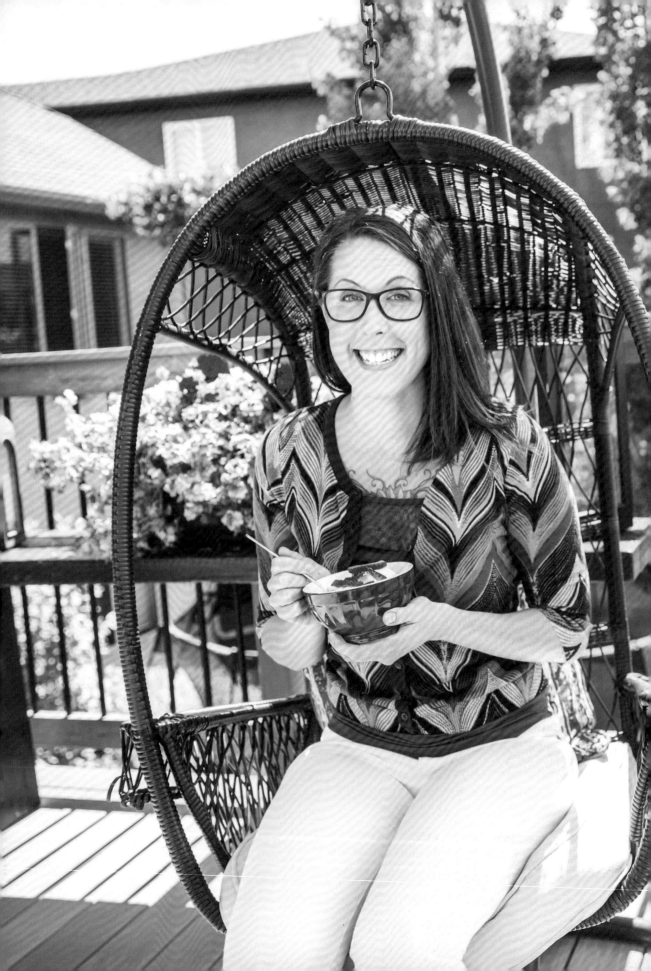

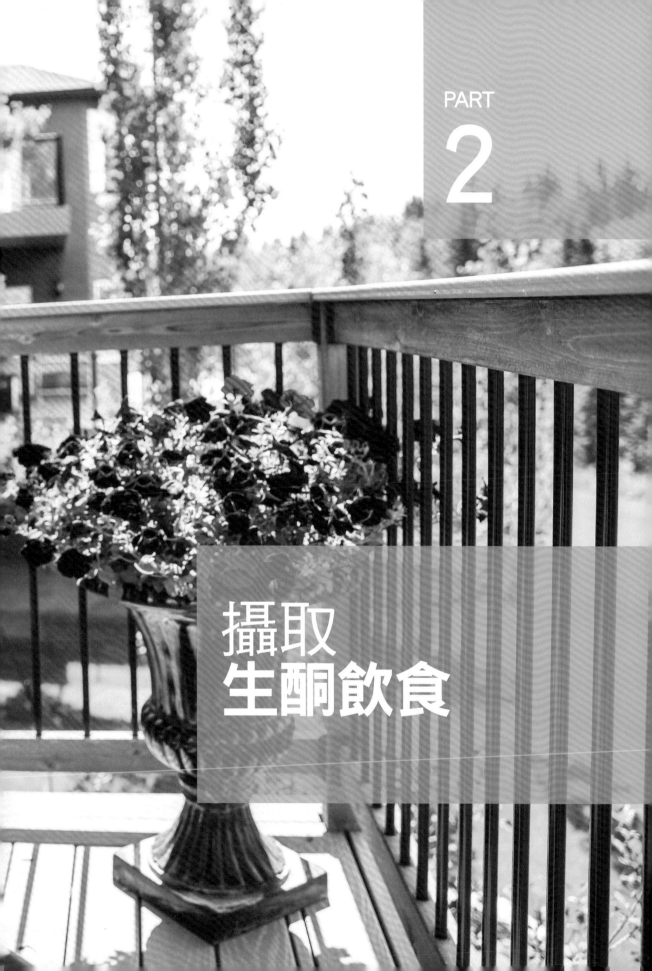

PART

2

攝取
生酮飲食

CHAPTER 6 食物：好的、壞的、醜陋的

除非你過著完全不接觸任何媒體的生活（這是讓我很羨慕的生活），否則年復一年，你可能從各種來源或收集到有關食物的資訊，告訴你該吃什麼，不該吃什麼。

吃低脂肪、低碳水化合物、高蛋白質的食物；吃全穀物，避免吃糖，採用原始人飲食法……現在又有人告訴你要多吃脂肪，而且要吃得比之前還多。該怎麼辦才好？

從第一章開始，你就知道身體中含有的脂肪有多少。或許你從親友身邊獲得第一手的消息，知道這種飲食法對他們有多大的幫助，但目前較不清楚的是，採用生酮飲食法時，實際上哪些食物較佳，哪些則該避免，尤其是遇到那些傳統上被認為相當健康的食物，如乳製品、豆類、穀物等。在本章中，我們會討論特定的食物，以及該如何判斷怎麼吃，才能讓你獲得最佳的生酮飲食成果。

但這麼做的目的，是為了創造屬於你的生酮飲食風格，必須是你覺得不會綁手綁腳，能夠永遠遵守下去，且讓你不會產生反感的方式。

你要吃什麼，不要吃什麼

我常把身體當作茶杯。每天你都會吃東西把杯子裝滿，但只有少數的食物能夠裝進杯子裡。

請想像一下，在一天結束的時候，那些比較不營養的食物，從滿到杯緣的食物堆裡被剔除。現在，杯中的食物只有半滿而已。所以事實上，你給身體的營養素並不是滿滿一杯，而是只給了半杯身體需要的東西而已。如果你只獲得所需營養的一半，長期下來，你的身體就會開始出現匱乏的症狀。如果杯子沒有裝滿營養，身體就必須將所有的功能排序，排除那些較不重要的功能，以維持現況，這表示身體可能需減少消化的程序、肌肉的建構、荷爾蒙的調節等等。

所以，我們的目標就是要排除較不營養的食物，將杯中的空間騰出來給重要的食物，那些能夠滋養我們身體，讓身體維持均衡、快樂、健全的食物。那些較不營養的食物，包含了穀類、糖、加工食品、乳製品、豆類、（過多的）澱粉、（過多的）水果（哇！她剛剛在桶子裡加了糖和乳製品嗎？是的，我確實這麼做。這點我們稍後再談）。

將身體視為杯子，有助於讓我更完整地了解吃能夠滋養身體的全食物有多麼重要。用杏仁粉、可可粉、天然甘味劑做的「健康」巧克力蛋糕，營養成分其實並不怎麼高，但在杯中佔據的位置卻和一大份草飼牛絞肉、綠色蔬菜、碎杏仁一樣多。

在我評估蛋糕值不值得吃時，我會想像只有30%的蛋糕會留在杯子當中，但卻有100%的牛肉排會留在杯子裡。但我一定第一個說我喜歡點

心，在我想吃蛋糕的時候，一定第一個選擇那個蛋糕。然而，生活的關鍵在於平衡，隨時留意杯子裡裝的東西什麼最有營養，能夠幫助我誠實面對自己滋養身體的方式。

這也就是為何我攝取生酮飲食的方式，都是攝取很棒的全食物，因為我想要讓你的杯子裝得越滿越好。

如果你覺得無法明確解讀身體對食物的反應，並且理不出當中的頭緒，那麼，請盡量多攝取「該吃」群組當中的食物，並少吃「偶爾吃」群組當中的食物。

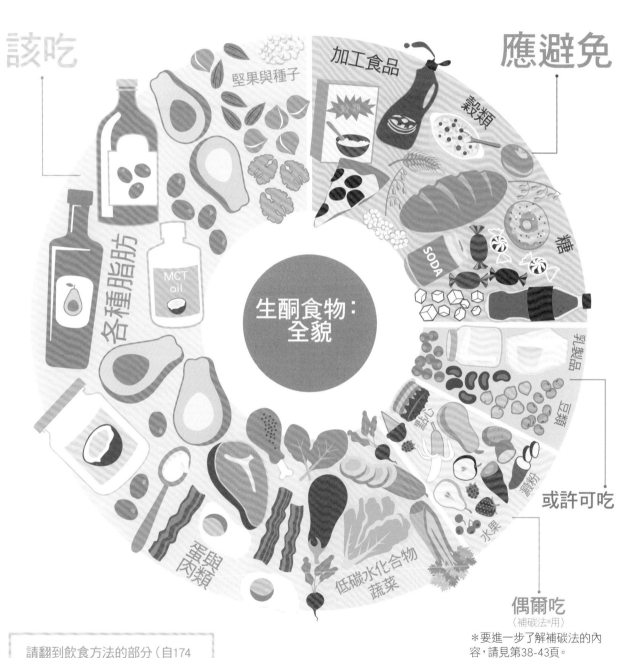

該吃

堅果與種子

各種脂肪

MCT oil

生酮食物：
全貌

加工食品

應避免

穀類

糖

SODA

或許可吃

偶爾吃
（補碳法＊用）

水果

澱粉

豆類

低碳水化合物
蔬菜

蛋與肉類

請翻到飲食方法的部分（自174頁起），看看你每天可以攝取的食物。接著再翻閱第216頁起的食譜。

＊要進一步了解補碳法的內容，請見第38-43頁。

了解「或許可吃」與「不該吃」的食物

在我們採用以脂肪為燃料的生酮飲食法時，有些食物是我們不太會吃的。請回想一下第一章當中提到的內容，這種飲食法結合了原始人飲食法以及生酮飲食法，也就表示我們把重點放在真正的全食物——能夠滋養身體的食物，並且要避免那些較不營養的食物。

乳製品
起士、牛奶、冰淇淋、優格

許多人對乳糖、乳清蛋白、酪蛋白過敏，因此相當值得你花一個月的時間，避免攝取所有的乳製品，讓你有時間療癒，如果你在一個月後重新接觸這些東西，就能夠明白這些食物的影響。但即使你不會對乳製品敏感，也會想在杯子當中裝些更有營養的食物。

母牛分泌的乳汁，是要給小牛營養，而不是給人類。儘管許多人認為牛奶能夠強化骨骼，但是事實上並非如此，大部分牛奶都缺乏維生素D（全脂牛奶中含有微量），讓鈣質無法被人體吸收。事實上，在某些狀況下，還會增加骨折的風險。因為要消化乳製品，身體就必須消耗重要的營養素和礦物質，但這些營養素原本可用來建構骨骼。乳製品也會增加前列腺癌、卵巢癌、第一型糖尿病、多發性硬化症的風險。可能造成這點的原因有好幾項：

- 乳清蛋白會提升胰島素值，造成血糖不平衡。
- 酪蛋白會增加胰島素生長因子（IGF-1），影響懷孕，加速癌細胞生長，造成面皰等等的問題。
- 乳製品會增加人體當中的發炎反應，影響免疫系統的反應。
- 牛奶當中的天然荷爾蒙（用來刺激小牛成長）會造成不必要的體重增加。
- 視乳品的品質而定，乳製品可能會影響荷爾蒙的平衡與生育能力。乳製品當中的荷爾蒙包含了泌乳激素、褪黑激素、生長激素、促甲狀腺激素、雌激素、黃體激素等等。

但並非所有的乳製品都相同。請參考第147頁，以了解更多有關草飼澄清奶油以及奶油的好處，以及這些食品在生酮飲食當中扮演的角色。

豆類
豆莢、扁豆、花生、大豆、豌豆

只要你能夠耐受，每週攝取少量的豆類無妨。就像面對乳製品一樣，試著三十天不碰這些食物，讓自己有時間療癒，接著再慢慢重新接觸。請務必在有選擇時，選吃醱酵形式的豆類，並選擇非基因改造產品。

但在此要再次提醒大家，豆類一如乳製品，即使你能夠耐受豆類，應該避免豆類的原因仍有幾項。對剛採用生酮飲食的人來說，有許多營養比豆類多上許多的食物可以吃。豆類的碳水化合物通常都很高（雖然你可以透過谷歌搜尋，就能找到低碳水化合物豆類的清單），但豆類通常也含有大量的凝集素，這種蛋白質會讓細胞壁結合，干擾我們的消化功能，影響生長，損害小腸壁，對於骨骼肌肉造成重大的損害（然而，經研究證實，許多豆類當中的凝集素，在烹飪之後都會消失）。但花生的凝集素，無論是生吃或是煮熟過後，都含有大量的麴類毒素，會影響細胞的再生，增加發炎反應，損害器官（等等），也可能會增加動脈粥樣硬化、肝病、癌症、消化問題、自體免疫問題的風險等等。

許多豆類當中，都含有植酸這種有礙營養吸收的成分，會讓重要營養素的吸收變得困難許多（請見第155頁以了解更多相關資訊）。我們的腸道會分泌有助於分解植酸的酶，因此或許不用太過擔心。但如果你的腸道細菌功能不彰，可能無法產生足夠的這種酶，那麼植酸的影響可能就比較大。如果你選擇在生酮飲食當中加入豆類，請先將豆子泡在水中，以消除30%-70%的植酸。請見第157頁，以了解浸泡的基本步驟。

最後，豆類含有可發酵性的寡糖、雙糖、單糖、多元醇（FODMAP），可能會對消化功能造成影響。在飲食當中固定加入豆類，很可能大幅提升腸道激躁的問題。

穀類

玉米、藜麥、小麥、燕麥、米、麵包

　　採用生酮飲食法時,穀類遇到的第一個問題,就是碳水化合物的含量相當高,很可能把你踢出營養性酮化的狀況外。穀類也含有麩質,這種問題可能會造成消化問題。罹患乳糜瀉疾病的患者,無法耐受任何麩質的人,即使是沒有這種問題,其中高達29%的人體內也有醇溶蛋白抗體(antigliadin IgA)的抗原。腸道會分泌這種抗體來抵禦醇溶蛋白,亦即麩質中的一種成分,因此,即使你沒有乳糜瀉的問題,身體還是會把麩質視為一種威脅。

> 在我停止攝取穀類之後,腸躁症的症狀就完全消失了,可說將近百分之百消失。

　　穀類纖維素帶來的好處,完全無法彌補帶來的壞處。我們攝取纖維素之後,纖維素就會攻擊細胞,讓細胞破裂。這聽起來……好危險!雖然穀類當中確實含有維生素和礦物質,但你可以從其他類食品中輕鬆獲得這些,如適合生酮飲食的蔬菜!

　　就像豆類一樣,許多穀類都含有黴菌的毒素與凝集素,只有在浸泡與發芽之後才會減少。曾經有人問過我,發芽/醱酵的麵包以及穀類,是否適合加入以脂肪為燃料的飲食當中。我想是可以的,只要你的身體覺得沒問題就行。如果你是這種人,那麼可以試著將之加入你的補碳法當中,看看結果如何。

糖

白糖、龍舌蘭糖漿、高果糖玉米糖漿、黑糖,以及含有這些的食品

　　各種形式的糖當中,都含有大量的碳水化合物,很可能把你踢出營養性酮化的狀態之外。糖實在是沒有好的一面:當中含有的重要營養素微乎其微,會影響胰島素與血糖的穩定,很容易就轉換為脂肪,可能造成非酒精性脂肪肝,並大幅增加癌症的風險(糖能讓癌細胞大量增生)。

　　如果你採用補碳法(請見第38-43頁),那麼可以在生酮飲食當中加入一些楓糖漿與蜂蜜。

　　然而,我強烈建議你把這些留待社交場合當中再攝取,因為這些非常誘人,只要你吃了一點糖,就會想要再吃更多。

加工食品

人工甘味劑,如阿斯巴甜;傳統的現成蛋糕與甜餅乾;包裝好的甜餅乾,如燕麥棒、洋芋片;蛋白質棒;代餐(奶昔等等);鹹餅乾

　　加工食品裡,往往都含有大量的碳水化合物,會把你踢出營養性酮化的狀態。當中往往含有精製的穀類,會讓你的體重增加、肥胖、罹患心臟病與第二型糖尿病。那些食品往往都含有對健康有害的反式脂肪酸(請見第133頁),以及大量種類錯誤的鹽(請見第124頁)。加工食品當中,往往含有大量的高果糖玉米糖漿或是龍舌蘭糖漿,也會影響胰島素與血糖。事實上,只要看看上述穀類與糖造成的問題,都適用在加工食品上。加工食品當中,含有的重要營養素往往相當少,一不小心很容易就會攝取過量。

　　雖然有些標榜碳水化合物含量很低的加工食品,也能夠符合低碳水化合物的飲食法,但這些食物還是會造成上述許多問題。這些食物往往缺乏營養,無法帶給你飽足感,也非常昂貴,甚至會把你踢出營養性酮化的狀態,因為當中含有大量的碳水化合物。這種食物裡含有大量無法溶解的纖維,以降低淨碳水化合物含量(請見第62頁),但仍會影響到你是否能維持在適應脂肪的狀態。

食物的品質

重要的不僅是你攝取哪類食物，食物如何餵養或種植也相當重要。我們就來迅速看看有哪些選擇，哪種對你的整體健康來說最好。

有機農產品

有機農產品不含農藥、化學肥料、工業溶劑、輻射，沒有受過基因改造。這些對某些農產品的影響更為重大：如果你吃某樣農產品的果皮或外皮，最好購買有機產品，因為通常外皮是農藥含量最高的部分。你可能想要購買的有機農產品包括：

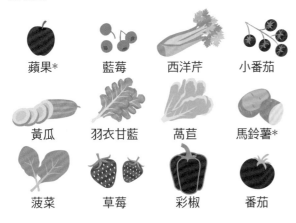

蘋果*	藍莓	西洋芹	小番茄
黃瓜	羽衣甘藍	萵苣	馬鈴薯*
菠菜	草莓	彩椒	番茄

*碳水化合物含量相當高：通常僅用於補碳法

草飼／牧養／放養／有機動物產品

由於你採用生酮飲食時，會攝取相當多的動物脂肪，因此很重要的一點是，務必攝取品質良好的肉品。最能夠保證品質的方式，就是讓動物自由漫步並攝取牠們天然的飲食，如牛就吃草和其他植物；雞鴨則會吃昆蟲與植物。

以傳統方式飼養的小牛，在出生後頭幾個月內會養在牧草地上，接著就會被送入飼育場，被餵食大量的玉米、以大豆為主的補充品、抗生素，以及包括生長激素在內的其他藥品。這麼做

當然有其目的：目標是要盡快讓牛長到超過約五百四十五公斤，接著送去屠宰場，以空出空間養更多牛。但很可惜的是，以穀類為主的飲食和牠們的消化系統格格不入，牛演化後發展出來的消化系統，是用來吃草和其他植物的，不是穀類。牠們以穀類為主的飲食往往會造成器官發炎，腸道菌種不平衡，出現大腸桿菌的問題。因此，綜合了牠們服用的藥物與所處的環境，這些毒素都會累積在動物的脂肪當中。

以傳統方式飼養的家禽則都關在籠子裡，被餵食穀類的飼料。牠們往往會接受抗生素治療，但美國食品藥品監督管理局則禁止在家禽身上使用生長激素。由於這些動物被關在籠子裡，因此沒有足夠的運動量，也沒辦法攝取天然的昆蟲與植物作為食物。

豬也和雞一樣，法律規定不能給予生長激素，但傳統的養殖方式都會給予抗生素，或是餵食穀類為主的飼料（往往是基因改造作物），並且含有廢棄物、化學添加物以及其他危險的成分，同時也養在擁擠的豬舍裡。

還是有許多異於傳統飼養動物的方式。「野放」、「不使用籠子」、「純天然」、「牧草飼養」、「有機」等，這些標示都有不同意義，但美國食品藥品監督管理局僅規範「野放」和「有機」兩種。

若要獲得「野放」的認證，家畜必須能夠到戶外去（但並沒有規範必須到戶外的最低時數限制，能夠到戶外，也不代表戶外有植被）。

要獲得「有機」認證，動物必須能夠到戶外去，不能給予抗生素或荷爾蒙，也必須給予有機飼料（這表示不能含有基因改造食品，種植時也不能使用農藥）。這並非表示牛隻是吃草或是從小到大都餵食牧草；吃牧草的牛，也不代表這些是有機的牛。

雖然「牧草飼養」與「人道飼養」這兩個標示並未獲得中央規範，卻很值得一看。

從我在飼育場看到的情形，以及閱讀過有關

傳統飼養家禽家畜的文章後，我選擇了草飼有機牛肉、牧養有機雞肉與蛋品，以及我認識農場主人的牧養豬肉，這些都是當地的牧場，而且我知道他們有妥善地對待動物。草飼動物的脂肪酸高過omega-3、共軛亞麻油酸（有助於改善某些健康問題，如癌症、氣喘、心血管疾病），以及飽和與不飽和脂肪酸（請見第132頁）。這些的抗氧化組合較為豐富，營養成分也較高。

但有機與草飼肉品往往較為昂貴，如果對你來說，購買這些優質的肉品會超出自己的預算，那也無妨。請購買較瘦的肉品，比免攝取儲存在脂肪當中的毒素，並且加入你自己的植物性油脂，如椰子油或酪梨油。

你可以從第115頁開始列出的清單裡挑選一些食物，選擇全食物來源以及良好的綠色蔬菜，就能輕鬆堅守低碳水化合物、高脂肪飲食，並且不會遇到麻煩！

至於海鮮方面，我偏好野生的而非人工養殖的，因為人工養殖的魚類所含的維生素D較少；omega-6較多（請見第133頁），可能會造成過多的發炎反應，與糖尿病、心血管疾病、阿茲海默症有關；當中含有的omega-3則少得多。

強效生酮食物

我將以下這些稱為強效食物，並且每天都會設法攝取二至三份。這些食物都有助於酮體的產生、燃燒脂肪、產生能量、平衡荷爾蒙，並且能夠增加營養素的攝取，而且不會讓你花上大筆錢，一舉三得！

未過濾的生蘋果醋

很棒的原因：能改善胰島素的敏感度，有助於減重。

使用方式：炒蔬菜時加一點醋；用醋來做沙拉淋醬；將醋倒在一碗牛絞肉裡，佐炒蔬菜。

我最愛的品牌：Bragg。

酪梨

很棒的原因：能降低罹患心血管疾病的風險，減少發炎反應。

使用方式：切片，撒上一點鹽與辣椒粉，用湯匙挖著吃；和椰奶、椰子油、一匙可可粉拌勻後享用；壓碎後加入檸檬和一點甜菊糖。

藍莓（補碳法的最佳食物）

很棒的原因：能保護人體免受自由基的傷害，可降低低密度脂蛋白的氧化。

使用方式：加入炭烤雞肉沙拉當中，就是一頓簡單的補碳晚餐；倒入一碗椰奶中，加一點香草精；和堅果或種子奶、膠原蛋白、一滴甜菊糖混合食用。

大骨湯（第151頁）

很棒的原因：減少發炎反應，改善睡眠。

使用方式：可以倒入冷凍矽膠冰塊盒中就能快速使用，無論是倒入馬克杯中微波，或是用在食譜當中都行；加入炒蔬菜中，用來煮你的晚間補碳餐（請見第38-43頁）。

我最愛的品牌：如果你沒空自製大骨湯，可以在熱飲當中加入吉利丁，或是做軟糖（第360頁）。我最愛的品牌是，Vital Proteins的膠原蛋白牛肉吉利丁。

花椰菜

很棒的原因：降低膽固醇及癌症風險。

使用方式：切碎之後，和碎牛肉與香料植物一起拌炒；也可以生吃，沾點美乃滋和蘋果醋吃。

註：花椰菜有致甲狀腺腫的特性，也就是可能會傷害你的甲狀腺。如果擔心自己有新陳代謝問題，最好將花椰菜煮熟之後再吃。

椰子油

很棒的原因：促進新陳代謝，減少飢餓感與對食物的渴望。

使用方式：可以和膠原蛋白一起加入你晚上喝的茶中；加一些香料後加熱，並放在容器當中冷卻，之後就可以用來作為香草奶油。

我最愛的品牌：Now Foods、Chosen Foods椰子油噴霧。

黑巧克力

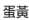

（100%生可可與／或無糖巧克力）

很棒的原因：富含抗氧化物質，可減少心血管疾病的風險。

使用方式：和一塊椰子奶油一起食用；切片放入碗中佐莓果食用；加入一把脂肪炸彈（第114頁）當中食用。

我最愛的品牌：Giddy YoYo HUNDO巧克力棒、Lily's Sweets無糖巧克力片。

蛋黃

很棒的原因：是盤子上最營養的食物，能夠讓你維持健康的膽固醇值。

使用方式：你可以像炒蛋一樣，炒成顏色最鮮豔的炒蛋；或是做成荷蘭醬，撒在蔬菜上；加入你的下一杯火箭燃料拿鐵（第386頁）中。

醱酵食物

很棒的原因：能促進眼部健康，促進腸道微生物相平衡，能夠改善消化功能。

使用方式：在一天中的任何時間飲用醱酵飲品；在沙拉或漢堡中加入德式酸菜、辣根、韓式泡菜、醃黃瓜等，或是將這些放在一盤肉品上。

我最愛的品牌：Bubbies德式酸菜、GT's康普茶、Wildbrine韓式泡菜、Kevita克非爾水

註：請選擇未殺菌的德式酸菜與韓式泡菜，你會希望裡面含有活菌！

亞麻籽

很棒的原因：平衡消化功能，減少飢餓感與對食物的渴望。

使用方式：準備一些亞麻籽肉桂馬芬蛋糕（第237頁）或是橄欖番茄亞麻籽佛卡夏（第338頁）。

我最愛的品牌：Bob's Red Mill。

註：亞麻籽當中含有某些成分，會與硫化物結合，可能會對甲狀腺造成傷害。如果你正在改善甲狀腺健康，請把亞麻籽當點心，偶爾吃吃就好。此外，每天吃幾茶匙亞麻籽，可以長時間吃無妨。如果你之前完全沒吃過亞麻籽，一開始請先攝取少量，再慢慢增加。

大蒜

很棒的原因：增強免疫系統。在治療白色念珠球菌時，有很好的抗菌效果。能夠讓血糖維持平衡，並降低與高血壓有關的氧化壓力。

使用方式：無論煮什麼都加些大蒜。

草飼牛油

很棒的原因：有助於減少脂肪，提供身體大量的抗氧化物。

使用方式：烤甘藍芽佐核桃「起士」（第354頁）；牛排佐牛油香草奶油（第284頁）、誘人漢堡（第286頁）、龐貝邋遢喬琳（第280頁）。

我最愛的品牌：EPIC。

羽衣甘藍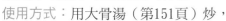

很棒的原因：富含維生素C，有助於膠原蛋白的合成，建構強健的骨骼。

使用方式：用大骨湯（第151頁）炒，待冷卻後食用；可以當作沙拉的基底；撒一點橄欖油、蘋果醋、鹽，用華氏三百度（攝氏一百五十度）烤十至十五分鐘，當作羽衣甘藍薯片吃。請勿生吃羽衣甘藍，如果要做沙拉、果昔或其他食譜中說用生羽衣甘藍的菜餚，請用熱水燙個二十至三十秒；可以在生酮奶昔（第381頁）當中加點羽衣甘藍。

肝臟

很棒的原因：有益眼部健康，可促進新陳代謝，富含大量營養。

使用方式：做「吃肝臟的唯一方式」（第258頁），或是放入食物料理機裡，絞碎後加入生的牛絞肉中混合後煎熟。

我最愛的品牌：你不愛吃肝臟？那你可以改吃Vital Proteins牛肝膠囊，不需吃肝臟就可以獲得上述好處。

生椰肉

很棒的原因：有助於維持消化系統健康，以及血糖耐受度的均衡。

使用方式：直接從椰子當中挖取食用；如果想要有濃一點的椰奶，可以和水混合；可切成小塊和蔬菜一起炒；加入沙拉當中。

抗性澱粉（僅用在補碳法中）

很棒的原因：抗性澱粉和一般澱粉不同之處，在於這種澱粉能夠抵抗消化，比較不會讓葡萄糖與胰島素上升。抗性澱粉能夠餵養腸道的細菌，有助於維持腸道菌種的多樣性，改善焦慮、發炎性腸道疾病、憂鬱、肥胖等等。熱量低，不會影響胰島素或是葡萄糖。

使用方式：抗性澱粉的形式有許多種，我最愛的形式是煮熟放涼的馬鈴薯或飯。

註：這些可以重複加熱，但溫度請不要超過華氏一百三十度（攝氏五十五度）以上。最佳選擇：用這些來做沙拉。

沙丁魚

很棒的原因：促進骨骼健康，富含能夠促進心臟健康的成分。

使用方式：做沙丁肉餡卷（第328頁），和美乃滋拌勻後食用，就像鮪魚沙拉一樣，或是在你最喜歡的油品當中油炸，翠綠凱薩沙拉佐脆酸豆（第269頁）。

紫菜

很棒的原因：能促進消化道的健康，維持甲狀腺健康。

使用方式：壓碎後撒在白花椰飯（第330頁）上；用來包裹新鮮蔬菜，就像壽司卷一樣；用來包裹你最喜歡的三明治內餡。

註：吃太多紫菜可能會讓你的身體攝取太多鉀，造成腎臟問題。所以，只要不在每餐當中都加入整盤的紫菜，應該就沒問題。

野生大西洋鮭魚

很棒的原因：有助於維持骨骼與關節的健康，促進腦部健康。

使用方式：做脆鮭魚排佐甜甘藍（第322頁）、黃瓜麵煙燻鮭魚沙拉（第275頁）、鮭魚蛋糕佐蒔蘿奶油醬（第326頁）。

註：比起人工養殖的鮭魚，野生捕捉的鮭魚中含有的發炎物質omega-6較少，並有較多鎂，以及較少的鉀。

二十五歲時的我相當害怕脂肪，再加上炸彈這個字對我揮舞著拳頭，實在是讓我嚇壞了。不過，我應該讓過去的自己冷靜一點，因為這東西實在太棒了！

脂肪炸彈
FAT

那麼，脂肪炸彈到底是什麼？是含有高脂肪、低碳水化合物、適量蛋白質的點心。事實上，當中的脂肪含量相當高，所含熱量的85％都來自脂肪。

脂肪炸彈可以是甜的，也能夠相當美味。甜的脂肪炸彈通常都是用椰子、巧克力、堅果奶油、種子奶油、澄清奶油、可可奶油、椰子油做的，並添加幾種天然的甘味劑，如赤藻醣醇、甜菊糖等。而許多美味的脂肪炸彈都由牛油、豬油、培根、酪梨、雞皮、香料所製成。

脂肪炸彈有許多種形式，可以是湯、片狀的、球狀的、餅乾、棒狀、塊狀等等。甜的脂肪炸彈往往都是放在矽膠模當中做出造型，相當有趣，可以做成各種不同的形狀與大小，不過你不一定要這麼做。任何提到需要矽膠模的脂肪炸彈食譜，都可以把食物做成片狀：你可以不需要把食材倒入矽膠模當中，而是直接倒入烤盤上，讓食材凝固成片狀，再剝成片狀食用。

脂肪炸彈能夠救你一命，在你剛開始踏上生酮之旅時更是如此。這些小小的發電機就像讓你欲罷不能的甜點，當中富含營養素與能夠讓你感到飽足的脂肪。出門在外或是移動時更是好用，只要抓把這些「狠角色」，就可以準備出門了。

請前往第390-392頁，了解更多脂肪炸彈食譜，任何時候都可以攝取。在手邊準備一些脂肪炸彈當作開胃菜，看看會怎樣。我的朋友和家人都很喜歡，常要我帶「那些肥滋滋的東西」給他們。

十年前，我最愛的點心是奶油夾心蘇打餅、水果軟糖、特大杯思樂冰。

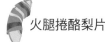
快速製作的點心

因此，現在我做出這份二十道快速製作的點心時，是覺得相當驕傲的。

每一道食材都很簡單，只要一起丟進碗裡就行了，大部分都不用煮。

 酪梨切對半，撒些橄欖油、鹽巴、胡椒

 火腿捲酪梨片

 豆薯薯條佐酪梨油美乃滋

 螞蟻上樹（芹菜、熟芝麻、堅果或種子奶油，若不加芝麻也可以）

 可可奶油鬆餅佐堅果或種子奶油

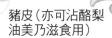 水煮蛋

 杏仁上撒可可粉、鹽、甜菊糖

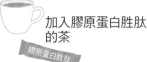 豬皮（亦可沾酪梨油美乃滋食用）

 培根捲黃瓜棒

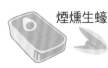 加入膠原蛋白胜肽的茶
膠原蛋白胜肽

  黃瓜片沾中東芝麻醬

煙燻生蠔

 橄欖

 胡桃上撒酵母菌調味料、中鏈脂肪酸油、鹽巴

 牛肉乾佐夏威夷豆

 酸黃瓜

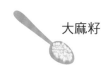 椰子奶油配藍莓

 葵花籽

大麻籽

杏仁奶油加奇亞籽

食物清單

我們可以把這個當作食物的大聚會。我製作了這個大表，讓你擁有豐富的選擇，讓你在採用生酮飲食時，感到綁手綁腳的機會就像讓豬會飛一樣低。

脂肪

 強效食物　（請見第111頁）

酪梨
牛油
黑巧克力（100%生可可與/或無糖）
亞麻籽

油　（請見第135頁）

杏仁油 ※
酪梨油 ※
奶油，草飼　乳
可可奶油/油
菜籽油　多 ※
雞油（食用），放養
椰子油
鴨油，放養
亞麻籽油　多 ※
澄清奶油，草飼　乳
鵝油，放養
榛果油 ※
大麻籽油　多 ※
豬油，牧草飼養
夏威夷核果油 ※
中鏈脂肪酸油
橄欖油 ※
棕櫚果油 ※
棕櫚仁油 ※
牛油/羊脂，草飼
核桃油　多 ※

其他全食物

酪梨
培根
橄欖

堅果/種子*

杏仁
巴西堅果
腰果　碳
奇亞籽
椰子
榛果
大麻籽
夏威夷豆
山核桃
松子　碳
開心果　碳
南瓜籽　碳
芝麻　碳
葵花籽　碳
核桃

堅果/種子奶油 ❗

杏仁奶油
巴西堅果奶油
椰子奶油
榛果奶油
大麻籽奶油
夏威夷豆奶油
山核桃奶油
葵花籽奶油　碳
中東芝麻醬　碳
核桃奶油

註：許多動物來源的蛋白質，也是良好的脂肪來源。

多　最好撒一點就好；含有大量多元不飽和脂肪酸（見第133頁）。

碳　最好撒一點就好；含有大量碳水化合物。

乳　如果你對乳製品有敏感現象，這可能不太適合你。

※　最好選擇冷壓的。

❗　請注意當中所含有的糖、麩質、防腐劑、乳製品！

*堅果與種子最好先泡水，接著用華氏150度（攝氏65度）烤一下；見第157頁。

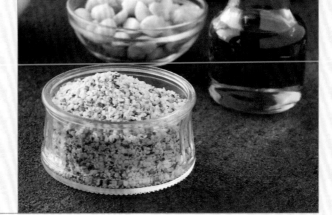

蛋白質

⚡ 強效食物 🌾
- 蛋
- 肝臟 💧
- 大西洋鮭魚（野生捕捉）
- 沙丁魚

（請見第111頁）

🐻 豬肉 🌾
- 培根（片狀或是長條狀）
- 豬絞肉
- 義式臘腸 ❗
- 豬肉粉（碎豬皮製成）
- 豬皮
- 豬肩
- 香腸 ❗
- 豬肋排

🐟 海鮮
- 螃蟹 💧
- 鯡魚
- 龍蝦 💧
- 鯖魚
- 海洋膠原蛋白
- 鮭魚（野生捕捉）
- 沙丁魚
- 烏賊 💧
- 鱒魚

🌲 野味
- 美國野牛
- 鹿
- 山羊
- 羊肉

🌱 植物性蛋白質＊＊
- 莧菜
- 大麻籽
- 豆類（請見第108頁）
- 小米
- 燕麥
- 豌豆
- 植物性蛋白粉
- 藜麥
- 螺旋藻
- 天貝 🌱
- 豆腐 🌱
- 野生稻

🐂 牛肉 🌾
- 牛腩
- 牛絞肉（30%脂肪）
- 肝醬
- 紐約客牛排
- 義式臘腸 ❗
- 肋牛排
- 烤肋排
- 肋眼
- 肋排
- 烤牛肉
- 香腸 ❗
- 側腹橫肌牛排丁骨牛排

許多肉販會自製香腸，不會添加其他糊狀物。

🥛 蛋白質粉 🌾
- 牛肉吉利丁
- 膠原蛋白
- 胜肽
- 蛋的蛋白質 ✓
- 蛋白的蛋白質
- 濃縮乳清蛋白 乳

（請見第125頁）

🐑 羊肉 🌾
- 腰內肉
- 沙朗（後腰脊肉）
- 肋排

🥚 家禽＊ 🌾
- 蛋
- 肝醬 💧❗
- 皮
- 帶皮大腿
- 帶皮全腿
- 帶皮雞翅

選擇顏色較深的肉品

請在植物蛋白質當中，加入健康的脂肪，就能成為最適合生酮飲食的蛋白質。

🌱 有機的。

🌾 最好是草飼或是牧草飼養；見第110與111頁。

✓ 不含荷爾蒙。

乳 如果你對乳製品敏感，這可能不太適合你。

❗ 請注意當中所含的糖、麩質、防腐劑、乳製品！

💧 非高脂肪食品，但往往作為適合生酮的食物。

＊包含雞肉、火雞肉、鴨肉、鴕鳥肉、雉雞肉。

＊＊不屬於燃脂組合，但如果對你有效，可以加入其中。此外，也含有大量的碳水化合物，所以請撒一點就好。

農作物：蔬菜水果

排序的方式，由碳水化合物含量最低排到最高。別忘了，如果你吃了覺得感覺很好，就不用計較自己吃了多少羽衣甘藍，才算是成功的生酮飲食！

⚡ 強效食物
蔬菜
- 花椰菜
- 大蒜
- 羽衣甘藍 碳 🌱

水果
- 酪梨
- 藍莓 碳 🌱
- 生椰子

（請見第111頁）

碳 一點就好；含大量碳水化合物。

🌱 有機的。

🌾 非基因改造。

🥦 輕碳水化合物，可隨意享用
蔬菜
- 朝鮮薊心
- 芝麻菜
- 蘆筍
- 青椒 🌱
- 白菜
- 花椰菜
- 包心菜
- 酸豆
- 白花椰菜
- 西洋芹 🌱
- 甜菜

- 芥蘭菜葉
- 黃瓜 🌱
- 白蘿蔔
- 茄子
- 菊苣
- 茴香
- 大蒜
- 大頭菜
- 萵苣 🌱
- 蘑菇
- 秋葵

- 櫻桃蘿蔔
- 大黃
- 紅蔥頭
- 菠菜 🌱
- 瑞士甜菜
- 蕪菁
- 櫛瓜 🌾

水果
- 橄欖
- 番茄 🌱

🍓 高碳水化合物，偶爾吃
蔬菜 碳
- 朝鮮薊
- 甜菜根
- 乾藍芽
- 冬南瓜
- 胡蘿蔔
- 塊根芹
- 豆薯
- 羽衣甘藍 🌱
- 洋蔥
- 南瓜

- 蕪菁甘藍
- 魚翅瓜

水果 碳
- 黑莓
- 小紅莓
- 檸檬
- 萊姆
- 覆盆子
- 草莓 🌱
- 西瓜

選擇性補碳

要了解更多有關補碳的觀念與準備食物方式，請前往healthfulpursuit.com/carbup下載更多補充的「補碳菜單」pdf檔。

澱粉類

橡實瓜	栗子南瓜
葛根	防風草
木薯粉	馬鈴薯
木薯/絲蘭/樹薯	地瓜
花生南瓜	蕃薯粉
綠香蕉粉	白米*
綠芭蕉	地瓜

水果

蘋果 🌱	棗子	香瓜
杏桃	無花果	柳丁
香蕉	葡萄	梨子
櫻桃	奇異果	

甘味劑

椰子糖
蜂蜜（未殺菌）
楓糖漿
雪蓮果糖漿

*不屬於燃脂組合，但如果對你有效，可以加入其中。　🌱 有機的。

其他

⚡ 強效食物（請見第111頁）

蘋果醋
大骨湯（第151頁）
醱酵食物（韓式泡菜、德式泡菜、康普茶、克非爾水）
紫菜

🥛 飲料

杏仁奶
椰奶，低脂或全脂
汽水加入甜菊糖
氣泡水
茶

🫙 食品櫃物品

可可碎粒
可可粉
巧克力脆片，以甜菊糖調味
昆布麵
檸檬萃取液
檸檬汁
營養酵母調味料
香草精

🫘 點心（請見第114頁）

椰子片，無糖
黑巧克力（100%生可可與/或無糖）
羽衣甘藍片 [碳]
肉條（Paleovalley牌）
堅果與種子奶油，無糖
酸黃瓜 ❶
豬皮（用可接受的油來烹煮）
海苔 ❶
無糖肉乾（EPIC牌肉棒或肉角）

香料

綜合香料粉	大蒜粉
月桂葉	薑粉 [碳]
黑胡椒，磨碎	灰海鹽或喜馬拉雅
紐奧良綜合香料（請見第230頁）	岩鹽
豆蔻	肉豆蔻，磨碎
紅椒粉	洋蔥粉
辣椒粉	紅椒片 [碳]
中式五香粉 [碳]	調味鹽（請見第117頁）
肉桂，磨碎 [碳]	煙燻紅椒粉
丁香	薑黃
香菜籽	香草粉
小茴香	
咖哩粉（請見第233頁）	

🧈 乳製品*（請見第147頁）

奶油（草飼）
澄清奶油（草飼）

🌿 甘味劑**

赤藻糖醇
羅漢果
甜菊糖，不含酒精
木糖醇

🌱 新鮮香草

羅勒	薄荷	鼠尾草
蝦夷蔥	奧勒崗葉	龍蒿
香菜	巴西利	百里香
蒔蘿	迷迭香	

調味料

酪梨油美乃滋
紅酒醋 [碳]
椰子醬油
魚露
辣根
辣醬
芥末醬
番茄醬 ❶
白酒醋

[碳] 最好撒一點就好；含有大量碳水化合物。

❶ 請注意當中所含的糖、麩質、防腐劑、乳製品！

*不屬於燃脂組合，但如果對你有效，可以加入其中。請選擇高品質、草飼的產品。

**液體的形式最佳；當中不含大量碳水化合物的麥芽糊精與葡萄糖。

甘味劑

在我們開始討論各種不同的甘味劑之前，我想要和你聊聊有關無糖的事。

如果你已經過了高脂肪、低碳水化合物生活好一陣子了，很可能會注意到你不會像以前一樣想吃甜食，如果你學會了聆聽自己身體的聲音，更是如此。如果你是無甜不歡的人，看到沒吃過的甜食就想吃，或是每天上餐廳的人，要立刻把糖從日常生活當中排除，實在是不切實際的目標。我們真的必須擬定實際的目標。

如果你剛踏入生酮的世界，請慢慢來，看看怎麼做對你比較有效。我偶爾還是會吃點糖。事實上，現在已經是晚上十一點了，我坐在地板上，盤著腿，帶著抗藍光眼鏡，旁邊有杯自製的花草茶拿鐵，裡面加了點楓糖漿。關鍵在於，我現在的狀況適合喝點碳水化合物：現在很晚了，碳水化合物能幫助我好好入眠，我也已經好幾天沒有攝取碳水化合物了（要了解更多在夜間攝取碳水化合物以及補碳的好處，請見第二章）。

下方列出的甘味劑都相當適合生酮飲食，能幫助你在適應生酮飲食的過程當中享受一些點心。雖說如此，如果你能過著不繞著甘味劑打轉的日子，生活會變得更好，即使這些東西「適合生酮飲食」也一樣。如果你想要吃點甜的，可以吃一碗新鮮莓果，或是一片奇異果加上一些椰子粉。在我自己的經驗裡，較甜的全食物總是比用下方甘味劑做的點心好上許多。你的生活當中，吃到甜的東西越少，你就越不會想要吃甜的。

> 如果你在麵包店裡，想著哪種傳統的甘味劑比較好，請選擇糙米糖漿（如果你對穀類不會過敏的話）、葡萄糖（如果你對玉米不會過敏的話）、楓糖漿。這些甘味劑當中所含的果糖不多，因為過多的果糖會損害肝臟，增加胰島素阻抗的風險，加速老化，促進發炎反應，造成腸道細菌過度增生。楓糖漿則含有某些礦物質與營養素。

好的，現在就讓我們來看看一些適合生酮的甘味劑，讓你能在擁有足夠的資訊做出最佳的選擇。這些都是天然的甘味劑，其中會對血糖造成影響的只有木糖醇以及麥芽糖醇。整體而言，所有這些的甘味劑，甚至包括木糖醇和麥芽糖醇在內，對血糖的影響都比其他甘味劑來得小，如白糖、龍舌蘭蜜等等。

赤藻醣醇
評分：★★★★☆

赤藻醣醇和其他醇類不同，會在小腸當中分解；由於不會進入大腸當中，因此不會和其他糖醇一樣造成消化問題。這對那些有消化道不平衡問題的人來說，是良好的選擇。但有件事情要在此提醒：如果你有腎臟問題，請在攝取赤藻醣醇之前先詢問過醫師。此外，如果你對玉米過敏，最好使用其他甘味劑，因為這種成分來自玉米。

菊糖
評分：★★★★☆

萃取自菊苣根部。如果你對可醱酵的寡糖、雙糖、單糖以及多元醇（第128頁）敏感，請特別留意。我喜歡菊糖的原因，是因為這種糖焦糖化之後的狀態和白糖一樣，烘焙時相當有趣。這種糖也有造成腹瀉的效果，所以最好和其他甘味劑如甜菊糖一起使用。菊糖經常和甜菊糖一起用於烘焙食品。

麥芽糖醇
評分：★☆☆☆☆

嚐起來和糖的口感相當接近，這就是為何許多市面上無糖產品都使用這種甘味劑。這種成分可能造成消化問題，如脹氣、腹瀉、腹部疼痛等。我永遠忘不了有一次看電影前，買了一包Red Vines牌的甘草糖，以為是普通的甘草糖，在看電影時，把整包都嗑光，在衝到廁所四次之後，才發現自己意外買到了糖尿病患者可食的（麥牙糖

醇為甘味劑）甘草糖。這裡列出來的所有選擇當中，麥芽糖醇是最可能會讓你血糖上升的種類。這點再加上腹瀉的效果，讓我差點不想把這種甘味劑列在書裡。

羅漢果
評分： ★★★★★

羅漢果又稱為神仙果。這種東西不好買，但不妨去亞洲人開的商店找找看。買到純的羅漢果是最好的，否則當中可能混合了許多你不想要的成分。

甜菊糖
評分： ★★★★★

經證實有降低血壓與發炎反應的功能，雖然支持這點的研究仍不多。你可以用100%的甜菊糖和其他甘味劑混合。我喜歡不含酒精的滴劑形式，或是未經加工處理的碎甜菊葉。

木醣醇
評分： ★★★☆☆

這是類似赤藻醣醇的另一種醣醇，不會讓血糖上升。如果你第一次攝取木糖醇後出現腹痛的感覺，可能是你攝取太多了。我們的身體具有能夠分解木醣醇的酶，但如果平常沒有使用，需要一點時間才能讓分泌量增加。如果體內的這種酶不夠多，就會出現腹痛的問題。另一種可能是，木醣醇的品質不佳。請找來自樺木、北美樺樹、南瓜（如果你對樺樹過敏）的木糖醇，這些來源當中不會含有玉米。給寵物主人的提醒：木醣醇對狗具有相當大的毒性，請務必不要讓狗吃到。

你會發現，我在這份清單中沒有列出三氯蔗糖、阿斯巴甜、糖精。那些都是人工合成的甘味劑，我很肯定人工甘味劑無法幫助我們療癒與變得更好。如果你攝取很多加了三氯蔗糖的低碳水化合物食品，表示你是該避免攝取這些食品了。

酒精

你可以適量飲酒。偶爾喝點小酒，或許有助於降低下列的風險：

· 冠心病
· 第二型糖尿病
· 骨萎縮
· 認知功能障礙
· 勃起功能障礙

請注意，我說的是「偶爾」與「或許」，我不會以強化骨骼的名義，要你和朋友大喝特喝。所有酒精能帶來的健康好處，有些也能透過採用高脂肪生酮飲食獲得。

此外，如果你想減重，或是想要適應脂肪，那麼喝酒或許會讓你的進展變得緩慢。我這裡說的「或許」代表「一定」。原因很簡單：酒精是你身體最先燃燒的燃料，優先順序高於碳水化合物或脂肪。這不會讓身體完全停止燃燒脂肪，但確實會讓速度變慢，直到酒精用完為止。所以，在酒精燃燒完畢之後，你就會立刻回到燃燒脂肪的狀態，或是繼續邁向適應脂肪之路。然而，對有些人來說，喝酒還是會讓減重的過程暫停好幾天，或是讓你得從頭開始。

如果你是那種對酒精的反應不佳，或是不知道什麼時候該停的人，或是你正在設法轉換為燃脂的模式，我會建議你避免喝酒。我自己曾經喝過很長一段時間的酒。

小心選擇酒類

想要偶爾和朋友喝點酒嗎？以下這些是最受歡迎的酒，我列出了這些會對你的高脂肪、低碳水化合物生酮飲食造成什麼影響。

由於酒的品牌與種類繁多，有時候列出的熱量、碳水化合物量、糖分含量會是一個範圍。

所以，許多公司拒絕分享產品的營養成分資訊。我根據可獲得的資訊，列出下列範圍，但有些品牌酒類的數值會超過這個範圍。

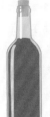

香檳
容量：120毫升
熱量：90
碳水化合物含量：1.6公克
糖分：0.8公克
最佳選擇：自然干（BRUT NATURE，糖分只有0-3公克/升）、天然干（BRUT，糖分不超過15公克/升）

紅酒
容量：150毫升
熱量：125
碳水化合物含量：3.8公克
糖分：0.9公克
最佳選擇：卡本內蘇維濃（CABERNET SAUVIGNON）、梅洛（MERLOT）、黑皮諾（PINOT NOIR）

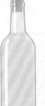

威士忌、波本威士忌、白蘭地、蘇格蘭威士忌、干邑白蘭地
以八十酒度（酒精含量40%）為準
容量：30毫升
熱量：64
碳水化合物含量：0公克
糖分：0公克

研究結果證實，波本威士忌、雅馬邑白蘭地、干邑白蘭地中，有抗氧化活動發生

最佳選擇：加冰塊飲用；威士忌加喜菲亞零卡可樂；白蘭地加蘋果醋、水、甜菊糖；蘇格蘭威士忌加喜菲亞薑汁汽水與萊姆汁；干邑白蘭地加水、檸檬汁、甜菊糖

詳見第121頁，以了解更多低糖調和飲品

白酒
容量：150毫升
熱量：120
碳水化合物含量：3.8公克
糖分：1.4公克
最佳選擇：夏多內（CHARDONNAY）、灰皮諾（PINOT GRIGIO）、白蘇維濃（SAUVIGNON BLANC）

淡啤酒
容量：350毫升
熱量：104
碳水化合物含量：6公克
糖分：0.3公克
最佳選擇：BECK'S PREMIER LIGHT、BUD SELECT、COORS LIGHT、MICHELOB ULTRA、MGD

伏特加、琴酒、透明／深色蘭姆酒
以八十酒度（酒精含量40%）為準
容量：30毫升
熱量：64
碳水化合物含量：0公克
糖分：0公克
最佳選擇：加冰塊飲用，伏特加加上香草類植物與水，琴酒加上礦泉水與檸檬汁，蘭姆、喜菲亞零卡可樂

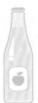

蘋果酒
容量：350毫升
熱量：99-200
碳水化合物含量：1-30公克
糖分：1-24公克
最佳選擇：BULMER'S ORIGINAL、MERCURY DRY、STRONGBOW低碳蘋果酒

普通啤酒
這裡省略了CROFT及IPAS兩家啤酒，因為它們包含大量的碳水化合物。
容量：350毫升
熱量：150
碳水化合物含量：9-13公克
糖分：0-10公克
最佳選擇：RHINEBECKER EXTRA、MIGUEL

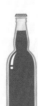

司陶特啤酒
容量：350毫升
熱量：200
碳水化合物含量：20-25公克
糖分：10-15公克
最佳選擇：BROOKLYN DRY IRISH STOUT、UINNESS DRAUGHT

海灘陽傘單杯酒飲
我會加入這一項，是要讓你看看當中所含的糖……好多糖啊！
容量：350毫升
熱量：300-780
碳水化合物含量：30-90公克
糖分：13-85公克

- 你覺得香檳甜度不夠嗎？你可以加入一滴不含酒精的甜菊糖，會讓酒變得甜一點，但是卻不含糖。
- 酒精會讓你脫水，所以在你喝酒之前，或是喝酒之後務必立刻多喝點水。
- 如果你已經採用高脂肪／低碳水化合物生酮飲食一段時間了，那麼切記，你現在變成了喝酒的羽量級選手！在適應脂肪之後第一次喝酒請必留意，因為你的身體能處理的酒精量沒有以前多。
- 有機紅酒宣稱含有比較多的抗氧化物，含有的有毒黴素比較低，這表示這種酒對你比較好。

- 可和威士忌、波本威士忌、白蘭地、蘇格蘭威士忌、干邑白蘭地、伏特加、琴酒、蘭姆酒調和的低糖飲料有：克非爾水、康普茶、喜菲亞甜菊糖調味汽水、礦泉水、柑橘精油、檸檬汁、無糖小紅莓果汁、椰奶、蘇打水、黃瓜水、西瓜片。你也可以在酒當中放些新鮮香草，或是滴幾滴甜菊糖增加天然的甜味。
- 白酒當中的酚類與抗氧化物比紅酒少。
- 淡啤酒是什麼比較淡？是酒精。酒精濃度不到5％的被歸類為「淡」。

- 淡啤酒當中的酚類與抗氧化物同樣比較少。
- 大部分的啤酒和司陶特啤酒當中都含有麩質。如果你想避免攝取麩質，或是有乳糜瀉的問題，請改喝蘋果酒。
- 蘋果酒當中含有大量的抗氧化物，但請注意，「乾」蘋果酒當中含有大量的糖。
- 大家都認為啤酒的顏色越淺淡，含有的碳水化合物就越少。但可惜的是，啤酒的顏色不一定等於碳水化合物的含量。

椰子產品

我開始研究椰子產品代替堅果、乳製品等等時，開始對手邊有的這些選擇感到困惑。椰子油和椰子奶油有何不同？什麼是椰子抹醬？什麼是椰奶？椰奶和椰子油有什麼不一樣？我現在要先把這些暫時擱在一邊。

椰子拯救了我的無奶生酮生活無數次。現在，我希望椰子同樣也能幫上你的忙。

椰奶

這種乳狀的東西，是由乾燥的椰肉混合製成，當中許多油脂成分都已經移除了。全脂的椰奶很適合用於需要2%或全脂牛奶的食譜裡，而淡椰奶則很適合需要低脂或1%牛奶的食譜裡。用椰奶取代乳製品時，比例為一比一。

椰子奶油／抹醬

在室溫下呈現固體狀，看來有些許的纖維。椰子奶油是由碎椰肉製成的。椰子奶油之於椰子，就像花生醬之於花生一樣，是白巧克力的良好替代品。

椰子水

椰子水就是切開椰子後想要喝的東西：就是椰子當中的「汁液」，是椰子當中所含的水分。其中含有的碳水化合物量較高，脂肪不多，適合作為鮮果昔的基底，當中含有大量的電解質，是很棒的運動飲料替代品。但請留意，其中的碳水化合物與糖的含量！

椰漿

這種高脂肪、濃稠、打發奶油般的產品，是由乾椰肉混合打成的，就像椰奶一樣，但保留較多的油脂，好讓質地變得較為黏稠。可用一比一的比例代替任何使用奶油的食譜。雖然你可以買到現成的椰漿，但也可以用全脂的椰奶自行製作。放置冷卻二十四小時以上，表面就會形成一層乳狀物，你只要用湯匙挖出來使用即可。

椰絲

一如其名，就是乾燥後切成一絲一絲的椰子肉。細的椰絲可用來代替含有椰子粉的食譜，長的椰絲則適合當作自製燕麥片（第244頁）與其他點心的基底。

椰粉

將椰子肉脫水乾燥後磨碎，成為非常乾燥、無顆粒、低碳水化合物的粉末。由於非常乾，因此要用椰子粉來烘焙與料理相當困難。能否成功使用椰粉的關鍵，在於是否加了足夠的蛋（或無蛋的替代品）。當中淡淡的椰子味，也讓椰粉能夠成功融入甜點或美味的烘焙食品中，也很適合用來作為雞肉、魚肉、其他蛋白質外表的酥皮。

椰子油

在室溫下呈現固體狀，是一種從椰肉提煉出來的油脂。椰子油之於椰子，就猶如橄欖油之於橄欖。可用一比一的比例來代替奶油。

中鏈脂肪酸油（MCT油）

MCT油就是中鏈脂肪酸油，這種油品當中富含這種脂肪酸。這種油的來源是椰子油與棕櫚油，這種無色無味的油品往往是用來增進酮體的產生。可用於自製的沙拉淋醬，噴灑一些在烹飪好的菜餚上，或是加入到你的火箭燃料拿鐵（第386頁）中。這種油品可用於華氏三百二十度（攝氏一百六十度）的烹飪。

椰奶
- 奶油狀。
- 由乾椰子肉去除油脂後混合製成。

椰子奶油
- 濃稠的奶油，就像打發的奶油一樣。
- 由乾椰子肉保留油脂後混合製成。

椰子油
- 室溫下為固體。
- 椰子油之於椰子，就猶如橄欖油之於橄欖。

椰奶油
- 室溫下為固體狀。
- 由碎椰子肉製成。

椰絲
- 塊狀的椰子肉。
- 椰肉切絲後乾燥。

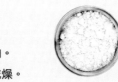

椰子粉
- 極度乾燥的麵粉替代品。
- 椰肉，磨碎後乾燥的成品。

椰子水
- 液態。
- 是椰子的汁液。

醱酵食品

請把醱酵食品視為長期腸道健康的門票：醱酵食品可以餵養腸道的益菌，藉此維持平衡的微生物菌種。你的腸道健康會展現在全身各處的健康狀況上。

擁有健康的腸道，並定期用醱酵食物與生酮飲食維持腸道健康，擁有下列的好處：

- 維持行為與心情穩定
- 促進正面積極沒有疾病煩擾的生活
- 控制血糖
- 減少肥胖的風險

醱酵食物當中富含營養素，包含維生素B以及維生素K₂（能夠減少動脈斑塊）。這些食物有助於避免發生感染（在感冒流感季尤其實用），抑制白色念珠球菌以及其他酵母菌的生長，讓你維持穩定，並且能替身體排解其他毒素，把重金屬與其他毒素排出體外。

醱酵食品也能夠降低食品本身造成過敏的程度。所以，對於無法耐受乳製品的人來說，優格相對容易消化。

如果你每一餐都吃醱酵食物，那麼就可以代替益生菌的補充品，讓你省下一大筆錢。

> 如果你之前沒吃過醱酵食品，可以從少少的一茶匙開始嘗試，慢慢增加到每餐半杯（一百二十毫升）的量。

幾乎所有的食物都可以拿來醱酵，無論是蔬菜、茶、水、牛奶都可以。

如果從商店當中購買醱酵食物，請務必注意這些關鍵字：「未殺菌」、「醱酵」、「生」、「有機」等等。

你也可以上網搜尋，用wikiHow、Cultures for Health、Nourishing Days等網站提供的方式自製醱酵食物。由於商店中購得的醱酵食品以及醱酵劑品質良莠不齊，所以務必要找品質良好的來源。

醱酵

醱酵的過程能夠自然保存食品，同時又增加對健康帶來的益處。

醋酸醱酵

細菌消耗酒精之後，留下的醱酵液體。
例如：醋

乳酸醱酵

使用乳酸菌，所有在土壤／泥土中生長的植物皆含乳酸菌，也是乳製品裡自然存在的菌種。
例如：韓式泡菜、德式泡菜、酸黃瓜（非傳統）、優格＊、起士＊

共生醱酵

細菌與酵母菌攝取糖分之後產生酒精。
例如：克非爾水、康普茶

酵母醱酵
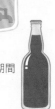
酵母菌消耗糖分之後，產生二氧化碳，視醱酵期間長短，會讓產品產生氣泡。
例如：啤酒、葡萄酒、天然酵母麵包＊＊

可用來醱酵的食物

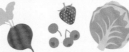

甜菜根＊　莓果＊　包心菜　胡蘿蔔＊　印度甜酸醬＊

調味醬，如美乃滋、芥末、莎莎醬　黃瓜　乳製品＊　蛋　魚

大蒜　辣醬　果汁＊　韭菜

洋蔥　櫻桃蘿蔔　茶　番茄　水

＊ 含大量碳水化合物，請偶爾享用就好
＊ 並不是以脂肪為燃料組合的一部分，但如果對你有效，請加入無妨

醱酵食品的益處
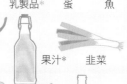

- 餵養腸道的益菌，維持腸道健康
- 腸道健康＝消化良好、心情穩定、血糖穩定、降低肥胖的風險
- 富含維生素B以及維生素K₂
- 比起未醱酵的食物，造成過敏的機率較低
- 有助於預防感染
- 抑制白色念珠球菌

我愛的品牌是Caldwell Bio Fermentation與Body Ecology。

> 大部分醱酵食品中都會使用糖，製作過程中雖消耗殆盡，但在最後的成品裡，仍有少數的殘留。如果購買現成的醱酵食品，請務必閱讀產品的標示。如果在家自製醱酵食品，雖然無法得知最後殘留的糖有多少，但醱酵的時間越久，食物當中的含糖量就會越少。

鹽

現在你該排除對鹽的恐懼了！我們的身體需要有鹽才能把養分運送到細胞中，並穩定血壓、維持血糖穩定等等。現在既然你吃的是全食物，不吃加工食物，那麼所攝取的鹽分必定比所需的會低上許多，所以你可以也應該在餐點當中加入鹽巴。即使我認為自己食物中所含的鹽已經夠了，但我還是會多加一些。沒錯，我甚至會在水、茶、咖啡當中加一些。

但請你等等！不是所有的鹽都一樣。

精鹽

經過大量的加工處理，去除了鹽當中許多你需要的物質，而且這種鹽通常經過漂白、加熱處理，並添加矽酸鈣以避免變潮。所以，請避免攝取這種鹽。

加碘的食鹽加入了碘這種你身體需要的礦物質，但你可以選擇灰海鹽，因為當中富含碘，且經過的加工處理程序比精鹽少。

比起攝取海鹽，你每攝取一公克的精鹽，身體必須使用細胞中二十三倍的水來中和，因此可能造成腎臟問題、膽結石、關節炎、痛風、橘皮組織等。我學到什麼教訓？就是購買現成的鹽類產品時，請買沒有添加鈉的產品，並加入自己的健康鹽中使用，外出時也是一樣。許多餐廳替你備餐時，可以不加鹽，你就可以在餐點當中加入自己的鹽。

猶太鹽

比起精鹽，加工處理的程序稍微較少，但營養成分卻差不多。許多人在吃肉類時，會使用這種鹽來代替海鹽，因為鈉的味道比較夠。但大致而言，在營養方面的功效卻沒有明顯的差別。我會避免使用這種鹽。

海鹽

直接從蒸發的海水或是地下鹽礦當中取得，這種鹽通常經過的加工程序最少。最好在烹飪完之後再加，才能保有獨特的風味。使用海鹽讓我擔心的一件事，就是我們的海洋污染越來越嚴重了，所以我對海鹽的純度沒有百分之百的信心。然而，這種鹽仍比精鹽健康安全許多。

在我自己的食譜當中，包括本書當中的食譜，都使用灰海鹽。這種海鹽富含礦物質，含有的雜質最少。

喜馬拉雅玫瑰鹽

這種鹽當中富含礦物質，在其他種類的鹽中相當罕見。喜馬拉雅岩鹽以淺玫瑰色著名，而且越來越受到大家的歡迎。這種鹽生成的時間遠在二億五千萬年前，表示當中絕不含有毒物質與污染物。

喜馬拉雅岩鹽向來是我的首選，不過我後來發現在處理過程中，某些鹽中的含氟量高過其他種類。我們不希望體內有氟進入，因為氟會抑制碘，影響甲狀腺功能，減緩我們的新陳代謝，並且影響性荷爾蒙的平衡。

然而，我無法找到日常食用的喜馬拉雅玫瑰鹽中的含氟量標示。所以我在每日的生酮檸檬汁（第380頁）中，一直用San Francisco Salt Company出產的喜馬拉雅玫瑰鹽。

請把喜馬拉雅岩鹽視為身體能夠立即辨認與使用的生物同質性補充品。這也就是為何生酮檸檬汁當中的主要成分就是這種鹽！

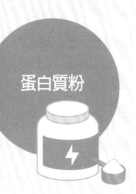

蛋白質粉

如果你享受過蛋白質均衡帶給你的力量（如果還沒有的話，請回去閱讀第36-37頁），那麼現在就該來談談蛋白質粉，以及這些產品在平衡公式當中扮演的角色。蛋白質粉是你在下列狀況發生時的良好選擇：

· 你除了每天吃得下的鮭魚、草飼牛肉等等外，還需要更多蛋白質。
· 你覺得蛋白質量更多時，狀況會更好，但卻無法負擔每次都購買草飼肉品的費用。
· 你的消化功能，如胃酸與膽汁的分泌不佳。
· 你經常到處奔波，不太容易攝取均衡的飲食。
· 你喜歡旅行，但知道食物的選擇有限。
· 你正在尋找能夠促進整體健康的蛋白質產品，讓你能夠一舉兩得！

我在這裡要說的，並非你可以用蛋白質粉取代所有的蛋白質來源。

我經常看到有人使用差強人意的蛋白質粉取代品質良好的肉品，完全不考慮品質，或希望獲得全食物來源蛋白質，如良好草飼牛肉的好處，卻過度倚賴蛋白質粉（無論品質好壞）。

品質決定一切，就蛋白質粉而言尤其如此。當然，你可以使用僅含蛋白質的粉末產品，或是選擇同時含有蛋白質，同時又有均衡維生素、礦物質、重要營養素的產品，以促進你的健康。

如果你要進一步了解蛋白質粉，以及最符合自己需求的選擇，請前往healthfulpursuit.com/proteinpowder網站，我在上面準備了許多免費資源供你參考。

啪！
擁有蛋白質
的力量

· 加入鮮果昔或是生酮奶昔（第381頁）中。
· 和椰奶、中鏈脂肪酸油、無酒精甜菊糖一起加入雪克杯中混合飲用。
· 加入冷水或熱茶當中攪拌均勻後飲用。
· 用來代替食譜中四分之一的麵粉。
· 加入你要做的酪梨布丁（第146頁）中。
· 加到一些脂肪炸彈中。
· 加到「冰淇淋」的點心中！將四分之三杯（一百八十毫升）杏仁奶、十五顆冰塊、一匙香草蛋白粉、二大匙無糖可可粉、二茶匙奇亞籽、一至二滴無酒精奇亞籽、一至二滴甜菊糖混合後即可享用。
· 做火箭燃料拿鐵（第386頁）時，用來代替膠原蛋白。請注意，加入的蛋白粉不要超過十公克，否則會中斷你的斷食！

如果你很在乎自己是否達到蛋白質的目標，特別是在你採用打氣生酮法（第47頁）時，你或許偶爾會需要依賴蛋白質粉的協助。你不需要在當地的營養補充品店貨架上搜尋半天，而是可以直接根據自己的需求，到我的網站healthfulpursuit.com/proteinpowder選擇你所需要的產品。

所有的蛋白質粉都是屬於「營養補充品」的範疇，所以美國政府對於內容物的規定相當寬鬆。
因此，很重要的一點是，你必須注意蛋白質粉的來源，以免攝取到有毒的物質，如合成代謝類固醇、汞、鉛、砷等。
在我的書中，「草飼」、「不含荷爾蒙」這兩個標籤在挑選蛋白質的品質時非常有用，但你也要先打聽一下該公司的信譽。

膠原蛋白

膠原蛋白是你體內結締組織當中的一種蛋白質，那是一種纖維蛋白的支持結構，能夠用來支持身體的許多組織，如肌肉、骨骼、韌帶。隨著老化，身體產生的膠原蛋白會越來越少，造成我們出現皺紋與皮膚的皺褶。

膠原蛋白胜肽也經常稱為「膠原蛋白」，可以加入到冷飲與熱飲中，在冷飲當中並不會凝結，或是改變質地。但含有膠原蛋白的吉利丁在冷飲當中就會變成凝膠狀，因此加在熱飲中比較合適（如第386頁的火箭燃料拿鐵），或是做成軟糖（就像第368頁的凍檸茶軟糖）。

無論你選擇哪一種形式，兩種形式當中都含有胜肽這種短鏈胺基酸。這些天然的胜肽具有高度的生物利用性，很容易消化，也能夠溶解在冷水中。想想，這是最具強效、營養、支持消化的蛋白粉……而且沒有任何味道。唯一的差別是，吉利丁產品是「膠狀」，僅含膠原蛋白的產品則不是。

使用膠原蛋白能夠促進：

- 骨骼與關節的強健。那是脯胺酸與甘胺酸的來源，兩者皆為建構軟骨的原料，也是運動過後補充能量的重要來源。
- 明亮（無皺紋）肌膚。增加肌肉的含水量，預防皮膚發生皺紋，並且能夠維持皮膚健康。
- 減重。由97%有利生酮的純蛋白質組成，能夠幫助維持飽足。你也可以用膠原蛋白來代替蛋白粉！
- 能刺激荷爾蒙分泌，擁有良好的睡眠狀態。

我最愛的膠原蛋白與吉利丁品牌為Vital Proteins。

蛋的蛋白

當中含有的碳水化合物最少，也不含脂肪，蛋的蛋白粉是低碳水化合物飲食者的夢幻逸品！當中也不含乳製品，是那些對乳清（請見第127頁）過敏者的良好選擇。

但很可惜的是，市面上很難找到全蛋蛋白粉，也就是同時含有蛋白與蛋黃的蛋白粉，這種組合能夠含有更多養分。

不過，比起傳統住在雞舍中的蛋雞，放山雞雞蛋製成的蛋白粉，仍然含有較豐富的維生素A、B、D、E。

我認為，如果有人每天攝取大量的蛋白粉，很可能會出現缺乏生物素的狀況，如掉髮、憂鬱、臉部膚色暗沉等等，因為生蛋白當中含有干擾身體利用生物素的物質。

使用來自養殖場的雞蛋也具有某些風險，例如，可能會有沙門氏菌，或是使用抗生素等等。但整體而言，雞蛋的蛋白仍然是蛋白質粉的良好來源。

我最愛的品牌為Paleo Pro與NOW Foods。如果要了解這兩個品牌為何是我的首選，以及相較於其他蛋白質粉品牌，這兩個牌子能夠為健康帶來哪些好處，有什麼特色，請造訪healthfulpursuit.com/proteinpowder。

植物性蛋白

現在，我們先跳過植物中的蛋白質含量不談，假裝花椰菜當中所含的蛋白質多過牛排。但含有的蛋白質較多，並不表示我們的身體能夠利用全部的蛋白質。

有八種重要的胺基酸是人體無法自行製造的，因此都必須要由食物當中獲得。大部分植物來源的蛋白質，含有這些胺基酸的量都較低，或甚至完全不含這些胺基酸。但假設你選擇的蛋白質粉含有所有的重要胺基酸。首要之務，就是檢查這些胺基酸是否平衡，這些應該列在產品標示上。我們想要看到的有亮胺酸、離胺酸、酪胺

酸，之後是異亮胺酸、半胱胺酸、蘇胺酸、纈胺酸，其中含量最少的應該是酪胺酸。如果這些都按照這樣的順序列出，你就知道蛋白質粉至少提供了你足量每日所需的蛋白質（如果你也攝取動物性蛋白質，就不用擔心這點——你多半輕易就能夠達到重要胺基酸的需求量）。

所以，你的植物性蛋白質當中，若含有所有這些重要的胺基酸，其組成的比例便能夠發揮良好的效果。但很可惜，這些蛋白質的生物可利用性，還是低於其他動物性蛋白質，如乳清蛋白、膠原蛋白、蛋的蛋白等。這表示身體無法主動利用你攝取的每一分蛋白質；有些會浪費掉，身體無法吸收產品標示上的全部蛋白質。

下表中列出了人體能夠消化吸收的比例（1=100％）。

蛋白質	PDCAAS*
蛋	1.00
酪蛋白	1.00
乳清蛋白	1.00
大豆蛋白	1.00
豌豆蛋白萃取物	0.89
蔬菜	0.73
豆類	0.70
米	0.50

*蛋白質消化吸收率修正胺基酸分數

蛋白質消化吸收率修正胺基酸分數，可用來衡量某項蛋白質來源能被人體利用的程度。

然而，表中計算的是兒童的胺基酸需求量，因為兒童最需要均衡的胺基酸。老年人則較無法從蛋白質中萃取需要的成分（由於腸道微生物的改變等等），所以他們獲得的量會低於上述的胺基酸分數。

如表中所見，動物來源的蛋白質在消化吸收率方面都勝過大豆以外的植物性蛋白質。一大部分的原因，是植物含有抗營養素，會影響營養的吸收（請見第155頁以了解更多相關訊息）。然而，將堅果與種子泡水，使之發芽或醱酵之後，就能夠降低抗營養素的含量，讓蛋白質更容易為人體所吸收。

所以，如果你打算攝取植物來源的蛋白質，請先確認當中含有適量的重要胺基酸，接著看看穀類、堅果、種子處理的方式。如果沒有先經過泡水、發芽、醱酵等程序，很可能會對消化吸收率造成影響，長期下來也會對腸道造成傷害。

我最喜歡的現成植物性蛋白粉選擇為Genuine Health的醱酵素蛋白[+]。若你要進一步了解為何自己最愛的植物性蛋白質品牌沒有列在這裡，請前往healthfulpursuit.com/proteinpowder。

乳清蛋白來自牛奶，但身為不攝取乳製品的人，對酪蛋白、乳酸、乳清過敏的人，我完全不能碰乳清蛋白（乳清蛋白含有太多牛乳的成分！抱歉，我只能這麼做），但我先生雖然對乳糖過敏，卻能夠耐受乳清蛋白。如果你無法耐受乳製品，或是這些讓你會出現對食物的渴望，那麼我建議你不要攝取乳清蛋白。由於乳清蛋白會讓胰島素與血糖增加，所以我不建議正在適應生酮飲食的人攝取乳清蛋白。

但如果你能夠耐受乳製品，在攝取乳清蛋白之後感覺良好，那麼乳清蛋白粉很可能相當適合你。若要進一步了解哪種蛋白質粉適合你，我在網站上列出了各種乳清蛋白以及其他蛋白質粉，請造訪healthfulpursuit.com/proteinpowders。

針對特殊飲食的調整

如果你想知道如何調整生酮飲食，以符合你目前的需求，例如，果糖吸收不良、自體免疫疾病方案、茄科植物不耐，或是純素者，你就來對地方了。

FODMAPs

FODMAP代表可發酵性的寡糖、雙糖、單糖以及多元醇。這些碳水化合物與醣醇可能會造成某些人出現腸躁症，如腹部疼痛、噁心、腹瀉、便祕、脹氣等。

有些生酮飲食／補碳法的食物便包含了FODMAP食物：大蒜、洋蔥、蘆筍、白花椰菜、芹菜、海苔、蘑菇、紅蔥頭、酪梨、加工處理的肉品、酸黃瓜、甘味劑（請見第118頁），補碳的甘味劑（楓糖漿、蜂蜜）、中東芝麻醬、亞麻籽、奇亞籽、杏仁奶。

在第47-49頁當中列出的五種以脂肪為燃料檔案，都可以在排除富含FODMAP的食物下進行。你只要在每日份量盤（請見第61頁）當中加入低FODMAP食物即可。請每天思考綠色蔬菜、肉類、脂肪類三次。如果你想要尋找可靠的FODMAP資源，我建議你可以參考ibsdiets.org網站上列出的資訊。

自體免疫疾病方案

自體免疫疾病方案是由羅倫‧柯丹（Loren Cordain）與羅伯‧沃爾夫（Robb Wolf）博士研發的方式，點出某些食物較可能引發自體免疫疾病者的發炎反應。這些食物包含乳製品、蛋、茄科植物、堅果、種子。

生酮飲食相當適合自體免疫疾病方案，僅有少數幾項食物例外。

蛋

在需要加蛋的食譜中，如餅乾、蛋糕、烘焙食品裡，可用吉利丁蛋（等於一顆蛋）取代。要做吉利丁蛋，請將四分之一杯（六十毫升）的水放入一只小平底鍋裡。在水的表面平均撒上一大匙的吉利丁。請將平底鍋靜置五分鐘，之後開小火用打蛋器打一分鐘，或打到質地平滑細緻為止。在做的蛋糕、餅乾、烘焙食品中加入這種混合物。如果只是外加一顆蛋的菜餚，可以直接跳過這個部分。無蛋的美乃滋食譜請參考第219頁。

堅果與種子

各種不同型式的椰子產品可以取代食譜當中的種子與堅果部分。請特別留意全以亞麻籽為基底的食譜！

茄科植物

請參考下一頁當中的建議。

果糖

如果你採用補碳法，請將每日的果糖（水果當中的糖）的攝取量限制在二十公克以內。

甘味劑

你可能無法接受本書食譜或是任何生酮飲食中的甘味劑：木糖醇、赤藻醣醇、甜菊糖。如果你已經採用適合自體免疫疾病方案的飲食，很可能相當習慣不使用甘味劑，或僅使用少量。所以，無糖的生酮飲食對你來說是一大福音！

茄科植物

茄科植物是植物的一科，大部分不可食用或有毒，但有許多已經成了日常的蔬菜。在生酮／補碳法飲食中，我們會攝取的茄科植物，包括印度人參、甜椒、灌木番茄、茄子、辣椒、紅椒、香瓜茄、多香果、馬鈴薯、樹番茄、黏果酸漿、番茄。攝取當中某些食物後，可能造成身體出現嚴重的發炎反應。以下列出一些取代的方式：

彩椒

你可以直接不加這些，改在烹飪完後加入一把羽衣甘藍。如果你做的是甜椒盅，甜椒是盛裝的容器，那麼可以改用挖空的櫛瓜代替。

茄子

櫛瓜是最佳的替代方案，可以像茄子一樣切成薄片，在許多食譜當中看起來就像茄子一樣。

辣椒

這些包括了紅辣椒、牛角椒以及其他乾燥辣椒製成的香料。作為香料時，我會直接跳過，改用小茴香、薑黃、和／或奧勒岡葉取代。若要做辣味的菜餚，可用辣根取代。

馬鈴薯

蘿蔔可以完美地替代烤馬鈴薯。壓碎的白花椰菜可以用來代替馬鈴薯泥，用蕪菁來代替馬鈴薯沙拉，則是很棒的選擇。

番茄

沒有什麼可以完美替代番茄的食材，所以我的建議是，最好先看看食譜，確認當中不含番茄，這樣才不用邊吃莎莎醬時邊想著：「真是難吃。」在你習慣不吃番茄之後，就可以回去做那些需要番茄的菜，但在做的時候不加番茄進去卻不會覺得少了什麼。我直接在醬料與燉菜當中不加番茄，改加更多其他蔬菜與高湯。做咖哩的時候，我改用椰奶作為基底。

全素

我吃全素很長一段時間，卻沒有替我的身體帶來任何好處。我自己的經驗以及執業這些年所見，讓我發現有些人的身體很適合吃全素，有些人則不適合。我自己就是不適合的那種。

要採用全素的生酮飲食並非不可能，但卻不容易。要成功地成為攝取生酮飲食的全素者，我發現關鍵在於，了解並接受對自己身體最有利的事。如果你真的「天生應該」成為全素者，那麼你的碳水化合物耐受度會比大部分的人都高，表示你可以吃的碳水化合物比大多數人都多，還可以毫不費力地進入營養性酮化狀態當中。

如果你對碳水化合物相當敏感，跟我一樣，攝取較高的碳水化合物（以生酮飲食的標準而言偏高），同時又要處在營養性酮化狀態當中，幾乎是不可能的任務。因此，吃全素對你來說很可能不是最佳的選擇，就是這樣（我覺得自己有權利這麼說，因為我曾經吃全素很長一段時間，完全了解要承認全素不適合自己時，那種挫折、困難、害怕的感覺）。

但假設你覺得吃全素很好，也想要試試生酮飲食，那麼下列這些步驟能夠幫助你進行調整：

1. 熟悉低碳水化合物蔬菜（請見第116頁）。
2. 了解適合自己的脂肪。除了動物性脂肪外，所有的東西都可以是你的選擇。
3. 生酮飲食並非高蛋白質飲食法，所以適合你生酮飲食的食物，如杏仁、非基因改造大豆、花椰菜、蘆筍、大蒜、蕪菁葉、菠菜、番茄、鷹嘴豆、扁豆、白豆、黑豆都很適合。
4. 放棄穀類。藜麥這種類穀物很適合生酮飲食，但其實它是種子，如果你對穀類敏感，應該也對藜麥敏感。莧籽很適合生酮飲食。
5. 丟掉包裝食品。麵包、玉米片、洋芋片、蛋白質棒、椒鹽卷餅、鹹餅乾、義大利麵、烘焙食品、爆米花都要避免。你可以改做佛卡夏（第338頁）及培根餅乾（第250頁）當作點心。
6. 使用大麻蛋白或是南瓜籽蛋白。兩者的淨碳水化合物含量都趨近中和，也就是纖維素的含量與碳水化合物一樣多（請見第62頁以了解淨碳水化合物含量與總碳水化合物含量的差別）。

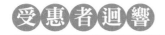

受惠者迴響

　　在我的成長過程當中，向來沒有遇到任何體重或是身材的問題。我想吃什麼就吃，想吃的時候就吃，我也很愛吃。我的生活型態不太活躍，不太做什麼運動，只有在高三時開始舉重。我會待在學校半天，之後就在校外大吃特吃（吃很多速食），而從那時候起，體重就開始增加了。也是自那時起，我才會上健身房，體重也就輕鬆減掉了。更精確地說，我毫不費力地就能減去體重，增加了一些肌肉，所以雖然體重計的數字增加了，但體脂肪還是在十八以下，讓我非常滿意。

　　我上大學之後，繼續過著這樣的生活，也沒發生什麼問題，但到了大二時，我開始服用聰明藥阿得拉（Adderall）。在那一年半的期間當中，我都服用那種藥品，體重從六十八公斤掉到五十二公斤。

　　我一星期只吃一餐。我一星期只睡一次。我五個小時就抽掉一包菸。我知道這樣很不健康，但我喜歡吃藥時那種所向無敵的感覺。

　　但我不喜歡那種虛弱的感覺，虛弱到我從教室走到車上非吐上一回不可。對一個過去很強壯的女孩來說，這真是令人無法接受的事。所以我就停藥了。

　　在停藥的頭二十六天裡，我的體重增加了十公斤。當時是二〇〇八年，然後一直到今年的九十五公斤，達到有史以來的新高，而我的身體從那時候開始就沒有真正的復原過。

　　今年秋天，我在朋友的推薦下首次開始嘗試生酮飲食（一位男性朋友，他採用生酮飲食，效果非常好），頭一週就減掉了二點七公斤。之後家裡發生了一些事，我又恢復了原本的飲食習慣。

　　我決心要恢復生酮飲食時，發現了黎安妮的部落格HealthfulPursuit.com。從那時候開始，我就以全新的角度看待減重這件事。我服藥時，對身體造成了相當嚴重的傷害。我認為自己要從那個狀態中恢復，很可能需要相當多的時間。

　　所以，我把自己的體重計收起來，開始寫飲食日誌。小時候我喜歡吃肥滋滋的牛排，所以某方面來說，我覺得我就是註定要吃這些東西。我覺得很棒，我更有體力，會自然斷食，在就寢前吃點補碳食物會睡得更好（黎安妮教我的完全派上用場，而且還能帶給我身體營養）。現在，我更加留意自己和食物的關係，這些都要感謝黎安妮，她不僅提供了大量資源給生酮飲食社群的人，提供給HealthfulPursuit.com讀者的支持更是無與倫比。

　　我讀過了《生酮飲食新手》，現在正在讀《以脂肪為燃料》。我太常聽她的podcast，現在我說話都有點加拿大腔了……我沒開玩笑。

　　謝謝你，黎安妮，謝謝你寫的書，感謝你勇敢地把個人遇到的困難和很棒的經驗與大家分享，謝謝你花時間幫助我們大家。

艾瑞卡
西維吉尼亞

CHAPTER 7 讓你又愛又恨又想逃離的脂肪

你要攝取很多脂肪是眾所皆知的事,所以確實了解產品背後的成分表,看看要注意哪些關鍵字,應該避免哪些,以及行銷的伎倆等等,都相當重要。

許多公司使用誇大的字眼來引起大家的注意,讓我們高估了產品的品質。例如,橄欖油。你知道高達70%的初榨橄欖油中摻有便宜的油品嗎?雖然近幾年來這種情形已有改善,但許多橄欖油裡仍含有菜籽油,或其他非橄欖油的油品。在加入其他種類的油品之後,調和油經過化學除色、除味,甚至加入香料後,以「初榨」橄欖油之名販售,這真是很令人作噁!

油品或脂肪是否能夠安全食用的標準之一,是油品本身是否有油耗味,或是否出現氧化的情形。在含有脂肪的產品暴露在高溫、高氧、強光的環境下,超過油品本身能夠耐受的程度,這些脂肪就會影響我們整體的健康,增加人體的發炎反應。

在脂肪或油品加工處理的過程中,即可能出現氧化問題:如果使用超過油品能夠負荷的方式過度加工處理,或以不安全的方式處理,甚至沒有妥善儲存,就會造成油品氧化。

在擁有完整的知識後,我們必須自行做出正確的決定。

知識就是力量,所以我們就來開始談談吧!

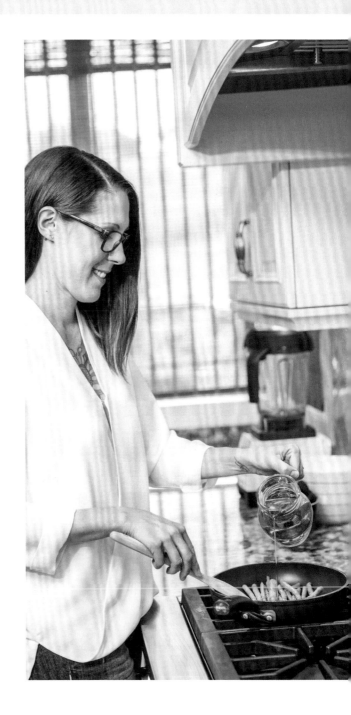

飽和脂肪酸

 經常攝取

飽和脂肪酸相當穩定，在室溫下呈固體狀，非常適合烹飪。多年以來，這類油品飽受惡名所累，但其實對健康相當有益。這種脂肪酸對心臟、肝臟、腦部、神經系統等等都有好處，請見第134頁的列表，了解對健康有哪些好處。

飽和脂肪酸讓大家聞之色變的原因是膽固醇，但其實這完全是空穴來風。事實上，如果你攝取富含碳水化合物的飲食，而非富含飽和脂肪酸的飲食，反而會增加罹患冠心病的風險，因為這麼做會降低體內的高密度脂蛋白，增加小顆粒的低密度脂蛋白（請見第31-33頁有關膽固醇的部分）。換句話說，增加我們體內這些小顆粒密集低密度脂蛋白的元凶，並非飽和脂肪酸或是飲食中的膽固醇，而是攝取過多的碳水化合物。在美國儘管低脂飲食相當盛行，但是糖尿病與肥胖罹病率卻依舊居高不下，這都是由於碳水化合物的攝取量增加了，而非飽和脂肪酸的攝取倍增。

飽和脂肪酸範例：

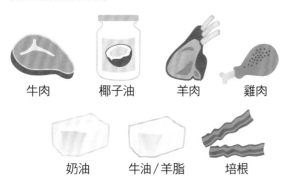

牛肉　　　椰子油　　　羊肉　　　雞肉

奶油　　　牛油／羊脂　　　培根

單元不飽和脂肪酸（MUFA）

經常攝取

在室溫下通常為液態，天氣冷時會凝固。單元不飽和脂肪酸的穩定度適中，適合中等溫度的烹調，介於華氏三百二十度（攝氏一百六十度）至華氏三百五十度（攝氏一百七十七度）之間。只要攝取的油沒有經過太繁複的加工——請注意關鍵字眼「冷壓」、「離心萃取」、「壓榨法」——攝取到氧化脂肪酸的機率就不高，否則這種油可能會造成細胞的傷害。

單元不飽和脂肪酸能為健康帶來幾種好處，用取來代替反式脂肪酸更是好處多多。請見第134頁的單元不飽和脂肪酸清單。

單元不飽和脂肪酸的範例：

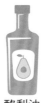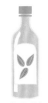

酪梨油　　　橄欖油　　　杏仁油

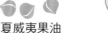

夏威夷果油　　　酪梨　　　榛果

多元不飽和脂肪酸（PUFA）

偶爾使用

多元不飽和脂肪酸永遠維持液態。這種脂肪酸遇熱較容易氧化，所以除非是透過天然方式取得，並且標示為「冷壓」、「離心萃取」、「壓榨法」，否則就不是良好的烹飪用油。請選擇經最少加工處理或以天然方式取得的油，比較不容易氧化。

含有這些油的食物，如鮭魚、鱒魚、大麻籽、奇亞籽、亞麻籽等，都不應過度加熱，只要煮熟就好。

omega-3與omega-6這兩種多元不飽和脂肪酸被認為是重要的脂肪酸：這些是人體無法自行製造，卻是維持人體正常功能所需的脂肪酸，所以必須透過食物（或是補充品）取得。攝取比例不均衡的omega-3與omega-6脂肪酸，就像在標準美式飲食當中一樣，攝取過多omega-6脂肪酸會增加發炎疾病的風險，如新陳代謝症候群、自體免疫問題、類風濕性關節炎、癌症、精神疾病等等。omega-6比omega-3的理想比例是一比一，但典型美式飲食的比例卻是在十比一到二十五比一之間。富含飽和脂肪酸以及較少加工油品比例的生酮飲食，自然就能平衡兩種脂肪酸的比例。

大豆沙拉油和玉米油，是醫療院所認為最「有利心臟健康」的兩種多元不飽和脂肪酸油品，但當中含有的omega-6與omega-3比例分別為七比一與四十六比一。此外，在處理這些脂肪的過程當中，會造成氧化，產生自由基，促成發炎反應。較安全的多元不飽和脂肪酸包括了大麻籽油、核桃油、亞麻籽油、菜籽油，因為這些油品的加工處理過程最少，並由冷壓的方式製成。這些油品的加工過程不應加熱。

人體較不容易把植物來源的omega-3轉換為能夠吸收利用的形式，也就是EPA與DHA的形式，所以最好攝取動物來源的脂肪酸，如來自魚類的omega-3脂肪酸。EPA與DHA是胚胎生長時的重要脂肪酸，能夠調節免疫系統，減少發炎反應，並且改善心血管功能。

反式脂肪酸

避免

人造脂肪多為反式脂肪酸，尤其是那些經過氫化或是部分氫化的油品。如果你在盒子、瓶子、袋子上看見「反式脂肪酸」的標示，請放下這項產品，朝反方向走去。

在乳製品以及草飼動物的肉品當中，會有少量天然生成的反式脂肪酸，這些反式脂肪酸能夠帶給我們好處：能夠降低體脂肪，增加肌肉質量，也可能防止乳癌的形成。

人造的反式脂肪酸，是在植物油當中加入氫，讓油品在室溫下呈現固態。人體無法辨認這些受到氫化完全改變的脂肪酸，不知道如何從細胞當中清除這些脂肪。

這種脂肪酸對人體健康可能造成許多傷害，如造成心血管疾病，增加罹患第二型糖尿病的風險，請見第134頁的完整清單。

由於反式脂肪酸已知會對健康造成威脅，因此許多消費者產品當中已不用這種脂肪酸。交酯化油脂，這種在油品精製的過程當中，透過化學方式改變分子排列的脂肪酸越來越受到歡迎，有取代反式脂肪酸的趨勢。然而，這種脂肪酸會讓血糖升高，並且抑制胰島素的分泌。

選擇新鮮的食材，避免食用甜甜圈、餅乾、奶油抹醬、現成的沙拉淋醬、傳統美乃滋，就能夠避免這種可怕的脂肪酸。

比起草飼的家畜，傳統攝取穀類的家畜，肉品中含有的omega-6脂肪酸高於omega-3。你無法取得草飼的肉品嗎？那麼請選擇肉品中較瘦的部分，並加入你自己健康的脂肪酸。

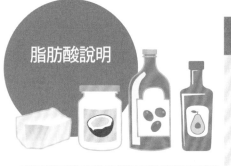

脂肪酸說明

飽和脂肪酸

非常讚。

請定期攝取。

隨意使用

對健康的影響：
- 是心臟偏好的燃料
- 能夠增加高密度脂蛋白膽固醇。（請見第32頁）
- 增加鈣質吸收量，讓鈣質能夠有效率地進入骨骼當中。
- 增能夠保護肝臟不受毒素與自由基的傷害。
- 逆轉濫用酒精所帶來的發炎反應。
- 會替肺部空間覆上一層保護膜，避免罹病。
- 能讓大腦擁有所需的原料，發揮最佳的運作功效。
- 改善全身神經訊號，增進新陳代謝。
- 為脂溶性脂肪酸A、D、E、K的載體。
- 增進細胞摧毀病毒、細菌、真菌的能力，強化免疫系統。

對抗／有益之處：
- ➕ 不會增加膽固醇或是罹患心臟病的風險。
- ➕ 不會讓你變胖。
- ➕ 為穩定的脂肪酸，不容易氧化（造成細胞傷害）。

反式脂肪酸

都是壞東西。不該攝取。

避免攝取 ☠

對健康的影響：
- 會增加罹患第二型糖尿病的風險。
- 造成脂肪組織重新分布至腹部，增加罹患心臟病的風險。
- 引發胰島素阻抗。
- 造成冠心病發生。
- 與全身發炎有關，會影響許多身體功能，包括消化在內。
- 損害記憶力。
- 可能造成兒童發生氣喘。

單元不飽和脂肪酸（MUFA）

請找加工處理程序最少的油品，最不容易含有氧化的脂肪酸。請經常攝取。

對健康的影響：

需要注意 ⓘ
- 用來代替反式脂肪酸，以及變質的多元不飽和脂肪酸，並有減重的效果。
- 減少類風濕性關節炎患者疼痛與僵硬的情形發生。
- 降低乳癌的風險。
- 降低心臟病與中風的風險。
- 在減碳後，能夠減少腹部脂肪的囤積。
- 改善血糖控制。

對抗／有益之處：
- ➕ 比多元不飽和脂肪酸穩定。
- ➕ 天然的飽和脂肪酸能夠安全加熱無虞。

多元不飽和脂肪酸（PUFA）

請找加工處理程序最少的油品，最不容易含有氧化的脂肪酸。偶爾攝取就好。

對健康的影響：

需要注意 ⓘ
- omega-3脂肪酸能夠改善骨骼健康，減少發炎物質的生成。
- omega-6脂肪酸對大腦與肌肉發展來說相當重要，能夠支持神經系統，並且促進傳導的荷爾蒙分泌，影響心情、免疫系統、體液平衡。
- omega-6與omega-3脂肪酸比例為一比一時，有助於對抗發炎的疾病，但過多omega-6與發炎疾病有關，可能會造成自體免疫失調或是癌症。

對抗／有益之處：
- ➕ 平衡的omega-6與omega-3脂肪酸對維持健康來說相當重要。
- ➖ 有些多元不飽和脂肪酸，例如大豆沙拉油與玉米油當中所含的omega-6與omega-3比例並不健康。
- ➖ 在高度加工處理時，比較容易氧化。
- ➖ 加熱會造成氧化，因此不適合用來烹飪。

對抗／有益之處：
- ➖ 對健康有極大傷害（不適用於天然生成的反式脂肪酸，如草飼牛排當中的反式脂肪酸）。

實用油品指南

從我踏上生酮飲食之旅開始，我幾乎都固定用牛油烹飪，用酪梨油拌沙拉。完全不需要其他東西。我只會這麼一招，但對我來說，簡單就好。後來，我和一位朋友喝咖啡，她開始問我多元不飽和脂肪酸的成分，我才發現如果她會提出這種問題，你們當中有很多人也可能會提。

我知道自己不是唯一只用一兩種自己喜歡油品的人，但如果你偏好的油品讓你比較容易產生自由基傷害，讓你比較容易發炎時，怎麼辦？如果你攝取的脂肪量大到生酮的程度，但你攝取的脂肪卻品質不佳，那麼你的生酮之旅可能不怎麼有趣。

我盡可能列出相關的資料，讓你能夠在獲得完整資訊的狀況下自行決定。你的決定，可能和鄰居的決定不盡相同。我希望這些資訊能讓你輕鬆找到自己所需的油品。我會根據自己的意見、我自己的選擇列出意見與指南，並且說明原因。

好的烹飪油組成元素

在說到油品時，有三件事情要注意。請將之視為油品品質的三大要素：

- **榨取與加工處理方式**：用來提煉油品的方式，會影響到油品對我們人體健康有益或是有害。油品是用化學方式提煉的嗎？如果當中使用了有毒的化學溶劑，如己烷，會有微量的化學物質殘留在成品當中。油品是使用高溫方式榨取嗎？如果是的話，油品是否能夠耐高溫？如果不行，油品很可能會氧化，要經過更多的精製程序來去除油耗味。請見第137頁以了解榨取與處理的方式。
- **油品中omega-6與omega-3的比例**：omega-6與omega-3比例的平衡，對全身的健康與幸福相當重要（請見第133頁以了解更多資訊）。我們希望盡可能讓兩者的比例維持一比一。如果某種油品當中的omega-6含量太高，omega-3含

量太低，就會引發發炎反應。這一點僅適用於多元不飽和脂肪酸當中。如果某項油品當中的omega-6與omega-3的比例不平衡，但當中僅含有10%的多元不飽和脂肪酸，那麼造成的問題，則沒有當中含50%多元不飽和脂肪酸的油品大。請見第138頁，以了解各種油品當中的omega-6與omega-3比例。

- **冒煙點**：說明油品耐熱維持穩定的能力。如果你用華氏三百五十度（攝氏一百七十七度）烤蛋糕，使用核桃油這種不穩定的油品，那麼油脂就會氧化，直接在蛋糕當中出現油耗味，最後就會出現嚐起來很可怕的蛋糕。但同一種油品用來做生堅果或是種子混醬則很棒。請見第138頁，以了解各種不同油品的冒煙點。

在選擇烹飪油時，以下也應該列入考慮：

- **請檢查有效期限**，選擇最新鮮或是離有效期限還有六個月以上的油品。
- **透明瓶中的油品劣化速度較快**。雖然塑膠瓶能夠保護油品免受光線直射，但塑膠在經過一段時間之後可能會溶入油品當中。最好選擇裝在深色玻璃瓶當中的油品。
- **你的鍋子也可能造成差異**。鐵與銅可能造成氧化，讓油品更快產生油耗味。

冒煙點

正如同榨取與加工處理方式一樣，冒煙點會決定油品對你的健康有益或是有害。經過加工處理程序越少的油品，當中的營養素含量就越高，因此也較不容易耐受高溫。

油品當中含有越多飽和脂肪酸以及單元不飽和脂肪酸，就越穩定。相反地，含有越多多元不飽和脂肪酸，油品在高溫時就越不穩定，較容易氧化，會引起發炎反應。

在油品加熱到超過冒煙點之後，脂肪就會開始分解，釋出自由基，這種有害的化合物會傷害細胞，以及丙烯醛，也就是讓食物有焦味的物質。如果油品在鍋子當中冒煙了，請把油倒掉，

並且清理鍋子，再從低溫開始加熱烹調。雖然那樣的鬆餅看起來好像很不錯，但是油品開始冒煙時，就會對人體造成傷害，形成致癌物質。

下一頁當中的表格，除非有特別加註，否則指的都是未經過特別精製的油品。精製的油品當中所含的營養素較少，最好不要太常攝取，但在你需要加熱後能夠維持穩定的油品做些變化時，偶爾用來烹飪或烘焙是相當不錯的選擇。

> 如果你對乳製品過敏，澄清奶油和奶油或許不太適合你。澄清奶油是種不含乳清的天然油品，但大部分澄清奶油或多或少都含有酪蛋白及乳酸。若想找高品質的澄清奶油，可選擇Tin Star Foods的產品，他們會檢驗每批產品，以確保當中所含酪蛋白與乳酸微乎其微。Fourth & Heart牌的澄清奶油也很棒。

> 如果你擔心自己家中的油品，請聞聞看。如果聞起來味道有些變質了，請不要使用！

菜籽油

你們當中許多人可能會想：等等，什麼？她剛剛說菜籽油屬於安全的烹飪油嗎？不會吧，這個女的瘋了。我知道你可能會這麼想，這點也顛覆了我的想法。但只要正確地選擇，菜籽油仍然比其他許多油品安全。菜籽油當中的omega-6與omega-3比例相當不錯，飽和脂肪酸、單元不飽和脂肪酸、多元不飽和脂肪酸的比例也很好，你可以選擇冷壓的版本，那就安全無虞。所以，我已經做了基本的調查。

為何菜籽油聲名狼籍呢？大部分的人認為菜籽油是精製油品，透過化學溶劑萃取，並經過多道加工處理手續。此外，市面上基因改造的菜籽油產品不勝枚舉，全世界的菜籽油作物中，高達90%都是基因改造產品。但假設我們能買到非基因改造、有機、冷壓、未精製或不含化學物質／低溫精製的菜籽油（事實上真的買得到），又如何呢？請記得構成良好油的要素（見第135頁），讓我們來看看菜籽油和其他油品的比較。

亞麻籽油與大麻籽油都宣稱是對健康有益，當中含有菜籽油裡的營養成分，許多方面甚至比菜籽油更好。但未精製的菜籽油中，多元不飽和脂肪酸的含量為32%，大麻籽油為80%，亞麻籽油則為66%。從這資訊看，我們得知在天然的情況下，菜籽油比大麻籽油或亞麻籽油穩定。可以說在這方面菜籽油「勝出」。現在來看看omega-6與omega-3的比例，菜籽油為二比一，大麻籽油為三比一，亞麻籽油為四比一。我們知道這個比例越接近，油品就越好。菜籽油再次勝出。

我會說菜籽油本身的表現相當不錯。但讓我們更進一步來看看菜籽油的過去，了解發生了什麼問題，以及如何能找到好的菜籽油來源。

菜籽油來自芥花籽，三十年前的芥花籽中含有大量的芥酸，這是一種omega-9的單元不飽和脂肪酸，對人體有害。經過多代的育種，現在的芥花中所含的芥酸較低。在今日的菜籽油當中，芥酸的含量不到2%（請注意，透過育種改變某些特性，和基因改造完全不同。前者已經進行了幾千年，但基因改造則是晚近才出現的方式）。

沒錯，有許多芥子油是用基因改造的芥花籽提煉而成，但也有不用基因改造作物的品牌。有個非基因改造計畫的代表寫道：

如果某樣產品上擁有我們非基因改造認證計畫驗證的印章，你就可以放心，該產品採用了業界最高的標準避免使用基因改造作物。

我們提供了非基因改造的菜籽油，這種產品由非基因改造的芥花籽製成。用我們的標準來檢視，農夫幾千年以來使用的天然雜交技巧並非基因改造。

那麼，經過許多加工精製、高溫處理、化學物質萃取、基因改造的菜籽油很不好嗎？當然是。我打算要用非基因改造、有機、冷壓、未精製或未使用化學物質萃取、低溫精製的菜籽油來淹沒自己嗎？當然不是。我當然也不會因為當中所含的多元不飽和脂肪酸，而用大麻籽油、核桃油、亞麻籽油（第133頁）。

但我也不會再四處散播菜籽油的惡名了。如果你使用同樣的標準來評估任何多元不飽和脂肪酸油品，會是相當好的方式。

該留意的關鍵字

成分品質

★ = 推薦

非有機	有機 ★	非基因改造 ★	草飼 ★	野放 ★
用來種植原料的農藥與其他環境毒素會殘留在油品當中。	不使用農藥或其他化學肥料。	不用基因改造的作物來提煉油品。請特別留意菜籽油、玉米油、棉花籽油、鮭魚油、大豆沙拉油。	草飼的動物脂肪比穀類飼養的動物脂肪含有較多的營養素（請見第110頁以了解細節）。適用於牛油／羊脂、奶油、澄清奶油。	比起「不關在籠中」的飼養方式，野放的動物脂肪當中含有較多的營養素（請見第110頁以了解細節）。適用於雞油、鴨油、鵝油。

VS（各欄之間）

榨取方式

壓榨	冷壓 ★	離心力萃取 ★	溶劑 ☠
沒有透過外在的加熱或使用化學物質，直接用擠壓或研磨的方式。能夠保留較為完整的香氣與營養素，但在摩擦的過程當中會有氧化的風險。	在溫控的環境中壓榨；產品的溫度不會超過華氏120度（攝氏49度）。在保留香氣與營養素的同時，也將氧化的程度降到最低。	在加壓之後，透過離心力分離，能夠完整保留風味與營養素；萃取的油視為生油，不會有氧化的情形發生。	加熱到華氏500度（攝氏260度）之後，用化學溶劑己烷處理，接著再度處理過，以去除化學物質。味道最淡，營養成分相當低。可能因為高溫造成油耗味。保存期限為三至四年。如果沒有看到「壓榨」、「冷壓」、「離心萃取」的標示，就可以推測是用溶劑的方式萃取。

❗ 用於極不穩定的脂肪時要特別留意

壓榨次序 （指的是椰子油、橄欖油、酪梨油的部分榨取方式）

良級初榨	特級初榨 ★
未經過精製過程，經由機械萃取。在橄欖油當中，酸度比特級初榨高，但仍低於2%。	未精製，經由機械萃取。在橄欖油當中，所含的酸度不超過0.8%，代表「第一道初榨」。

沒有任何研究報告顯示基因改造作物攝取後對人體有害，但也沒有任何報告證實這些作物攝取後不會造成任何傷害。

加工處理*

使用化學方式加工處理 ☠

未精製 ★	精製
在壓榨、冷壓、離心萃取之後立刻裝瓶，沒有額外的處理步驟。外觀看來有些乳化，味道、品質、營養濃度最佳。比起精製的油品，保存期限較短，冒煙點也較低。	請尋找使用天然方式使用低溫與天然物質精製的油品。這些油品缺乏營養素，但偶爾仍可以帶給你烹調的樂趣。這些油品通常加溫超過華氏500度（攝氏260度），但天然精製的油品使用的溫度較低，並且使用柑橘酸等天然物質。在萃取過後，會漂白除味以去除雜質，讓油品較為穩定，尤其是用高溫烹調時更是如此。外觀看來透明；去除了氣味與營養素。油品標示為「精純」，表示混合了精製與非精製油品；「淡味」表示味道較淡的精製油品。

在高溫烹調時，最好使用高溫下能維持穩定的天然油脂，精製（無論是否使用化學方式處理）油脂則留待特殊場合使用。你採用生酮飲食時，會攝取大量的脂肪，因此有些變化相當不錯。

* 雖然精製與未精製有其標準，但並非所有的詞彙都有固定的標準。某項產品標示為「特級初榨」，是因為經處理的程序最少，但榨取程序可能為機械壓榨或是化學榨取？你不確定該油品的處理程序是哪一種嗎？請打電話到該公司詢問！

OMEGA與冒煙點：油品排序

以下利用油品的冒煙點以及當中的多元不飽和脂肪酸含量排序，依此決定油品在表格當中的位置。排序越高越適合用來烹飪。

成分品質：
有機＝ 🌱
非基因改造＝ ✖
草飼＝ 👑
放養＝ 放
符合道德標準＝ ✔ ***
牧草飼養＝ ▬

榨取方式：
冷壓＝ ❄
離心力萃取＝ 🌀
壓榨＝ 💧

壓榨次序：
特級初榨＝ 特
良級初榨＝ 良

加工處理：
未精製＝ 🚫
精製＝ 精

SFA：飽和脂肪酸
MUFA：單元不飽和脂肪酸
PUFA：多元不飽和脂肪酸

很棒！可經常使用的油品 👍

名稱	冒煙點	烹飪方式	儲存期限	ω-6與ω-3的比例	SFA %	MUFA %	PUFA %	請注意
酪梨油，精製	520° F (271° C)	烘焙/烘烤 炒炸	6-12個月｜深色瓶裝 無陽光直射的涼爽之處	未知*	20	70	10	🌱｜❄或🌀 特或良｜精
橄欖油，精製	465° F (240° C)	烘焙/烘烤 炒炸	6-12個月｜深色瓶裝 無陽光直射的涼爽之處	未知*	14	74	8	💧｜精 指的是「淡味」或「良級」
澄清奶油*	450° F (232° C)	烘焙/烘烤 炒炸	12-24個月｜不須冷藏 冷凍可延長保存期限	未知*	51	23	3	👑
棕櫚仁油***	450° F (232° C)	烘焙/烘烤 炒炸	12-24個月｜不須冷藏 冷凍可延長保存期限	未知*	82	11	1	🌱✔｜❄或🌀或💧 🚫或精
紅棕櫚油***	450° F (232° C)	烘焙/烘烤 炒炸	12-24個月｜不須冷藏 冷凍可延長保存期限	未知*	49	37	9	🌱✔｜❄或🌀或💧 🚫或精
榛果油	430° F (221° C)	烘焙/烘烤 炒炸	6-12個月｜深色瓶裝 無陽光直射的涼爽之處	未知*	7	78	10	🌱｜❄或🌀或💧｜精
牛油/羊脂	400° F (205° C)	烘焙/烘烤 炒炸	12-24個月｜不須冷藏 冷凍可延長保存期限	未知*	50	42	4	👑
夏威夷核果油	390° F (198° C)	烘焙/烘烤 炒炸	6-12個月｜深色瓶裝 無陽光直射的涼爽之處	未知*	12	71	12	🌱｜❄或🌀或💧｜精
雞油	375° F (190° C)	烘焙/烘烤 炒炸	12-24個月｜不須冷藏 冷凍可延長保存期限	未知*	32	46	22	放 或 ▬
鴨油	375° F (190° C)	烘焙/烘烤 炒炸	12-24個月｜不須冷藏 冷凍可延長保存期限	未知*	37	50	13	放 或 ▬
鵝油	375° F (190° C)	烘焙/烘烤 炒炸	12-24個月｜不須冷藏 冷凍可延長保存期限	未知*	32	55	10	放 或 ▬
可可奶油	370° F (188° C)	烘焙	12-24個月｜不須冷藏 冷凍可延長保存期限	未知*	60	33	3	🌱｜🚫或精
豬油/培根油	370° F (188° C)	烘焙	12-24個月｜不須冷藏 冷凍可延長保存期限	未知*	39	45	11	放 或 ▬
奶油*	350° F (177° C)	烘焙	12-24個月｜不須冷藏 冷凍可延長保存期限	未知*	51	23	3	👑
椰子油	350° F (177° C)	烘焙	12-24個月｜不須冷藏 冷凍可延長保存期限	未知*	87	6	2	🌱｜❄或🌀或💧 特或良｜🚫或精
酪梨油	350° F (177° C)	沙拉 烘焙	6-12個月｜深色瓶裝 無陽光直射的涼爽之處	未知*	20	70	10	🌱｜❄或🌀 特或良｜🚫

名稱	冒煙點	烹飪方式	儲存期限	ω-6與ω-3的比例	SFA %	MUFA %	PUFA %	請注意
橄欖油，良級初榨	320°F (160°C)	沙拉 輕烹煮	6-12個月｜深色瓶裝 無陽光直射的涼爽之處	未知*	14	74	8	🌱｜❄｜特｜Ø
橄欖油，特級初榨	320°F (160°C)	沙拉 輕烹煮	6-12個月｜深色瓶裝 無陽光直射的涼爽之處	未知*	14	74	8	🌱｜❄｜特｜Ø
杏仁油	320°F (160°C)	沙拉 輕烹煮	6-12個月｜深色瓶裝 無陽光直射的涼爽之處	未知*	8	70	17	🌱｜❄｜Ø
中鏈脂肪酸油	320°F (160°C)	沙拉 輕烹煮	6-12個月｜深色瓶裝 無陽光直射的涼爽之處	未知*	97	0	0	請見第140頁，以了解中鏈脂肪酸油指南

請見第133頁 多元不飽和脂肪酸

請注意！選擇品質最佳的油品，並且偶爾使用就好

名稱	冒煙點	烹飪方式	儲存期限	ω-6與ω-3的比例	SFA %	MUFA %	PUFA %	請注意
菜籽油，精製	400°F (205°C)	烘焙 烘烤 炒炸	2-6個月｜深色瓶裝 冷藏	3:1	7	56	32	🌱｜❄或◎｜精
大麻籽油	330°F (165°C)	沙拉 輕烹煮	2-6個月｜深色瓶裝 冷藏	3:1	8	12	80	🌱｜❄｜Ø
核桃油	320°F (160°C)	沙拉 輕烹煮	2-6個月｜深色瓶裝 冷藏	5:1	9	23	63	🌱｜❄｜Ø
菜籽油（請見第136頁）	225°F (108°C)	沙拉	2-6個月｜深色瓶裝 冷藏	2:1	7	56	32	🌱｜❄｜Ø
亞麻籽油	225°F (108°C)	沙拉	2-6個月｜深色瓶裝 冷藏	4:1	9	20	66	🌱｜❄｜Ø

請避免 ☠

名稱	ω-6與ω-3的比例	SFA %	MUFA %	PUFA %	隱憂／評論
大豆沙拉油	8:1	14	23	58	如果為非基因改造食品，非高溫或使用化學物質加工，那麼比大部分的油品安全。油來源為豆類，因此不適合用於燃脂組合當中。
米糠油	21:1	25	38	37	omega-6與omega-3脂肪酸的比相當高。不適合以脂肪為燃料，因為來源為穀類。
小麥胚芽油	8:1	19	15	62	如果為非基因改造食品，非高溫或使用化學物質加工，那麼比大部分的油品安全。由於來源為穀類，因此不適合以脂肪為燃料。
花生油	32:1	17	46	32	比大部分的油品安全。由來源為豆類，因此不適合用於燃脂組合當中。
芝麻油	138:1	14	40	42	omega-6與omega-3脂肪酸的比相當高。多元不飽和脂肪酸令人擔心。可偶爾灑一點作為淋醬，偶爾加入菜單當中。
玉米油，未精製	83:1	13	24	59	omega-6與omega-3脂肪酸的比相當高。多半為基因改造產品，多元不飽和脂肪酸令人擔心。由於來源為穀類，因此不適合以脂肪為燃料。
葡萄籽油	676:1	10	16	70	omega-6與omega-3脂肪酸的比相當高。多元不飽和脂肪酸令人擔心。
玉米油	46:1	13	24	59	omega-6與omega-3脂肪酸的比相當高。多元不飽和脂肪酸令人擔心，多半為基因改造產品。由於來源為穀類，因此不適合以脂肪為燃料。
葵花籽油，未精製	40:1	10	45	40	omega-6與omega-3脂肪酸的比相當高。多元不飽和脂肪酸令人擔心。
棉籽油	256:1	26	18	52	omega-6與omega-3脂肪酸的比相當高。多元不飽和脂肪酸令人擔心，多半為基因改造產品。
紅花籽油，未精製	133:1	9	12	75	omega-6與omega-3脂肪酸的比相當高。多元不飽和脂肪酸令人擔心。
酥油	8:1	18	44	34	原料的品質以及加工處理方式讓我感到害怕。**
軟乳瑪琳	3:1	20	47	33	原料的品質以及加工處理方式讓我感到害怕。**
素食抹醬	3:1	20	47	33	原料的品質以及加工處理方式讓我感到害怕。**

*由於多元不飽和脂肪酸的含量很低，因此omega-6與omega-3脂肪酸的比例不需要擔心。

**雖然omega-6與omega-3脂肪酸的比例相當不錯，但加工處理的過程，以及其他額外的原料，如「1%白脫奶粉」或是「天然香料」，且缺乏非基因改造的選擇，使這些列入應避免的清單當中。

***棕櫚油與棕櫚仁油有些爭議，因為製造的過程可能產生森林砍伐問題，危害到紅毛猩猩的生存。請尋找永續的棕櫚油產品。

關於中鏈脂肪酸油（MCT油）的一切

MCT油指的是「中鏈脂肪酸油」。中鏈脂肪酸對生酮飲食來說相當好，因為這種油品轉換為酮體的速度比其他飽和脂肪酸都快。

中鏈脂肪酸油能夠為健康帶來不少好處：

· 鼓勵酮體的產生
· 增進血糖的穩定
· 改善認知功能與記憶力
· 減少對食物的渴望
· 有助於預防新陳代謝症候群
· 促進減重
· 改善腸道健康，促進營養素的吸收

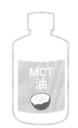

含有大量多元不飽和脂肪酸的油品

菜籽油、大麻籽油、核桃油、亞麻籽油

雖然這些油品的omega-6與omega-3脂肪酸比相當不錯，但菜籽油、大麻籽油、核桃油、亞麻籽油當中含有大量的多元不飽和脂肪酸。雖然omega脂肪酸對我們整體的健康都有好處（請見第133頁），但過多的多元不飽和脂肪酸仍舊是多餘的。這也就是為何這些被列在應注意的部分：並非因為這些油品不好，而是因為這些的重要性比不上高度飽和的脂肪酸，那些才是我們應該固定攝取的脂肪酸。

整體而言，我們應該少量攝取多元不飽和脂肪酸，而非大量攝取。在一星期當中，東加一點，西加一點，但主要的舞台還是要留給單元不飽和脂肪酸以及飽和脂肪酸。

此外，這些油品的加工處理過程非常重要，尤其是含有50%以上多元不飽和脂肪酸的油品，因為在這些成分萃取之後接觸到高溫、空氣、光線，就會開始氧化。即使這些油品是用冷壓方式萃取，標準的加工過程還是會讓油品接觸到空氣以及光線。請務必確定你的油品來源，以及所經過的加工處理過程，這是保證讓你不會攝取到不穩定或有油耗味油品的最佳方式。

中鏈脂肪酸油的種類有好幾種。在椰子油等高度飽和的脂肪酸當中，你會發現：

· C6（己酸）：迅速就能轉變為酮體，但會讓腸胃感到不適。
· C8（辛酸）：迅速就能轉變為酮體，具有抗微生物的特質，能夠促進腸道健康；不需要經過肝臟處理就能夠產生酮體。
· C10（癸酸）：產生能量的速度比C8慢。
· C12（月桂酸）：必須經由肝臟的分解，因此產生酮體的速度很慢；與其說是中鏈脂肪酸，不如說是長鏈脂肪酸。
· C14：多半存在於飽和脂肪酸當中，是椰子油當中的長鏈脂肪酸。

椰子油當中，含有許多飽和脂肪酸C12（月桂酸），這種單元飽和脂肪酸經證實能夠改善膽固醇值，減少痤瘡，並對荷爾蒙有良好的影響。然而，由於這種脂肪酸較接近長鏈脂肪酸，因此為生酮飲食帶來的好處不如上述中鏈脂肪酸多。

所以，就產生酮體以及支持生酮飲食而言，我們的黃金準則是使用中鏈脂肪酸油，而非椰子油。C8（辛酸）是生酮飲食中「最佳」的中鏈脂肪酸形式，有助於產生酮體，並具有抗微生物的特性，也不需要經過肝臟處理就能夠產生酮體。

我並非要大家完全不攝取椰子油，全部都改吃「最好的」中鏈脂肪酸油，而是要大家在生酮這條路上綜合運用，以達到最佳的效果！由於中鏈脂肪酸油是精製的油品，缺乏未精製椰子油或棕櫚油當中的營養素，因此我會在生酮飲食當中加入這些未精製的油品來平衡一下。例如，我喜歡用椰子油來烹飪與烘焙，使用C8中鏈脂肪酸油來做沙拉的淋醬、冷的醬汁，以及每天的火箭燃料拿鐵。

使用生酮脂肪與油品

若要了解品質最優良的烹飪油品，請參考第138頁。

如果你只是想知道要用什麼油烹飪，以及如何烹飪，這個部分將會提供你所需的工具。

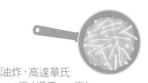

油炸，高達華氏400度（攝氏205度）
· 酪梨油，精製
· 菜籽油，精製**
· 牛油／羊脂

烘烤，高達華氏375度（攝氏190度）
· 酪梨油，精製
· 雞油
· 澄清奶油*，草飼
· 鵝油
· 榛果油
· 棕櫚果油
· 牛油／羊脂

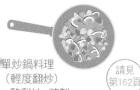

單炒鍋料理（輕度翻炒）
· 酪梨油，精製
· 雞油
· 鴨油
· 澄清奶油*
· 鵝油
· 榛果油
· 豬油/培根油
· 棕櫚果油
· 牛油／羊脂

請見第162頁

烘焙：固態脂肪
· 奶油*
· 可可奶油/油
· 椰子油
· 澄清奶油*
· 豬油

烘焙：不是那麼固態的脂肪
· 酪梨油，精製
· 菜籽油，精製**
· 榛果油
· 橄欖油，精製
· 棕櫚仁油

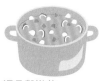

湯品與燉菜
· 酪梨油，精製
· 奶油**
· 雞油
· 椰子油
· 鴨油
· 澄清奶油*
· 豬油/培根油
· 棕櫚果油
· 牛油／羊脂

溫的醬料
· 酪梨油
· 奶油*
· 雞油
· 椰子油
· 鴨油
· 澄清奶油**
· 鵝油
· 豬油/培根油
· 中鏈脂肪酸油
· 棕櫚仁油
· 牛油／羊脂

火箭燃料拿鐵
· 杏仁油
· 奶油*
· 可可奶油/油
· 椰子油
· 榛果油
· 夏威夷核果油
· 中鏈脂肪酸油
· 棕櫚仁油

請見第386頁

美味的脂肪炸彈
· 奶油*
· 雞油
· 椰子油
· 鴨油
· 澄清奶油*
· 鵝油
· 牛油/羊脂

甜的脂肪炸彈
· 奶油*
· 可可奶油/油
· 椰子油
· 澄清奶油*

美奶滋
· 酪梨油，精製
· 培根油
· 菜籽油**
· 榛果油
· 夏威夷核果油
· 中鏈脂肪酸油
· 橄欖油，精製

堅果與種子混醬
· 杏仁油
· 酪梨油，精製
· 菜籽油**
· 榛果油
· 大麻籽油**
· 夏威夷核果油
· 中鏈脂肪酸油
· 橄欖油，特級初榨
· 橄欖油，良級初榨
· 棕櫚仁油
· 核桃油**

沙拉淋醬
· 杏仁油
· 酪梨油，精製
· 菜籽油**
· 亞麻籽油**
· 榛果油
· 大麻籽油
· 夏威夷核果油
· 中鏈脂肪酸油
· 橄欖油，特級初榨
· 橄欖油，良級初榨
· 棕櫚仁油
· 核桃油**

*如果你對乳製品敏感，這裡的脂肪/油品不見得最適合你。例如，澄清奶油本來就不含乳清蛋白，但由於加工處理過程不同，大部分的澄清奶油都含有多寡不一的酪蛋白與乳酸。

**由於當中含有大量的多元不飽和脂肪酸，如第134頁所示，請少量攝取就好。

全食物脂肪

我說脂肪的時候，你會想到培根！脂肪，就是培根！脂肪，就是培根！我剛開始採用生酮飲食法時，想到脂肪時，立刻想到油。但能夠為你增加酮體值的東西有很多。

除了油品，全食物來源的脂肪還有酪梨、橄欖、堅果（杏仁、夏威夷豆、山核桃等等）、種子（大麻籽、芝麻、葵花籽等等）、培根片、豬肩肉、蛋黃、雞腿、鮭魚、沙丁魚、牛腩、牛排等等。我最愛的全食物脂肪列在第115頁。

堅果與種子

我們進一步來談談堅果與種子，因為這些都是很棒的全食物脂肪，能夠增加你每天的脂肪攝取量，增加蛋白質（如果你吃全素更是如此），以及增加你的脂肪攝取量。

但有些堅果與種子當中含有大量的碳水化合物，可能會對你造成影響，因此應該留待特殊場合再吃。

一份可能只是一小把而已，但誰會只吃一小把堅果與種子？吃下兩三份含有大量碳水化合物的堅果或種子，會讓你很難適應脂肪，這是需極力避免的事！

> 請用最健康（也最美味）的方式浸泡與烘烤堅果與種子。請見第155頁以了解原因。

你在第144頁的表格中，會看到堅果與種子的詳細資料。我會在以下說明該表格裡的各個類別，也讓你能夠在選擇堅果和種子時，能夠了解全貌。

特別說明一下表格當中明顯未列出的部分：花生屬於豆類，不利生酮飲食（但如果你想知道椰子在哪，確實在表格裡：基本上那屬於核果，但美國農業部將之歸類為樹堅果，然而大部分對堅果類過敏的人，卻能夠耐受椰子）。

費用

如果你跟我一樣，是個愛吃堅果的怪獸，沒有什麼比確切了解自己吃了多少錢，更能讓你有動力的了，我是說真的。在第144頁的表格當中，列出了每份的費用，因此，你可以清楚得知四把杏仁會花你多少錢。巴西堅果、椰子、亞麻籽、芝麻、葵花籽都是相當實惠的堅果！

熱量

如果你還不了解這點，我會說自己不太支持透過計算或追蹤熱量的方式來減重或管理健康。

要成功減重的方式很多，根本用不著計算熱量。但我知道大家有多麼喜歡「熱量」這個詞，所以我就把熱量納入表格當中。

實際上，攝取的熱量有多少呢？某樣物品的「熱量低」，並不代表這種食物就能符合你的需求。例如，以南瓜籽為例。你或許會認為：「那是脂肪，所含的熱量很低，真是一舉兩得！」

請你三思啊！我的朋友。請你看看當中的淨碳水化合物量：是10。只要吃幾把這種「低熱量」的種子，你就會開始咒罵我，說為什麼別人都很容易適應脂肪，你就不行。相對的則是巴西堅果，乍看之下很「糟糕」，因為所含的熱量很高，但請看看所含的淨碳水化合物量：只有2！這

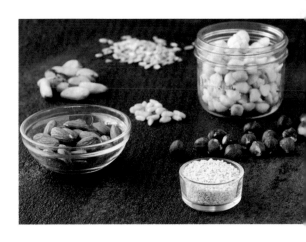

代表你可以吃下六顆巴西堅果（直接從冷凍庫裡拿出來是最好吃的），當天的總碳水化合物攝取量只有2。我把這種堅果稱為「大贏家」。

脂肪

如果你害怕堅果與種子當中所含的大量脂肪，擔心攝取這些如何讓你能夠減去身體內的脂肪，調節新陳代謝，以及獲得良好的健康，請回去看看第33頁，再次細讀這個部分。

我完全了解你經歷過的事：我自己第一次採用生酮飲食時，也非常擔心自己攝取的脂肪量。但在過了改變一生的三十天之後，我認為脂肪不是那麼糟糕的東西。夏威夷豆當中含有大量的脂肪，是高脂生活的最佳伴侶。

淨碳水化合物

還記得我在第62頁列出為何淨碳水化合物量很棒嗎？在討論蔬菜、水果、調味料、堅果、種子時尤其重要。雖然我們經常必須猜測某種蔬菜、水果、調味料中的碳水化合物量是否很低，但談到堅果與種子時，又有點不太一樣。例如，你可能認為葵花籽相較之下所含的碳水化合物量不高，南瓜籽也一樣，對吧？大錯特錯！

根據所含的淨碳水化合物量來看，低碳水化合物堅果／種子的精華為杏仁、巴西堅果、榛果、夏威夷豆、山核桃、核桃、亞麻籽、奇亞籽、大麻籽。

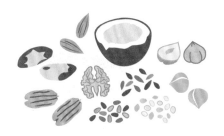

蛋白質

我們知道減少碳水化合物的攝取量，能讓我們進入生酮、燃脂的狀態，但蛋白質也在當中扮演了重要的角色。攝取太多蛋白質會影響適應燃脂的能力（請見第36-37頁以了解詳細內容）。在檢視堅果與種子時，很重要的一點是，必須注意當中的蛋白質含量。大部分的堅果與種子每份所含的蛋白質量都很類似。（除了大麻籽，哇！）

比例（脂肪：淨碳水化合物：蛋白質）

這個比例有助於我們判定某種食物是否符合你的飲食型態。假設在你的營養素宏量當中，你攝取70%的脂肪，20%的蛋白質，以及10%的碳水化合物，脂肪比淨碳水化合物比蛋白質為七比二比一。因此，攝取比例類似的堅果／種子會對你來說有很大的好處。

假設你攝取杏仁，蛋白質的比例比你需要的高一點，但比例為七比三比一，依舊很接近。唯一差很遠的是腰果、開心果、南瓜籽，不是真的很糟糕，但相較於當中含有的碳水化合物，脂肪的含量較低。

我在煮這些時，喜歡同時攝取芝麻和葵花籽，以獲得額外的蛋白質。

現在就實際讓你的生活當中充滿堅果吧！

生酮堅果與種子

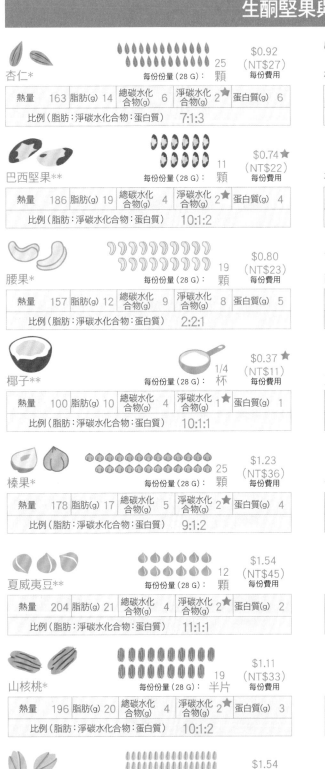
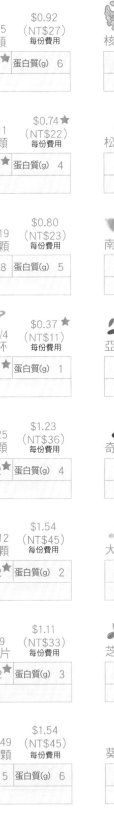
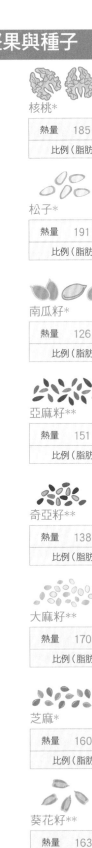
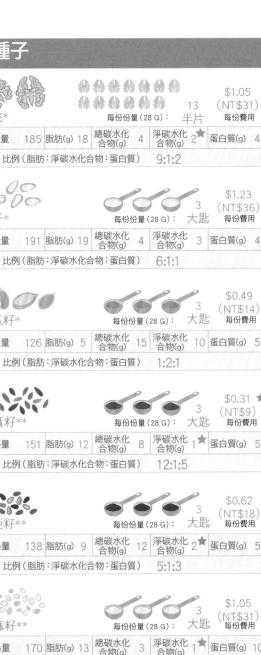
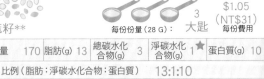
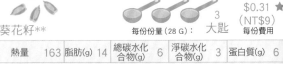

杏仁*
每份份量（28 G）： 25 顆　　$0.92（NT$27）每份費用

熱量	163	脂肪(g)	14	總碳水化合物(g)	6	淨碳水化合物(g)	2★	蛋白質(g)	6

比例（脂肪：淨碳水化合物：蛋白質）　7:1:3

巴西堅果**
每份份量（28 G）： 11 顆　　$0.74★（NT$22）每份費用

熱量	186	脂肪(g)	19	總碳水化合物(g)	4	淨碳水化合物(g)	2★	蛋白質(g)	4

比例（脂肪：淨碳水化合物：蛋白質）　10:1:2

腰果*
每份份量（28 G）： 19 顆　　$0.80（NT$23）每份費用

熱量	157	脂肪(g)	12	總碳水化合物(g)	9	淨碳水化合物(g)	8	蛋白質(g)	5

比例（脂肪：淨碳水化合物：蛋白質）　2:2:1

椰子**
每份份量（28 G）： 1/4 杯　　$0.37★（NT$11）每份費用

熱量	100	脂肪(g)	10	總碳水化合物(g)	4	淨碳水化合物(g)	1	蛋白質(g)	1

比例（脂肪：淨碳水化合物：蛋白質）　10:1:1

榛果*
每份份量（28 G）： 25 顆　　$1.23（NT$36）每份費用

熱量	178	脂肪(g)	17	總碳水化合物(g)	5	淨碳水化合物(g)	2★	蛋白質(g)	4

比例（脂肪：淨碳水化合物：蛋白質）　9:1:2

夏威夷豆**
每份份量（28 G）： 12 顆　　$1.54（NT$45）每份費用

熱量	204	脂肪(g)	21	總碳水化合物(g)	4	淨碳水化合物(g)	2★	蛋白質(g)	2

比例（脂肪：淨碳水化合物：蛋白質）　11:1:1

山核桃*
每份份量（28 G）： 19 半片　　$1.11（NT$33）每份費用

熱量	196	脂肪(g)	20	總碳水化合物(g)	4	淨碳水化合物(g)	2★	蛋白質(g)	3

比例（脂肪：淨碳水化合物：蛋白質）　10:1:2

開心果*
每份份量（28 G）： 49 顆　　$1.54（NT$45）每份費用

熱量	159	脂肪(g)	13	總碳水化合物(g)	8	淨碳水化合物(g)	5	蛋白質(g)	6

比例（脂肪：淨碳水化合物：蛋白質）　3:1:1

核桃*
每份份量（28 G）： 13 半片　　$1.05（NT$31）每份費用

熱量	185	脂肪(g)	18	總碳水化合物(g)	4	淨碳水化合物(g)	2★	蛋白質(g)	4

比例（脂肪：淨碳水化合物：蛋白質）　9:1:2

松子*
每份份量（28 G）： 3 大匙　　$1.23（NT$36）每份費用

熱量	191	脂肪(g)	19	總碳水化合物(g)	4	淨碳水化合物(g)	3	蛋白質(g)	4

比例（脂肪：淨碳水化合物：蛋白質）　6:1:1

南瓜籽*
每份份量（28 G）： 3 大匙　　$0.49（NT$14）每份費用

熱量	126	脂肪(g)	5	總碳水化合物(g)	15	淨碳水化合物(g)	10	蛋白質(g)	5

比例（脂肪：淨碳水化合物：蛋白質）　1:2:1

亞麻籽**
每份份量（28 G）： 3 大匙　　$0.31★（NT$9）每份費用

熱量	151	脂肪(g)	12	總碳水化合物(g)	8	淨碳水化合物(g)	1★	蛋白質(g)	5

比例（脂肪：淨碳水化合物：蛋白質）　12:1:5

奇亞籽**
每份份量（28 G）： 3 大匙　　$0.62（NT$18）每份費用

熱量	138	脂肪(g)	9	總碳水化合物(g)	12	淨碳水化合物(g)	1★	蛋白質(g)	5

比例（脂肪：淨碳水化合物：蛋白質）　5:1:3

大麻籽**
每份份量（28 G）： 3 大匙　　$1.05（NT$31）每份費用

熱量	170	脂肪(g)	13	總碳水化合物(g)	3	淨碳水化合物(g)	1★	蛋白質(g)	10

比例（脂肪：淨碳水化合物：蛋白質）　13:1:10

芝麻*
每份份量（28 G）： 3 大匙　　$0.31★（NT$9）每份費用

熱量	160	脂肪(g)	14	總碳水化合物(g)	6	淨碳水化合物(g)	3	蛋白質(g)	5

比例（脂肪：淨碳水化合物：蛋白質）　5:1:2

葵花籽**
每份份量（28 G）： 3 大匙　　$0.31★（NT$9）每份費用

熱量	163	脂肪(g)	14	總碳水化合物(g)	6	淨碳水化合物(g)	3	蛋白質(g)	6

比例（脂肪：淨碳水化合物：蛋白質）　5:1:2

*有機乾烤　　**有機生果

CHAPTER 8 戒掉穀類與乳製品

我知道，這聽起來很可怕，不是嗎？但是，戒掉穀類與乳製品，很可能是你為自己做過最棒的事。請想想，順暢的消化、透亮的肌膚、減少對食物的渴望、不再出現腦霧的情形、一早就充滿能量……

你懂我說的。

顯然穀類不是以脂肪為燃料飲食的一部分。對某些人來說，聽到那是碳水化合物炸彈就夠嚇人的了，但對我來說，還不僅如此，這些無法裝滿我的營養杯（請見第106頁），也讓我感到瘋狂，因此我戒掉穀類已經超過五年了。

乳製品則處於灰色地帶。有些人攝取乳製品之後過得很好，但有些人則不好。

如果你屬於後者，那麼請繼續看下去。

你是否想要在食譜當中加一些起士風味，卻不使用真正的起士？你可以試試營養酵母，這種產品是由生長在糖蜜上的單細胞微生物所製成。

在取得之後，可經過清洗與烘乾的程序來去除活性，嚐起來的味道像是起士，是低碳水化合物產品，也相當美味，但不會像起士一樣融化。

我喜歡用這種產品來代替帕瑪森起士。

過著無乳製品的生活：你擁有的選擇

乳製品會讓我長痘痘、胃部脹氣、頭痛、鼻竇阻塞，讓我不舒服。你也有同樣的問題嗎？

對許多人而言，戒掉乳製品是正確的選擇。但是，要喜歡無乳製品的餐點卻沒那麼容易。比薩上面沒有起士，讓人開心不起來。再也不能吃千層麵，更是令人不開心。

但我發現一個方式，讓你能夠吃這些東西，又不會讓乳製品過敏阻止你享受生活的樂趣。

以下的指南、小技巧、簡單的食譜小撇步能夠立刻讓你說：「乳製品？那算什麼啊？」

嗯，騙你的啦！你可能還是會渴望吃乳製品好一陣子。確切地說，需要三個月左右的時間。

你是否知道，起士當中有一種蛋白質，相當類似母乳當中的蛋白質，能夠帶給你平靜、歸屬感、愛的感覺？

如果你小時候喝母乳長大，你吃起士的時候，就會擁有出生後幾個月和媽媽在一起的溫柔感受。難怪許多人離不開起士！

不過我保證，如果你嘗試吃這些無乳製品的食物，在漸漸習慣沒有乳製品食物之後，就不會那麼常想吃這些東西了，你只會想到這類東西讓你覺得很不舒服。

但是，如果乳製品讓你覺得很棒，而你也喜歡乳製品，那麼，為什麼要戒掉呢？這完全取決於你的身體。

做出你最愛食物的無乳製品版本,就能讓你免於產生痰、發炎、腹痛的問題。你也會因為痤瘡問題改善,而感謝自己這麼做!

製作	購買

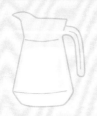

牛奶

請見第156頁以了解如何自製堅果奶。

酸奶油

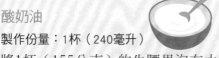

製作份量:1杯(240毫升)

將1杯(155公克)的生腰果泡在水中六小時。使用細目的網子瀝乾水分後洗淨備用。將1/2杯(120毫升)的水、1/3杯(80毫升)的檸檬汁、1/4杯(40毫升)的生夏威夷豆、1大匙的營養酵母,3/4茶匙的灰海鹽、1/2茶匙的白胡椒粉用打蛋器高速攪拌,直到呈現乳狀為止。

酸起士

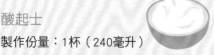

製作份量:1杯(240毫升)

將1 1/2杯(約235公克)的生腰果泡在水中12-24小時。使用細目的網子瀝乾水分後,洗淨備用。然後將2大匙蘋果醋、2大匙檸檬汁、2大匙清水,用打蛋器高速攪拌,直到呈現光滑的質地為止。之後倒入薄紗棉布中,絞緊後掛在碗上,靜置一夜瀝乾。

布丁

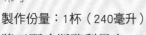

製作份量:1杯(240毫升)

將三顆哈斯酪梨果肉、1/2茶匙香草精、1/8茶匙灰海鹽、4低液態甜菊糖,以及1/3杯(80毫升)檸檬汁或1/4杯可可粉放入果汁機內打成泥狀。

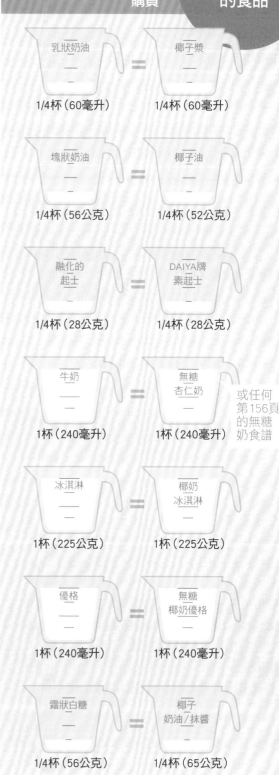

乳狀奶油 1/4杯(60毫升)	= 椰子漿 1/4杯(60毫升)
塊狀奶油 1/4杯(56公克)	= 椰子油 1/4杯(52公克)
融化的起士 1/4杯(28公克)	= DAIYA牌素起士 1/4杯(28公克)
牛奶 1杯(240毫升)	= 無糖杏仁奶 1杯(240毫升) 或任何第156頁的無糖奶食譜
冰淇淋 1杯(225公克)	= 椰奶冰淇淋 1杯(225公克)
優格 1杯(240毫升)	= 無糖椰奶優格 1杯(240毫升)
霜狀白糖 1/4杯(56公克)	= 椰子奶油/抹醬 1/4杯(65公克)

如果我沒有對乳製品過敏，會很開心的吃這些東西。

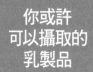
你或許
可以攝取的
乳製品

草飼澄清奶油
（澄清奶油）

草飼奶油

- 很適合高溫烹調料理；冒煙點為華氏450度（攝氏232度）。
- 原本就不含乳清；應該也不含酪蛋白與乳酸。
- 濃郁、乳狀、堅果味。
- 室溫之下能夠維持穩定，可保存長達三個月。

- 很適合輕烹調；冒煙點為華氏350度（攝氏177度）。
- 很容易取得；大部分的超商都買得到。
- 必須冷藏。

➕ 富含脂溶性維生素A、D、E、K，對骨骼、免疫系統、神經系統、心血管系統都有幫助。

➕ 富含短鏈脂肪酸，能夠滋養消化道細胞。

➕ 富含共軛亞麻油酸，有助於減少體脂肪與發炎反應，並且能夠維持膽固醇平衡。

➕ 富含短鏈脂肪酸，能夠減少發炎反應。

➕ 含有維生素K_2，能夠預防動脈硬化。

➕ 飽和脂肪酸有助於降低心臟病的風險，能夠改善高密度脂蛋白與低密度脂蛋白的平衡，以及低密度脂蛋白的顆粒大小。

戒掉穀類

　　如果你原本採用原始人飲食法，目前正要改採高脂肪的生活型態，那麼應該已經相當了解沒有穀類的生活型態了。但如果你過去吃烤土司當早餐，炒飯當午餐，紅藜肉飯當晚餐，那麼就有很長一段路要走。我不會把這種過程說得太美好：轉變期就是需要改變，把舊有的習慣換成新的，但我會在這裡幫你！

註：全穀物含有種子中的所有部分，但精製的穀類往往去除了糠皮或是胚芽，只剩下含有大量澱粉的胚乳。我們經常聽到全穀物很健康，但其實造成的傷害和精製穀物一樣多。

　　我能夠給你的最佳建議，是慢慢改變，畢竟羅馬不是一天造成的。

　　如果你斷然戒掉穀類，覺得處處受限，因為短時間當中你會發現有太多不能吃的東西，很可能不太容易長期遵守這種飲食法。

　　但如果你覺得自己進入生酮飲食是種自然的過程，是在了解什麼對身體有好處的自然行為，那麼你就比較容易持續下去。

> 有人邀請你參加晚宴，主人問你吃什麼，不吃什麼時，請告訴他們你喜歡吃肉和蔬菜，不用解釋自己不吃什麼。這樣會簡單得多。

要從飲食當中去除某樣食物，並非是採用生酮飲食時才會遭遇到的難題。任何飲食方式若要從你的飲食當中去除某樣主食，都是相當困難的事，因為這會強迫你改變做事的模式。即使是簡單地改變每日生活當中的任何事物，對你來說都是相當困難的事了，更不用說改變主食。

有兩件事會讓改變飲食變得簡單得多，並且可行許多。第一件事是，用其他的東西取代，這點我可以幫得上忙。第二點則是熱情，那是我只能間接幫助你的事。

要用東西取代相當容易。我在接下來的幾頁當中，列出了取代的方式，讓你能用其他價格實惠又不含穀類的產品取代穀類。

但是，熱情就沒這麼簡單了。必須要你自己想要嘗試新事物，藉此讓自己變得更健康才行。真的，坦白說就是這樣。我可以跟你說，我自己開始不攝取穀類之後，身體的發炎反應，如關節緊繃、消化不良、腦霧、食慾不受控、缺乏營養等問題就消失了，變得更健康，但這樣是否能激勵你不吃穀類，就要看你怎麼想了。

> 你在餐廳裡時，可以選擇不含麩質的菜餚，或是大份的主餐，通常都有烤雞或是牛排配蒸蔬菜或沙拉（請見第86頁，以了解如何在餐廳當中選擇適合生酮飲食的菜餚）。

以下這些清單，是我忘了吃穀類讓自己痛苦時，就會去看的內容。你的無穀類清單可能包括了白米，偶爾吃碗發芽藜麥，或是天然酵母麵包。這樣無妨，每個人的方式多少都有些不同。

在做任何改變時，都會有一段陣痛期，需要花些時間讓自己適應境。我希望透過和你分享工具、技巧、事實的方式，能夠讓你覺得獲得支持，讓你擁有適當的解決方案，以及讓你充滿熱情的資訊。

> 無論是否為全穀物食品，都請你不要被行銷策略騙了。如果產品中含有任何這類食材，就不是無穀物產品。

> 如果你偶爾會攝取穀類產品，發芽或酸酵的產品會讓你更容易吸收當中的營養素。

在進入選項清單之前，先來看看穀類是什麼，以及為何要拋棄穀類。

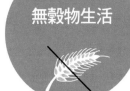

無穀物生活

要戒除的穀類

大麥	布格麥	單粒小麥	二粒小麥	格拉諾小麥
卡姆麥	黑麥	古麥	黑小麥	小麥
莧菜	蕎麥	玉米	蒼白莖藜	小米
燕麥	藜麥	稻米	高粱	台麩
野生稻	不含穀類的替代品		杏仁	蘋果醬
白花菜	奇亞籽	椰子	蟋蟀粉	亞麻籽
大麻籽	蛋白質粉	南瓜泥	瓜	葵花籽

不含麩質

與穀類有關的症狀	
閉經（沒有月經來潮）	高血壓
自體免疫疾病	膽固醇增加
水泡	胰島素阻抗
腦霧	缺乏食慾
便祕	肝臟問題
對食物的渴望	記憶力喪失
牙齒琺瑯質問題	肌肉疼痛
憂鬱	肌肉流失
糖尿病	夜盲
腹瀉	牛皮癬
皮膚乾燥	紅疹
濕疹	無法安眠
疲勞	類風濕性關節炎
覺得頭昏	生長發育遲緩
食物敏感	體重增加
腸道發炎	

取代穀類的方式

這是你改過無穀物生活時,所需要的技巧與配方。

白米或糙米 = 白花椰飯
2杯(390公克)熟米　1把白花椰飯 **330**

最適合用在需要撒上一些煮熟藜麥的食譜裡,如沙拉等

藜麥 = 去殼大麻籽
1大匙藜麥　1匙去殼大麻籽

蛋糕麵糊 = 白脫杏仁粉或是椰子粉

鹹餅乾 = 脆肉片或是乾燥低碳蔬菜

362 胡蘿蔔蛋糕
364 聖路易斯濃郁「奶油」蛋糕

250 培根餅乾
248 美味甘藍脆片
246 雞皮脆片

麵條 = 螺旋切片的蔬菜

> 請見第154頁進一步了解螺旋切片。

使用螺旋切片機把櫛瓜、蕪菁、大頭菜、黃瓜、花椰菜心、白蘿蔔等,切成麵條的替代品。
採用補碳法時,也可以使用含澱粉的蔬菜,如豆薯、胡蘿蔔、馬鈴薯、甜菜根、歐洲防風草、地瓜等,也相當有趣。

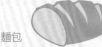

麵包

用黃瓜或醃黃瓜片作為小三明治的麵包。

甜椒切對半,去籽後作為麵包使用。

使用大片羅曼萵苣葉作為三明治的麵包。

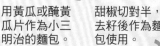
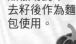

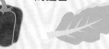

342 蔬菜麵
347 青醬櫛瓜麵
260 雞湯麵

280 龐貝邋遢喬琳
332 脆三明治麵包
328 沙丁肉餡卷

比薩 = 改用肉作為麵皮

290 麥可的臘腸肉比薩

鋼切燕麥 = 去殼大麻籽
1杯(100公克)傳統燕麥　1杯(150公克)去殼大麻籽

242 無穀類大麻籽粥

廚房裡的
生酮飲食

生酮飲食的基本概念

我們現在就要來談談實際執行的策略，看看要如何在廚房當中用最省時、省力、省錢的方式準備生酮飲食。

在本章中，我會和你們分享自己準備經典生酮餐點的小撇步、技巧、策略、技術，如製作大骨湯、榨油等等。

大骨湯

大骨湯濃縮了動物骨骼當中的礦物質與療癒成分，讓你喝下去就能一次享有。

若在水中長時間熬煮大骨，其中的營養素就會進入水中。熬煮後把骨頭撈起瀝乾，剩下來的湯汁就是大骨湯。

雖然你可以購買現成的大骨湯或高湯，但自製大骨湯可以讓你更容易控制預算，也能夠控管原料的品質。

大骨湯的脂肪相當少，含有適量的碳水化合物，以及大量的蛋白質，可以單獨食用代替一餐，或是和其他強效食品一起享用，如薑、大蒜、香草植物、中鏈脂肪酸油、椰子油、你最愛的脂肪等。我也喜歡用大骨湯來烹飪，在廚房裡，抓起一些自製大骨湯冰塊，加入炒白花椰飯、炒甘藍菜，或豐盛的燉菜中，實在沒有什麼比這個更享受的了。

> 如果你用燉鍋或壓力鍋來熬大骨湯，可以把熬出來的全部液體都留起來，整個星期都可以用這些湯來烹飪。當中含有脂肪、膠質、香料，非常適用來炒肉、蛋、蔬菜。

為何對你有好處

你可以把大骨湯當作神奇的萬靈丹，因為當中含有所有你身體所需的礦物質，因此必須是最好的材料才行。我在修營養學時，如果考試時要我列出富含某種礦物質的食物，我一定會寫上大骨湯，而且這絕對是正確答案（我寫酪梨、肝臟也是對的，這三種食物是富含大量營養素的天然食物。要進一步了解生酮強效食物，請見第111頁）。

以下是大骨湯能夠為你帶來的好處：

· 減少橘皮組織
· 促進結締組織的健康，讓關節能夠自由活動，改善運動能力
· 平衡消化系統
· 讓牙齒充滿礦物質，預防蛀牙
· 增強免疫系統
· 調節血糖
· 增加抗氧化物，減緩老化，預防細胞受損
· 促進新細胞生成
· 減少腸道發炎反應
· 改善腸壁功能，減少食物敏感

食材的品質是關鍵

由於大骨湯富含營養，很重要的一點是，必須使用高品質且富含營養的大骨來熬湯（要進一步了解來源，請見第110頁）。以下是購買製作高湯的大骨時，需要留意的關鍵字：

· 牛、野牛、羊骨：草飼、終生草飼
· 雞、鴨、鵝骨：非玉米、大豆飼養、野放
· 魚骨／頭：野生捕捉
· 豬骨：牧草飼養

最容易取得骨頭的方式，就是備餐時把骨頭留下來。我總會在冷凍庫裡準備四個可冷凍的袋子，一袋裝豬骨，一袋裝牛骨，一袋裝雞骨，一袋裝魚骨。只要我該餐攝取含有骨頭的肉類，就會把剩下的骨頭留下來，裝入適當的袋子中。當其中一袋滿了，就是熬大骨湯的時候了！

如果你不想用這種方式留骨頭，或是你才剛開始想要熬大骨湯，最好的方式就是上網搜尋「草飼肉販＋自己所在的城市名稱」。搜尋的結果，會顯示當地販售草飼牛隻的牧場、商店、公司。打電話去，使用上面列出的關鍵字，詢問他們是否有販售適合的骨頭。你也可以在自己喜愛的健康食品店的冷凍區，找到高品質的大骨，但價格可能相當昂貴。

如果你每天需要增加一些脂肪的攝取量，可以把大骨湯與中鏈脂肪酸油放在一起，用果汁機打勻！

如何製作大骨湯

選擇你的基底910公克：

牛骨	豬骨	魚骨和／或頭，烤魚後取下；所有的骨頭都可以
雞骨	羊骨	
牛尾	鵝骨	貝類
鴨骨	美國野牛骨	

增加膠質（依喜好添加）

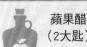

和尚頭
（牛高湯）

雞爪
（雞高湯）

選擇烹飪工具

壓力鍋　　燉鍋　　湯鍋

加水至蓋過大骨

開始煮！

🍲 高壓煮4小時

⏲ 低溫燉煮8小時。定時瀝掉表面的浮沫雜質。

🍲 先大火快煮，再轉到小火，加蓋後慢慢燉煮；魚骨煮8小時，雞骨煮24小時，牛骨煮48小時。定時瀝掉表面的浮沫雜質。

增添變化（依喜好）

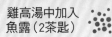

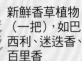
雞高湯中加入魚露（2茶匙）

黑胡椒粒（1茶匙）

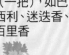
新鮮香草植物（一把），如巴西利、迷迭香、百里香

薑（2.5公分）

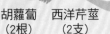

胡蘿蔔（2根）　西洋芹莖（2支）　洋蔥（1個）　大蒜瓣（2個）

加入必加調味料

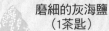

蘋果醋（2大匙）

磨細的灰海鹽（1茶匙）

加入蘋果醋有助於分解大骨。

冷卻

從爐子上移開，將湯瀝出至耐熱的碗裡面。將固體部分丟棄不用。

讓高湯完全冷卻。

撈去表層的油脂給狗吃，或是拋棄不用（依個人喜好）。

儲存在密封的容器當中，冷藏可存放3天，冷凍可存放6個月。

將熬好的高湯儲存起來，以便之後取用！可將高湯倒入矽膠冰塊盒中冷凍，並將高湯冰塊倒入可冷凍的袋子中保存。煮飯時就可以拿來使用。每塊冰塊大概等於2大匙的高湯。

要使用傳統飼養方式來源的大骨來熬湯，如用穀物飼養牛隻的牛骨。最好使用燉鍋或是湯鍋，這樣你就可以經常開蓋瀝去表面浮起的雜質。

註：品質好的高湯，完全冷卻後會呈現肉凍狀。如果你的高湯較軟，看起來像果凍，但仍為膠狀，表示你煮得夠久，使用的材料正確！若不是，高湯仍然相當美味營養。若要增加營養成分，可趁熱加入無調味的吉利丁，或膠原蛋白胜肽。

你的低碳麵屋

將蔬果變成麵條的方式，就是採用螺旋切片的方式，你可以使用平的削皮器，或是螺旋刨絲器，這種工具價格不會過於昂貴，是專門用來做蔬果麵條的好工具。螺旋刨絲器有各種不同的大小，請見第165頁以了解更多相關資訊。

由於這些麵條完全由植物製成，因此絕不含麩質、穀類、乳製品，（大部分）碳水化合物的含量也很低，適合原始人飲食法與素食者食用。如果你可以吃植物，就能吃麵。

螺旋刨絲的麵條：

- 能夠讓你在吃最愛的義大利麵時，降低碳水化合物的攝取量
- 迅速增加蔬菜的攝取量
- 對小孩來說非常有趣；你可以使用不同的蔬菜製作不同顏色的麵條
- 你不用花錢去買低碳水化合物麵條，這種麵條相當昂貴
- 很容易就能使用當季的食材製作
- 比平常煮麵還快，往往不需要開火煮

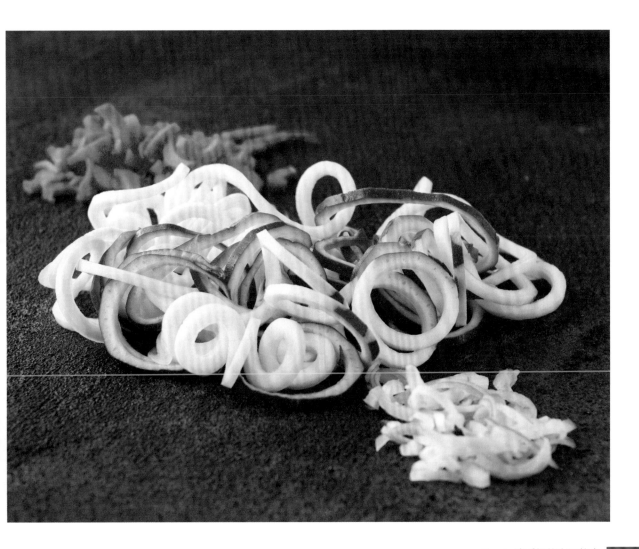

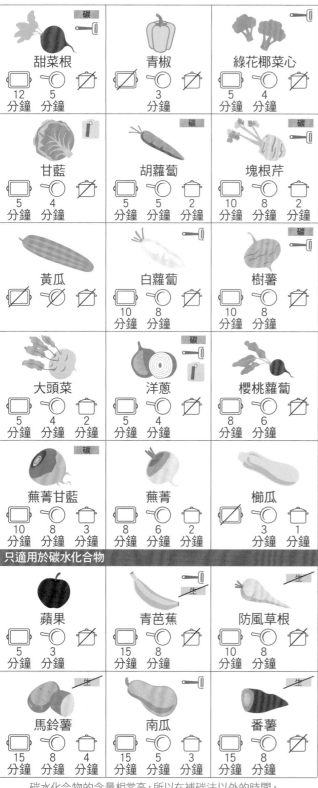

蔬果	烘烤	炒	水煮
甜菜根（碳）	12分鐘	5分鐘	—
青椒	—	3分鐘	—
綠花椰菜心	—	5分鐘	4分鐘
甘藍	5分鐘	4分鐘	—
胡蘿蔔（碳）	5分鐘	5分鐘	2分鐘
塊根芹（碳）	10分鐘	8分鐘	2分鐘
黃瓜	—	—	—
白蘿蔔	10分鐘	8分鐘	—
樹薯（碳）	10分鐘	8分鐘	—
大頭菜	5分鐘	4分鐘	2分鐘
洋蔥（碳）	5分鐘	4分鐘	—
櫻桃蘿蔔	8分鐘	6分鐘	—
蕪菁甘藍（碳）	10分鐘	8分鐘	3分鐘
蕪菁	8分鐘	6分鐘	2分鐘
櫛瓜	3分鐘	1分鐘	—

只適用於碳水化合物

蔬果	烘烤	炒	水煮
蘋果	5分鐘	3分鐘	—
青芭蕉	15分鐘	8分鐘	—
防風草根	10分鐘	8分鐘	—
馬鈴薯	15分鐘	8分鐘	4分鐘
南瓜	15分鐘	5分鐘	3分鐘
番薯	15分鐘	8分鐘	—

碳 碳水化合物的含量相當高，所以在補碳法以外的時間，偶爾享用就好。

請在螺旋刨絲之前先削皮。

使用平口刀。

生 請勿生吃。

用什麼來切片

我在本頁中列出了我最愛用來做麵條的蔬菜，但你也可以使用我建議之外的蔬菜，加入當地的蔬果。在選擇蔬果進行螺旋切片時，請遵守這些原則：

- 選擇堅硬固體狀的蔬果，不會擠壓後變形或是充滿汁液。
- 避免使用內部遍佈種子、中空，或是有果核的蔬果。
- 選擇超過約五公分長的蔬菜。
- 選擇比較筆直的產品。形狀奇怪且會在刨絲器當中晃動的蔬果，刨起來相當有難度。

如何切出好看的螺旋麵條

煮自己的麵

烘烤：將麵條丟進融化的牛油或精製的酪梨油當中，平均鋪在烤盤上，用華氏四百度（攝氏二百零五度）烤左表所列出的時間。撒些磨細的灰海鹽即可享用。

炒：在平底鍋中放入融化的牛油或精製的酪梨油。倒入麵條，直到麵條上色為止。依照左表所列出的時間用中火翻炒。

水煮：將一鍋鹽水燒開。倒入麵條，依上表列出的時間煮。瀝乾後沖水，並趁熱享用，或是甩乾後放涼再食用。

食用低碳水化合物麵條的方式

- 用來代替義大利麵（如白醬雞肉義大利麵，第316頁，或是青醬櫛瓜麵，第347頁）
- 加入早餐炒蛋當中
- 做成義大利麵沙拉
- 用於蔬菜沙拉中
- 作為內餡
- 加入湯中（如雞湯麵，第260頁）

準備自己的餐點

在麵條上淋些醬汁。
加上含蛋白質的食物。
淋上一點脂肪。
這樣就完成了！

處理堅果與種子

想想你最喜歡的動物，以及那種動物有什麼自衛的能力。例如，臭鼬能夠噴出臭氣；壯髮蛙（hairy frogs）能夠弄斷自己的骨頭，藉此來逃避掠食者；豪豬能夠輕易發射針刺等等。並非只有動物界才有這樣的防禦機制，植物也同樣具有，這種機制叫做「抗營養素」。

別忘了，植物是透過堅果和種子繁殖，因此，當我們吃掉這些部分時，就讓植物無法繁殖。抗營養素能讓植物的種子與堅果不容易被消化吸收，因此最終受到較少的傷害。雖然植物當中含有一些不同的抗營養素，但我這裡主要談的是植酸，因為這種成分對消化道健康與礦物質平衡造成的危害最大。

植酸存在於堅果與種子的表皮當中，攝取了這種成分，會讓我們無法吸收鎂、銅、鋅、鐵、鈣。雖然這對健康沒有直接的影響，但長期攝取富含植酸的食物，還是有害健康，如造成蛀牙、骨質流失、心理不平衡等等。

我知道這樣說聽來有點像在恐嚇，但其實要解決這個問題的方法很簡單。將種子與堅果浸泡在水中，以及烘烤後，就能夠中和植酸等抗營養素，這麼做，會讓你的腸胃更愛你（穀類和豆類經過發芽和醱酵的過程，能夠減少抗營養素，但這兩種方式卻對堅果與種子的植酸作用不大）。堅果與種子奶通常都是不錯的選擇，因為在製作的過程中，都需要將堅果與種子泡水。自製堅果與種子奶油或粉也一樣，在製作過程中堅果和種子都會經過浸泡與烘烤的程序。

然而，如果你發現自己攝取生堅果或種子時會感到腸胃不適，但攝取浸泡或烘烤過後的堅果或種子（或是由這些製成的產品）就不會，那我建議你，最好不要攝取太多從商店購買的現成堅果種子產品，包括粉類、奶油、奶、點心等等。現成的產品很可能沒有經過這樣的程序除去植酸（順便一提，這點不適用於椰子，因為無論吃什麼椰子產品都不會有問題）。

> **什麼樣的種子與堅果才安全**
>
> 生的——堅果／種子用在烹飪料理中，通常都沒問題。這包含了亞麻籽及堅果／種子粉（烘焙的過程自然會烘烤種子，去除當中的植酸）。
> 浸泡過的——這個步驟能讓堅果／種子奶、奶油、粉能夠安全食用無虞。烘烤過的——這個步驟能讓堅果／種子奶、奶油、粉能夠安全食用無虞；也很適合用來做點心。

堅果與種子奶

堅果／種子奶是非乳製品的飲品，由過濾水和經選擇過的堅果或種子所組成，是代替乳品的絕佳飲品，不會像乳製品一樣帶來傷害。這些不含乳製品的替代品風味絕佳，容易消化，價格也相當實惠。

一份堅果／種子當中的碳水化合物含量，約等於一份自製的堅果／種子奶。請查閱第144頁的表格，以了解各種堅果種子中的主要營養素含量。

你最愛的低碳水化合物堅果／種子都非常適合用來製做堅果／種子奶，唯一的例外是亞麻籽和奇亞籽，這兩種嚐起來都很糟糕，實在是不好喝，所以不值得和大家分享！

過濾的渣滓可留待之後使用

在步驟5（見下頁）之後，你會擁有一大袋過濾後的渣滓。你不需要把那些渣滓丟掉，而可以用以下的方式利用那些渣滓：

· 製成粉末。將這些渣滓攤在濾紙上，或是墊一張烤盤紙後脫水，也可以用華氏一百五十度（攝氏六十五度）烤三至四分鐘，直到乾燥為止。如果粉末很容易就能捏在一起，像顆雪球一樣，表示還沒完全乾燥。
· 把這些倒入無穀類大麻籽粥（第242頁）當中拌勻後食用。
· 將渣滓加入你要打的生酮果昔（第382-383頁）中一起飲用。

如何製作堅果／種子奶

用具

大調理盆

棉紗過濾袋或全新的長絲襪，腳趾部分沒有加強縫邊的那種

磨細的灰海鹽或喜馬拉雅岩鹽

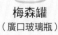
梅森罐（廣口玻璃瓶）

果汁機

步驟1：裝入

在大調理盆當中裝入2杯（475毫升）的溫過濾水。加入1/2茶匙的鹽，攪拌至溶解為止。

註：椰子與大麻籽不需要先浸泡過；這兩種可以直接跳到步驟4。

步驟2：加入

加入你選擇的堅果／種子，份量請參考下表。注意，請務必讓水完全覆蓋過你加入的堅果／種子。

步驟3：泡與洗

用毛巾覆蓋大盆，讓堅果／種子在當中浸泡。浸泡後，將堅果／種子瀝乾，用冷水洗淨。

步驟4：混合

將洗淨的堅果／種子放入果汁機中，加入下表中的水量。用高速打1分鐘，直到呈現光滑乳狀的質地為止。

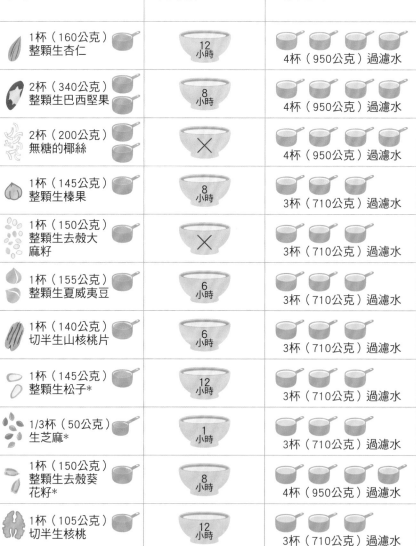

堅果／種子	浸泡時間	水量
1杯（160公克）整顆生杏仁	12小時	4杯（950公克）過濾水
2杯（340公克）整顆生巴西堅果	8小時	4杯（950公克）過濾水
2杯（200公克）無糖的椰絲	✕	4杯（950公克）過濾水
1杯（145公克）整顆生榛果	8小時	3杯（710公克）過濾水
1杯（150公克）整顆生去殼大麻籽	✕	3杯（710公克）過濾水
1杯（155公克）整顆生夏威夷豆	6小時	3杯（710公克）過濾水
1杯（140公克）切半生山核桃片	6小時	3杯（710公克）過濾水
1杯（145公克）整顆生松子*	12小時	3杯（710公克）過濾水
1/3杯（50公克）生芝麻*	1小時	3杯（710公克）過濾水
1杯（150公克）整顆生去殼葵花籽*	8小時	4杯（950公克）過濾水
1杯（105公克）切半生核桃	12小時	3杯（710公克）過濾水

步驟5：過濾

將打完的液體倒在棉紗布袋後過濾至大盆中，以濾除渣滓。請輕輕擠壓，擠去過多的水分。將打好的奶倒入梅森罐中或其他可冷藏的容器裡，放入冰箱冷藏。冷藏可保存二至三天。

> 如果要增加當中的營養含量，可以跳過步驟5，直接讓堅果／種子奶裡面充滿渣滓。這適合加入火箭燃料拿鐵（第386頁）中，或是自製的格蘭諾拉麥片塊（第244頁）裡，或果昔中。不過不太適合加入烘焙品中，因為這會改變吃起來的口感。

混合！

在過濾後，請清洗果汁機，將剛剛濾好的堅果／種子奶倒回去。接著就可以盡情添加你想要的口味！我喜歡加入：

- 無酒精甜菊糖
- 薑黃粉
- 可可粉
- 中鏈脂肪酸油
- 細灰海鹽
- 南瓜派香料
- 肉桂粉
- 香草粉

*這些堅果／種子的碳水化合物含量較高，不適合作為日常的點心，但做成堅果／種子奶偶爾飲用，會是很棒的生酮飲食補充品。

如何製作 堅果/種子奶油

步驟1：裝入

在大調理盆當中裝入2杯（475毫升）的溫過濾水。加入1/2茶匙的鹽，攪拌至溶解為止。

註：椰子與大麻籽不需要先浸泡過；這兩種可以直接跳到步驟4。

用具

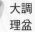 大調理盆

 梅森罐（廣口玻璃瓶）

 磨細的灰海鹽或喜馬拉雅岩鹽

 果汁機

步驟2：加入	步驟3：泡與洗	步驟4：烤		步驟5：打
加入你選擇的堅果/種子，份量請參考下表。注意，請務必讓水完全覆蓋過你加入的堅果/種子。	用毛巾覆蓋著大盆，讓堅果/種子在當中浸泡。浸泡過後，將堅果/種子瀝乾，用冷水洗淨。	烘乾機設定為華氏150度（攝氏65度）或烤箱設定為華氏275度（攝氏135度）。將堅果/種子攤開在烤網或烤盤上烘烤。 烘乾機 / 烤箱		將烘好的堅果/種子倒入果汁機中，用高速打到質地光滑為止。也可以加入喜歡的油品，讓質地更加絲滑，同時增加脂肪的含量。我的最愛，是在堅果/種子奶油當中加入中鏈脂肪酸油！
1杯（160公克）整顆生杏仁	12小時	12-24小時	20-30分鐘，每10分鐘翻一次，直到傳出香味為止	2大匙油
2杯（340公克）整顆生巴西堅果	8小時	18-24小時	30-40分鐘，每10分鐘翻一次，直到傳出香味為止	1/4杯（60毫升）油
2杯（200公克）無糖的椰絲	✕		10-20分鐘，每5分鐘翻一次，直到傳出香味為止	1/4杯（60毫升）油
1顆（600公克）整顆新鮮椰子肉，切成薄片	✕	12-24小時	20-30分鐘，每5分鐘翻一次，直到傳出香味為止	3/4杯（180毫升）油
1杯（145公克）整顆生榛果	8小時	12-24小時	20-30分鐘，每10分鐘翻一次，直到傳出香味為止	2大匙油
1杯（155公克）整顆生夏威夷豆	6小時	12-24小時	15-20分鐘，每5分鐘翻一次，直到傳出香味為止	2大匙油
1杯（140公克）切半生山核桃片	6小時	12-24小時	20-30分鐘，每5分鐘翻一次，直到傳出香味為止	2大匙油
1/3杯（50公克）生芝麻*	1小時	8-12小時	10-15分鐘，每5分鐘翻一次，直到傳出香味為止	1大匙油
1杯（150公克）整顆生的去殼葵花籽*	8小時	8-12小時	15-20分鐘，每10分鐘翻一次，直到傳出香味為止	2大匙油
1杯（105公克）切半生核桃	12小時	12-24小時	20-30分鐘，每5分鐘翻一次，直到傳出香味為止	2大匙油

*這些堅果/種子的碳水化合物含量較高，不適合作為日常的點心，但很適合做為醬料，因為每次只使用一大匙左右。

大麻籽可以做成很棒的種子奶油，但不需要事先浸泡或烘烤，只要直接放進果汁機裡打就可以了！你也可以把大麻籽加入上述的堅果/種子當中一起打。

堅果與種子奶油

雖然你可以買到現成的堅果與種子奶油，但如果自己動手做，就可以省下很多錢，也可以確切知道當中不含糖與防腐劑。

由於堅果／種子奶油一吃可能就很多，因此很重要的一點是，務必要用低碳水化合物的堅果與種子製作。第144頁的表格列出了一些堅果與種子的主要營養素的資訊。

亞麻籽和奇亞籽單獨用來做奶油的效果並不好，但加入其他種子或堅果的奶油中，效果卻很好。只要在用果汁機打之前，加入一至三大匙的亞麻籽／奇亞籽即可。

如何榨油（以及為何要這麼做）

牛油、純豬油、豬板油、鴨油等等，這些都是榨出來的油。這些從動物身上榨出來的油，非常適合用來高溫烘焙，可以替代奶油，用來烤蔬菜的風味也很好，另外也會讓你的菜餚增添意想不到的美味。

榨油主要就是設法讓動物的脂肪變成能夠攝取的狀態。我喜歡把這個過程比喻為煎培根。培根當中含有蛋白質（粉紅色的條紋）以及脂肪（白色的條紋）。你煎培根的時候，蛋白質的部分會留下，某些脂肪會變脆，剩下的脂肪則會變成油脂，這就是榨出來的油脂。在榨油時，你就能收集不同動物榨出的油脂，這些當中所含的蛋白質不一，有些相當多，有些則幾乎沒有。

你可以在自己喜愛的原始人飲食零售店買到這些油脂，但你也可以動手自己榨。你可能會想：自己榨油？黎安妮，你瘋了嗎？這聽起來很複雜，我採用生酮飲食法超過一年了，壓根沒想過榨油這件事。但其實這件事出乎你意料之外的簡單。最難的部分，是找到高品質的脂肪來榨油。你只要能找到良好的榨油來源，一切就是輕而易舉的事。

註：榨出來的動物油基本上都是飽和脂肪酸。若要進一步了解飽和脂肪酸，請見第132頁。

榨出來的動物油最適合用來烹飪；不太適合直接加在冷盤裡，如加在沙拉上。

省錢

為了要省錢，讓我無所不用其極。自己動手榨油這件事，更是讓我省下一大筆錢，在你想要增加脂肪攝取量時，更是如此。

自己在家榨出三百六十公克豬油的費用為美金二‧六一元（約新台幣七十六‧四元）。要買到同樣重量的現成豬油，則需要美金十一‧四四元（約新台幣三百三十四‧九元）左右。榨牛油也一樣：自己在家榨出三百六十公克牛油的費用為美金三‧〇七元（約新台幣八十九‧七元）。要買到同樣重量的現成豬油，則需要美金十一‧四四元（約新台幣三百三十四‧九元）左右。

準備好要自己榨油，省下75%的費用了嗎？我都這麼說了，你應該無法說不，是吧？

要從何處取得榨油的肉品

這是榨油時唯一有些麻煩的部分。你要從何處取得未榨出的（生）脂肪，完全取決你所在的地區。

你必須尋找注重品質的農場、肉販、供應商，他們不在乎那些丟棄的脂肪部分，甚至願意免費送給你，或至少用低價販售給你。最方便的方式，就是上網搜尋「草飼肉販+所在的城市」。搜尋的結

果，會讓你找到當地販售草飼農產品的一些農場、商店、合作社。

你為何必須在意脂肪的品質？由於農藥、荷爾蒙、環境污染物等毒素，都會累積在脂肪細胞當中，這些都會影響你的健康。如果你要攝取大量的動物脂肪，很重要的一點就是，你必須知道脂肪當中不含這些危險的化合物。

你可以詢問下列的問題，藉以判定自己聯絡的販售者是否能提供合適的肉品。針對以下問題，如果他們回答「是」或「不確定」，就表示他們或許不是最佳的選擇：

· **動物的飼料當中是否有基因改造食品？**

· **你們會給動物抗生素嗎？**
· **你們會給動物荷爾蒙嗎？**

我用以下這些關鍵字，來搜尋用來榨油用的高品質肥肉：

· **豬油：牧草飼養**
· **牛油或羊脂：草飼、完全草飼**
· **雞或鴨油：不含玉米、大豆飼料，放養**

如果你找到了良好的肉品來源，對方問你要哪個部分，請對方盡可能去掉瘦肉的部分即可。如果他們能替你切成小塊，那就更好了！

> 榨出來的油可用於烤蔬菜、肉類、燉菜、湯品中，或是用來炒菜。

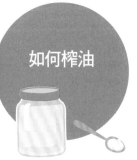

如何榨油

榨油的方式有兩種：乾榨與濕榨。

我不太建議用濕榨，也就是在過程中加水的方式。我發現加了水之後，會讓成品的香味變淡。

此外，如果作法不正確，也會讓油品劣化的速度變快。以下方式為乾榨法的步驟。

選擇0.5-1公斤的脂肪

豬板油	羊脂
豬背肥肉	雞油（雞皮與脂肪）
（純豬油）	鴨油
牛油（最好用板油，口味最為清淡）	

處理脂肪

切除瘦肉部分。

將肥油部分切成小塊，約6公釐左右的大小。

榨油

 壓力鍋：將脂肪快放入壓力鍋中，鎖上鍋蓋，並且設定為「燉煮」的模式，可以的話，請選擇「小火」。燉煮4小時，或是等到鍋底的脂肪塊呈現金黃或焦黃的狀態。每個小時左右需要攪拌一次。

 燉鍋：請將脂肪塊放入燉鍋中，加入約60毫升的水，蓋上鍋蓋後低溫煮4小時，或是等到鍋底的脂肪快呈現金黃或焦黃的狀態。每小時左右需要攪拌一次。

 瓦斯爐：將脂肪塊放入大平底鍋或炒鍋中，用中小火煮1-2小時，直到脂肪塊變脆為止，請經常翻動。

 烤箱：將烤箱預熱至華氏250度（攝氏120度）。將脂肪塊放在有邊的烤盤上，烤1-2小時，直到變脆為止。請經常翻動。

過濾

請將濾網架在耐熱的容器上。

將榨出來的油與焦脆的脂肪塊倒入濾網上，讓油滴到下方的容器中。這麼做能讓焦脆的碎片與油脂分離。

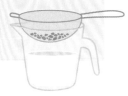

榨油的過程很可能會讓整間屋子充滿臭味。這是為何我偏好使用壓力鍋：在榨油的過程中能讓氣味鎖在鍋子裡。

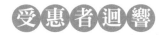

　　我剛開始踏上生酮飲食之旅時，看到黎安妮的網站（HealthfulPursuit.com）以及她的著作，尤其是《以脂肪為燃料》時，內心的感動實在難以言喻。當中豐富的資訊，給予我許多有力的幫助，讓我能夠用最健康、關懷、均衡的方式，在採用這種飲食法時同時也能維持健康。

　　我原本體重大幅超標，在採用了超級健康的飲食法以及接受訓練之後，大幅減去了二十五至三十公斤，讓我開始可以參加比基尼健美比賽，但月經也消失了，同時卻迷戀於備餐與計算營養素宏量。當時，我很害怕外出用餐，或是參加社交活動，準備好一餐卻沒吃會讓我壓力很大。我還沒完全放棄計算營養素宏量的習慣，但我知道，現在自己已經邁上正途，幾小時不吃東西也覺得很自在，不會覺得有壓力，同時也感到相當飽足，此外也能夠外出用餐，並且輕易找到以脂肪為燃料的食物。我很高興自己閱讀了《以脂肪為燃料》，讓自己不會太極端，並且在餓的時候會吃點東西補碳，也不會過度斷食。

　　黎安妮，非常謝謝你用如此完整、仔細、體貼的方式，帶給我們所有的知識，我可以想像這有多麼困難。我在開車、烹飪、吃晚餐時，喜歡一邊聽你的有聲書與podcast，而不是看電視。這些都讓我更注意自己所吃的食物，也讓我更珍惜食物。

柔伊
澳洲維多利亞

　　黎安妮的節目讓我的生活完全改觀。在看到黎安妮的節目之前，有兩年的時間我因為全身健康不平衡的問題而深受困擾。我有腦霧的問題，無法集中精神，體重開始增加並減不掉，整天都覺得很疲勞。有位醫師診斷我罹患了注意力不足過動症，我也因此開始接受藥物治療。

　　但即使吃了兩年藥，我的健康狀況也沒有改善，這時候我發現了黎安妮的YouTube頻道與線上節目《以脂肪為燃料》以及《開始採用生酮飲食》。一開始，我先收看《開始採用生酮飲食》，覺得健康狀況有所改善，但身體還是有些不太對勁。這時候，我買了《以脂肪為燃料》，並且找到願意聆聽我的醫師。

　　醫師診斷的結果，說我罹患了橋本氏甲狀腺炎，雖然這不是什麼好消息，但我已知道如何使用黎安妮的節目中獲得的資訊來改善病情。我知道自己一定會戰勝疾病。

　　在我採用「以脂肪為燃料」計畫之後，覺得自己的健康狀態變得比以往都來得好。我要向黎安妮獻上十二萬分的感謝。

艾許莉
亞利桑那州

CHAPTER 10

烹煮生酮飲食： 小訣竅、小撇步、好策略

我跟別人說自己不喜歡下廚煮東西時，大家都不相信。沒錯，我確實把烹飪與備餐變成了成功的事業，但那並非表示我喜歡花很多時間在廚房裡，尤其是夏天與週末時，或是工作一整天後、生日時、腳趾頭覺得冰冷時、我還有其他事要做時……你懂我的。

基本上，在每個人外出做些有趣的事時，我寧可做其他事，也不願意浪費時間在廚房裡。

你如果按照本書中的食譜煮過一兩道菜後，就會發現，我把那些瑣碎的細節化繁為簡，不墨守成規，使用最簡單的方式，讓我們可以迅速坐下來用餐。

在本章當中，我會和你分享一些做到這點的小訣竅與小撇步。

單鍋料理

如果有那麼幾天，你不想照著食譜煮，或是不知道要買什麼食材，那麼我可以告訴你該怎麼辦。我把這種辦法稱為「單鍋料理」，我每天都這麼做。如果你在Instagram上追蹤我，你就會知道我說的是什麼。

這種辦法很簡單：把所有的東西丟進一個碗／鍋子／平底鍋裡，等個十到十五分鐘，你就可以吃了。你想要了解這麼做的基本原則嗎？現在就來告訴你。

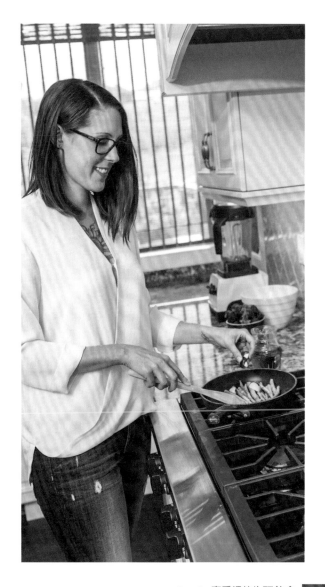

冷盤	剩菜鍋	溫鍋	絞肉鍋	烤鍋
	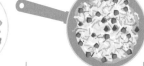		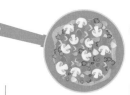	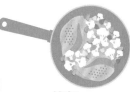
前餐剩餘的熟肉	前餐剩餘的熟肉	任何生肉或熟肉	生絞肉（如果結凍的話，請先解凍）	雞腿、雞翅、魚排、豬里脊
＋ 生的或前餐剩下熟的綠色葉菜，或低碳蔬菜	＋ 新鮮或冷凍的低碳蔬菜	＋ 新鮮或冷凍的低碳蔬菜	＋ 新鮮或冷凍的低碳蔬菜	適合烘烤的蔬菜，如花椰菜、白花椰菜、胡蘿蔔、櫻桃蘿蔔、櫛瓜
＋ 例如，橄欖油、酪梨油、堅果油、種子油、堅果或種子	＋ 能夠耐熱的油脂，如豬油、牛油、椰子油、棕櫚油、酪梨油	＋ 能夠耐熱的油脂，如豬油、牛油、椰子油、棕櫚油、酪梨油	＋ 能夠耐熱的油脂，如豬油、牛油、椰子油、棕櫚油、酪梨油	＋ 融化的耐熱脂肪，如豬油、牛油、椰子油、棕櫚油、酪梨油
＋ 例如，醋、美乃滋、檸檬汁、你喜歡的香草／香料	＋ 你喜歡的香草／香料	＋ 大骨湯或椰奶（適合咖哩料理），你喜歡的香草／香料	＋ 你喜歡的香草／香料、醋或檸檬汁	＋ 你喜歡的香草／香料
把所有食材放入大碗中。拌勻後即可食用。	把所有食材丟入炒鍋或煎鍋中。蓋上鍋蓋後，用中火煮10分鐘，或完全加熱為止。	把所有的食材放入平底鍋中。蓋上鍋蓋，用中火煮沸。把火轉小，燜10分鐘，或生肉煮熟為止。	用炒鍋或煎鍋用中火把絞肉煎到呈淡粉紅色。加入蔬菜、脂肪、香料，再煮10分鐘，直到肉完全熟透為止。	用華氏400度（攝氏205度）預熱烤箱。把蔬菜丟入融化的脂肪中，並撒上香料。把蔬菜與肉放進鑄鐵煎鍋中，烤25-30分鐘，直到肉全熟為止。
勝出組合	**勝出組合**	**勝出組合**	**勝出組合**	**勝出組合**
冷的烤雞、綜合綠色蔬菜、前餐剩下的烤花椰菜、烤核桃、美乃滋、檸檬汁	前餐剩下的漢堡肉切碎、切片包心菜、豬油、鹽巴、胡椒	前餐剩下的煮熟鴨胸、蔬菜麵（第342頁）、蔥花、鴨油、雞高湯	火雞絞肉、波特菇、西洋芹、胡蘿蔔、椰子油、碎百里香、迷迭香、鼠尾草	抹上鹽與胡椒的雞腿、胡蘿蔔與切成小朵的白花椰菜，上面灑些牛油
可加入德式酸菜或酸黃瓜！還有其他前餐剩下的蔬菜？也一起加進來吧。	你可以在這些熱食的組合下，鋪上冷的蔬菜，讓整道菜更為清爽：切碎喜愛的低碳蔬菜（黃瓜就很合適），撒上一些橄欖油和醋。上面放上煮好的熱食即可食用。	什麼食材都行！你有自己喜愛的沙拉，或是更複雜的菜色嗎？把這些食材丟進鍋裡，就能替這道菜增添更多風采。	牛絞肉和辣根：絕佳的組合。你嘗過之後再謝我吧。	烤鍋上加上一些酪梨油美乃滋會很棒，自製的（第219頁）或現成的（我最愛的品牌是Primal Kitchen）皆可。

 蛋白質　 蔬菜　 脂肪　 其他

小撇步與捷徑

我不是大廚。我會抄捷徑節省時間，拒絕在廚房的櫥櫃裡擺幾百年才用一次的用具，也會略去太昂貴的食材。我痛恨在一道菜上花（最多！）超過三十分鐘的時間。

所以，為了符合這些需求，我發明了一些廚房小撇步。現在，我很肯定你也會做這些事──英雄所見略同──現在我希望當中的一些小訣竅，能夠讓你腦中擁有一些靈感，肚子裡也有滿滿的動力！

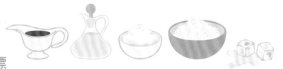

目標
增加食譜的效率
行動

隨時在你的冰箱或儲物櫃中準備好以下這些東西，讓你準備生酮餐點時能夠事半功倍！

· 美乃滋（第219頁）
· 浸泡油（第226頁）
· 生酮番茄醬（第221頁）
· 白花椰飯（第330頁）
· 切碎的低碳水化合物蔬菜（請把要烹煮與生吃的蔬菜分開。我有一個盒子裝滿了沙拉用的蔬菜，另一個則是用來炒的蔬菜。）
· 大骨湯（第151頁）

目標
在菜餚當中增加蛋白質的含量
行動

倒入一些膠原蛋白或是吉利丁攪拌。
倒入一顆或三顆蛋，或加些雞絞肉。

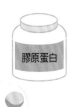

目標
迅速加熱食物
行動

微波爐是否對健康有害仍有爭議。但如果你要我選擇使用微波爐加熱食物，或沒時間乾脆不吃，那你一定認為我會用微波爐。

如果你要加熱某種液體，家裡也有一台高速果汁機，那麼可以直接用果汁機加熱！只要倒進果汁機高速打二分鐘即可。

目標
不用花俏的矽膠模製作脂肪炸彈
行動

所有需要冷卻的脂肪炸彈，都可以倒入矽膠模裡或是烤盤上，等到定型後，剝成可以食用的大小即可。你也可以使用矽膠的蒸盤、矽膠冰塊盒、矽膠馬芬蛋糕模代替。

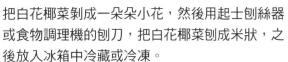

目標
製作白花椰飯
行動

把白花椰菜剝成一朵朵小花，然後用起士刨絲器或食物調理機的刨刀，把白花椰菜刨成米狀，之後放入冰箱中冷藏或冷凍。

目標
不用煮肉溫度計
行動

煎牛排時，改用觸摸的方式檢驗（有許多可供參考的柔軟度對照表；我最喜歡的是這個：https://lifehacker.com/267250/determine-the-doneness-of-a-steak）。

雞肉的話，請用刀子戳戳看最厚的部分。如果還沒熟，刀子拔出來時會濕濕的，肉汁也呈現粉紅色；如果已經煮熟了，刀子只會微濕；如果非常乾，表示煮過頭了，不過只要加一點脂肪進去，就可以解決了！

目標
切洋蔥時不再一把鼻涕一把眼淚

行動

切洋蔥時，塞根湯匙在嘴裡，讓嘴維持張開的狀態，或把洋蔥泡在一盆水裡切。

目標
尋找醋的替代品
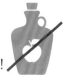
行動

未殺菌的德式泡菜醬汁是很棒的替代品！

目標
讓水煮蛋變得容易剝
行動

在煮水之前，先在鍋子裡加點醋。

目標
尋找便宜的真空容器
行動

使用梅森罐（有蓋的廣口玻璃瓶、醬瓜罐）！

目標
不再丟棄發霉的食材
行動
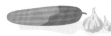

大蒜：剝開大蒜的外皮，把蒜瓣拿去冷凍，需要使用時，直接從冷凍庫拿出來切碎。

薑與薑黃：購買之後立刻冷凍，在需要使用時，直接從冷凍庫拿出來切碎。

黃瓜：切片之後冷凍。你可以在水中加片冷凍庫裡拿出來的黃瓜，讓水擁有清新的味道。

目標
節省準備食材的時間

行動

用剪刀剪所有的東西，處理肉類的時候更是方便。

目標
快速烘烤堅果與種子
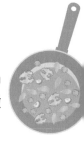
行動

把堅果與種子放入煎鍋中後，開中火，經常翻面，直到外表呈現微微的金黃色即可。

目標
迅速製作冰茶

行動

用平常泡熱茶一半的水量泡茶。把茶包放入耐熱水壺中，浸泡食譜上指定的時間。接著，加入所缺水量125%的冰塊。例如，如果你還需要一杯（二百四十毫升）的水，那麼請加入一又四分之一杯（一百七十五公克）的冰塊。讓冰塊融化之後，就能用來製作你喜愛的茶飲，如冰奧米茄茶（第378頁）。

目標
迅速製作火箭燃料拿鐵的方式

行動

在你找到自己最喜歡的火箭燃料拿鐵（第386頁）喝法後，可以將咖啡／茶以外的成分裝在小罐子中，或矽膠模裡。如果裝在玻璃罐裡，可以冷藏起來，每次要用的時候用湯匙挖一匙出來。如果裝在模子裡，請冷凍起來，讓那些混合的食材可以像冰塊一樣迅速倒出來。在做飲料的時候，只要把事先準備好的食材放進果汁機裡，再加入咖啡／茶打勻後即可享用！

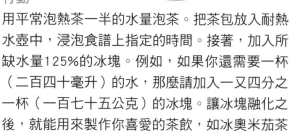

CHAPTER 11 運用食譜

如果你剛採用生酮飲食，本書食譜中的某些食材很可能對你來說很陌生。但不要害怕，雖然這些食材聽起來彷彿來自外太空，但我可以保證，你絕對找得到這些食材，閱讀過以下的部分後更會輕而易舉。

在本章中，我會引導你了解食譜當中使用的工具和食材。我們現在就開始吧！

廚房設備與用具

我最早擁有的廚房器具，是父母在十八年前婚禮收到的禮物，內含一組六個的湯鍋與炒鍋，是那種裡面是鉛，外面是琺瑯的鍋子。嘿，女孩總得煮點東西吧！

但說來奇怪，我現在廚房裡有的工具還是和那時候差不多。我幾乎可以說是個極簡主義者（只有美術用具例外——我是個美術用具控），但我發現，有些工具能夠讓以全食物為主的生酮生活變得容易許多。

不過，這些工具並非絕對必要，只要你有盤子，有爐子，有能夠冷藏的地方，那就沒問題了。其實，絕大多數的夜晚，我就只用了砧板（有時候我甚至還不用，直接在流理台上切東西，我先生很愛這麼做）、一把刀、鑄鐵鍋而已。所以你不用大費周章，因為我自己也沒那麼做。

以下這些是我讓生酮生活容易許多的工具。不過，我還是加入一些不用這些工具的替代方案，讓你能夠省錢，也能替廚房節省一些空間。

螺旋刨絲器 ⭐

能夠利用蔬果做出美味的麵條，如胡蘿蔔、蕪菁、蘋果、其他等蔬果。

費用	替代品
$$	蔬菜削皮器

選擇

Kitchen Aid綜合電動螺旋刨絲組合：
把食材放在底盤上，開啟開關後，就可以離開了。

費用	時間	浪費的食材	麵條大小／形狀
$$$	最快	很少	各種形狀大小

手動螺旋刨絲器：將食材放在機器上，用手旋轉即可。

費用	時間	浪費的食材	麵條大小／形狀
$$	快	很少	各種形狀大小

Julienne削皮器：類似一般的削皮器，但是刀片為鋸齒狀。只要沿著食材削，就能削出蔬菜麵條。

費用	時間	浪費的食材	麵條大小／形狀
$	慢	普通	只有一種選擇，能削出細細的短麵條

蔬菜削皮器：拿起食材就開始削吧！

費用	時間	浪費的食材	麵條大小／形狀
$	最慢	普通	只有一種選擇，能削出又寬又平的麵條

*還有其他因為讓我覺得很挫折而沒提到的：手持螺旋切絲器，以及垂直的削皮器。

你想知道哪些低碳水化合物蔬果最適合拿來做麵條嗎？或如何用這些麵條做成一餐？請翻回154頁！

堅果奶用過濾袋

用來製作你自己的堅果與種子奶。

費用	替代品
$	一塊正方形的瑞士聚脂纖維布料，或是沒穿過的長絲襪（腳趾部分沒有加強縫合的那種）

⭐ -非常建議使用

矽膠模與製冰盒

在製作一些大骨湯後,可以做成冰塊狀冷凍起來,方便日後取用。或者可以把你喜愛的脂肪炸彈倒入有趣的心形、星形、花朵形矽膠模裡。

費用	替代品
$$$$	如果你不把做好的東西倒入矽膠模冷以便使之定型或冷凍,也可以放在墊了烘焙紙的烤盤或矽膠墊上。

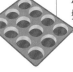

鑄鐵鍋

鑄鐵鍋是我烹飪時的首選。不管要煮什麼,用來加熱,或是煎到酥脆,鑄鐵鍋都辦得到,並且可以直接放進烤箱裡。

費用	替代品
$	任何平底鍋都行;只不過煎脆的程度與功能的多樣性有差。

用久了的鑄鐵鍋比較光滑。你可以去二手商店或車庫拍賣找用過的鑄鐵鍋;所有廚具店都會販售新的鑄鐵鍋。

你可以用粗鹽或超潔拭淨布清潔鑄鐵鍋,能讓鍋子更為細緻,但不能用肥皂來清潔。有人說,如果已經養得很好的鍋子,用肥皂清潔無妨,如果你已經做到這點,那真的非常恭喜你。

好的主廚刀 ☆

你會需要切大量的蔬菜,所以必須要有一把好刀。雖然所有的刀都很好用,但主廚刀幾乎什麼都能切,能幫你省時、省錢、省空間。

費用	替代品
$$	用什麼刀子都行;只不過要小心,因為太鈍的刀子不好用,切到自己也很慘(有位朋友因為刀子太鈍而切到拇指尖了)。

電動手持奶泡器

無論你在哪裡,都可以享用充滿奶泡的火箭燃料拿鐵(第386頁)。

費用	替代品
$	耐熱雪克杯或隨身保溫杯

註:你唯一需要使用奶泡器的時間,大概是去旅行的時候。請見第84頁,以了解旅行時製作火箭燃料拿鐵的技巧。

手持攪拌棒

用來製作完美的自製美乃滋(第220頁)。也非常適合打出綿密的火箭燃料拿鐵(第428頁)。

費用	替代品
$$$	打蛋器、高速果汁機,或是食物調理機

高速果汁機 ☆

用來製作沙拉淋醬(第222-225頁)、混醬(第252頁),及綿密的火箭燃料拿鐵(第386頁)。比起普通的打蛋器,用果汁機比較不會弄得一團亂,也能裝下比較大的容量。

費用	替代品
$$$$	打蛋器、攪拌棒、普通果汁機、食物調理機

如果你把整顆堅果或種子加入火箭燃料拿鐵裡,高速的果汁機能夠把飲品打得非常綿密細緻。

食物調理機

能夠做出最綿密的堅果奶油,輕鬆就能把白花椰菜磨碎,把泡過水/烘烤過的堅果與種子磨成粉。

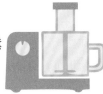

費用	替代品
$$$$	高速果汁機或手持削皮器

如果你有食物調理機,就不需要多功能削皮器!許多食物調理機都有許多不同的配件,擁有不同的功能。

如果你有高速果汁機,或許就不需要食物調理機。唯一會讓你有些猶豫的時候,是你要磨碎一大堆白花椰菜做白花椰飯(第330頁)時,但手持的削皮器也能有同樣的功能,效果也不錯。

多功能鍋 ☆

可以用來炒菜,當作壓力鍋、燉鍋,讓你不用二十分鐘就做出一道料理。此外,要榨油也很容易。有時候,這種多功能鍋也稱為壓力鍋;請找多功能的款式。

費用	替代品
$$$	燉鍋(或用普通的鍋子放在爐子上煮即可)

食材

如果你想知道我在本書食譜中使用哪個牌子的食材，或是想知道如何處理自己不熟悉的食材，請閱讀接下來的幾頁。

杏仁奶油：我喜歡用杏仁奶油來作為醬料、淋醬、沾醬的基底。這也是用來替代烘焙食品中麵粉部分的絕佳食材，就像脆三明治麵包（第332頁）。我最喜愛的牌子是Artisana、Barney Butter、Justin's、Kirkland。如果食譜當中特別提到需要光滑的杏仁奶油，那麼Barney Butter Bare Smooth就是我的首選。

杏仁粉：去殼磨成的細粉。我最愛的品牌是Barney Butter、Bob's Red Mill、JK Gourmet。

蘋果醋：請購買生的/未殺菌、未過濾的蘋果醋。我最愛的品牌是Bragg牌。

酪梨：帶皮帶果核的哈斯酪梨，約重二百二十五公克。去皮去核後，酪梨果肉的淨重為一百七十公克；我在所有的食譜當中都使用這種酪梨。

酪梨油：最適合用來高溫烹煮，氣味最淡。我最愛的品牌是Primal Kitchen。你也可以購買未精製的酪梨油，但我不喜歡那種味道，所以我在食譜中不使用那種酪梨油。若要了解油品加熱後的穩定度，請見第138頁。

培根：未熟成、不含糖的培根是最棒的！你可以在所有的健康食品店中買到。如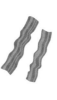果你買不到未熟成、不含糖的培根，那請改買不含荷爾蒙的培根，且含糖/碳水化合物的量越低越好。

培根油：在煎培根之後，把油過濾到耐熱的廣口玻璃瓶當中，可放在流理台上數日備用。若要了解油品加熱後的穩定度，請見第138頁。

牛肉：請購買草飼或全草飼牛肉。我購買高品質動物蛋白的最愛商店是ButcherBox（若要進一步了解肉品品質，請見第110頁）。在本書的食譜中，我使用脂肪（肥肉）含量25%的牛絞肉。如果你希望獲得和本書中相同的營養，可以請肉販幫你準備脂肪含量25%的肉品。若非如此，請你自行查看肉品的脂肪含量標示。

大骨湯：自製大骨高湯是最棒的（請見第151頁），但如果你沒空或沒力氣自己做，我最喜歡的現成品牌是EPIC、Kettle & Fire、Osso Bueno、Pacific Natural Foods。在本書的所有食譜中，我用的都是不加鹽的高湯。

可可奶油：巧克力的脂肪非常適合用來製作脂肪炸彈。我最愛的品牌是Divine Organics、Earth Circle Organics、Giddy YoYo、Healthworks、Sunfood、Wild Foods Co.。如果要進一步了解油品加熱後的穩定度，請見第138頁。

可可碎粒：是可可豆的小碎片，經過乾燥、醱酵、烘烤的過程，或三者兼有。可可碎粒的口感像咖啡豆，巧克力的味道也相當濃郁。我喜歡在椰子鮮奶油（第372頁）當中撒些可可碎粒。我最愛的品牌是Earth Circle、Healthworks、Wild Foods Co.。

可可粉：是生的可可粉，風味相當濃郁，在大部分的超商都買得到。我最愛的品牌是Earth Circle、Giddy YoYo、Healthworks、Thrive Market、Wild Foods Co.。

罐頭食品（朝鮮薊、沙丁魚、生蠔、鮭魚）：購買罐頭食品時，要注意看醃漬用的油品。請選擇用特級或良級初榨橄欖油醃漬的海鮮，而不要購買葵

花油或紅花油等精製油醃漬的產品。我最愛的品牌是Crown Prince、Safe Catch、Sea Fare Pacific、Wild Planet。

菜籽油：若要了解偶爾食用有機、冷壓、未精製的菜籽油為何安全無虞，請見第136頁。我最愛的品牌是Maison Orphée。

白花椰菜：我所有的食譜當中，用的都是一大顆約七百八十公克的白花椰菜。如果花椰菜需要剝成一朵朵小花，或削成米狀，那麼食譜當中會額外列出重量或容量。
本書當中，有些食譜用的是米狀的白花椰菜，也就是把小花磨碎成類似米飯的樣子。許多商店，如Trader Joe's，有販售整包冷凍的白花椰飯。當然，你也可以選擇自己動手做，請見第163頁。

奇亞籽，整顆與磨碎的形式：無論是黑色或白色的奇亞籽，都富含omega-3脂肪酸。用於菜餚當中時，請不要讓溫度超過華氏三百五十度（攝氏一百七十七度）。
你可以購買整顆的奇亞籽，之後再用果汁機、食物調理機、磨豆機磨碎。你也可以直接購買磨碎的，用來加入烘焙食品當中。我最愛的整顆奇亞籽品牌為Bob's Red Mill，以及Navitas Naturals。

雞油：我最愛的品牌為Fatworks。如果你要在家自己榨雞油，請參閱159頁。若要了解油品加熱後的穩定度，請見第138頁。

巧克力棒／碎片／烘焙用巧克力：如果要用來烘焙，請選擇無糖或加了甜菊糖、赤藻醣醇的產品。
我最愛的品牌為Ghirardelli Baking Bar、Lily's Sweets Baking Chips、Baking Bars。

椰子醬油：是大豆醬油的美味替代品！我最愛的品牌是Coconut Secret。

椰子奶油：椰子奶油之於椰子，就像花生之於花生醬一樣，是由磨碎的椰子肉製成。你在許多超商的

各國食品區或天然食品區都找得到。我最愛的品牌是Artisana。

椰漿：請購買標示為「椰漿」的罐頭；如果買不到，請買全脂的椰奶，放入冰箱冷藏二十四小時以上。接著把罐子倒扣，打開一半，瀝掉液體狀的部分，即可把剩下的椰漿用在食譜中。我最愛的品牌為Aroy-D。

椰子粉：脫水磨成細粉的椰子。我最愛的品牌是Bob's Red Mill，以及Let's Do Organic。

椰奶，全脂與低脂：全脂的才是我們的目標！但有時候，你可能希望脂肪少一點，讓椰奶能用在更多方面，如加入一碗格諾拉燕麥塊（第244頁）當中。
兩種產品都有罐裝或樂利包兩種包裝，往往會放在超商的非乳製品奶類、各國食品、天然食品區。我最愛的全脂椰奶品牌為Aroy-D、Native Forest、Real Thai，低脂椰奶則是Aroy-D。

椰子油：椰子油之於椰子，就像橄欖油之於橄欖，是種直接從椰肉榨出的油。請選擇有機椰子冷壓初榨且未精製的油品。我最愛的品牌是Healthworks、Nutiva、Now Foods、Thrive Market。若要了解油品加熱後的穩定度，請見第138頁。
在我的某些食譜中，如果需要奶油浸泡椰子油，指的是在椰子油裡面加入純天然、全素、適合生酮飲食的植物與萃取物，可模仿奶油的口感。我最愛的奶油浸泡椰子油品牌是Ellyndale Organics。
至於不含化學噴霧成分與其他有害物質的噴霧椰子油，我偏好的品牌則是Chosen Foods。

椰絲：請找未加糖的。我喜歡比較長的絲，因為用途較廣。如果你需要短一點的，只要用磨豆機、果汁機、食物調理機等等磨碎即可。我偏好的品牌是Bob's Red Mill和Thrive Market。

膠原蛋白胜肽：是人體當中最豐富的蛋白質，也是最天然、高品質的日常補充品。這是種白色的粉末，可以完全溶解在熱飲或冷飲當中。我偏好的品牌是Vital Proteins。

黃瓜：我都使用英國黃瓜。除非我有特別說明，否則都是用大條的黃瓜，重量約為四百三十公克。

鴨油：大部分的健康食品店都會販售鴨油。我最喜歡的品牌是EPIC。若要了解如何在家自製鴨油，請參考第159頁。若要了解油品加熱後的穩定度，請見第138頁。

蛋：有些食譜中使用生雞蛋，可能會有感染所羅門氏菌的風險。如果你不打算這麼做，或是你目前懷孕中，還是小孩也要吃，必須特別小心的話，請不要採用這道食譜，或是不要加生蛋。我都在住家附近買蛋，這些蛋都是來自放山雞，沒有被餵食玉米或大豆，我吃這些生蛋也都沒問題。

赤藻醣醇：具有類似白糖味道的醣醇。我最愛的是Swerve牌。我買的是細顆粒的那種，很適合用來做脂肪炸彈，也很適合用來烘焙點心（若要進一步了解甘味劑，請見第118頁）。

然而，如果你對玉米過敏，或是對FODMAP過敏，最好使用甜菊糖。

醱酵食品（包含韓式泡菜、德式泡菜、克非爾乳酪等等）：雖然在家自製醱酵食物好處多多，但你卻沒看過我在家自己做，因為我就是沒時間啊！我最愛的牌子是Bubbies的酸黃瓜和德式泡菜，Wildbrine的韓式泡菜，KeVita的克非爾水。如果想要自己醃製醱酵蔬菜，可以購買Body Ecology and Caldwell Bio Fermentation的醱酵劑。

亞麻籽，整顆與磨碎：棕色或金色的種子，充滿了omega-3脂肪酸。用於烘焙時，請不要讓溫度超過華氏三百五十度（攝氏一百七十七度）。你可以購買整顆的奇亞籽，之後再用果汁機、食物調理機、磨豆機磨碎。你也可以直接購買磨碎的亞麻籽，用來加入烘焙食品當中。我喜歡買整顆的回來自己磨，因為事先磨好的可能有氧化的風險。我最愛的品牌為Bob's Red Mill，以及NOW Foods。

吉利丁，未調味：和膠原蛋白相當類似，但對於腸道健康更有好處。這種白色的粉末可以加入熱飲中；如果你想要加入冷飲裡，需要在飲料還熱的時候就加入（如第368頁的凍檸茶軟糖）。我最愛的品牌為Vital Proteins。

澄清奶油：去除固體部分之後的奶油。澄清奶油本來就不含乳清蛋白，理論上也不含酪蛋白以及乳酸菌，但由於製作過程不同，大部分的澄清奶油當中都含有酪蛋白及乳酸菌。
如果你對乳酸菌過敏，或對組織胺過敏，最好不要碰。我最愛的抗敏澄清奶油品牌為Fourth & Heart與Tin Star Foods。

去殼大麻籽：大麻籽是我最愛用的低碳素食蛋白質。我最愛的品牌為Manitoba Harvest，大部分的超商都有販售。

羊肉：請選擇牧草飼養羊肉。要進一步了解肉品品質，請見第110頁。

豬油：從豬脂肪榨出來的油。許多健康食品店都買得到豬油；我最愛的品牌是EPIC。你也可以自己在家榨豬油，請見第159頁。若要了解油品加熱後的穩定度，請見第138頁。

檸檬汁：我喜歡使用現榨的檸檬汁，但如果你想要的話，可以購買現成的檸檬汁。如果你的檸檬汁正好用完了，可以用等量的蘋果醋替代。

美乃滋：你可以自製美乃滋（請見第219頁），或購買酪梨油美乃滋，這種美乃滋富含促進健康的脂肪。請不要使用以蔬菜油為基底的美乃滋。我最愛的酪梨油美乃滋品牌為Primal Kitchen。

中鏈脂肪酸油：這是一種能夠增加酮體的健康油品，若要進一步了解這種油品，請見第140頁。Bulletproof Brain Octane是100%的C8中鏈脂肪酸油，轉換為酮體的速度較快，是我最愛的中鏈脂肪酸油，但價格也相當昂貴。

NOW Foods的中鏈脂肪酸油雖然同時含有C8與C10的中鏈脂肪酸，不過也是很好的選擇。若要了解油品加熱後的穩定度，請見第138頁。雖然椰子油產生酮體的能力沒有那麼強，但也可以用來代替中鏈脂肪酸油。

第戎芥末醬：很驚人的一點是，許多芥末醬當中都含有糖、酒精、其他奇怪的成分。請查看產品的標示，選擇不含這些成分的產品，我最愛的品牌是Annie's Naturals。如果你採用低FODMAP飲食法，最好把碎芥末籽加點水之後再食用。

非乳製品奶：並非傳統的鮮奶；這些產品可能由堅果、種子、椰子等加水製成類似乳漿的飲品（請參考第155頁，了解製作種子/堅果奶的方式）。
如果食譜中需要非傳統的乳漿，請選擇不含糖、未調味的乳漿，如杏仁奶、低脂椰子奶等。我最愛的品牌為MALK與New Barn，低脂椰子奶則為Aroy-D。

非乳製品優格：不是用乳製品製作的優格。Coyo牌優格製作的優格最美味，而且也是不含乳製品及適合生酮飲食的產品。

營養酵母調味料：是去除活性的酵母，擁有濃郁的堅果與起士風味，非常適合用來製作不含乳製品的「起士」醬！大部分的超市與營養食品店都有販售。我最愛的品牌是Bob's Red Mill與Now Foods。

堅果（杏仁、巴西堅果、腰果、山核桃、松子、核桃等等）：基於健康考量，在食用堅果與種子之前，最好要先烘烤與／或浸泡過（請見第157頁）。我最愛的生堅果品牌是Barney Butter、Kirkland、NOW Foods、Thrive Market。

橄欖油：我在大部分食譜中使用的特級初榨橄欖油，都是使用味道清淡的那種（或至少味道能夠與食譜相容）。我唯一使用精製橄欖油的食譜，是用來做美奶滋（第219頁）。若要進一步了解橄欖油的不同種類定義，見第137頁。若要了解油品加熱

後的穩定度，請見第139頁。我的某些食譜當中，使用的是奶油浸泡橄欖油，也就是在橄欖油裡放入了全天然、素食、無麩質、適合生酮飲食的萃取物，讓味道嘗起來像奶油一樣。大部分的油品舖或是食材行都有販售，我最喜歡的橄欖油品牌為Kasandrinos。

橄欖：最佳的橄欖，應該浸泡在特級初榨橄欖油或良級初榨橄欖油中，或是淡鹽水裡。就是這樣！我最愛的品牌為Lindsay Olives與Mario Camacho Foods。

棕櫚油：棕櫚油有兩種形式——紅棕櫚油與棕櫚仁油。紅棕櫚油是由棕櫚樹的果實提煉而來，其中富含維生素A與E。
棕櫚仁油是由棕櫚樹的種子榨出，營養成分並不相同，含有的飽和脂肪酸多出許多。由於營養成分的含量，我建議大家使用紅棕櫚油。在購買時，請尋找符合道德來源、有機紅棕櫚油，並留意來自東南亞的產品，因為這些地方製造的棕櫚油的產業，往往會破壞猩猩的棲息地。我最愛的紅棕櫚油品牌為Nutiva。

義式臘腸／香腸：請尋找不含乳製品、無麩質的臘腸，同時也不含糊狀物質或人工添加物，又要很好吃，實在相當不容易。我最愛的無碳水化合物、草飼熟臘腸品牌為Paleovally，這種臘腸可用來代替食譜當中的義式臘腸。

豬肉：選擇牧草飼養的豬肉。我最愛的品牌為ButcherBox。若要進一步了解關於肉質的資訊，請見第110頁。

豬皮：炸豬皮。很多都是用品質堪虞的油品炸成豬皮，所以請仔細閱讀產品標示，謹慎選擇。我最愛的品牌是Bacon's Heir。

雞肉：請購買不食用大豆、玉米飼料的放山雞。我最愛的品牌為ButcherBox。若要進一步了解關於肉質的資訊，請見第110頁。

蛋白質粉：請見第125-127頁，以了解蛋白質粉的細節。如果飲品的食譜中需要蛋白質粉，我建議在冷飲中加入膠原蛋白，熱飲中加入吉利丁粉。大骨湯的蛋白也很適合加入液體當中，不過會影響飲品的味道。

沙拉淋醬：自製的沙拉淋醬永遠是最好的選擇（請見第218-225頁），但若要購買現成的沙拉醬，我的最愛是適合生酮飲食的Primal Kitchen牌。

海鮮：請尋找來源對環境友善的魚類產品，請見第111頁。

海鹽，磨細的灰海鹽：大部分的食品中，都使用磨細的灰海鹽；我最愛的品牌是Real Salt與San Francisco Salt Company的鹽。不過，在飲料當中，我喜歡使用喜馬拉雅岩鹽（也稱為粉紅鹽），因為這種鹽的味道較淡。

種子奶油（大麻籽、南瓜籽、葵花籽等等）：如果你要使用種子奶油烘焙，請尋找未添加糖或蔬菜油的光滑奶油。我最愛的品牌是Dastony Organics、Maranatha、SunButter。請參閱第157頁，了解如何自製堅果與種子奶油。

種子（南瓜籽、芝麻、葵花籽等等）：基於健康的考量，食用之前請先浸泡與／或烘烤（請見第155頁）。我最愛的種子品牌為NOW Foods。

香料與綜合香料：你可以自行混合各種香料，製作自己的綜合香料（請見第230-233頁），或是購買現成的綜合香料。我最愛的品牌是Simply Organic。

甜菊糖，液態：市面上有許多味道不佳的甜菊糖產品，不過我找到了一些在烘焙時，可代替木糖醇與赤藻糖醇的高品質產品，適合對FODMAP敏感的人食用。
我最愛的甜菊糖漿為NOW Foods牌。這種產品不含酒精，也不會像其他甜菊糖產品嚐起來有一種金屬般的餘味。要進一步了解甘味劑，請見第118頁。

中東芝麻醬：這種芝麻醬糊是我廚房裡的必備產品，因為用途廣泛，也容易使用。我最愛的品牌是Artisana與Once Again。

牛油：榨出的牛油。許多健康食品店都買得到，我最愛的品牌為EPIC。你也可以在家自己榨油，請見第159頁。若要了解油品加熱後的穩定度，請見第138頁。

香草精或香草粉：這裡有兩種形式的香草產品可以用等量相互替代。在非烘焙類的食品中，我會用不含酒精的香草精，不會留下酒精的味道。
我最愛的香草精品牌為Simply Organic。香草粉則為磨碎的香草豆，味道相當純粹與美味！我最愛的香草粉品牌為Wild Foods。

紅酒白酒：葡萄酒並非必要的食材，但能在添加最少碳水化合物的狀況下增添食物的風味，因為大部分的酒精都會在烹飪的過程中揮發掉。

木糖醇：是一種醣醇，通常由樺樹提煉而來，但也有從南瓜提煉的產品。如果你對FODMAP過敏，最好使用甜菊糖。木糖醇與甜菊糖、赤藻糖醇不同，會增加菜餚中的碳水化合物含量。
木糖醇在大部分的超市裡都買得到，我最愛的品牌為NOW Foods、Xyla、Pumpkin Pure。若要進一步了解甘味劑，請見第118頁。

櫛瓜：書中食譜使用中型的櫛瓜，約重二百公克。

CHAPTER 12 膳食方法與購物清單

我開始採用生酮飲食法時，不僅完全不清楚應該如何在食譜中加入更多脂肪（我會在本書的食譜裡說明），同時也不知道如何才能攝取足夠的脂肪，或用有效率的方式規劃餐點。我經常在雞腿上擠一堆美乃滋，把這種東西當作午餐與晚餐。

真是無趣啊！如果當時我有膳食方法，知道如何達到生酮的目標，一切就不會那麼痛苦，也會愉快許多。

以脂肪為燃料組合

無論你採用五種組合中的哪一種，這五種不同膳食方法都能夠陪你走過二十八天。

經典生酮法（用來適應以脂肪為燃料）和完全生酮補碳法及適應燃脂補碳法大相逕庭，也就是在你適應以脂肪作為燃料後，就能夠轉換成「完全生酮補碳法」（一週補碳一次）或是「適應燃脂補碳法」（一週約補碳二次），而不需要等到二十八天後，再開始採用另一個膳食計畫二十八天。

經典生酮法（無補碳）與每日燃脂補碳法（每天補碳）相當類似，所以如果你正在採用經典生酮法，希望自己能夠適應以脂肪為燃料，結果發現這樣的膳食方法不適合自己，那麼你就可以直接改用補碳法，而不用重新採買大部分的食材。

打氣生酮法是一種獨立的方法，告訴你每天如何能夠採用蛋白質含量較高的生酮飲食。

在你按照膳食方法備餐一陣子之後，別忘了，你的身體才是老大，會告訴你是否需要更多食物，或已經吃太多了、不喜歡方法當中的某個部分等等。請聆聽身體的聲音！這些膳食方法只是帶你入門的範本而已，想要「成功」採用生酮飲食，有時並不需要遵守這個方法。

備菜

我擬訂這些方法，是希望一切對你來說越簡單越好。這些方法妥善利用了剩餘的菜餚。例如，標示為「備菜」的食譜不需要從頭開始做。你會在方法的下方看到標有數字的註解，告訴你如何冷凍或冷藏食物，以利日後使用。

有些作為備菜的食譜中，需要一些容易變質且無法冷凍的食材，如龐貝邂逅喬琳中的菊苣。因此，每週在購物清單中列出這些易腐敗食材的數量，就會減少到僅供當週使用而已。有些菜單則會多出一些計畫中用不到的備菜，這些都會列在方法的下方。多餘的餐點很適合和你最愛的人一起享用，或是在當週需要額外食物時使用，甚至能幫你創造第五週的膳食方法。

食物的攝取以及時間

每個方法的設計都是以一人份為基準。如果家裡要餵飽的不只一個人，你只要把購物清單中的數量及食譜的份量乘以人數即可。

為了盡可能讓你不要遇到高原期，因此每日的營養素宏量以及熱量都不盡相同。你剛開始採用生酮飲食時，很可能發現自己覺得非常餓。許多膳食方法會針對這一點，讓剛開始採用飲食法者攝取較多的食物，再按照身體適應的程度慢慢減少。

如果你需要增加當天的食物攝取量，請閱讀每個膳食方法的第一頁，該頁中會列出如何輕鬆增加食物的份量。

如果你覺得某餐不餓吃不下，請把蛋白質的部分冷凍起來、分給朋友吃，或把那餐挪到隔天再吃。

營養素宏量與熱量的計算基準，都是假設你吃了當天的所有餐點，包括點心在內。

如果你希望一天只吃兩餐，可以自行合併當天的餐點（雖然其中有幾天裡只列出兩餐。請見第68-72頁，以了解更多關於間歇性斷食的內容）。

生酮飲品

生酮檸檬汁（第380頁）多次出現在方法中。如果你剛採用生酮飲食，非常建議你每天準備這種飲料，手邊備有這種飲料，能夠陪伴你順利走過適應期。**火箭燃料拿鐵**也經常出現；在方法當中出現火箭燃料拿鐵時，表示你應該喝下一份四百七十五毫升的拿鐵。但我其實很懷疑你還喝得下去！

購物清單

購物清單會按照類別依序列出：新鮮蔬果；肉、蛋、大骨湯；脂肪與油；乾香草與香料；調味料，如麵粉與醋。**鹽和胡椒**沒有列入其中，因為大部分的人家中都會準備這兩種重要的調味料。

我認為你也會購買**大骨湯與美乃滋**，以利備餐時使用；如果你希望在家自製這兩種東西，請參考這些東西的食譜，並把這些需要的原料加入當週的購物清單中。

我也認為你會購買一些**綜合香料**，如義式香料，或是事先自行混合好，因為這些可以在櫃子裡存放很長一段時間。

為了方便起見，食譜當中會提供替代原料，例如「三大匙酪梨油或特級初榨橄欖油」，但購物清單只會列出最常見的一種（通常是我寫的第一種）。若要了解有哪些替代方案，請直接閱讀食譜的部分。

最後，別忘了如果你有**食物過敏**的問題，就必須根據食譜上的調整方式，變更需要的購物清單。

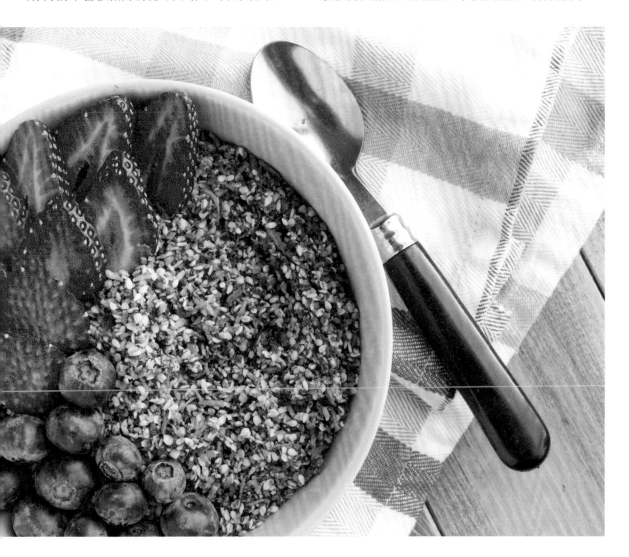

① 經典生酮法 ▶ 第一週

無論你是生酮飲食的新手或老手，這個方法都會替你的高脂肪生活帶來改變。請先採用這個方法，直到你適應以脂肪為燃料後（請見第63-65頁，以了解如何判斷自己是否適應脂肪），再改採完全生酮補碳法或適應燃脂補碳法。

對你來説，食物的量不夠嗎？最簡單的方式，就是增加餐點的量，不需要擔心影響自己的營養素宏量，例如，在你的火箭燃料拿鐵中加入脂肪炸彈（請見第390頁開始的表格），並在餐後飲用，或是讓餐點份量加倍，並按照需求增加食譜中的食材。

第一週購物清單

新鮮蔬果

芝麻菜，70公克
哈斯酪梨，1大顆
羅勒，1/2小把
奶油萵苣，1小顆
白花椰菜，1大顆
西洋芹，1小根
蝦夷蔥，1小把
香菜，1小把
蒔蘿，切碎，3/4茶匙
大蒜，1瓣
薑，1塊（3.75公分）
檸檬，9顆，另5顆依喜好添加（檸檬汁及晚餐漢堡肉用）
萊姆，1顆
薄荷，4撮（依喜好添加，檸檬汁用）
白洋蔥，1/4顆
青蔥，4根
巴西利，1小把
菠菜，140公克
薑黃，1塊（23公分）

肉、蛋、大骨湯

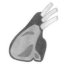

鯷魚排，2片（13公克）
培根，370公克
培根，最好為厚片，370公克
牛大骨湯，1/2杯又2大匙（150毫升）（若要在家自製大骨湯，請參考第152頁的食材）
去骨去皮雞腿肉，340公克
蛋，大顆1打
牛絞肉，脂肪含量為20%-30%，455公克
豬肩胛肉排，帶骨，約1.25公分厚，600公克

脂肪與油

酪梨油，精製，4 1/2大匙
可可脂，1/2杯（120公克）
椰子油，1/2杯（105公克）
豬油，2大匙，多留一些給平底鍋用
美乃滋，以酪梨油製作，1/4 杯又1大匙（65公克）（若要在家自製美乃滋，請參考第219頁的食材）
中鏈脂肪酸油，1杯又2大匙（270毫升）

乾燥香草與香料

紐奧良綜合香料（第230頁），2 1/2茶匙
紅椒粉，1/2茶匙
肉桂，磨碎，2大匙又2茶匙
丁香粉，1/4茶匙
義式香料（第232頁），1大匙又1茶匙
肉豆蔻，磨碎，1/8茶匙
奧勒岡葉，1大匙又1茶匙
百里香葉，1大匙又1 1/2茶匙

食品櫃物品

杏仁奶油，光滑無糖，1大匙
去殼杏仁粉，2杯（220公克）
蘆薈汁，得自蘆薈肉，1/4至1/2杯（60-150毫升）（依個人喜好添加，檸檬汁用）
蘋果醋，2大匙又1 3/4茶匙
烘焙粉，1大匙又1/4茶匙
可可粉，1/4杯（20公克）

酸豆，1大匙

椰奶，全脂，1罐（400毫升）又1杯（120毫升）
椰絲，無糖，1/2杯（50公克）
磨好的咖啡粉，3/4杯（65公克），或你喜愛的茶葉1/3杯（10公克），或茶包8個
膠原蛋白胜肽，1/2杯（80公克）
第戎芥末醬，1茶匙
赤藻糖醇，糖粉，1/3杯又3大匙（85公克）
亞麻籽，整顆，1 1/2杯（264公克）
吉利丁，未調味，1大匙
大麻籽，去殼，1/4杯又2大匙（56公克）
非乳製品奶，4 1/2杯（1.1公升）
營養酵母調味料，1/2杯又2大匙（42公克）
豬皮，未調味，40公克
甜菊糖，液態，3/4茶匙（依喜好添加，飲品用）
你喜愛的茶，2茶匙茶葉，或是茶包2包
香草精，1大匙又1 3/4茶匙
白酒，如Pinot Grigio、Sauvignon Blanc，是未經陳年橡木桶保存Chardonnay，2大匙又2茶匙

許多食譜當中，都需要細的灰海鹽以及黑胡椒。你只要買一次，之後整個計畫都可以使用。

	第一餐	第二餐	第三餐	點心	每日宏量／總和	
DAY 1	亞麻籽肉桂馬芬蛋糕[1] ½ ❀ P237 火箭燃料拿鐵 P386	菠菜沙拉佐雞柳條 ½ P266	單鍋漢堡肉晚餐 P288	培根巧克力軟糖[2] ❀ P360 生酮檸檬汁 P380	脂肪 75% 碳水 7% 蛋白質 18% 熱量 2039 總脂肪 171 飽和脂肪 84.9	氯 358 鈉 1818 碳水 34.7 纖維 19.5 淨碳水 12.5 蛋白質 89.8
DAY 2	火箭燃料拿鐵 P386	備菜單鍋漢堡肉晚餐	豬肩排佐檸檬百里香醬 ½ P301	培根餅乾[3] ½ ❀ P250 沾 中鏈脂肪酸酪梨醬 (吃兩份) P253	脂肪 76% 碳水 5% 蛋白質 19% 熱量 1897 總脂肪 161 飽和脂肪 83.3	氯 262 鈉 2427 碳水 24.7 纖維 15.8 淨碳水 8.9 蛋白質 87.9
DAY 3	燃脂黃金奶昔 P374	備菜菠菜沙拉佐雞柳條	備菜單鍋漢堡肉晚餐 佐 備菜中鏈脂肪酸酪梨醬 (吃兩份)	生酮檸檬汁 P380	脂肪 74% 碳水 9% 蛋白質 17% 熱量 1866 總脂肪 154 飽和脂肪 93.8	氯 254 鈉 1836 碳水 41.1 纖維 22.5 淨碳水 15.9 蛋白質 78.2
DAY 4	備菜亞麻籽肉桂馬芬麵包 火箭燃料拿鐵 加2大匙膠原蛋白 P386	備菜培根巧克力軟糖	備菜豬肩排佐檸檬百里香醬	生酮檸檬汁 P380	脂肪 80% 碳水 4% 蛋白質 16% 熱量 1517 總脂肪 134 飽和脂肪 68.9	氯 222 鈉 1143 碳水 17.5 纖維 9 淨碳水 5.8 蛋白質 59.8
DAY 5	燃脂黃金奶昔 加2大匙膠原蛋白 P374	備菜培根餅乾 沾 備菜中鏈脂肪酸酪梨醬 (吃兩份)	備菜豬肩排佐檸檬百里香醬	生酮檸檬汁 P380	脂肪 80% 碳水 6% 蛋白質 14% 熱量 1602 總脂肪 142 飽和脂肪 86.1	氯 161 鈉 1575 碳水 24.7 纖維 12 淨碳水 10 蛋白質 56.1
DAY 6	鬆餅 ½ P234	備菜單鍋漢堡肉晚餐 佐備菜中鏈脂肪酸酪梨醬	燃脂黃金奶昔 P374	生酮檸檬汁 P380	脂肪 73% 碳水 7% 蛋白質 20% 熱量 1832 總脂肪 149 飽和脂肪 101	氯 443 鈉 2133 碳水 32.2 纖維 14.1 淨碳水 15.4 蛋白質 91.5
DAY 7	備菜亞麻籽肉桂馬芬麵包 火箭燃料拿鐵 P386	培根愛好者鹹派[4] ❀ P238 翠綠凱薩沙拉佐脆酸豆[5] ½ ❀ P269		蘋果醋冰茶 P376	脂肪 79% 碳水 7% 蛋白質 14% 熱量 1262 總脂肪 111 飽和脂肪 53.9	氯 223 鈉 1217 碳水 22.9 纖維 14.4 淨碳水 8.5 蛋白質 44

½ 使用一半
❀ 冷凍
字體放大套色部分為現做。

[1] 冷凍1份馬芬蛋糕留待第二週使用，1個留待第三週使用，1個等飲食法完畢之後享用。
[2] 冷凍一半的巧克力軟糖留待第二週使用。
[3] 冷凍一份餅乾留待第二週使用。
[4] 冷凍1個鹹派留待第二週使用，2個留待第三週使用，1/2個留待第四週使用（每個鹹派為2份）。
[5] 冷藏一半的翠綠凱薩沙拉留待第二週使用。

方法一

經典生酮法 ▶ 第二週

第二週購物清單

新鮮蔬果

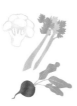

蘆筍，1/2把（約185公克）
莓果，170公克（依個人喜好
　添加，粥品用）
奶油萵苣，1小顆
香菜，1/2把（約25公克）
大蒜，6瓣
薑，1塊（5公分）
羽衣甘藍，140公克
檸檬，1大顆
萊姆，3顆
薄荷，4-5撮
白蘑菇，4個（約57公克）
青蔥，2把
巴西利嫩葉，5-6撮
櫻桃蘿蔔，20顆（2小把）
櫛瓜，中型4條

肉、蛋、大骨湯

培根，中等厚度（非厚片）5條
牛大骨湯，2杯（475毫升）（若要在家自製
　大骨湯，請參考第152頁的食材）
烤牛腩或大塊牛肉，1.4公斤
烤牛肉塊，455公克
蛋，2大顆
牛絞肉，脂肪含量為20%-30%，455公克
義式臘腸，105公克
豬五花，225公克
帶骨帶皮火雞腿，600公克

脂肪與油

酪梨油，精製，1 2/3大匙（390
　毫升），外加一些供平常使用
可可脂，3大匙
椰子油，1/3杯（80毫升）
奶油浸泡椰子油，1/4杯（60毫升）
美乃滋，以酪梨油製作，1 1/4 杯又1大匙
　（275公克）（若要在家自製美乃滋，請
　參考第219頁的食材）
中鏈脂肪酸油或椰子油，3大匙

乾燥香草與香料

紐奧良綜合香料（第230頁），2 1/4茶匙
肉桂，磨碎，1茶匙
丁香粉，1/4茶匙
小茴香，1大匙
義式香料（第232頁），1/2茶匙
奧勒岡葉，1大匙

食品櫃物品

去殼杏仁粉，1/3杯（40公克）
帶殼杏仁粉，1/4杯（28公克）
蘋果醋（最好為NUCO類紅酒
　椰子醋），2大匙
生巴西堅果，4顆
奇亞籽，1大匙
椰奶，全脂，2大匙
磨好的咖啡粉，1/2杯又1大匙（45公克），
　或是你喜愛的茶葉2大匙，或是茶包6個
膠原蛋白胜肽，1/4杯又3大匙（70公克）
第戎芥末醬，2 1/4茶匙
赤藻糖醇，糖粉，1大匙
亞麻籽，整顆，1大匙又1 1/2茶匙
吉利丁，未調味，1/4杯（40公克）
綠茶，1大匙茶葉或是4個茶包
大麻籽，去殼，3/4杯又1大匙（125公克）
現成辣根，2茶匙
非乳製奶，無糖，1杯（240毫升），另外如
　果你想要的話，可以多留一點加入粥中
現成黃芥末醬，1茶匙
芝麻，1/2杯（75公克）
甜菊糖，液態，7-9滴，外加6-12滴（依喜好
　添加於飲品中）
香草精，1 1/2茶匙
白酒，例如Pinot Grigio、Sauvignon
　Blanc，或是未經陳年橡木桶保存的
　Chardonnay，2大匙
木糖醇，粒狀，2大匙（依個人喜好添加，
　塔可餅用）

	第一餐	第二餐	第三餐	點心	每日宏量／總和			
DAY 8	火箭燃料拿鐵 P386	牛肉絲塔可餅 P292	備菜翠綠凱薩沙拉佐脆酸豆 紅酒醋火雞腿[1] ½ ❋ P312 蔬菜麵 佐2大匙美乃滋 P342		脂肪 79% / 氯 224 碳水 3% / 鈉 1549 蛋白質 18% / 碳水 11.8 熱量 1663 / 纖維 4.8 總脂肪 146 / 淨碳水 7 飽和脂肪 52.9 / 蛋白質 76.3			
DAY 9	肥美綠茶 P377	備菜牛肉絲塔可餅 蔬菜麵 P342 佐 大蒜浸泡油 P228	麥可的臘腸肉比薩[2] ❋ P290	備菜培根巧克力軟糖	脂肪 78% / 氯 335 碳水 4% / 鈉 1445 蛋白質 18% / 碳水 18.2 熱量 1644 / 纖維 5.5 總脂肪 142 / 淨碳水 12.7 飽和脂肪 53.2 / 蛋白質 74.3			
DAY 10	無穀類大麻籽粥 P242	備菜牛肉絲塔可餅	備菜培根愛好者鹹派 蔬菜麵 佐2大匙美乃滋 P342		脂肪 74% / 氯 364 碳水 7% / 鈉 1344 蛋白質 19% / 碳水 31.5 熱量 1738 / 纖維 19.4 總脂肪 143 / 淨碳水 12.1 飽和脂肪 34.1 / 蛋白質 82.3			
DAY 11	備菜無穀類大麻籽粥加1大匙椰子油與2大匙膠原蛋白	紐奧良梅花肉碎沙拉 ½ P267	備菜培根愛好者鹹派 蔬菜麵 佐2大匙美乃滋 P342		脂肪 82% / 氯 321 碳水 6% / 鈉 1066 蛋白質 12% / 碳水 34.5 熱量 2482 / 纖維 21.4 總脂肪 228 / 淨碳水 13.1 飽和脂肪 73.1 / 蛋白質 76.2			
DAY 12	肥美綠茶 P377	備菜麥可的臘腸肉比薩	俄羅斯酸奶牛肉[3] ½ ❋ P278	備菜培根餅乾 沾2大匙美乃滋	脂肪 76% / 氯 369 碳水 4% / 鈉 1738 蛋白質 20% / 碳水 15.5 熱量 1688 / 纖維 3.6 總脂肪 143 / 淨碳水 11.9 飽和脂肪 59.8 / 蛋白質 85			
DAY 13	備菜亞麻籽肉桂馬芬麵包 火箭燃料拿鐵 加2大匙膠原蛋白 P386	備菜紐奧良梅花肉碎沙拉		備菜培根巧克力軟糖	脂肪 88% / 氯 221 碳水 4% / 鈉 688 蛋白質 9% / 碳水 19 熱量 2031 / 纖維 11.8 總脂肪 198 / 淨碳水 7.2 飽和脂肪 87.7 / 蛋白質 43.2			
DAY 14	火箭燃料拿鐵 P386	備菜麥可的臘腸肉比薩	備菜紅酒醋火雞腿 培根卷蘆筍佐辣根醬 ½ P254		脂肪 77% / 氯 176 碳水 2% / 鈉 1772 蛋白質 21% / 碳水 7.9 熱量 1342 / 纖維 3.5 總脂肪 115 / 淨碳水 4.4 飽和脂肪 41.6 / 蛋白質 69.9			

½ 使用一半
❋ 冷凍
字體放大套色部分為現做。

[1] 冷凍1份紅酒醋火雞腿留待第三週使用，1份留待第四週使用。
[2] 冷凍2份肉比薩留待第三週使用，1份留待第四週使用。
[3] 冷凍2份俄羅斯酸奶牛肉留待第四週使用，1份留待此飲食法之後使用。

方法一

① 經典生酮法 ▶ 第三週

第三週購物清單

新鮮蔬果
哈斯酪梨，2大顆
白花椰菜，中型1顆
西洋芹，2大根
蝦夷蔥，1 1/2茶匙，切段
香菜葉，15公克，外加一些
　裝飾用（依個人喜好添加，邋遢喬琳那
　道菜會用）
蒔蘿，切末，3/4茶匙
菊苣，1株
大蒜，3小瓣
薑，1塊（15公分）
檸檬，2大顆
紅洋蔥，1小顆
白洋蔥，1小顆
青蔥，4根
巴西利，1小把
番茄，1小顆

肉、蛋、大骨湯
任何種類大骨湯，2杯（475毫
　升）（若要在家自製大骨湯，請參考第
　152頁的食材）
雞肉大骨湯，1/2杯（120毫升）
去骨雞腿1隻
雞皮6片（約125公克）
牛絞肉，脂肪含量為20%-30%，225公克
香腸4條（約225公克）

脂肪與油
酪梨油，精製，1/3杯（80毫升）
可可脂，3大匙
椰子油，1 1/4杯又3大匙（345毫升）
豬油，1/3杯（69公克）
美乃滋，以酪梨油製作，1/2 杯（105公克）
　（若要在家自製美乃滋，請
　參考第219頁的食材）

乾燥香草與香料
紐奧良綜合香料（第230頁），2 大匙
荳蔻粉，1 3/4茶匙
紅椒粉，1品脫
肉桂，磨碎，1/4茶匙
小茴香籽，1/2茶匙
咖哩粉（第233頁），2茶匙
薑粉，2茶匙
牛角椒，2 1/4茶匙
巴西利，1茶匙
調味鹽（第233頁），2 3/4茶匙

食品櫃物品
蘋果醋，1大匙又1茶匙
乾辣椒，1整根
椰奶，全脂，1/2杯又2大匙（150
　毫升）
磨好的咖啡粉，1/2杯又1大匙（45公克），
　或你喜愛的茶葉2大匙，或茶包6個
膠原蛋白胜肽，1/4杯又3大匙（70公克）
赤藻糖醇，糖粉，2大匙
吉利丁，未調味，1/4杯
綠茶，2大匙茶葉或是茶包8個
大麻籽，去殼，3大匙
生夏威夷豆切半，28公克
柳橙糖漿，1/2茶匙
甜菊糖，液態，1/4茶匙又6-12滴（依喜好
　添加，飲品用）
無糖番茄醬，3/4杯又1 1/2大匙（135公克）
香草精或粉，1 1/4茶匙
生核桃片，75公克

	第一餐	第二餐	第三餐	點心	每日宏量／總和	
DAY 15	肥美綠茶 P377	備菜培根愛好者鹹派 備菜培根捲蘆筍佐辣根醬	古早味什錦飯 淋上大蒜浸泡油 P240	火箭燃料大骨湯 P384	脂肪 77%　氯 295 碳水 6%　鈉 2061 蛋白質 17%　碳水 25.3 熱量 1671　纖維 10.3 總脂肪 143　淨碳水 14.4 飽和脂 49.4　蛋白質 70.3	
DAY 16	（晨間斷食）	備菜古早味什錦飯 淋上 農場淋醬 1/4 P224	備菜培根愛好者鹹派 酪梨薯條與沾醬 P344	備菜火箭燃料大骨湯	脂肪 79%　氯 277 碳水 7%　鈉 2157 蛋白質 14%　碳水 27.4 熱量 1597　纖維 17 總脂肪 140　淨碳水 10.4 飽和脂 38.1　蛋白質 57.1	
DAY 17	火箭燃料拿鐵 P386	備菜古早味什錦飯 淋上大蒜浸泡油	備菜麥可的臘腸肉比薩 淋上2大匙美乃滋		脂肪 81%　氯 309 碳水 3%　鈉 1679 蛋白質 16%　碳水 13 熱量 1569　纖維 5.9 總脂肪 142　淨碳水 7.1 飽和脂肪 53.4　蛋白質 60.7	
DAY 18	肥美綠茶 P377	備菜培根愛好者鹹派 淋上農場淋醬	備菜紅酒醋火雞腿 備菜酪梨薯條與沾醬		脂肪 75%　氯 153 碳水 7%　鈉 1550 蛋白質 18%　碳水 23.1 熱量 1385　纖維 14.2 總脂肪 116　淨碳水 8.9 飽和脂肪 27.7　蛋白質 63.5	
DAY 19	備菜亞麻籽肉桂馬芬麵包 火箭燃料拿鐵 加2大匙膠原蛋白 P386	龐貝邋遢喬琳[1] 1/2 ❄ P280	雞皮脆片[2] 淋上農場淋醬 1/2 ❄ P246	備菜酪梨薯條與沾醬	脂肪 80%　氯 154 碳水 7%　鈉 2058 蛋白質 13%　碳水 27.2 熱量 1467　纖維 18.8 總脂肪 130　淨碳水 8.4 飽和脂肪 51　蛋白質 47.9	
DAY 20	備菜古早味什錦飯 淋上大蒜浸泡油	火箭燃料拿鐵 P386	備菜麥可的臘腸肉比薩 備菜酪梨薯條與沾醬		脂肪 81%　氯 253 碳水 5%　鈉 1921 蛋白質 14%　碳水 21.3 熱量 1724　纖維 14.4 總脂肪 154　淨碳水 6.9 飽和脂肪 55.7　蛋白質 62.3	
DAY 21	生酮奶昔 P381	備菜培根愛好者鹹派	備菜龐貝邋遢喬琳 淋上農場淋醬	荳蔻柳橙餅[3] ❄ P361	脂肪 82%　氯 408 碳水 5%　鈉 1808 蛋白質 13%　碳水 28 熱量 2072　纖維 12.8 總脂肪 188　淨碳水 15.2 飽和脂肪 105　蛋白質 66.3	

1/2 使用一半
1/4 使用四分之一
❄ 冷凍

字體放大套色
部分為現做。

[1] 冷凍2份邋遢喬琳留待第四週使用。這兩份的新鮮食材部分已列入第四週的購物清單當中。
[2] 冷凍5份雞肉脆片留待第四週使用。
[3] 冷凍4份荳蔻柳橙餅留待第四週使用。

① 經典生酮法 ▶ 第四週

第四週購物清單

新鮮蔬果

哈斯酪梨，1 1/2大顆
莓果數把（依喜好添加，格
　蘭諾拉燕麥片用）
紅色包心菜，1/4小顆
西洋芹，1大根
香菜，80公克
黃瓜，1根
菊苣，1株
大蒜，2小瓣
薑，1塊（1.25公分）
檸檬，6顆
萊姆，1片
秋葵，225公克
紅洋蔥，1小顆（依喜好添加，咖哩秋葵沙
　拉會用到）
白洋蔥，1小顆
青蔥，3根
新鮮巴西利，6-7撮
蕪菁甘藍，1小顆
菠菜，340公克
草莓，6顆
番茄，1小顆
櫛瓜，中型2條

肉、蛋、大骨湯

培根，9條
任何種類大骨湯，2杯（475毫升）（若要在
　家自製大骨湯，請參考第152頁的食材）
蛋，1大顆
側腹牛排，370公克
熟香腸，2條（約115公克）

脂肪與油

酪梨油，精製，1/2杯（120毫升）
椰漿，1罐（400毫升）
椰子油，1杯（240毫升），多留
　一些給平底鍋用
豬油，2大匙

乾燥香草與香料

紅椒粉，1品脫
辣椒粉，3/4茶匙
肉桂，磨碎，3大匙
丁香，磨碎，1/8茶匙
咖哩粉（第233頁），1茶匙
大蒜粉，1/4茶匙
磨碎的芥末，1/4茶匙
洋蔥粉，1/2茶匙

食品櫃物品

蘋果醋，1 1/2大匙
酸豆，1大匙
生腰果，85公克
奇亞籽，40公克
巧克力碎片，甜菊糖調味數把（依喜好添
　加，格蘭諾拉燕麥片用）
椰絲，無糖，2杯（200公克）
椰奶，全脂，1/3杯（80毫升），另外多留一
　些給格蘭諾拉麥片用
膠原蛋白胜肽，1/2杯（80公克）
第戎芥末醬，1 1/2茶匙
赤藻糖醇，糖粉，2大匙，外加1大匙依個
　人喜好添加（椰子鮮奶油用）
吉利丁，未調味，1/4杯（40公克）
大麻籽，去殼，155公克
營養酵母調味料，2大匙
生山核桃，35公克
紅酒醋，2大匙
芝麻，155公克
甜菊糖，液態，1/4茶匙又4滴
你喜歡的茶，茶包3包
香草精，2茶匙，額外1茶匙依喜好添加
　（椰子鮮奶油用）

	第一餐	第二餐	第三餐	點心	每日宏量／總和	
DAY 22	火箭燃料大骨湯 P384	備菜麥可的臘腸肉比薩	備菜俄羅斯酸奶牛肉 淋上大蒜浸泡油	備菜雞肉脆片	脂肪 77% / 碳水 3% / 蛋白質 20% / 熱量 1536 / 總脂肪 131 / 飽和脂肪 50.6	氯 306 / 鈉 2312 / 碳水 11.3 / 纖維 2.9 / 淨碳水 8.4 / 蛋白質 78.4
DAY 23	備菜火箭燃料大骨湯 加2大匙膠原蛋白 備菜荳蔻柳橙餅	備菜培根愛好者鹹派 ─── 咖哩秋葵沙拉 ½ P274	凍檸茶軟糖 P368 ─── 備菜雞肉脆片		脂肪 79% / 碳水 6% / 蛋白質 15% / 熱量 1578 / 總脂肪 138 / 飽和脂肪 63.3	氯 184 / 鈉 1967 / 碳水 23.1 / 纖維 10.6 / 淨碳水 12.5 / 蛋白質 60.2
DAY 24	香腸佐綠色蔬菜丁 淋上大蒜浸泡油 P241 ─── 備菜雞肉脆片	備菜俄羅斯酸奶牛肉 ─── 1小根黃瓜切片		備菜凍檸茶軟糖 ─── 備菜荳蔻柳橙餅	脂肪 79% / 碳水 5% / 蛋白質 16% / 熱量 1777 / 總脂肪 155 / 飽和脂肪 71	氯 215 / 鈉 1831 / 碳水 24.3 / 纖維 9 / 淨碳水 15.3 / 蛋白質 70.6
DAY 25	（晨間斷食）	備菜香腸佐綠色蔬菜丁 ─── 4條培根	備菜龐貝邐邐喬琳 ─── 備菜咖哩秋葵沙拉	備菜凍檸茶軟糖	脂肪 79% / 碳水 7% / 蛋白質 14% / 熱量 1687 / 總脂肪 148 / 飽和脂肪 56.1	氯 189 / 鈉 2116 / 碳水 31 / 纖維 13.4 / 淨碳水 16.5 / 蛋白質 56.9
DAY 26	無堅果格蘭諾拉麥片塊 淋上椰子鮮奶油 P244 P372	莓果酪梨沙拉 ½ P272 ─── 備菜紅酒醋火雞腿		1大根西洋芹 ─── 培根菠菜沾醬 ½ P251 ─── 備菜荳蔻柳橙餅	脂肪 78% / 碳水 9% / 蛋白質 13% / 熱量 1568 / 總脂肪 136 / 飽和脂肪 63	氯 23 / 鈉 868 / 碳水 33.4 / 纖維 18.8 / 淨碳水 14.6 / 蛋白質 52.1
DAY 27	備菜無堅果格蘭諾拉麥片塊 淋上椰子鮮奶油	菠菜沙拉佐側腹牛排 ½ P270	備菜莓果酪梨沙拉 ─── 備菜雞肉脆片 ─── 備菜培根菠菜沾醬	備菜荳蔻柳橙餅	脂肪 78% / 碳水 8% / 蛋白質 14% / 熱量 1886 / 總脂肪 163 / 飽和脂肪 73.2	氯 109 / 鈉 1228 / 碳水 37.8 / 纖維 21.2 / 淨碳水 16.6 / 蛋白質 67.3
DAY 28	備菜荳蔻柳橙餅	備菜龐貝邐邐喬琳	備菜菠菜沙拉 佐 側腹牛排 ─── 備菜培根菠菜沾醬	備菜雞肉脆片	脂肪 76% / 碳水 6% / 蛋白質 18% / 熱量 1465 / 總脂肪 125 / 飽和脂肪 48.3	氯 143 / 鈉 1730 / 碳水 21.5 / 纖維 7.8 / 淨碳水 13.7 / 蛋白質 64.8

½ 使用一半 字體放大套色 部分為現做。

飲食法中剩餘未使用的食材：5份培根菠菜沾醬，2份培根捲蘆筍佐辣根醬，1份俄羅斯酸奶牛肉，5份椰子鮮奶油，1份大蒜浸泡油，1份凍檸茶軟糖，10份無堅果格蘭諾拉麥片塊，1份牛肉絲塔可餅，1份菠菜沙拉佐側腹牛排

方法二

打氣生酮法 ▶ 第一週

這個方法是供打氣生酮法（詳情請見第47頁）使用。你可以長期採用這個方法。如果你決定由原本的打氣生酮法，改為採用其他包含補碳法的方法，請先採用這個方法，直到你適應以脂肪為燃料後（請見第63-65頁，以了解如何判斷自己是否適應脂肪），再改採完全生酮補碳法或適應燃脂補碳法。

對你來說，食物的量不夠嗎？最簡單的方式，就是增加餐點的量，不需要擔心影響自己的營養素宏量，例如，在你的火箭燃料拿鐵中加入一些脂肪，吃點肉乾配一把堅果或種子，或讓餐點份量加倍，並按照需求增加食譜中的食材。
食譜中的蛋白質對你來說太多了嗎？那就改採經典生酮法（第176頁）。

第一週購物清單

新鮮蔬果

胡蘿蔔，中型1根
西洋芹，中型2根
蝦夷蔥，切段，2大匙
球莖茴香，1大顆（約300公克）
大蒜，11小瓣
薑，1塊（6.35公分）
小番茄，1 1/2杯（210公克）
你喜愛的香草，如百里香與/或迷迭香，1大匙切碎
檸檬，3顆
青蔥，3把
白洋蔥，2小顆
巴西利，1大把
櫻桃蘿蔔，2把
迷迭香，2撮
綠色或黃色櫛瓜，中型2條

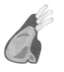

肉、蛋、大骨湯

培根，8條（240公克）
任何種類大骨湯，2杯（475毫升）（若要在家自製大骨湯，請參考第152頁的食材）
生花枝圈，340公克
雞肉大骨湯，7杯（1.7公升），或是根據需要多準備一些（肋排用）
帶骨帶皮雞胸肉，4塊（約910公克）
去骨去皮雞腿肉，455公克
蛋，2大顆
牛絞肉，脂肪含量10%，225公克
牛絞肉，脂肪含量為20%-30%，455公克
豬排，去骨，取中間部位6片（每片約155公克）
豬肋排，鄉村式，750公克

脂肪與油

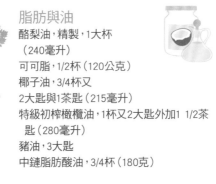

酪梨油，精製，1大杯（240毫升）
可可脂，1/2杯（120公克）
椰子油，3/4杯又2大匙與1茶匙（215毫升）
特級初榨橄欖油，1杯又2大匙外加1 1/2茶匙（280毫升）
豬油，3大匙
中鏈脂肪酸油，3/4杯（180克）

乾燥香草與香料

羅勒，1/2茶匙
紅椒，1品脫
肉桂，磨碎，1/4茶匙
丁香，磨碎，1/4茶匙
大蒜粉，3/4茶匙
希臘香料（第230頁），1大匙
洋蔥粉，2茶匙
奧勒岡葉，1茶匙
乾燥巴西利，1茶匙
紅椒片，1/4茶匙
鼠尾草，磨碎，1茶匙
煙燻海鹽，1/2茶匙
百里香葉，1/2茶匙

食品櫃物品

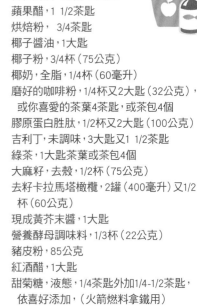

杏仁奶油，無糖，2大匙
蘋果醋，1 1/2茶匙
烘焙粉，3/4茶匙
椰子醬油，1大匙
椰子粉，3/4杯（75公克）
椰奶，全脂，1/4杯（60毫升）
磨好的咖啡粉，1/4杯又2大匙（32公克），或你喜愛的茶葉4茶匙，或茶包4個
膠原蛋白胜肽，1/2杯又2大匙（100公克）
吉利丁，未調味，3大匙又1 1/2茶匙
綠茶，1大匙茶葉或茶包4個
大麻籽，去殼，1/2杯（75公克）
去籽卡拉馬塔橄欖，2罐（400毫升）又1/2杯（60公克）
現成黃芥末醬，1大匙
營養酵母調味料，1/3杯（22公克）
豬皮粉，85公克
紅酒醋，1大匙
甜菊糖，液態，1/4茶匙外加1/4-1/2茶匙，依喜好添加，（火箭燃料拿鐵用）
香草精，2茶匙

> 許多食譜當中，都需要細的灰海鹽以及黑胡椒。你只要買一次，之後整個計畫都可以使用。

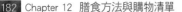

	第一餐	第二餐	第三餐	點心	每日宏量／總和	
DAY 1	火箭燃料拿鐵 P386 肉乾餅乾[1]（吃兩份）½ P257	迷你培根肉卷[2] P276 香料脆皮豬排[3] P302	烤橄欖雞[4]（吃兩份）P310		脂肪 62%　碳水 5%　蛋白質 33%　熱量 1742　總脂肪 119　飽和脂肪 46.1	氯 422　鈉 3109　碳水 20.5　纖維 7.3　淨碳水 12.2　蛋白質 146
DAY 2	火箭燃料大骨湯 P384	花枝圈沙拉（吃兩份）P268	備菜香料脆皮豬排		脂肪 59%　碳水 3%　蛋白質 38%　熱量 1758　總脂肪 116　飽和脂肪 27.8	氯 1717　鈉 3747　碳水 10.5　纖維 3.2　淨碳水 7.3　蛋白質 168
DAY 3	備菜火箭燃料大骨湯	備菜烤橄欖雞（吃兩份）	備菜花枝圈沙拉		脂肪 57%　碳水 7%　蛋白質 36%　熱量 1706　總脂肪 108　飽和脂肪 24.5	氯 1049　鈉 3642　碳水 32.4　纖維 10.2　淨碳水 22.2　蛋白質 152
DAY 4	肥美綠茶（喝兩份）P377	備菜花枝圈沙拉	備菜迷你培根肉卷（吃兩份）		脂肪 61%　碳水 6%　蛋白質 34%　熱量 1629　總脂肪 111　飽和脂肪 46.6	氯 931　鈉 3260　碳水 23.1　纖維 7　淨碳水 16.1　蛋白質 134
DAY 5	火箭燃料拿鐵 P386	雞湯麵[5] P260	備菜烤橄欖雞（吃兩份）	備菜肉乾餅乾	脂肪 58%　碳水 8%　蛋白質 33%　熱量 1683　總脂肪 109　飽和脂肪 41.4	氯 396　鈉 2972　碳水 34.6　纖維 11.9　淨碳水 22.2　蛋白質 140
DAY 6	備菜雞湯麵	備菜迷你培根肉卷 香草櫻桃蘿蔔 P350	椒鹽肋排[6]（吃兩份）½ P306	備菜肥美綠茶	脂肪 64%　碳水 5%　蛋白質 31%　熱量 1903　總脂肪 135　飽和脂肪 35.1	氯 214　鈉 3420　碳水 23.5　纖維 5.6　淨碳水 17.9　蛋白質 149
DAY 7	（晨間斷食）	備菜香料脆皮豬排	備菜雞湯麵	經典奶油比司吉[7] 佐2大匙杏仁奶油 ½ P334 2大匙膠原蛋白加入你喜愛的茶飲中 剩菜肉乾餅乾	脂肪 62%　碳水 6%　蛋白質 32%　熱量 1391　總脂肪 96.2　飽和脂肪 37.7	氯 299　鈉 1808　碳水 21　纖維 10.8　淨碳水 9.7　蛋白質 114

½ 使用一半
❄ 冷凍

字體放大套色部分為現做。

[1] 冷凍1份肉乾餅乾留待第七天使用，1份留待第二週使用，3份留待第四週使用。
[2] 冷凍1份肉捲留待第六天使用，1份留待第二週使用，2份留待第三週使用。
[3] 冷凍1份豬排留待第七天使用，1份留待第二週使用，1份留待第三週使用。
[4] 冷凍2份烤橄欖雞留待第二週使用，1份留待第三週使用。
[5] 冷凍1份雞湯麵留待第二週使用。
[6] 保留半份肋排留待第八天使用。
[7] 冷凍5份比司吉留待第三與第四週使用。

方法二

② 打氣生酮法 ► 第二週

第二週購物清單

新鮮蔬果

蘋果，1顆
蘆筍，455公克
白花椰菜，中型1棵，大
　型1棵
蝦夷蔥，切段，1大匙
蒔蘿，1 1/2茶匙切末
大蒜，6小瓣
薑，1塊（6.35公分）
檸檬，8顆，另1顆依喜好添加（漢堡肉晚
　餐用）以及1/2顆（肝臟用）
白洋蔥，1小顆
奧勒岡葉，1把
巴西利，1小把
迷迭香，1把

肉、蛋、大骨湯

培根，9條
牛大骨湯，1/2杯（120毫升）（若要在家自
　製大骨湯，請參考第152頁的食材）
任何種類的大骨湯，2杯（475毫升）
全雞1隻（1.6公斤）帶內臟
雞肝，225公克
蛋，2大顆
牛絞肉，脂肪含量為20%-30%，455公克
帶骨帶皮火雞腿，1.2公斤

脂肪與油
酪梨油，精製，1/4杯又3大匙
　（105毫升）
可可脂，1/2杯（120公克）
椰子油，2大匙
鴨油，3大匙
美乃滋，以酪梨油製作，1/2 杯（105公克）
　（若要在家自製美乃滋，請參考第219頁
　的食材）
中鏈脂肪酸油，3/4杯（180毫升）

乾燥香草與香料
紅椒粉，1品脫
肉桂，磨碎，1/4茶匙
大蒜粉，1/4茶匙
希臘香料（第230頁），1大匙又1 1/2茶匙
義式香料（第232頁），1大匙又2茶匙
洋蔥粉，1茶匙
百里香葉，1 1/2茶匙

食品櫃物品

蘋果醋，1大匙
紅酒醋，1/4杯（60毫升）
椰奶，全脂，1/4杯（2盎司／60毫升）
磨好的咖啡粉，1/4杯又2大匙（32公克），
　或是你喜愛的茶葉4茶匙，或茶包4個
膠原蛋白胜肽，1杯（160公克）
第戎芥末醬，1大匙
赤藻糖醇，糖粉，2大匙
吉利丁，未調味，1/2杯（80公克）
大麻籽，去殼，1/2杯（75公克）
現成黃芥末醬，2茶匙
非乳製品奶，2杯（475毫升）
營養酵母調味料，1/2杯又1大匙又1茶匙
　（40公克）
豬皮粉，85公克
甜菊糖，液態，6-8滴外加1/4-1/2茶匙，依
　喜好添加（火箭燃料拿鐵用）
蕃薯粉， 1茶匙
你喜愛的茶，3包
香草精或粉，2茶匙

	第一餐	第二餐	第三餐	點心	每日宏量 / 總和	
DAY 8	肥美綠茶 加2大匙膠原蛋白 P377	備菜椒鹽肋排 （吃兩份） ——————— 備菜香草櫻桃蘿蔔		備菜肉乾餅乾 ——————— 農場淋醬 ½ P224	脂肪 66%　碳水 4%　蛋白質 30%　熱量 1347　總脂肪 99.4　飽和脂肪 23.1	氯 46　鈉 1964　碳水 13.4　纖維 1.3　淨碳水 11.6　蛋白質 99.8
DAY 9	火箭燃料大骨湯 P384	肝臟的唯一吃法 淋上農場淋醬（吃兩份） ½ P258	備菜香料脆皮豬排 （吃兩份）	備菜肥美綠茶	脂肪 67%　碳水 2%　蛋白質 31%　熱量 1675　總脂肪 125　飽和脂肪 34.8	氯 383　鈉 2754　碳水 4.6　纖維 0　淨碳水 4.6　蛋白質 132
DAY 10	備菜火箭燃料大骨湯 加入2大匙膠原蛋白	備菜肝臟的唯一吃法 （吃兩份）	培根起士通心麵 （吃兩份） P296	2大匙膠原蛋白加入你喜愛的茶飲中	脂肪 59%　碳水 8%　蛋白質 34%　熱量 1717　總脂肪 112　飽和脂肪 37.9	氯 326　鈉 3762　碳水 32.5　纖維 13.2　淨碳水 19.3　蛋白質 145
DAY 11	火箭燃料拿鐵 加入2大匙膠原蛋白 P386	備菜肝臟的唯一吃法 淋上農場淋醬	備菜雞湯麵 加入2大匙膠原蛋白 ——————— 紅酒醋火雞腿¹ ❄ P312		脂肪 66%　碳水 3%　蛋白質 31%　熱量 1468　總脂肪 108　飽和脂肪 40.7	氯 141　鈉 2271　碳水 9.3　纖維 3.3　淨碳水 6　蛋白質 115
DAY 12	（晨間斷食）	備菜培根起士通心麵 （吃兩份）	備菜肝臟的唯一吃法 （吃兩份） 淋上農場淋醬	凍檸茶軟糖² P368	脂肪 58%　碳水 8%　蛋白質 34%　熱量 1527　總脂肪 98.1　飽和脂肪 30.7	氯 307　鈉 3307　碳水 32.7　纖維 13.2　淨碳水 19.5　蛋白質 128
DAY 13	火箭燃料拿鐵 P386 備菜凍檸茶軟糖	備菜烤橄欖雞 （吃兩份） 淋上農場淋醬		備菜凍檸茶軟糖	脂肪 60%　碳水 8%　蛋白質 32%　熱量 1468　總脂肪 97.7　飽和脂肪 36.8	氯 265　鈉 2218　碳水 30.3　纖維 9.6　淨碳水 20.7　蛋白質 117
DAY 14	單鍋漢堡肉晚餐³ 佐農場淋醬 ❄ P288	希臘肉汁雞肉蘆筍⁴ （吃兩份） ❄ P320	備菜迷你培根肉卷 淋上農場淋醬		脂肪 65%　碳水 4%　蛋白質 31%　熱量 2112　總脂肪 152　飽和脂肪 46.2	氯 656　鈉 2587　碳水 22.4　纖維 10　淨碳水 12.4　蛋白質 164

½ 使用一半

❄ 冷凍

字體放大套色部分為現做。

1 冷凍6份紅酒醋雞腿留待第三週使用，1份留待第四週使用。
2 保留1份凍檸茶軟糖留待第十六天使用。
3 保留1份單鍋漢堡肉晚餐留待第十七天使用。冷凍1份留待第三週使用，1份留待第四週使用。
4 冷凍4份希臘雞留待第三週使用。

方法二

② 打氣生酮法 ▶ 第三週

第三週購物清單

新鮮蔬果

香菜，1把
大蒜，3小瓣
薑，1塊（3.75公分）
黃洋蔥，1小顆
青蔥，2把

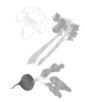

脂肪與油

可可脂，1/2杯（120公克）
椰子油，1/3杯（80毫升）
中鏈脂肪酸油，3/4杯（180公克）

食品櫃物品

去殼杏仁粉，3大匙
椰奶，全脂，1/3杯（80毫升）
磨好的咖啡粉，1/4杯又
　2大匙（32公克），或你喜愛的茶
　葉4茶匙，或茶包4個
膠原蛋白胜肽，1 1/4杯（200公克）
大麻籽，去殼，1/2杯（75公克）
甜菊糖，液態，1/4-1/2茶匙，依個人喜好添
　加（火箭燃料拿鐵用）
你喜愛的茶葉2茶匙，或茶包2個
風乾番茄，切丁，1罐（400公克／428毫升）
香草精，2茶匙

肉、蛋、大骨湯

任何種類大骨湯，2杯（475毫升）（若要在
　家自製大骨湯，請參考第152頁的食材）
雞大骨湯，1杯（240毫升）
去骨去皮雞腿肉，600公克

乾燥香草與香料

月桂葉，1片
荳蔻，磨碎，1/8茶匙
紅椒粉，約0.5公升
肉桂，磨碎，1/4茶匙
丁香，磨碎，1/4茶匙
香籽，磨碎，1/2茶匙
小茴香，切碎，1茶匙
印度葛拉姆馬薩拉香
　料，1大匙

	第一餐	第二餐	第三餐	點心	每日宏量／總和			
DAY 15	備菜希臘肉汁雞肉蘆筍	備菜烤橄欖雞	奶油雞肉[1] 🌀 P314 備菜經典奶油餅乾		脂肪 63% 碳水 7% 蛋白質 30% 熱量 1759 總脂肪 122 飽和脂肪 58.2		氯 487 鈉 2063 碳水 32.3 纖維 12.9 淨碳水 19.4 蛋白質 132	
DAY 16	備菜奶油雞肉 ——————— 備菜經典奶油餅乾	備菜香料脆皮豬排	備菜希臘肉汁雞肉蘆筍	備菜凍檸茶軟糖	脂肪 63% 碳水 4% 蛋白質 33% 熱量 1815 總脂肪 127 飽和脂肪 60.6		氯 520 鈉 1851 碳水 20.4 纖維 8.6 淨碳水 11.8 蛋白質 148	
DAY 17	備菜單鍋漢堡肉晚餐	備菜希臘肉汁雞肉蘆筍 ——————— 備菜經典奶油餅乾	備菜迷你培根肉卷 （吃兩份）		脂肪 64% 碳水 6% 蛋白質 30% 熱量 1959 總脂肪 139 飽和脂肪 58.4		氯 498 鈉 3264 碳水 29.6 纖維 14.6 淨碳水 15 蛋白質 147	
DAY 18	火箭燃料拿鐵 加入2大匙膠原蛋白 P386	備菜紅酒醋火雞腿	備菜希臘肉汁雞肉蘆筍	2大匙膠原蛋白加入你喜愛的茶飲中	脂肪 67% 碳水 2% 蛋白質 31% 熱量 1324 總脂肪 99 飽和脂肪 37.7		氯 231 鈉 1039 碳水 5 纖維 2.9 淨碳水 2.1 蛋白質 103	
DAY 19	火箭燃料大骨湯 加入2大匙膠原蛋白 P384	備菜紅酒醋火雞腿 （吃兩份） ——————— 備菜經典奶油餅乾	備菜迷你培根肉卷 2大匙膠原蛋白加入你喜愛的茶飲中		脂肪 69% 碳水 3% 蛋白質 28% 熱量 1652 總脂肪 126 飽和脂肪 41.8		氯 107 鈉 2683 碳水 14.3 纖維 6.5 淨碳水 7.8 蛋白質 115	
DAY 20	備菜火箭燃料大骨湯 ——————— 備菜單鍋漢堡肉晚餐	備菜奶油雞肉	備菜紅酒醋火雞腿		脂肪 65% 碳水 5% 蛋白質 30% 熱量 1419 總脂肪 103 飽和脂肪 39.5		氯 251 鈉 2564 碳水 17.9 纖維 6.4 淨碳水 11.5 蛋白質 105	
DAY 21	火箭燃料拿鐵 加入2大匙膠原蛋白 P386	備菜紅酒醋火雞腿 （吃兩份）	備菜奶油雞肉	2大匙膠原蛋白加入你喜愛的茶飲中	脂肪 68% 碳水 2% 蛋白質 30% 熱量 1527 總脂肪 115 飽和脂肪 47.2		氯 126 鈉 1998 碳水 9 纖維 3.2 淨碳水 5.8 蛋白質 115	

🌀 冷凍　　　[1] 冷凍2份奶油雞肉，分開存放，留待第二十與二十一天使用。

字體放大套色
部分為現做。

方法二

② 打氣生酮法 ► 第四週

第四週購物清單

新鮮蔬果
青椒，1小顆
黃椒，1小顆
胡蘿蔔，中型1根
西洋芹，中型2根
香菜，2大匙，切碎，外加一
　些裝飾用
蒔蘿，滿滿2大匙，外加一些裝飾用
英國黃瓜，2根
球莖茴香，1大顆（約300公克）
大蒜，12小瓣
薑，1塊（5公分）
小番茄，1 1/2杯（210公克）
羽衣甘藍，2杯（95公克）切碎
檸檬，3顆
萊姆，1顆
薄荷葉，1大匙，切碎
青蔥，2把
白洋蔥，2小顆
巴西利，1小把
櫻桃蘿蔔，1/3杯（55公克），切丁
迷迭香，2撮
番茄，2小顆
綠色或黃色櫛瓜，中型2條

肉、蛋、大骨湯
生花枝圈，340公克
雞大骨湯，6杯（1.4公升）（如果要在家自
　製大骨湯，請參考第152頁的食材）
帶骨帶皮雞胸肉，4塊（約910公克）
去骨去皮雞腿肉，455公克
熟蟹腿肉，1杯（230公克）
蛋，3大顆
煙燻鮭魚，225公克

脂肪與油

酪梨油，精製3/4大杯又1大匙
　（195毫升）
可可脂，1/2杯（120公克）
椰子油，1/3杯又2大匙（110毫升）
特級初榨橄欖油，3大匙
中鏈脂肪酸油，1/2杯（120毫升）或椰子
　油，1/2杯（105公克）

乾燥香草與香料
羅勒，1/2茶匙
肉桂，磨碎，1/4茶匙
希臘香料（第230頁），1大匙
奧勒岡葉，1/2茶匙
調味鹽（第233頁），1大匙
　（依喜好添加，西班牙蛋
　餅用）

食品櫃物品
蘋果醋，1大匙又1 1/2茶匙
椰奶，全脂，1/3杯（80毫升）
磨好的咖啡粉，1/4杯又2大匙（32公克），
　或是你喜愛的茶葉4茶匙，或茶包4個
膠原蛋白胜肽，1/2杯（80公克）
吉利丁，未調味，2大匙
綠茶，茶葉1大匙或茶包4包
大麻籽，去殼，1/2杯（75公克）
去籽卡拉馬塔橄欖，2罐（400毫升）又1/2
　杯（60公克）
豬皮粉，1 1/3杯（85公克）
紅酒醋，1大匙
芝麻，1/4杯（40公克）
是拉差香甜辣椒醬，2大匙
甜菊糖，液態，6-8滴，外加1/4-1/2茶匙，
　依喜好添加（火箭燃料拿鐵用）
香草精，2茶匙

	第一餐	第二餐	第三餐	點心	每日宏量／總和	
DAY 22	備菜單鍋漢堡肉晚餐 ──── 備菜經典奶油餅乾	備菜紅酒醋火雞腿 ──── 備菜肉乾餅乾	烤橄欖雞 P310		脂肪 60% 碳水 8% 蛋白質 32% 熱量 1472 總脂肪 97.8 飽和脂肪 35.3	氯 254 鈉 2611 碳水 30.2 纖維 13 淨碳水 16.7 蛋白質 118
DAY 23	雞湯麵 P260	蟹肉塔可餅 (吃兩份) P324	備菜烤橄欖雞 (吃兩份)		脂肪 54% 碳水 9% 蛋白質 37% 熱量 1891 總脂肪 113 飽和脂肪 24.7	氯 631 鈉 4150 碳水 44.1 纖維 13.1 淨碳水 31 蛋白質 174
DAY 24	備菜烤橄欖雞 (吃兩份) ──── 羽衣甘藍混醬 ½ P252	黃瓜麵煙燻鮭魚沙拉 (吃兩份) ½ P275	備菜蟹肉塔可餅 (吃兩份)		脂肪 56% 碳水 11% 蛋白質 33% 熱量 2024 總脂肪 126 飽和脂肪 29.1	氯 544 鈉 6162 碳水 56.5 纖維 17.7 淨碳水 38.8 蛋白質 166
DAY 25	火箭燃料拿鐵 P386	備菜雞湯麵 (吃兩份)	花枝圈沙拉 P268		脂肪 61% 碳水 5% 蛋白質 34% 熱量 1588 總脂肪 108 飽和脂肪 44.1	氯 991 鈉 2974 碳水 18.3 纖維 7.2 淨碳水 11.1 蛋白質 136
DAY 26	肥美綠茶 P377	備菜雞湯麵	備菜烤橄欖雞 (吃兩份) ──── 備菜羽衣甘藍混醬		脂肪 58% 碳水 10% 蛋白質 32% 熱量 1711 總脂肪 110 飽和脂肪 30.8	氯 373 鈉 2967 碳水 43.2 纖維 13.3 淨碳水 29.9 蛋白質 137
DAY 27	備菜肥美綠茶	備菜花枝圈沙拉 (吃兩份)	備菜肉乾餅乾 ──── 備菜羽衣甘藍混醬		脂肪 59% 碳水 5% 蛋白質 36% 熱量 1475 總脂肪 97.3 飽和脂肪 26.3	氯 1553 鈉 2991 碳水 19.2 纖維 5.6 淨碳水 13.1 蛋白質 131
DAY 28	火箭燃料拿鐵 P386	黃瓜麵煙燻鮭魚沙拉 (吃兩份) ½ P275	備菜花枝圈沙拉 ──── 備菜肉乾餅乾 (吃兩份) ──── 備菜羽衣甘藍混醬		脂肪 63% 碳水 7% 蛋白質 30% 熱量 1444 總脂肪 101 飽和脂肪 42.8	氯 837 鈉 4482 碳水 25.2 纖維 9.5 淨碳水 14.7 蛋白質 108

½ 使用一半

字體放大套色部分為現做。

飲食法中剩餘未使用食材：
1份迷你培根肉捲，1份烤橄欖雞。

方法三
3-1 完全生酮補碳法 ▶ 第一週

請先採用經典生酮法或打氣生酮法，直到你適應以脂肪為燃料後（請見第63-65頁，以了解如何判斷自己是否適應脂肪），再改採這個膳食方法。這個方法與適應燃脂補碳法相當類似，你可以視自己的需求，隨時改採另一個飲食法。

這個方法的一開始，會先採用補碳法（假設你已經採用方法1或2適應以脂肪為燃料），接著每六至七天會再補碳一次。

對你來說，食物的量不夠嗎？最簡單的方式，就是增加餐點的量，不需要擔心影響自己的營養素宏量，例如，在你的火箭燃料拿鐵中加入脂肪炸彈（請見第390頁開始的表格），並在餐後飲用，或讓餐點份量加倍，並按照需求增加食譜中的食材。如果你在補碳餐後，還需要更多碳水化合物，請上healthfulpursuit.com/carbup下載免費的「補碳食譜」，就可以在你的餐點當中或是餐後甜點裡，增加碳水化合物的含量。

以下為每週晚間補碳法的說明。

第一週購物清單

新鮮蔬果
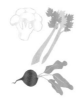
哈斯酪梨，3大顆
青椒，1/4顆
綠色白心菜，1/2大顆
白花椰菜，中型1顆
香菜，1把
芥蘭菜葉，2把（約510公克）
黃瓜，1根
大蒜，5小瓣
薑，1塊（2.5公分）
萊姆，2顆
薄荷，滿滿1大匙
紅洋蔥，1小顆
白洋蔥，1小顆
巴西利，1把
鳳梨，1小顆
紅蔥頭，中型3顆
菠菜，滿滿1杯（70公克）
地瓜，中型2顆
百里香，4撮
蕪菁，中型3顆

肉、蛋、大骨湯
培根，14條
雞大骨湯，5杯又1大匙1茶匙（1.2公升）
　（若要在家自製大骨湯，請參考第152頁的食材）
雞翅，455公克
蛋，1大顆
牛絞肉，脂肪含量為20%-30%，225公克
雞絞肉，225公克
羊絞肉，455公克
豬絞肉，375公克
去骨烤豬肋排，910公克
豬小排，455公克
豬肉片，277公克

脂肪與油

酪梨油，精製，1杯又3大匙（285毫升）
可可脂，3/4杯（180毫升）
椰漿，2大匙
椰子油，1/2杯（120毫升）
豬油，2/3杯（140克）
中鏈脂肪酸油，1/4杯（60毫升）
烤芝麻油，1大匙
牛油，1大匙

乾燥香草與香料
中東巴哈拉特香料（第231頁），1大匙
印度香料（第358頁），1大匙又1茶匙
辣椒粉，2 1/4茶匙
煙燻辣椒粉，1/2又1/8茶匙
肉桂，磨碎，1/4茶匙
小茴香，磨碎，3/4茶匙
大蒜，1/2茶匙
義式香料（第232頁），1大匙又2茶匙
洋蔥粉，1/4茶匙
奧勒岡葉，2 1/4茶匙
牛角椒粉，1茶匙
日式七味粉（第232頁），1大匙
煙燻牛角椒，1/4茶匙
龍蒿葉，1大匙

食品櫃物品
杏仁奶油，光滑無糖，1/2杯又2大匙（175克）
杏仁，3大匙
蘋果醋，1/4杯又2大匙（90毫升）
烘焙粉，3/4茶匙
木薯粉，1/4杯（30公克）
乾辣椒，2-4根
可可粉，2大匙

椰子醬油，1/4杯又1大匙（75毫升）
椰子粉，3/4杯（75公克）
椰奶，全脂，3/4杯（180毫升）
椰糖，1大匙
磨好的咖啡粉，1/4杯又2大匙（32公克），或你喜愛的茶葉4茶匙，或茶包4包
膠原蛋白胜肽，1/4杯又2大匙（60公克）
赤藻糖醇，糖粉，1大匙又1 1/2茶匙
吉利丁，未調味，3大匙又1 1/2茶匙
綠茶，1 1/2茶匙茶葉或2個茶包
大麻籽，去殼，2大匙
檸檬精，1茶匙
夏威夷豆，12顆
鎂粉，檸檬口味，2茶匙（依喜好添加，檸檬糖用）
現成黃芥末，1大匙
非乳製品奶，2大匙
豬皮粉，57公克
白米，2杯（1120公克）
國寶茶，2 1/2茶匙茶葉或是茶包3包
芝麻（依喜好添加，裝飾芥蘭菜葉用）
甜菊糖，液態，10滴，外加1/4茶匙，依喜好添加（飲用用）
地瓜粉，1茶匙
番茄泥，1 1/4杯（300毫升）
整顆番茄，1/2罐（408公克/428毫升）
香草精，1 1/2茶匙
白酒，如Pinot Grigio、Sauvignon Blanc，或未經陳年橡木桶保存的Chardonnay，1/4杯（60毫升）

> 許多食譜當中，都需要細的灰海鹽以及黑胡椒。你只要買一次，之後整個方法都可以使用。

	第一餐	第二餐	第三餐	點心	每日宏量／總和	
DAY 1	（晨間斷食）	煙燻辣椒丸子潛艇堡 （吃兩份） ½ P298	烤羊肉串[1] 佐白飯 ✱➕ P294 馬克杯蛋糕[2] ➕		脂肪 47% / 碳水 35% / 蛋白質 18% / 熱量 1482 / 總脂肪 77.4 / 飽和脂肪 29.7	氮 358 / 鈉 1464 / 碳水 128 / 纖維 13.7 / 淨碳水 114 / 蛋白質 68.5
DAY 2	火箭燃料拿鐵 加入2大匙膠原蛋白 P386	烤豬肉捲[3] ✱ P308 白花椰飯 P330 七味辣醬芥蘭菜葉 P345	杏仁香料松露巧克力[4] ✱ P358		脂肪 74% / 碳水 6% / 蛋白質 20% / 熱量 1389 / 總脂肪 114 / 飽和脂肪 49.3	氮 111 / 鈉 1867 / 碳水 22.5 / 纖維 11.4 / 淨碳水 11.1 / 蛋白質 68.8
DAY 3	莫希多果昔 P383 檸檬糖[5] ✱ P369	備菜煙燻辣椒肉球潛艇堡 （吃三份）	培根湯[6] ✱ P264		脂肪 72% / 碳水 8% / 蛋白質 20% / 熱量 1898 / 總脂肪 151 / 飽和脂肪 68.9	氮 270 / 鈉 2267 / 碳水 39.7 / 纖維 12.9 / 淨碳水 26.8 / 蛋白質 94.9
DAY 4	備菜莫希多果昔	備菜烤豬肉卷 佐香草肉汁淋醬 備菜白花椰飯	椒鹽雞翅[7] P256 備菜七味辣醬芥蘭菜葉 （吃兩份）		脂肪 75% / 碳水 8% / 蛋白質 17% / 熱量 1672 / 總脂肪 138 / 飽和脂肪 42.8	氮 192 / 鈉 2594 / 碳水 33.9 / 纖維 16.9 / 淨碳水 17 / 蛋白質 72.8
DAY 5	經典奶油比司吉[8] ½ ✱ P334 火箭燃料拿鐵 2大匙膠原蛋白 P386	備菜煙燻辣椒肉球潛艇堡 （吃兩份） 備菜七味辣醬芥蘭菜葉		備菜檸檬糖	脂肪 76% / 碳水 9% / 蛋白質 15% / 熱量 1589 / 總脂肪 134 / 飽和脂肪 79.1	氮 104 / 鈉 1609 / 碳水 34.5 / 纖維 15.6 / 淨碳水 18.9 / 蛋白質 60.2
DAY 6	蘋果醋冰茶 P376	備菜椒鹽雞翅 備菜白花椰飯	辣味酪梨塔[9] （吃兩份） ½ P282	備菜杏仁香料松露巧克力 （吃兩份）	脂肪 77% / 碳水 8% / 蛋白質 15% / 熱量 1725 / 總脂肪 146 / 飽和脂肪 45.9	氮 205 / 鈉 961 / 碳水 36.1 / 纖維 21.9 / 淨碳水 14.4 / 蛋白質 65.7
DAY 7	4條培根 備菜白花椰飯 備菜椒鹽雞翅	宮保豬肉[10] 佐地瓜 ✱➕ P304 鳳梨奶油盅[11] ➕			脂肪 61% / 碳水 23% / 蛋白質 16% / 熱量 1718 / 總脂肪 117 / 飽和脂肪 35.7	氮 220 / 鈉 1144 / 碳水 97.3 / 纖維 16.3 / 淨碳水 79.9 / 蛋白質 69.2

使用一半
補碳
冷凍

字體放大套色部分為現做。

[1] 請在製作烤羊肉串時，按照補碳的方式備餐，與2杯（1120公克）的熱白飯一起食用。請調整食譜，製作4份補碳餐。冷凍1份留待第二週使用，1份留待第四週使用。

[2] 請按照healthfulpursuit.com/carbup網站上免費的「補碳食譜」pdf檔案中，木薯粉／微波部分製作。製作1份。

[3] 冷凍1份烤豬肉捲佐香草肉汁留待第二週使用，3份留待第三週，2份留待第四週使用。

[4] 冷凍6份松露巧可力留待第三與第四週使用。

[5] 冷凍2份檸檬糖留待第二週使用。

[6] 冷凍1份湯留待第二週使用，3份留待第三週使用，1份留待第四週使用。

[7] 保留1份雞翅留待第二週使用。

[8] 冷凍5份比司吉留待第二、三、四週使用。

[9] 保留2份辣味酪梨塔留待第二週加入新鮮食材使用。

[10] 請在製作宮保豬肉時，按照補碳的方式備餐。與2顆中型烤地瓜一起食用。請按照healthfulpursuit.com/carbup網站上免費的「補碳食譜」pdf檔案製作烤地瓜。請調整食譜，製作2份補碳餐。冷凍1份留待第三週使用。

[11] 請準備2杯（330公克）鳳梨丁。加上2大匙椰漿後享用。製作1份。

方法三

3-1 完全生酮補碳法 ► 第二週

第二週購物清單

新鮮蔬果

蘋果,1顆
哈斯酪梨,1/2大顆
白花椰菜,1大顆
蝦夷蔥,2大匙,切段
香菜,1把
蒔蘿,2大匙
大蒜,4小瓣
薑,1塊(7.5公分)
你喜愛的新鮮香料,如百里香和/或迷迭
　香,切碎,1大匙
檸檬,3顆
萊姆,1顆,另1顆依喜好添加(紐奧良梅
　花肉碎沙拉用)
薄荷,2大匙,切碎
青蔥,2根
巴西利,1把
櫻桃蘿蔔,3把
迷迭香,1撮
鼠尾草,1撮
百里香,1撮
薑黃,1塊(15公分)
蕪菁,2大顆
櫛瓜,1大條

肉、蛋、大骨湯
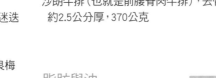

培根,7條
蛋,7大顆,外加1顆依喜好添
　加(生酮奶昔用)
豬油,3大匙
中鏈脂肪酸油,1/4杯又2大匙(90毫升)
梅花豬肉,225公克
鮭魚,2罐(213公克)
沙朗牛排(也就是前腰脊肉牛排),去骨,
　約2.5公分厚,370公克

脂肪與油
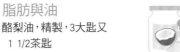

酪梨油,精製,3大匙又
　1 1/2茶匙
椰漿,3/4杯(180公克)
椰子油,3大匙
特級初榨橄欖油,1/4杯又3大匙
　(105毫升)
牛油,1/4杯又2大匙(78公克)

乾燥香草與香料

紐奧良綜合香料(第230頁),3/4茶匙
肉桂,磨碎,1茶匙
小茴香,磨碎,1/4茶匙
大蒜粉,1/2茶匙
義式香料,1大匙
肉豆蔻,磨碎,1/2茶匙
洋蔥粉,1/2茶匙
牛角椒,約0.5公升
巴西利,約0.5公升
百里香葉,1茶匙

食品櫃物品

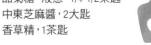

可可粉,2大匙
椰奶,全脂,2 1/3杯(550毫升)
膠原蛋白胜肽,1/4杯又2大匙(60公克)
吉利丁,未調味,3大匙
綠茶,1大匙又2茶匙茶葉,或茶包6個
現成黃芥末醬,1茶匙
非乳製品奶,無糖,4 杯(940毫升)
營養酵母調味料,2大匙又2茶匙
豬皮粉,30公克
甜菊糖,液態,1/4-1/2茶匙
中東芝麻醬,2大匙
香草精,1茶匙

	第一餐	第二餐	第三餐	點心	每日宏量／總和	
DAY 8	1大匙牛油炒2顆蛋 4條培根 燃脂黃金奶昔 P374	備菜椒鹽雞翅 奶油蕪菁泥 ½ P348	備菜辣味酪梨塔		脂肪 80% 碳水 6% 蛋白質 14% 熱量 1782 總脂肪 158 飽和脂肪 74.5	氯 534 鈉 1665 碳水 27.5 纖維 10.3 淨碳水 16.2 蛋白質 61.2
DAY 9	肥美綠茶 P377	備菜烤豬肉卷佐香草肉汁淋醬 備菜奶油蕪菁泥	備菜辣味酪梨塔 香草櫻桃蘿蔔 （吃兩份） P350	備菜杏仁香料松露巧克力	脂肪 71% 碳水 10% 蛋白質 19% 熱量 1740 總脂肪 138 飽和脂肪 55.3	氯 185 鈉 1673 碳水 41.3 纖維 13.2 淨碳水 28.2 蛋白質 84
DAY 10	備菜肥美綠茶	鮭魚蛋糕佐蒔蘿奶油醬[1] ❄ P326	牛排佐牛油香草奶油[2] ❄ P284 備菜奶油蕪菁泥	無豆豆泥 ½ P249 義式櫛瓜片[3] ½ ❄ P247 備菜檸檬糖	脂肪 78% 碳水 7% 蛋白質 15% 熱量 1609 總脂肪 140 飽和脂肪 69.2	氯 215 鈉 1713 碳水 26.1 纖維 7.2 淨碳水 18.9 蛋白質 61.6
DAY 11	燃脂黃金奶昔 P374	備菜鮭魚蛋糕佐蒔蘿醬 備菜義式櫛瓜片 備菜無豆豆泥	備菜牛排佐牛油香草奶油 備菜奶油蕪菁泥 備菜無豆豆泥		脂肪 79% 碳水 8% 蛋白質 13% 熱量 1678 總脂肪 147 飽和脂肪 72.1	氯 215 鈉 2088 碳水 33.2 纖維 10 淨碳水 23.2 蛋白質 55.2
DAY 12	（晨間斷食）	備菜鮭魚蛋糕佐蒔蘿醬 備菜奶油蕪菁泥	備菜培根湯 備菜義式櫛瓜片 備菜無豆豆泥		脂肪 72% 碳水 8% 蛋白質 20% 熱量 1432 總脂肪 114 飽和脂肪 40.9	氯 254 鈉 2974 碳水 30.5 纖維 7.6 淨碳水 22.9 蛋白質 70.4
DAY 13	備菜經典奶油餅乾 1大匙牛油炒2顆蛋	紐奧良梅花肉碎沙拉[4] ½ P267		備菜檸檬糖	脂肪 90% 碳水 3% 蛋白質 7% 熱量 1811 總脂肪 180 飽和脂肪 87	氯 458 鈉 479 碳水 15.2 纖維 7.3 淨碳水 7.9 蛋白質 32.9
DAY 14	生酮奶昔 加入2大匙膠原蛋白 P381	培根起士通心麵[5] ½ P296	備菜烤羊肉串佐白飯 ➕ 煮蘋果[6] ➕		脂肪 57% 碳水 27% 蛋白質 16% 熱量 2314 總脂肪 146 飽和脂肪 87.2	氯 428 鈉 1901 碳水 156 纖維 24.6 淨碳水 131 蛋白質 95.1

◐ 使用一半
➕ 補碳
❄ 冷凍
字體放大套色
部分為現做。

[1] 冷凍1份鮭魚蛋糕留待第三週使用。本週的購物清單當中，刪除了四分之一的醬汁新鮮食材，改加入第三週當中。
[2] 冷凍1份牛排，留待第二週使用，1份留待第三週使用。
[3] 冷凍2份義式櫛瓜片留待第三週使用。
[4] 保留半份紐奧良梅花肉碎沙拉留待第三週使用。

[5] 保留1份培根起士通心麵留待第十五天使用。
[6] 請按照healthfulpursuit.com/carbup網站上免費的「補碳食譜」pdf檔案中，蘋果微波或烘烤的步驟料理1顆蘋果。製作1份。

方法三

3-1 完全生酮補碳法 ▶ 第三週

第三週購物清單

新鮮蔬果

甘藍芽,處理後切對半,
　2 1/2杯(300公克)
白花椰菜,1小顆
蝦夷蔥,2大匙,切段
蒔蘿,2茶匙
大蒜,1小瓣
薑,1/2茶匙磨成泥
你喜愛的新鮮香料,如百里香和/或迷迭
　香,切碎,1大匙
檸檬,2顆
巴西利,1把
櫻桃蘿蔔,2把
百里香,2撮

肉、蛋、大骨湯

培根,13條
任何種類大骨湯,2杯(475毫升)(若要在
　家自製大骨湯,請參考第152頁的食材)
雞大骨湯,1杯(240毫升),另可依喜好多
　準備一些(肋排用)
蛋,4大顆
鄉村豬肋排,750公克

脂肪與油

可可脂,3大匙
椰子油,2大匙
特級初榨橄欖油,1/3杯(80毫升)外加2
　大匙又1 1/2茶匙
豬油,1/4杯又1大匙(65公克)
中鏈脂肪酸油,1/4杯又3大匙(105毫升)
牛油,1大匙

乾燥香草與香料

紅椒,磨碎,約0.5公升
肉桂,磨碎,1/4茶匙
丁香,磨碎,1/8茶匙
大蒜粉,1/2茶匙
洋蔥粉,1 3/4茶匙

食品櫃物品

蘋果醋,2大匙
烘焙粉,1/4茶匙
木薯粉,1/4杯(30公克)
可可粉,2大匙
椰奶,全脂,1/4杯(60毫升)
椰子糖,1大匙
磨好的咖啡粉,1/2杯又1大匙(56公克),
　或你喜愛的茶葉2大匙,或茶包6個
膠原蛋白胜肽,3大匙
第戎芥末醬,1/4茶匙
吉利丁,未調味,1大匙
大麻籽,去殼,3大匙
現成黃芥末,1茶匙
非乳製品奶,無糖,1杯又2大匙
　(270毫升)
營養酵母調味料,1/4杯又4茶匙
　(22公克)
豬皮粉,30公克
國寶茶,2 1/2茶匙茶葉或茶包3個
甜菊糖,液態,11滴,外加6-12滴,依喜好
　添加,(火箭燃料拿鐵用)
風乾番茄,40公克
香草精,3/4茶匙
生核桃片,1/4杯又2大匙(40公克)

	第一餐	第二餐	第三餐	點心	每日宏量／總和	
DAY 15	（晨間斷食）	火箭燃料大骨湯 P384 備菜培根起士通心麵	備菜烤豬肉卷佐香草肉汁淋醬 備菜經典奶油餅乾		脂肪 68% 碳水 7% 蛋白質 25% 熱量 1413 總脂肪 107 飽和脂肪 48.6	氯 247 鈉 2374 碳水 24.8 纖維 11.1 淨碳水 13.7 蛋白質 87.5
DAY 16	備菜火箭燃料大骨湯	備菜紐奧良梅花碎肉沙拉	備菜烤豬肉卷佐香草肉汁淋醬 備菜義式櫛瓜片		脂肪 83% 碳水 3% 蛋白質 14% 熱量 1899 總脂肪 176 飽和脂肪 55	氯 236 鈉 2213 碳水 12.2 纖維 3.7 淨碳水 8.5 蛋白質 66.9
DAY 17	1大匙牛油炒2顆蛋 備菜經典奶油餅乾 火箭燃料拿鐵 P386	備菜培根湯	備菜鮭魚蛋糕佐蒔蘿醬 備菜義式櫛瓜片		脂肪 77% 碳水 5% 蛋白質 18% 熱量 2024 總脂肪 173 飽和脂肪 90.7	氯 595 鈉 2972 碳水 26.6 纖維 9.1 淨碳水 17.5 蛋白質 90.6
DAY 18	火箭燃料拿鐵 P386 備菜杏仁香料松露巧克力	椒鹽肋排[1] ½ ❄ P306	培根起士通心麵 ½ ❄ P296		脂肪 70% 碳水 6% 蛋白質 24% 熱量 1349 總脂肪 105 飽和脂肪 40.9	氯 128 鈉 1933 碳水 20 纖維 10 淨碳水 10 蛋白質 80.1
DAY 19	蘋果醋冰茶 P376	備菜培根起士通心麵	備菜牛排佐牛油香草奶油 香草櫻桃蘿蔔 （吃兩份） P350	備菜杏仁松露巧克力 （吃兩份）	脂肪 72% 碳水 9% 蛋白質 19% 熱量 1585 總脂肪 127 飽和脂肪 49.4	氯 239 鈉 1514 碳水 36.9 纖維 12.6 淨碳水 24.3 蛋白質 74.1
DAY 20	（晨間斷食）	備菜培根湯 備菜杏仁香料松露巧克力	備菜烤豬肉卷佐香草肉汁淋醬 烤甘藍芽[2] ½ ❄ P354		脂肪 69% 碳水 7% 蛋白質 24% 熱量 1464 總脂肪 112 飽和脂肪 37	氯 215 鈉 2443 碳水 24.6 纖維 7.8 淨碳水 16.8 蛋白質 89
DAY 21	火箭燃料拿鐵 P386	備菜培根湯 備菜烤甘藍芽	備菜宮保豬肉佐烤地瓜 ➕ 馬克杯蛋糕[3] ➕		脂肪 62% 碳水 20% 蛋白質 18% 熱量 2109 總脂肪 144 飽和脂肪 65	氯 349 鈉 2337 碳水 108 纖維 21.3 淨碳水 86.6 蛋白質 94.3

❄ 使用一半
➕ 補碳
❄ 冷凍

字體放大套色
部分為現做。

[1] 冷凍3份肋排供第四週使用。
[2] 保留1份甘藍芽供第四週使用。
[3] 請按照healthfulpursuit.com/carbup網站上免費的「補碳食譜」pdf檔案中木薯粉／微波部分製作。製作1份。

方法三

3-1 完全生酮補碳法 ▶ 第四週

第四週購物清單

新鮮蔬果

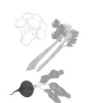

哈斯酪梨,1大顆
綠色高麗菜,中型1顆
胡蘿蔔,中型1根
白花椰菜,1小顆
西洋芹,3大根
黃瓜,2小根
大蒜,3小瓣
薑,1/2茶匙,磨成泥
羽衣甘藍,2杯(85公克)切碎
萊姆,2顆
薄荷葉,滿滿1大匙
白洋蔥,1小顆
青蔥,4根
菠菜,1大杯(70公克)

肉、蛋、大骨湯

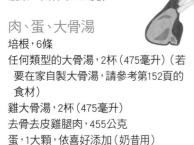

培根,6條
任何類型的大骨湯,2杯(475毫升)(若
　要在家自製大骨湯,請參考第152頁的
　食材)
雞大骨湯,2杯(475毫升)
去骨去皮雞腿肉,455公克
蛋,1大顆,依喜好添加(奶昔用)

脂肪與油

酪梨油,精製,1/4大匙又2大
　匙(90毫升)
可可脂,2大匙
椰子油,1/2杯(120毫升)
中鏈脂肪酸油,1/2杯又2大匙(150毫升)

乾燥香草與香料

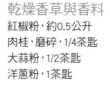

紅椒粉,約0.5公升
肉桂,磨碎,1/4茶匙
大蒜粉,1/2茶匙
洋蔥粉,1茶匙

食品櫃物品

蘋果醋,2大匙又1 1/2茶匙
可可粉,2大匙
椰子粉,1/4杯又2大匙(40公克)
椰奶,全脂,2杯(480毫升)
磨好的咖啡粉,1/4杯又2大匙(32公克),
　或你喜愛的茶葉4茶匙,或茶包4個
膠原蛋白胜肽,1/2杯(80公克)
綠茶,1 1/2茶匙茶葉或2個茶包
大麻籽,去殼,2大匙
夏威夷豆,12顆
白米,2杯(1120公克)
國寶茶,2 1/2茶匙茶葉或茶包3個
芝麻,1/4杯(40公克)
甜菊糖,液態,1/4茶匙,另依喜好添加
　8-14滴,(飲品用)
香草精,1 1/2茶匙

	第一餐	第二餐	第三餐	點心	每日宏量 / 總和	
DAY 22	（晨間斷食）	備菜椒鹽肋排 烤甘藍芽 1/4 P354	酥皮雞肉鍋餅[1] ❄ P318 羽衣甘藍混醬 ½ P252 1大根西洋芹	火箭燃料大骨湯 P384	脂肪 73% 碳水 7% 蛋白質 20% 熱量 1622 總脂肪 131 飽和脂肪 44.1	氯 167 鈉 2132 碳水 29.6 纖維 11.8 淨碳水 17.8 蛋白質 80.9
DAY 23	莫希多果昔 P383	備菜碎雞肉鍋餅 培根高麗菜 P351	備菜椒鹽肋排 備菜羽衣甘藍混醬 1大根西洋芹		脂肪 73% 碳水 8% 蛋白質 19% 熱量 1611 總脂肪 131 飽和脂肪 52.2	氯 167 鈉 2045 碳水 31.9 纖維 14.3 淨碳水 17.6 蛋白質 75.8
DAY 24	備菜莫希多果昔	備菜烤豬肉卷 佐香草肉汁淋醬 備菜培根高麗菜	備菜經典奶油餅乾 備菜羽衣甘藍混醬 備菜火箭燃料拿鐵 加2大匙膠原蛋白		脂肪 76% 碳水 7% 蛋白質 17% 熱量 1762 總脂肪 150 飽和脂肪 65.4	氯 149 鈉 2338 碳水 29.4 纖維 13 淨碳水 16.4 蛋白質 74
DAY 25	（晨間斷食）	備菜烤豬肉卷 佐香草肉汁淋醬 備菜羽衣甘藍混醬 1小根黃瓜，切片	備菜碎雞肉鍋餅	生酮奶昔 P381	脂肪 75% 碳水 6% 蛋白質 19% 熱量 2043 總脂肪 171 飽和脂肪 101	氯 442 鈉 1775 碳水 28.3 纖維 11 淨碳水 17.3 蛋白質 97.7
DAY 26	火箭燃料拿鐵 P386	備菜椒鹽肋排 備菜培根高麗菜	備菜碎雞肉鍋餅 1小根黃瓜，切片		脂肪 71% 碳水 7% 蛋白質 22% 熱量 1420 總脂肪 112 飽和脂肪 57.3	氯 167 鈉 1857 碳水 23 纖維 9.1 淨碳水 13.9 蛋白質 79.4
DAY 27	蘋果醋冰茶 P376	備菜培根湯 備菜經典奶油餅乾	備菜牛排佐牛油香草 奶油 備菜培根高麗菜	備菜杏仁香料松露巧 克力	脂肪 73% 碳水 8% 蛋白質 19% 熱量 1555 總脂肪 126 飽和脂肪 62.2	氯 219 鈉 2307 碳水 30.1 纖維 10.8 淨碳水 19.3 蛋白質 75.3
DAY 28	火箭燃料拿鐵 P386 備菜杏仁香料松露巧 克力	備菜烤羊肉串佐白飯 （吃兩份） ➕			脂肪 52% 碳水 33% 蛋白質 15% 熱量 1713 總脂肪 98.8 飽和脂肪 46.3	氯 180 鈉 1318 碳水 143 纖維 6.4 淨碳水 136 蛋白質 63

½ 使用一半
¼ 使用四分之一
➕ 補碳
❄ 冷凍

[1] 冷凍1份留待第二十六天使用。

飲食法中剩餘未使用食材：
1份辣味酪梨塔，1份煙燻辣椒肉球潛艇堡，1份烤甘藍芽。

字體放大套色
部分為現做。

3-2 適應燃脂補碳法 ▶ 第一週

請先採用經典生酮法（方法1）或打氣生酮法（方法2）（詳情請見第47頁），直到你適應以脂肪為燃料後，再改採這個膳食方法。這個方法的一開始會採用補碳法（假設你已經採用方法1或2適應以脂肪為燃料），接著每週補碳二次。

這個方法與完全生酮補碳法相當類似，你可以隨時從其中一種轉換為另一種，以符合自己的需求。

對你來説，食物的量不夠嗎？最簡單的方式，就是增加餐點的量，不需要擔心影響自己的營養素宏量，例如，在你的火箭燃料拿鐵中加入脂肪炸彈（請見第390開始的表格），並在餐後飲用，或是讓餐點份量加倍，並按照需求增加食譜中的食材。如果你在補碳餐後，還需要更多碳水化合物，請上healthfulpursuit.com/carbup下載免費的「補碳食譜」，就可以在你的餐點中或餐後的甜點裡增加碳水化合物含量。以下為每週晚間補碳法的説明。

第一週購物清單

新鮮蔬果

紅蘋果，1顆
哈斯酪梨，3大顆
青椒，1顆
黑莓，1杯（145公克）
綠色高麗菜，1大顆
白花椰菜，中型1顆
西洋芹，中型1根
香菜，1把（依喜好添加，潛艇堡用）
芥蘭菜葉，1把
大蒜，1小瓣
檸檬，1顆
萊姆，1顆
薄荷葉，滿滿1大匙
紅洋蔥，1小顆
白洋蔥，1小顆
巴西利，2把
鳳梨，1小顆
覆盆子，1杯（125公克）
迷迭香，1撮
鼠尾草，1撮
紅蔥頭，中型3顆
菠菜，滿滿1杯（70公克）
草莓，1杯（150公克）
百里香，1把
哈特豪斯番茄，2顆
蕪菁，中型3顆

肉、蛋、大骨湯
培根，14條
雞大骨湯，5杯又2大匙（1.2公升）（若要在家自製大骨湯，請參考第152頁的食材）
雞胸肉，去皮，1杯又3大匙（150公克），切丁
雞翅，455公克
蛋，1大顆
牛絞肉，脂肪含量為20%-30%，225公克
雞絞肉，225公克

羊絞肉，455公克
豬絞肉，375公克
烤豬肋排，去骨，910公克
豬小排，455公克
沙朗牛排（前腰脊肉牛排），去骨，185公克，約2.5公分厚

脂肪與油
酪梨油，精製，1杯又1大匙（255毫升）
可可脂，3/4杯（180公克）
椰漿，2大匙
椰子油，3/4杯又2大匙（210毫升）
豬油，2/3杯（140公克）
美乃滋，以酪梨油製作，2大匙（若要在家自製美乃滋，請參考第219頁的食材）
中鏈脂肪酸油，1/4杯（60毫升）
牛油，3大匙（40公克）

乾燥香草與香料
中東巴哈拉特香料（第231頁），1大匙
印度香料（第358頁），1大匙又1茶匙
辣椒粉，2 1/4茶匙
煙燻辣椒粉，1/2又1/8茶匙
肉桂，磨碎，1/4茶匙
小茴香，磨碎，3/4茶匙
大蒜粉，3/4茶匙
義式香料（第232頁），1大匙又2茶匙
洋蔥粉，1/4茶匙
奧勒岡葉，2 1/4茶匙
牛角椒，1茶匙
日式七味粉（第232頁），1 1/2茶匙
煙燻牛角椒，1/4茶匙
龍蒿葉，1大匙

食品櫃物品
杏仁奶油，光滑無糖，1/2杯（140公克）

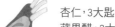
杏仁，3大匙
蘋果醋，3大匙又2茶匙
烘焙粉，3/4茶匙
木薯粉，1/4杯（30公克）
可可粉，2大匙
椰子醬油，1大匙
椰子粉，3/4杯（75公克）
椰奶，全脂，3/4杯（180毫升）
椰糖，1大匙
磨好的咖啡粉，3大匙，或是你喜愛的茶葉2茶匙，或茶包2個
膠原蛋白胜肽，1/4杯又2大匙（60公克）
赤藻糖醇，糖粉，1 1/2大匙
吉利丁，未調味，3大匙又1 1/2茶匙
綠茶，1大匙茶葉或茶包4個
大麻籽，去殼，2大匙
檸檬精，1茶匙
夏威夷豆，12顆
鎂粉，檸檬口味，2茶匙
現成黃芥末，1大匙
非乳製品奶，2大匙
豬皮粉，57公克
葡萄乾，1/4杯（57公克）
白米，2杯（1120公克）
國寶茶，1 1/2茶匙茶葉或是茶包2個
芝麻（依喜好添加，裝飾七味辣醬芥蘭菜葉用）
甜菊糖，液態，9滴又1/4茶匙，依喜好添加（飲品用）
地瓜粉，1茶匙
番茄泥，1 1/4杯（300毫升）
整顆番茄，1/2罐（408公克）
香草精，1 1/2茶匙
白酒，如Pinot Grigio、Sauvignon Blanc，或未經陳年橡木桶保存的Chardonnay，1/4杯（60毫升）

	第一餐	第二餐	第三餐	點心	每日宏量／總和	
DAY 1	（晨間斷食）	煙燻辣椒丸子潛艇堡[1] （吃兩份） ½ ❄ P298	烤羊肉串[2] 佐白飯 ❄ ➕ P294 馬克杯蛋糕[3] ➕		脂肪 47%　氯 358 碳水 34%　鈉 1464 蛋白質 18%　碳水 128 熱量 1482　纖維 13.7 總脂肪 77.4　淨碳水 114 飽和脂肪 29.7　蛋白質 68.5	
DAY 2	莫希多果昔 加2大匙膠原蛋白 P383	烤豬肉卷[4] ❄ P308 白花椰飯 ½ P330 七味辣醬芥蘭菜葉 ½ P345	牛排佐牛油香草奶油[5] ½ ❄ P284	杏仁香料松露巧克力[6] ❄ P358	脂肪 73%　氯 186 碳水 7%　鈉 1863 蛋白質 20%　碳水 28.1 熱量 1664　纖維 14.4 總脂肪 135　淨碳水 13.7 飽和脂肪 52.3　蛋白質 83.4	
DAY 3	備菜莫希多果昔 檸檬糖[7] ❄ P369	備菜煙燻辣椒肉球潛艇堡 （吃三份）	培根湯[8] ❄ P264		脂肪 72%　氯 270 碳水 8%　鈉 2267 蛋白質 20%　碳水 39.7 熱量 1898　纖維 12.9 總脂肪 151　淨碳水 26.8 飽和脂肪 68.9　蛋白質 94.9	
DAY 4	火箭燃料拿鐵 P386	備菜烤豬肉捲佐香草肉汁淋醬 備菜白花椰飯	沙拉番茄盅[9] ½ ➕ P317 鳳梨奶油盅[10] ➕		脂肪 59%　氯 172 碳水 22%　鈉 1421 蛋白質 19%　碳水 88.2 熱量 1593　纖維 11.8 總脂肪 104　淨碳水 76.4 飽和脂肪 49.4　蛋白質 76.5	
DAY 5	經典奶油比司吉[11] ½ ❄ P334 火箭燃料拿鐵 加2大匙膠原蛋白 P386	備菜煙燻辣椒肉球潛艇堡 （吃兩份） 備菜七味辣醬芥蘭菜葉		備菜檸檬糖	脂肪 76%　氯 104 碳水 9%　鈉 1609 蛋白質 15%　碳水 34.5 熱量 1589　纖維 15.6 總脂肪 134　淨碳水 18.9 飽和脂肪 79.1　蛋白質 60.2	
DAY 6	蘋果醋冰茶 P376	椒鹽雞翅[12] P256 白花椰飯 ½ P330	辣味酪梨塔[13] （吃兩份） ½ P282	備菜杏仁香料松露巧克力 （吃兩份）	脂肪 77%　氯 205 碳水 8%　鈉 961 蛋白質 15%　碳水 36.1 熱量 1725　纖維 21.9 總脂肪 146　淨碳水 14.4 飽和脂肪 45.9　蛋白質 65.7	
DAY 7	（晨間斷食）	備菜椒鹽雞翅 備菜白花椰飯 4條培根	備菜沙拉番茄盅 ➕ 莓果盅[14] ➕		脂肪 61%　氯 216 碳水 23%　鈉 1283 蛋白質 16%　碳水 82.1 熱量 1445　纖維 24 總脂肪 99.6　淨碳水 58.1 飽和脂肪 27.6　蛋白質 60.2	

½ 使用一半
➕ 補碳
❄ 冷凍

字體放大套色部分為現做。

1 冷凍1份留待第五天使用。新鮮食材可以存放在冰箱當中。
2 請在製作烤羊肉串時，按照補碳的方式備餐，與2杯（1120公克）的熟白飯一起食用。調整食譜，製作4份補碳餐。冷凍1份留待第二週使用，1份留待方法結束後使用。
3 請按照healthfulpursuit.com/carbup網站上免費的「補碳食譜」pdf檔案中木薯粉/微波波部分製作。製作1份。
4 冷凍2份烤豬肉卷佐香草肉汁留待第二週使用，2份留待第三週使用，2份留待第四週使用。
5 冷凍1份牛排佐牛油香草奶油留待第三週使用。
6 冷凍7份松露巧可力留待第二、三、四週使用。

7 冷凍1份檸檬糖留待第二週使用，1份留待第三週使用。
8 冷凍2份培根湯留待第二週使用，2份留待第三週使用，1份留待第四週使用。
9 請按照補碳法的步驟製作沙拉番茄盅。
10 請享用2杯（330公克）番茄丁加上2大匙椰漿。製作1份。
11 冷凍5份比司吉留待第二、三、四週使用。
12 保留2份雞翅留待第八天使用。
13 保留2份辣味酪梨塔留待第二週使用。新鮮食材可以存放在冰箱當中，留待日後使用。
14 將1杯（145公克）黑莓、1杯（125公克）覆盆子、1杯（150公克）草莓放入大碗中享用。製作1份。

3-2 適應燃脂補碳法 ▶ 第二週

第二週購物清單

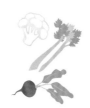

新鮮蔬果

白花椰菜,中型1顆
香菜,1小把
黃瓜,1小條
蒔蘿,3大匙
大蒜,8小瓣
薑,1塊(10公分)
檸檬,3顆
萊姆,2顆
薄荷,2大匙,切碎
青蔥,2根
鳳梨,1小顆
櫻桃蘿蔔,1把
地瓜,中型2條
薑黃,1塊(23公分)
蕪菁,1大顆
櫛瓜,1大條

肉、蛋、大骨湯

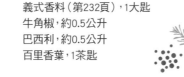

蛋,6大顆
梅花豬肉,225公克
豬肉片,225公克
鮭魚,2罐(213公克)

脂肪與油

酪梨油,精製,3大匙又1 1/2
　茶匙(52毫升)
椰漿,1杯又2大匙(270毫升)
椰子油,2大匙
特級初榨橄欖油,
　1/4杯又3大匙(125毫升)
中鏈脂肪酸油,1/4杯又2大匙(90毫升)
烤芝麻油,1大匙
牛油,2大匙

乾燥香草與香料

紐奧良綜合香料(第230頁),2 1/4茶匙
肉桂,磨碎,1茶匙
小茴香,磨碎,1/4茶匙
義式香料(第232頁),1大匙
牛角椒,約0.5公升
巴西利,約0.5公升
百里香葉,1茶匙

食品櫃物品

杏仁奶油,光滑無糖,2大匙
蘋果醋,2大匙
乾辣椒,2-4根
椰子醬油,3大匙
椰奶,全脂,1/3杯(80毫升)
膠原蛋白胜肽,2大匙
吉利丁,未調味,2大匙
綠茶,1大匙茶葉,或茶包4個
非乳製品奶,無糖,4 1/2杯(1公升)
甜菊糖,液態,1/4-1/2茶匙
中東芝麻醬,2大匙
香草精,3/4茶匙

	第一餐	第二餐	第三餐	點心	每日宏量 / 總和	
DAY 8	1大匙牛油炒2顆蛋 燃脂黃金奶昔 P374	備菜椒鹽雞翅 （吃兩份） 奶油蕪菁泥 ½ P348	備菜辣味酪梨塔		脂肪 78% 碳水 6% 蛋白質 16% 熱量 1791 總脂肪 156 飽和脂肪 69.8	氯 557 鈉 1392 碳水 26.7 纖維 10.3 淨碳水 16.5 蛋白質 69.8
DAY 9	肥美綠茶 P377	備菜烤豬肉卷佐香草肉汁淋醬 備菜奶油蕪菁泥 （吃兩份）	備菜辣味酪梨塔	備菜杏仁香料松露巧克力	脂肪 68% 碳水 11% 蛋白質 21% 熱量 1387 總脂肪 105 飽和脂肪 43.5	氯 149 鈉 1588 碳水 36.3 纖維 13.9 淨碳水 22.5 蛋白質 73.7
DAY 10	備菜肥美綠茶	鮭魚蛋糕 P326 無豆豆泥 ½ P249 義式櫛瓜片 ½ P247	宮保豬肉佐烤地瓜[1] ➕ P304 鳳梨奶油盅[2] ➕		脂肪 59% 碳水 24% 蛋白質 17% 熱量 1761 總脂肪 115 飽和脂肪 43.7	氯 205 鈉 1443 碳水 107 纖維 18.5 淨碳水 88 蛋白質 74.4
DAY 11	燃脂黃金奶昔 P374	備菜鮭魚蛋糕佐蒔蘿醬	備菜烤豬肉卷佐香草肉汁淋醬 備菜義式櫛瓜片 備菜無豆豆泥 （吃兩份）		脂肪 77% 碳水 6% 蛋白質 17% 熱量 1715 總脂肪 147 飽和脂肪 66.1	氯 235 鈉 2458 碳水 25.6 纖維 8.1 淨碳水 17.5 蛋白質 73.1
DAY 12	（晨間斷食）	備菜鮭魚蛋糕佐蒔蘿醬 備菜奶油蕪菁泥 （吃兩份）	備菜培根湯 備菜義式櫛瓜片 備菜無豆豆泥		脂肪 71% 碳水 10% 蛋白質 19% 熱量 1525 總脂肪 120 飽和脂肪 44.3	氯 254 鈉 3235 碳水 38.7 纖維 9.5 淨碳水 29.2 蛋白質 71.7
DAY 13	1大匙牛油炒2顆蛋 備菜經典奶油餅乾	紐奧良梅花肉碎沙拉[3] ½ P267		備菜檸檬糖	脂肪 89% 碳水 3% 蛋白質 8% 熱量 1811 總脂肪 180 飽和脂肪 87	氯 458 鈉 479 碳水 15.2 纖維 7.3 淨碳水 7.9 蛋白質 32.9
DAY 14	燃脂黃金奶昔 加入2大匙膠原蛋白 P374	備菜培根湯	備菜烤羊肉串佐白飯 ➕		脂肪 58% 碳水 22% 蛋白質 20% 熱量 1547 總脂肪 100 飽和脂肪 59	氯 204 鈉 2215 碳水 85.5 纖維 4 淨碳水 81.5 蛋白質 75.8

½ 使用一半
➕ 補碳

字體放大套色
部分為現做。

[1] 請在製作宮保豬肉時，按照補碳的方式備餐。與2顆中型烤地瓜一起食用。請按照 healthfulpursuit.com/carbup網站上免費的「補碳食譜」
pdf檔案製作烤地瓜。調整食譜，製作2份補碳餐。
[2] 鳳梨奶油盅的製作方式為2杯（330公克）鳳梨丁。請加上2大匙椰漿享用。製1作份。
[3] 保留1份紐奧良梅花肉碎沙拉留待第十六天使用。新鮮食材可以存放在冰箱當中，留待日後使用。

方法三

3-2 適應燃脂補碳法 ▶ 第三週

第三週購物清單

新鮮蔬果

蘋果，1顆
甘藍芽，處理後切對半，
　2 1/2杯（300公克）
紅蘿蔔，中型1根
白花椰菜，1大顆
西洋芹，中型2根
大蒜，1小瓣
薑，1/2茶匙磨成泥
檸檬，1顆
青蔥，1把
巴西利，1把
百里香，2撮
地瓜，中型2條

肉、蛋、大骨湯
培根，6條（約170公克）
任何種類大骨湯，2杯（475毫升）（若要在
　家自製大骨湯，請參考第152頁的食材）
雞大骨湯，7杯（1.7公升），若需要可再多
　準備一些
雞胸肉，去骨去皮，455公克
蛋，5大顆
鄉村豬肋排，750公克

脂肪與油
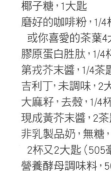
可可脂，1/4杯（60公克）
椰子油，1/2杯（120毫升）
特級初榨橄欖油，1/2杯（120毫升）
豬油，2大匙
中鏈脂肪酸油，1/4杯（60毫升）
牛油，1大匙

乾燥香草與香料
羅勒，1/2茶匙
紅椒粉，約0.5公升
肉桂，磨碎，1茶匙
丁香，磨碎，1/8茶匙
大蒜粉，3/4茶匙
肉豆蔻，磨碎，1/2茶匙
洋蔥粉，2 1/8茶匙
奧勒岡葉，1/2茶匙

食品櫃物品
蘋果醋，1大匙
烘焙粉，1/4茶匙
木薯粉，1/4杯（30公克）
可可粉，2大匙
椰子糖，1大匙
磨好的咖啡粉，1/4杯又2大匙（32公克），
　或你喜愛的茶葉4大匙，或茶包4個
膠原蛋白胜肽，1/4杯（40公克）
第戎芥末醬，1/4茶匙
吉利丁，未調味，2大匙
大麻籽，去殼，1/4杯（38公克）
現成黃芥末醬，2茶匙
非乳製品奶，無糖，
　2杯又2大匙（505毫升）
營養酵母調味料，50公克
豬皮粉，60公克
甜菊糖，液態2-3滴，外加1/8-1/4茶匙，依
　喜好添加（火箭燃料拿鐵用）
風乾番茄，42公克
香草精，1茶匙
生核桃片，1/4杯又2大匙（42公克）

	第一餐	第二餐	第三餐	點心	每日宏量／總和
DAY 15	（晨間斷食） 火箭燃料大骨湯 P384	培根起士通心麵 ½ P296	備菜烤豬肉卷佐香草肉汁淋醬 備菜義式櫛瓜片 備菜經典奶油餅乾		脂肪 70% 氯 247 碳水 7% 鈉 3124 蛋白質 23% 碳水 27.7 熱量 1560 纖維 12 總脂肪 122 淨碳水 15.7 飽和脂肪 50.7 蛋白質 88.5
DAY 16	備菜火箭燃料大骨湯	備菜紐奧良梅花肉碎沙拉	牛排佐牛油香草奶油 P284	煮蘋果[1] ➕	脂肪 75% 氯 216 碳水 15% 鈉 837 蛋白質 10% 碳水 73.2 熱量 1982 纖維 15.3 總脂肪 166 淨碳水 57.9 飽和脂肪 63.9 蛋白質 48.1
DAY 17	火箭燃料拿鐵 P386 1大匙牛油炒2顆蛋 備菜經典奶油餅乾	備菜培根起士通心麵 備菜義式櫛瓜片	備菜鮭魚蛋糕佐蒔蘿醬		脂肪 75% 氯 609 碳水 7% 鈉 2516 蛋白質 18% 碳水 31.5 熱量 1893 纖維 14.6 總脂肪 158 淨碳水 16.9 飽和脂肪 82.6 蛋白質 85.4
DAY 18	火箭燃料拿鐵 P386	椒鹽肋排[2] ½ ❄ P306 烤甘藍芽[3] ½ P354	培根起士通心麵 ½ P296	備菜杏仁香料松露巧克力	脂肪 71% 氯 134 碳水 7% 鈉 2137 蛋白質 21% 碳水 29.9 熱量 1612 纖維 14.3 總脂肪 128 淨碳水 15.6 飽和脂肪 45.4 蛋白質 85.9
DAY 19	火箭燃料拿鐵 P386 備菜杏仁香料松露巧克力 （吃兩份）	備菜培根起士通心麵	雞湯麵佐地瓜麵條[4] ❄ ➕ P260		脂肪 61% 氯 217 碳水 16% 鈉 1940 蛋白質 23% 碳水 63.1 熱量 1606 纖維 19.3 總脂肪 108 淨碳水 43.8 飽和脂肪 51.3 蛋白質 94.5
DAY 20	（晨間斷食）	備菜培根湯	備菜烤豬肉卷佐香草肉汁淋醬 備菜烤甘藍芽	備菜杏仁香料松露巧克力 備菜檸檬糖	脂肪 73% 氯 215 碳水 6% 鈉 2443 蛋白質 21% 碳水 24.8 熱量 1722 纖維 7.8 總脂肪 141 淨碳水 17 飽和脂肪 59.2 蛋白質 89
DAY 21	火箭燃料拿鐵 P386	備菜培根湯 備菜烤甘藍芽	備菜宮保豬肉佐烤地瓜 ➕ 馬克杯蛋糕[5] ➕		脂肪 62% 氯 349 碳水 20% 鈉 2337 蛋白質 18% 碳水 108 熱量 2109 纖維 21.3 總脂肪 144 淨碳水 86.6 飽和脂肪 65 蛋白質 94.3

½ 使用一半
➕ 補碳
❄ 冷凍

字體放大套色
部分為現做。

[1] 請按照healthfulpursuit.com/carbup網站上免費的「補碳食譜」pdf檔案中，蘋果微波或烘烤的步驟料理1顆蘋果。製作1份。
[2] 冷凍3份肋排供第四週使用。
[3] 保留1份甘藍芽供第二十二天使用。
[4] 請按照補碳法的方式製作雞湯麵，在湯中加入2顆中型地瓜刨成的絲。
[5] 請按照healthfulpursuit.com/carbup網站上免費的「補碳食譜」pdf檔案中木薯粉/微波部分製作。製作1份。

方法三

3-2 適應燃脂補碳法 ▶ 第四週

第四週購物清單

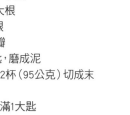

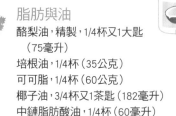

新鮮蔬果

蘋果,1顆
哈斯酪梨,1大顆
綠色高麗菜,中型1顆
胡蘿蔔,中型1根
白花椰菜,1小顆
西洋芹,3大根
黃瓜,1小根
大蒜,3小瓣
薑,1/2茶匙,磨成泥
羽衣甘藍,2杯(95公克)切成末
萊姆,2顆
薄荷葉,滿滿1大匙
青蔥,4根
白洋蔥,1小顆
菠菜,滿滿1大杯(70公克)

肉、蛋、大骨湯

培根,6條
任何類型的大骨湯,2杯(475毫升)(若
　要在家自製大骨湯,請參考第152頁的
　食材)
雞大骨湯,2杯(475毫升)
去骨去皮雞腿肉,455公克
蛋,1大顆

脂肪與油

酪梨油,精製,1/4杯又1大匙
　(75毫升)
培根油,1/4杯(35公克)
可可脂,1/4杯(60公克)
椰子油,3/4杯又1茶匙(182毫升)
中鏈脂肪酸油,1/4杯(60毫升)

乾燥香草與香料

紅椒粉,約0.5公升
肉桂,磨碎,3/4茶匙
大蒜粉,1/2茶匙
肉荳蔻,磨碎,1/2茶匙
洋蔥粉,1茶匙

食品櫃物品

蘋果醋,1大匙又1 1/2茶匙
可可粉,2大匙(10公克)
椰子粉,1/4杯又2大匙(40公克)
磨好的咖啡粉,1/4杯又2大匙(32公克),
　或你喜愛的茶葉4茶匙,或茶包4個
膠原蛋白胜肽,2大匙
赤藻糖醇,糖粉,1大匙又1 1/2茶匙
綠茶,1 1/2茶匙茶葉或茶包2個
大麻籽,去殼,2大匙
夏威夷豆,12顆
芝麻,1/4杯(40公克)
甜菊糖,液態,8-14滴,依喜好添加(飲
　品用)
香草精,1 1/2茶匙

	第一餐	第二餐	第三餐	點心	每日宏量 / 總和	
DAY 22	（晨間斷食） 火箭燃料大骨湯 P384	備菜椒鹽肋排 備菜烤甘藍芽	酥皮雞肉鍋餅 P318 羽衣甘藍混醬 ½ P252 1大根西洋芹		脂肪 73%　氯 167 碳水 7%　鈉 2132 蛋白質 20%　碳水 29.6 熱量 1622　纖維 11.8 總脂肪 131　淨碳水 17.8 飽和脂肪 44.1　蛋白質 80.9	
DAY 23	莫希多果昔 P383	備菜碎雞肉鍋餅	備菜椒鹽肋排 備菜羽衣甘藍混醬 1大根西洋芹		脂肪 73%　氯 137 碳水 7%　鈉 1493 蛋白質 20%　碳水 24.3 熱量 1396　纖維 11.5 總脂肪 114　淨碳水 12.8 飽和脂肪 46.4　蛋白質 68.9	
DAY 24	備菜莫希多果昔 備菜經典奶油餅乾	備菜烤豬肉卷佐香草肉汁淋醬 培根高麗菜 P351	備菜雞湯麵佐地瓜麵條 ➕		脂肪 62%　氯 214 碳水 15%　鈉 2261 蛋白質 23%　碳水 62.1 熱量 1660　纖維 18.2 總脂肪 113　淨碳水 43.9 飽和脂肪 55.6　蛋白質 97.6	
DAY 25	備菜火箭燃料大骨湯	備菜烤豬肉卷佐香草肉汁淋醬 備菜羽衣甘藍混醬 黃瓜（1小根）	備菜碎雞肉鍋餅	培根巧克力軟糖 ½ P360	脂肪 77%　氯 283 碳水 5%　鈉 2038 蛋白質 18%　碳水 24.5 熱量 1839　纖維 8.5 總脂肪 156　淨碳水 16 飽和脂肪 69.9　蛋白質 83.3	
DAY 26	備菜火箭燃料拿鐵 備菜培根巧克力軟糖	備菜椒鹽肋排 備菜培根高麗菜	備菜碎雞肉鍋餅 1小根黃瓜，切片		脂肪 77%　氯 194 碳水 5%　鈉 1974 蛋白質 18%　碳水 25.5 熱量 1832　纖維 10.6 總脂肪 156　淨碳水 14.9 飽和脂肪 79.2　蛋白質 80.9	
DAY 27	火箭燃料大骨湯 P384	備菜經典奶油餅乾 備菜羽衣甘藍混醬 備菜培根湯		備菜杏仁香料松露巧克力	脂肪 77%　氯 138 碳水 7%　鈉 2358 蛋白質 16%　碳水 28.2 熱量 1534　纖維 9.7 總脂肪 131　淨碳水 18.5 飽和脂肪 58.4　蛋白質 59.3	
DAY 28	火箭燃料拿鐵 P386 備菜杏仁香料松露巧克力	備菜培根高麗菜 （吃兩份）➕	備菜雞湯麵佐地瓜麵條 ➕ 煮蘋果[1] ➕		脂肪 55%　氯 149 碳水 28%　鈉 2060 蛋白質 17%　碳水 124 熱量 1760　纖維 28.4 總脂肪 108　淨碳水 95.9 飽和脂肪 55.3　蛋白質 71.4	

➊ 使用一半

➕ 補碳

字體放大套色部分為現做。

[1] 請按照healthfulpursuit.com/carbup網站上免費的「補碳食譜」pdf檔案中，蘋果微波或烘烤的步驟料理1顆蘋果。製作1份。

飲食法中剩餘未使用食材：
1份雞湯麵佐地瓜麵條，1份烤羊肉串佐白飯，1份火箭燃料大骨湯。

方法三

3-3 每日燃脂補碳法 ▶ 第一週

本方法供每日燃脂補碳法使用（請見第49頁以了解進一步資訊）。

對你來說，食物的量不夠嗎？最簡單的方式，就是增加餐點的量，不需要擔心影響自己的營養素宏量，例如，在你的火箭燃料拿鐵中加入脂肪炸彈（請見第390頁開始的表格），並在餐後飲用，或是讓餐點份量加倍，並按照需求增加食譜中的食材。如果你在補碳餐後，還需要更多碳水化合物，請上healthfulpursuit.com/carbup下載免費的「補碳食譜」，就可以在餐點中或餐後甜點裡，增加碳水化合物的含量。

以下為每週晚間補碳法的說明。

第一週購物清單

新鮮蔬果

紅蘋果，3顆
紅椒，1小顆
奶油萵苣，1小顆
哈密瓜，1小顆
白花椰菜，中型1顆
西洋芹，中型3根
蝦夷蔥，切段，1大匙
蒔蘿，1 1/2茶匙，切末
英國黃瓜，1小根
球莖茴香，1/2大顆
大蒜，11小瓣
薑，1塊（1.25公分）
栗子南瓜，1小顆
檸檬，2顆，外加1顆依喜好添加（漢堡肉晚餐用）
萊姆，1顆
白洋蔥，1小顆
青蔥，1把
巴西利，2把
鳳梨，1小顆
櫻桃蘿蔔，8顆
羅曼萵苣，8片
迷迭香，1撮
菠菜，2杯（140公克）
哈特豪斯番茄，4顆（約455公克）
薑黃，1塊（7.5公分）

肉、蛋、大骨湯

牛大骨湯，2 1/4杯（530毫升）
　（若要在家自製大骨湯，請參考第152頁的食材）
牛腱或和尚頭，1.4公斤
雞胸肉，去皮，去骨，5塊（約1.1公斤）
雞腿肉，去皮去骨，340公克

蛋，7大顆
牛絞肉，脂肪含量為20%-30%，455公克
豬肩胛肉排，帶骨，約1.25公分厚，600公克
沙丁魚，2罐（125公克）

脂肪與油

酪梨油，精製，1/4杯又3大匙又1 1/2茶匙（110毫升）
可可脂，1杯（240公克）
椰子油，1杯又1大匙又1茶匙（260毫升）
美乃滋，以酪梨油製作，1 1/2杯（315公克）（若要在家自製美乃滋，請參考第219頁的食材）
中鏈脂肪酸油，1/4杯又2大匙（90毫升）

乾燥香草與香料

紐奧良綜合香料（第230頁），2茶匙
荳蔻，磨碎，1 3/4茶匙
肉桂，磨碎，2大匙又1 1/2茶匙
丁香，磨碎，1/4茶匙
小茴香，磨碎，1大匙
薑粉，2茶匙
希臘香料（第230頁），1 1/2茶匙
義式香料（第232頁），1大匙又1茶匙
奧勒岡葉，1大匙
百里香葉，1/2茶匙

食品櫃物品

去殼杏仁粉，1/2杯（55公克）
蘋果醋，1 1/2茶匙
烘焙粉，1大匙
椰奶，全脂，1/2杯又1大匙又1茶匙（140毫升）
椰絲，無糖，1/2杯（50公克）
磨好的咖啡粉，3/4杯（64公克），或你喜愛的茶葉8茶匙，或茶包8個
膠原蛋白胜肽，1/4杯又2大匙（60公克）
赤藻糖醇，糖粉，1/3杯又2大匙（68公克）
亞麻籽，磨成粗顆粒，2杯（256公克）
吉利丁，未調味，1大匙
大麻籽，去殼，1/4杯（38公克）
去籽卡拉馬塔橄欖，1罐（400毫升）
非乳製品奶，1 1/2杯（350毫升）
營養酵母調味料，1/4杯（17公克）
柳橙糖漿，1/2茶匙
葡萄乾，1/2杯（115公克）
甜菊糖，液態，3-5滴外加1/8-1/4茶匙，依喜好添加（火箭燃料拿鐵用）
香草精，3 3/4茶匙
生核桃片，2/3杯（75公克）
白酒，如Pinot Grigio、Sauvignon Blanc，或未經陳年橡木桶保存的Chardonnay，2大匙又1茶匙
木糖醇，顆粒狀，2大匙（依喜好添加，塔可餅用）

許多食譜當中，都需要細的灰海鹽以及黑胡椒。你只要買一次，之後整個計畫都可以使用。

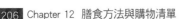

	第一餐	第二餐	第三餐	點心	每日宏量 / 總和	
DAY 1	亞麻籽肉桂馬芬蛋糕[1] ½ P237 火箭燃料拿鐵 P386	菠菜沙拉佐雞柳條 ½ P266	烤橄欖雞[2] 佐水果盅 ½ + P310		脂肪 64%　碳水 14%　蛋白質 22%　熱量 1769　總脂肪 126　飽和脂肪 57.3	氯 255　鈉 1847　碳水 60.1　纖維 22.5　淨碳水 37.6　蛋白質 99.5
DAY 2	火箭燃料拿鐵 P386	單鍋漢堡肉晚餐[3] P288	沙拉番茄盅[4] + P317	荳蔻柳橙餅[5] （就寢前） ½ P361	脂肪 68%　碳水 13%　蛋白質 19%　熱量 1398　總脂肪 105　飽和脂肪 60.3	氯 162　鈉 1429　碳水 46.5　纖維 8.6　淨碳水 37.9　蛋白質 66.4
DAY 3	備菜菠菜沙拉佐雞柳條	牛肉絲塔可餅[6] P292	備菜烤橄欖雞 佐水果盅 +		脂肪 59%　碳水 13%　蛋白質 28%　熱量 1685　總脂肪 111　飽和脂肪 33.3	氯 338　鈉 2080　碳水 54　纖維 15.8　淨碳水 38.2　蛋白質 117
DAY 4	備菜亞麻籽肉桂馬芬麵包 火箭燃料拿鐵 加2大匙膠原蛋白 P386	備菜牛肉絲塔可餅	沙丁肉餡卷[7] 佐栗子南瓜 + P328		脂肪 69%　碳水 9%　蛋白質 22%　熱量 1632　總脂肪 125　飽和脂肪 44.6	氯 486　鈉 1783　碳水 37.3　纖維 13.2　淨碳水 24.1　蛋白質 89.1
DAY 5	燃脂黃金奶昔 加2大匙膠原蛋白 P374	豬肩排佐檸檬百里香醬[8] ½ P301	備菜沙拉番茄盅 +		脂肪 65%　碳水 14%　蛋白質 21%　熱量 1260　總脂肪 91.6　飽和脂肪 52.9	氯 179　鈉 1178　碳水 43.9　纖維 3.8　淨碳水 40.1　蛋白質 65.1
DAY 6	備菜亞麻籽肉桂馬芬麵包	備菜單鍋漢堡肉晚餐佐 大蒜浸泡油[9] P229	備菜沙拉番茄盅 + 蘋果肉桂[10] +		脂肪 51%　碳水 28%　蛋白質 21%　熱量 1181　總脂肪 66.2　飽和脂肪 19.5	氯 239　鈉 1304　碳水 83.2　纖維 18.8　淨碳水 64.4　蛋白質 63.2
DAY 7	備菜亞麻籽肉桂馬芬麵包 火箭燃料拿鐵 P386	備菜牛肉絲塔可餅	備菜沙拉番茄盅 + 蘋果肉桂[10] +		脂肪 60%　碳水 21%　蛋白質 19%　熱量 1485　總脂肪 98.9　飽和脂肪 41.8	氯 298　鈉 1140　碳水 79.3　纖維 16.4　淨碳水 62.9　蛋白質 69.6

● 使用一半
● 補碳
● 冷凍

字體放大套色
部分為現做。

[1] 冷凍1份馬芬蛋糕留待第二週使用，1份留待第三週使用。
[2] 請按照補碳法的方式，製作烤橄欖雞。每份請搭配2/3杯（107公克）哈密瓜丁與2/3杯（110公克）鳳梨丁一起享用。第3份的新鮮食材，已加入第二週的購物清單當中。
[3] 冷凍2份單鍋漢堡肉晚餐留待第二週使用。
[4] 請按照補碳法說明，製作番茄盅。請調整食譜內容製作4份。
[5] 冷凍2份荳蔻柳橙餅留待第二週使用，以及3份留待第四週使用。
[6] 冷凍1份塔可餅留待第二週使用。新鮮食材已加入第二週的購物清單當中。
[7] 請依補碳法的方式，製作沙丁肉餡卷。每份搭配烤栗子南瓜（1小顆/600公克），作法請參考healthfulpursuit.com/carbup。請調整食譜內容製作3份。冷凍2份留待第二週使用。
[8] 冷凍1份豬肩排留待第三週使用，1份留待第四週使用。
[9] 保留2份大蒜浸泡油留待第二週使用，1份留待第三週使用，1份留待第四週使用。另有5份可留待此飲食法之後使用。
[10] 蘋果切片後，撒上1/4茶匙磨碎的肉桂。製作1份；本週內準備兩次（一次第六天用，一次第七天用）。

方法三

3-3 每日燃脂補碳法 ▶ 第二週

第二週購物清單

新鮮蔬果
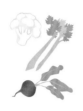
蘋果，1顆
蘆筍，455公克
任何莓果，1杯（142公克）
奶油萵苣，1小顆
紅色高麗菜，中型1顆
哈密瓜，，1小顆
白花椰菜，1小顆
西洋芹，中型3根
蝦夷蔥，1 1/2茶匙，切段
香菜，1把（約56公克）
黃瓜，1根
蒔蘿，3/4茶匙切末
大蒜，9小瓣
薑，1塊（7.5公分）
羽衣甘藍，4杯（190公克）切碎
檸檬，2顆
萊姆，2顆
薄荷葉，2大匙切碎
青蔥，2把
紅洋蔥，1小顆
白洋蔥，1小顆
奧勒岡葉，1把
巴西利，1把
鳳梨，1小顆
綠芭蕉，中型4根
櫻桃蘿蔔，1把，又2個
地瓜，中型2條
百里香，6撮
番茄，1小顆
櫛瓜，1/2大條

肉、蛋、大骨湯

全雞一隻（1.6公斤）帶內臟
雞大骨湯，3/4杯（180毫升）
　（若要在家自製大骨湯，請
　參考第152頁的食材）
雞腿，去皮，1杯（180公克），切丁煮熟
蛋，2大顆
牛絞肉，脂肪含量為20%-30%，455公克
義式臘腸，切片，3/4杯（105公克）
豬五花肉，225公克
豬肉片，225公克
鮭魚排，4片（每片170公克）
香腸，4條（約225公克）

脂肪與油

酪梨油，精製，1杯又1大匙
　（255毫升）
可可脂，3大匙
椰子油，1/4杯又1大匙（75毫升）
鴨油1大匙又1 1/2茶匙
豬油，1/3杯（69公克）
美乃滋，以酪梨油製作，1/4 杯（70公克）
　（若要在家自製美乃滋，請參考第219頁
　的食材）
中鏈脂肪酸油，3大匙
烤芝麻油，1大匙

乾燥香草與香料
紐奧良綜合香料（第230頁），2大匙又
　2 1/4茶匙
肉桂，磨碎，1茶匙
希臘香料（第230頁），1大匙又1 1/2茶匙
義式香料（第232頁），1大匙

食品櫃物品

杏仁奶油，光滑無糖，2大匙
去殼杏仁粉，1/3杯（36公克）
帶殼杏仁粉，1/4杯（28公克）
蘋果醋，1/4杯又2大匙又3/4茶
　匙（95毫升）
紅酒醋，1大匙
生巴西堅果，4顆
生山核桃，1/4杯（40公克）
奇亞籽，1大匙
乾辣椒，2-4根
椰子醬油，3大匙
椰奶，全脂，2大匙
磨好的咖啡粉，1/2杯又1大匙（56公克），
　或你喜愛的茶葉2茶匙，或茶包6個
膠原蛋白胜肽，1/4杯又1大匙（50公克）
赤藻糖醇，糖粉，1大匙
亞麻籽，2大匙，磨成粗顆粒
吉利丁，未調味，2大匙
綠茶，1大匙茶葉，或4個茶包
大麻籽，去殼，1杯又1大匙（160公克）
非乳製品奶，1杯（240毫升），另可依喜好
　額外準備一些，粥品用
紅酒，如Pinot Noir、Merlot、Cabernet
　Sauvignon，1/3杯（80毫升）
芝麻，1/2杯（75公克）
甜菊糖，液態，9-11滴外加6-12滴，依喜好
　添加（火箭燃料拿鐵用）
蕃薯粉， 1/2茶匙
香草精，1 1/2茶匙

	第一餐	第二餐	第三餐	點心	每日宏量 / 總和			
DAY 8	火箭燃料拿鐵 P386 備菜荳蔻柳橙餅	備菜單鍋漢堡肉晚餐	備菜沙丁肉餡卷 佐烤栗子南瓜 ➕		脂肪 72% 碳水 9% 蛋白質 19% 熱量 1640 總脂肪 132 飽和脂肪 63.1		氯 350 鈉 2020 碳水 35.8 纖維 11.1 淨碳水 24.7 蛋白質 77.5		
DAY 9	古早味什錦飯[1] ❄ P240	備菜單鍋漢堡肉晚餐 佐大蒜浸泡油	備菜沙丁肉餡卷 佐烤栗子南瓜 ➕		脂肪 67% 碳水 10% 蛋白質 23% 熱量 1551 總脂肪 115 飽和脂肪 29		氯 450 鈉 2420 碳水 40 纖維 12.6 淨碳水 27.4 蛋白質 89.3		
DAY 10	無穀類大麻籽粥 P242	備菜牛肉絲塔可餅	備菜烤橄欖雞 佐水果盅[2] ➕		脂肪 61% 碳水 14% 蛋白質 25% 熱量 1639 總脂肪 110 飽和脂肪 27.5		氯 185 鈉 1685 碳水 58.1 纖維 22 淨碳水 36.1 蛋白質 104		
DAY 11	備菜亞麻籽肉桂馬芬麵包 火箭燃料拿鐵 加2大匙膠原蛋白 P386	紐奧良梅花肉碎沙拉 ½ P267	脆鮭魚排 佐甜甘藍[3] 與黑莓 ❄ ➕ P322		脂肪 75% 碳水 8% 蛋白質 17% 熱量 2090 總脂肪 173 飽和脂肪 68.5		氯 294 鈉 1238 碳水 41.5 纖維 22.4 淨碳水 19.1 蛋白質 90.7		
DAY 12	肥美綠茶 P377	麥可的臘腸肉比薩 P290	宮保豬肉 佐烤地瓜[4] ➕ P304	備菜荳蔻柳橙餅 （就寢前）	脂肪 66% 碳水 15% 蛋白質 19% 熱量 1515 總脂肪 111 飽和脂肪 51		氯 213 鈉 983 碳水 55.4 纖維 11 淨碳水 44.4 蛋白質 73.3		
DAY 13	備菜無穀類大麻籽粥 加1大匙椰子油	備菜紐奧良梅花肉碎沙拉	希臘肉汁雞肉蘆筍 佐熟芭蕉[5] ½ ❄ ➕ P320		脂肪 77% 碳水 11% 蛋白質 12% 熱量 2246 總脂肪 192 飽和脂肪 58.4		氯 229 鈉 416 碳水 61.4 纖維 18.8 淨碳水 42.6 蛋白質 67.9		
DAY 14	火箭燃料拿鐵 P386	備菜麥可的臘腸肉比薩淋上 農場淋醬[6] ¼ P224	備菜宮保豬肉 佐烤地瓜 ➕		脂肪 67% 碳水 14% 蛋白質 19% 熱量 1441 總脂肪 107 飽和脂肪 42.4		氯 218 鈉 1223 碳水 50.1 纖維 10.3 淨碳水 39.8 蛋白質 69.4		

½ 使用一半
¼ 使用四分之一
➕ 補碳
❄ 冷凍

字體放大套色部分為現做。

[1] 冷凍1份古早味什錦飯留待第三週使用。

[2] 每份請搭配2/3杯（107公克）哈密瓜丁與2/3杯（110公克）鳳梨丁一起享用。

[3] 請按照補碳法的方式製作脆鮭魚排。請調整食譜，製作3份。冷凍2份留待第三週使用。

[4] 請在製作宮保豬肉時，按照補碳的方式備菜。與2顆中型烤地瓜一起享用。請按照healthfulpursuit.com/carbup網站上免費的「補碳食譜」pdf檔案製作。請調整食譜，製作2份。

[5] 請按照補碳法說明製作希臘雞。與4根中型熟的綠芭蕉一起食用。請按照healthfulpursuit.com/carbup網站上免費的「補碳食譜」pdf檔案製作。請調整食譜製作6份。冷凍3份留待第3週使用，2份留待第四週使用。

[6] 保留3份農場淋醬留待第三週使用。

方法三

3-3 每日燃脂補碳法 ▶ 第三週

第三週購物清單

新鮮蔬果
蘆筍,1/2把(約185公克)
黑莓,2杯(283公克)
蝦夷蔥(裝飾鹹派用)
薑,1塊(10公分)
檸檬,3顆
巴西利,1大匙,切末

肉、蛋、大骨湯
培根,中等厚度(非厚片)8條
蛋,中型3顆
羊絞肉,455公克

脂肪與油
可可脂,1/2杯(120公克)
豬油,1大匙,外加一些鍋子用
美乃滋,以酪梨油製作,2大匙又2茶匙
(若要在家自製美乃滋,請參考第219頁
的食材)
中鏈脂肪酸油,1/2杯(120毫升)

乾燥香草與香料
中東香料巴哈拉特(第231頁),1大匙
肉桂,磨碎,1/4茶匙
肉豆蔻,磨碎,約0.5公升

食品櫃物品
去殼杏仁粉,1杯(110公克)
椰奶,全脂,2/3杯(158毫升)
磨好的咖啡粉,1/4杯又2大匙(32公克),
或你喜愛的茶葉4茶匙,或茶包4個
膠原蛋白胜肽,1/2杯又2大匙(100公克)
第戎芥末醬,3/4茶匙
吉利丁,未調味,1/4杯(40公克)
綠茶,2大匙茶葉,或茶包8個
大麻籽,去殼,1/2杯(75公克)
現成辣根,2茶匙
營養酵母調味料,3大匙
白米,2杯(1120公克)
甜菊糖,液態,1/4茶匙,外加1/4-1/2茶匙
依喜好添加
香草精,2茶匙

	第一餐	第二餐	第三餐	點心	每日宏量／總和	
DAY 15	肥美綠茶 P377	培根愛好者鹹派[1] ❋ ½ P238 培根捲蘆筍佐辣根醬[2] ½ P254	備菜脆鮭魚排佐甜甘藍與黑莓 ⊕		脂肪 60%　氯 271 碳水 13%　鈉 1625 蛋白質 27%　碳水 41.2 熱量 1285　纖維 18.9 總脂肪 85.3　淨碳水 22.3 飽和脂肪 26.8　蛋白質 88.1	
DAY 16	備菜肥美綠茶	備菜古早味什錦飯淋上農場淋醬	備菜希臘肉汁雞肉蘆筍佐熟芭蕉 ⊕ 蘋果肉桂[3] ⊕		脂肪 56%　氯 217 碳水 26%　鈉 866 蛋白質 18%　碳水 83.7 熱量 1297　纖維 13.4 總脂肪 80.5　淨碳水 70.3 飽和脂肪 33　蛋白質 59.7	
DAY 17	火箭燃料拿鐵 P386	備菜古早味什錦飯淋上農場淋醬	備菜希臘肉汁雞肉蘆筍佐熟芭蕉 ⊕		脂肪 68%　氯 217 碳水 15%　鈉 1051 蛋白質 17%　碳水 48.8 熱量 1319　纖維 8 總脂肪 99.5　淨碳水 40.8 飽和脂肪 45.9　蛋白質 57.1	
DAY 18	肥美綠茶 P377	備菜培根愛好者鹹派佐農場淋醬	烤羊肉串[4]佐白飯 ❋ ⊕ P294		脂肪 56%　氯 238 碳水 26%　鈉 1310 蛋白質 18%　碳水 83.2 熱量 1286　纖維 7.2 總脂肪 79.7　淨碳水 76 飽和脂肪 28.2　蛋白質 59	
DAY 19	備菜亞麻籽肉桂馬芬麵包 火箭燃料拿鐵 加2大匙膠原蛋白 P386	備菜豬肩排佐檸檬百里香醬	備菜希臘肉汁雞肉蘆筍佐熟芭蕉 ⊕		脂肪 64%　氯 307 碳水 14%　鈉 1132 蛋白質 22%　碳水 51.8 熱量 1500　纖維 11 總脂肪 107　淨碳水 40.8 飽和脂肪 51.2　蛋白質 83.6	
DAY 20	備菜古早味什錦飯淋上大蒜浸泡油	備菜麥可的臘腸肉比薩 備菜培根卷蘆筍佐辣根醬	備菜脆鮭魚排佐甜甘藍與黑莓 ⊕		脂肪 66%　氯 376 碳水 9%　鈉 2399 蛋白質 25%　碳水 39.3 熱量 1725　纖維 18.1 總脂肪 127　淨碳水 21.2 飽和脂肪 33.7　蛋白質 106	
DAY 21	（晨間斷食）	備菜培根愛好者鹹派 備菜培根卷蘆筍佐辣根醬	備菜烤羊肉串佐白飯 ⊕		脂肪 56%　氯 261 碳水 26%　鈉 1508 蛋白質 18%　碳水 80.5 熱量 1217　纖維 7.6 總脂肪 75.4　淨碳水 72.9 飽和脂肪 19.2　蛋白質 54	

❋ 使用一半
⊕ 補碳
❋ 冷凍

字體放大套色部分為現做。

[1] 冷凍1份鹹派供第二十一天與第二十三天使用。
[2] 保留1份培根卷蘆筍佐辣根醬留待第四週使用。
[3] 蘋果切片後，撒上1/4茶匙磨碎的肉桂。製作1份。
[4] 請在製作烤羊肉串時，按照補碳的方式備餐。與2杯（1120公克）的熟白飯一起享用。調整食譜，製作4份。冷凍2份留待第四週使用。

方法三

3-3 每日燃脂補碳法 ► 第四週

第四週購物清單

新鮮蔬果
蘋果,1顆
哈斯酪梨,2大顆
任何種類的莓果,依喜好添
　加(格蘭諾拉燕麥片用)
紅高麗菜,1杯(85公克),切絲
胡蘿蔔,中型1根
西洋芹,中型2根
香菜葉,1 1/2茶匙滿
大蒜,3小瓣
薑,1塊(1.25公分)
檸檬,1顆
萊姆,1顆
白洋蔥,1小顆
青蔥,2把
巴西利,1把
蕪菁甘藍,1小顆
菠菜,6杯(420公克)
草莓,6顆
地瓜,中型2條
櫛瓜,1小條

肉、蛋、大骨湯
培根,6條
任何類型的大骨湯,2杯(475毫升)(若
　要在家自製大骨湯,請參考第152頁的
　食材)
雞大骨湯,6杯(1.4公升)
去骨去皮雞胸肉,455公克
蛋,1大顆
側腹牛排,375公克
熟香腸,2條(約115公克)

脂肪與油
酪梨油,精製,1大匙又1 1/2
　茶匙
椰漿,1罐(400毫升)
椰子油,3/4杯(180毫升)
特級初榨橄欖油,1/4杯又1大匙(75毫
　升)
豬油,2大匙
中鏈脂肪酸油,1/4杯(60毫升)

乾燥香草與香料
羅勒,1/2茶匙
紅椒粉,約0.5公升
辣椒粉,3/4茶匙
肉桂,磨碎,3大匙又1/4茶匙
丁香,磨碎,1/8茶匙
奧勒岡葉,1/2茶匙

食品櫃物品
酸豆,1大匙
奇亞籽,1/4杯(38公克)
椰絲,無糖,2杯(200公克)
椰奶,全脂,數量依喜好添加,格蘭諾拉
　燕麥片用
膠原蛋白胜肽,1/2杯(80公克)
第戎芥末醬,1 1/2茶匙
赤藻糖醇,糖粉,1大匙(依喜好添加,椰
　子鮮奶油用)
大麻籽,去殼,1杯(150公克)
生山核桃,切成粗顆粒,1/4杯(35公克)
紅酒醋,2大匙
芝麻,1杯(150公克)
甜菊糖,液態,1/4茶匙又5滴
香草精,2茶匙,可外加1茶匙,依喜好添加
　(椰子鮮奶油用)

	第一餐	第二餐	第三餐	點心	每日宏量／總和	
DAY 22	火箭燃料大骨湯 P384	備菜麥可的臘腸肉比薩 備菜培根捲蘆筍佐辣根醬	備菜希臘肉汁雞肉蘆筍佐熟芭蕉 ⊕		脂肪 66% 碳水 14% 蛋白質 20% 熱量 1358 總脂肪 98.9 飽和脂肪 30.8	氯 312 鈉 1661 碳水 47.7 纖維 6 淨碳水 41.7 蛋白質 69.1
DAY 23	備菜火箭燃料大骨湯	備菜培根愛好者鹹派 莓果酪梨沙拉 ½ P272	雞湯麵佐地瓜麵條[1] ❄ ⊕ P260	備菜荳蔻柳橙餅 （就寢前）	脂肪 66% 碳水 15% 蛋白質 19% 熱量 1705 總脂肪 124 飽和脂肪 47.8	氯 256 鈉 1973 碳水 65.4 纖維 22.8 淨碳水 42.6 蛋白質 81.3
DAY 24	香腸佐綠色蔬菜丁淋上大蒜浸泡油 P241 備菜荳蔻柳橙餅	菠菜沙拉佐側腹牛排 ½ P270	備菜希臘肉汁雞肉蘆筍佐熟芭蕉 ⊕		脂肪 71% 碳水 12% 蛋白質 17% 熱量 2003 總脂肪 159 飽和脂肪 56	氯 262 鈉 1169 碳水 60 纖維 13.9 淨碳水 46.1 蛋白質 83.2
DAY 25	（晨間斷食）	備菜香腸佐綠色蔬菜丁 4條培根	備菜烤羊肉串佐白飯 ⊕		脂肪 64% 碳水 22% 蛋白質 14% 熱量 1500 總脂肪 107 飽和脂肪 34.4	氯 229 鈉 1817 碳水 81.6 纖維 7.5 淨碳水 73 蛋白質 52.7
DAY 26	無堅果格蘭諾拉麥片塊 P244 淋上椰子鮮奶油 P372	備菜菠菜沙拉佐側腹牛排	備菜烤羊肉串佐白飯 ⊕	備菜莓果酪梨沙拉	脂肪 62% 碳水 21% 蛋白質 17% 熱量 1916 總脂肪 132 飽和脂肪 49.3	氯 175 鈉 1053 碳水 99.8 纖維 21.1 淨碳水 78.7 蛋白質 82.8
DAY 27	備菜無堅果格蘭諾拉麥片塊淋上椰子鮮奶油	備菜菠菜沙拉佐側腹牛排	備菜雞湯麵 ⊕		脂肪 59% 碳水 15% 蛋白質 26% 熱量 1503 總脂肪 97.8 飽和脂肪 41.5	氯 174 鈉 1168 碳水 57.8 纖維 16.6 淨碳水 41.2 蛋白質 97.9
DAY 28	備菜荳蔻柳橙餅	備菜豬肩排佐檸檬百里香葉 ⊕	備菜雞湯麵 ⊕ 蘋果肉桂[2] ⊕		脂肪 56% 碳水 21% 蛋白質 23% 熱量 1411 總脂肪 87.5 飽和脂肪 42.5	氯 207 鈉 1454 碳水 75.9 纖維 13.6 淨碳水 62.3 蛋白質 80

◢ 使用一半

⊕ 補碳

字體放大套色部分為現做。

[1] 請按照補碳法的說明製作雞湯麵，在湯中加入兩顆中型地瓜刨成的絲。調整食譜製作4份。冷凍1份留待第二十八天使用。

[2] 蘋果切片後，撒上1/4茶匙磨碎的肉桂。製作1份

飲食法中剩餘未使用食材：
1份雞湯麵佐地瓜麵條，5份椰子鮮奶油，3份大蒜浸泡油，2份麥可的臘腸肉比薩，10份無堅果格蘭諾拉麥片塊。

看懂食譜

希臘肉汁雞肉蘆筍

1 **2**

2 + ❄ ⊡ 👤

備料時間：15分鐘　烹飪時間：1 1/2小時　份量：6

無蛋・無茄科植物・無堅果　替代方案：無椰子　**4**

我在趕時間卻又想好好準備一餐，紓解自己一週以來的壓力時，這道烤雞總是能夠發揮極大的效用。視你手上有多少材料，想要花多少力氣做這道菜，你可以改變烤雞中塞的餡料，以及用來調味的香草。另外一個我很喜歡（甚至更為簡單）的組合，是在表面抹上黑胡椒與鹽，裡面塞進青蘋果和巴西利。在烤雞的同時，蘋果汁也會流入雞汁中，並且讓雞肉維持多汁的狀態，每次都相當成功！

我的家人都會準備內臟醬汁。我替客人準備這種醬汁時，他們都覺得很奇怪。但是用內臟製作醬汁嚐起來真是好吃到不行，而且還能增加營養，因此，我從來沒想過要製作其他醬汁。但如果要省時間，或你買的雞沒有內臟，那麼也可以用等量的雞大骨湯取代。

1全雞（1.6公斤），取出內臟後留下備用

3大匙精製酪梨油或融化的椰子油

1 1/2大匙希臘香料（請見第230頁）

1顆蘋果，切成幾塊

一把新鮮巴西利

6撮新鮮奧勒岡葉

6撮新鮮百里香

4小瓣大蒜

肉汁淋醬：

雞的內臟（從上方的全雞中取下）

3大匙融化的鴨油

1茶匙木薯粉

455公克的蘆筍，切除粗糙的底部，擺盤用

1. 烤箱預熱至華氏350度（攝氏177度）。把雞放在鑄鐵烤盤上，將整隻雞抹上油，之後撒上希臘香料。在雞的內部放入蘋果、巴西利、奧勒岡葉、百里香葉、大蒜。烤1小時15分鐘，或直到大腿肉內部的溫度達到華氏165度（攝氏74度），且流出清澈的湯汁為止。

2. 在烤雞的同時，準備內臟醬汁：將雞的內臟放在小湯鍋中，倒進1 1/2杯（350毫升）的水，接著蓋上鍋蓋煮滾後，轉為小火再煮30分鐘。將湯汁過濾，丟棄內臟，只留下帶有內臟味道的湯汁。

3. 在烤雞要烤好的前10分鐘，開始蒸蘆筍。

4. 雞烤好後，請從烤箱取出，並且放在大盤上。把塞在雞裡的食材取出，放在烤雞四周，並且擺上蒸蘆筍。

5. 將烤盤擺在爐子上方，開中火加熱。加入1/2杯（120毫升）的內臟湯汁，以及融化的鴨油後攪拌均勻。加入木薯粉勾芡，並攪拌到湯汁變稠為止。

6. 把肉汁淋在烤雞上，即可享用。

> **儲存方式**：置於密封容器中冷藏，可保存4天，冷凍可保存1個月。
>
> **加熱方式**：加蓋，微波到希望的溫度為止，或者放在煎鍋中，蓋上鍋蓋，用中火加熱到夠溫熱為止。
>
> **解凍方式**：在冰箱冷藏室中放到完全解凍為止。解凍後，請使用上述的加熱方式熱過再享用。

> **無椰子作法**：使用酪梨油。
>
> **補碳作法**：不要加上淋醬，可以把醬汁留下來，在之後的餐點使用。不要在雞皮上抹油。烤雞可直接搭配喜歡的碳水化合物（請參考第117頁尋找靈感，或前往healthfulpursuit.com/carbup下載完整的「補碳食譜」pdf檔）。這道菜相當適合搭配木薯、水煮綠芭蕉、烤豆薯。　**4**

3

營養標示（每份加上2大匙醬汁）：

熱量：580　脂肪熱量：366　總脂肪：40.7公克　飽和脂肪：11.9公克　膽固醇：231毫克

鈉：248毫克　碳水：3.8公克　膳食纖維：1.9公克　淨碳水：1.9公克　糖：1.5公克　蛋白質：49.7公克

比例：		
脂肪：	碳水：	蛋白質：
63%	3%	34%

3

1.以脂肪為燃料檔案

指出該食譜屬於哪一種以脂肪為燃料組合。

1 經典生酮法：
含有65%以上的脂肪，10%以下的碳水化合物。

2 打氣生酮法：
含有30%以上的蛋白質。

fat 脂肪炸彈／適合適應燃脂補碳法：
含有85%以上的脂肪。

3.說明

·儲存方式：
說明如何用冷藏、冷凍（如果可行）、室溫的方式儲存這道菜餚。

·解凍方式：
說明如何讓適合冷凍的菜餚解凍，或是如何用冷凍的狀態上菜。

·加熱方式：
如果可以再熱來吃，說明再度加熱的方式。

·事前準備：
說明如何事先計畫，以減少準備的時間。

·使用壓力鍋烹煮：
說明如何使用壓力鍋烹煮這道菜。

·搭配食物：
讓這道菜結合一些簡單的其他食物或其他道菜，以做成完整的一餐。

·比例：
脂肪、碳水化合物、蛋白質的比例，以及使用的總（非淨）碳水化合物含量。

食譜當中的食材如果是一整顆，通常不會列出重量。我會改列出食材大小，讓你方便採買。不過，由於世界各地切割食材與秤重的方式迥異，我會列出食材的重量，讓你更容易準備食材。

測量食材

2.特色

列出食譜的重要特色。

$ 省錢：
每份的花費不到美金三元（新台幣八十八元）。

❄ 可冷凍：
可在製作後冷凍，方便日後使用。

⊟ 適合午餐：
不會變得濕濕爛爛，可以在溫熱狀態下享用，或直接不加熱就可食用。最好放在保溫便當盒裡。你可以把熱飲放在保溫瓶中保溫。

👥 適合全家享用：
至少會有四人份。

⏱ 快速食譜：
從開始準備到享用餐點，十分鐘以內就能搞定。

➕ 用來補碳：
說明如何把這道食譜改為完全生酮補碳法、適應燃脂補碳法、每日燃脂補碳法使用的菜餚。在食譜當中加入碳水化合物時，脂肪也會減少一部分，因此會改變菜餚的味道。補碳法的建議請見第117頁。

4.飲食法

這些資訊可供有食物敏感與過敏疑慮者參考。如果某項食品中不含某種成分，就會在頁面下方用文字說明屬於哪種選擇，並加以說明可以如何改變食譜，以符合某種飲食法。

·不含椰子：
不含椰子或椰子製品。

·不含蛋：
食譜當中不含蛋。

·不含茄科植物：
食譜當中不含茄科的植物。

·不含堅果：
不含堅果類（椰子不屬於堅果）。

·低FODMAP：
當中所含有的FODMAP相當低。但如果你對FODMAP嚴重過敏，請仔細檢視食譜，例如，椰奶的份量若少於每份二分之一杯（一百二十毫升），就列入「安全」的範圍之內。至於營養酵母的FODMAP等級目前未知，因此在本書中視為安全無虞，而酪梨則是少於八分之一顆時，會列入安全的範圍內。

·素食：
為蛋奶素。

·全素：
完全不含動物製品。

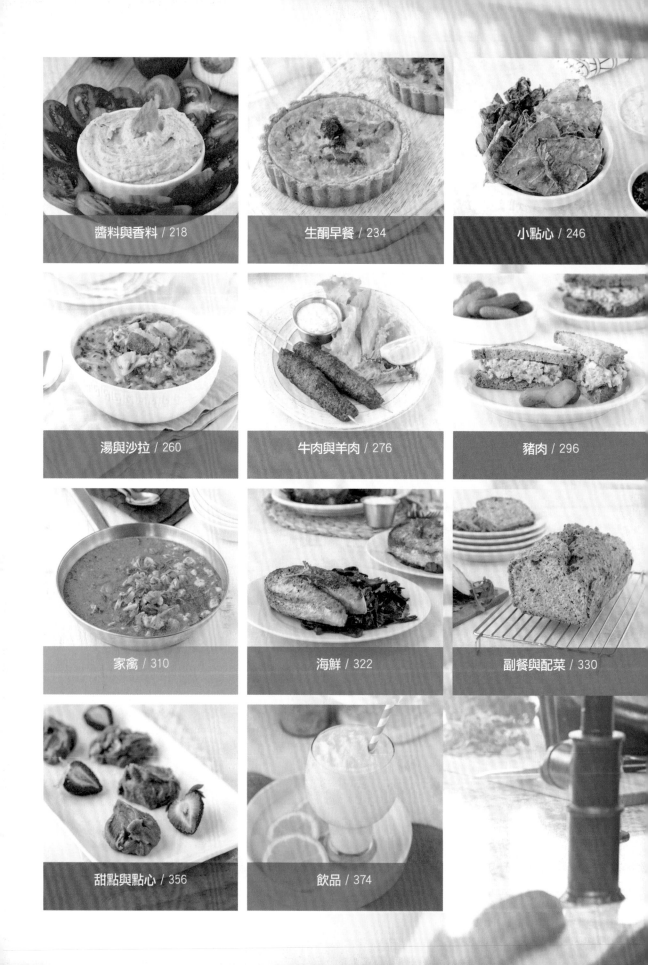

PART
4

食譜

起士醬

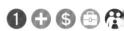

備料時間：5分鐘，外加1小時浸泡芝麻　　烹飪時間：10分鐘　　份量：1杯（240毫升）（8份）

無蛋·無茄科植物·無堅果　　替代方案：無椰子·低FODMAP·純素

雖然營養酵母調味料的名稱聽來不怎麼美味，但如果你還沒發現種調味料的神奇之處，就一定要試試這道醬料。嚐起來完全就是起士的味道，沒有酵母味！如果採用的是無乳製品的生酮飲食，那麼，使用營養酵母就是你不用真正的起士，卻能吃到「起士」味的好辦法。在這種醬料中，我不希望摻進椰子的味道，医此我使用精製的椰子油，讓你吃到的只會有起士味。

3/4杯（180毫升）雞大骨湯（請見第152頁）

1/3杯（22公克）營養酵母

1/4杯（38公克）芝麻，泡水1小時，之後洗淨瀝乾

1/4杯（60毫升）融化的精製椰子油

1大匙又1茶匙新鮮檸檬汁

1 1/2茶匙磨碎的芥末籽

3/4茶匙洋蔥粉

1/4茶匙大蒜粉

1/4茶匙磨細的灰海鹽

1. 將大骨湯、營養酵母調味料、芝麻、椰子油、檸檬汁放入高速果汁機或食物調理機中，並裝入S型刀片。高速打30秒，或是直到打成光滑的泥狀為止。

2. 打好後，倒入小鑄鐵鍋中，開中火煮，不時攪拌。

3. 轉為中小火，加入香料與鹽，用打蛋器拌勻。讓醬料繼續維持微滾的狀態，持續攪拌5分鐘，或直到醬料變稠為止。

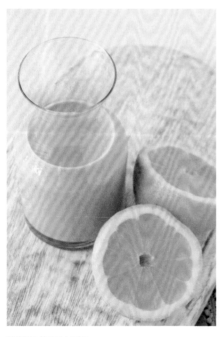

儲存方式：倒入密封容器當中冷藏，可保存一週。

加熱方式：放入小鍋裡，蓋上鍋蓋，用小火加熱，並持續攪拌，直到你希望的溫度為止。

搭配食物：可淋在蔬菜麵條（第342頁）以及你喜歡的蛋白質食物上。這種醬料很適合用來代替辣根醬淋在培根捲蘆筍（第254頁）上，淋在紐奧良香料烤花椰菜（255頁）上也很合適。

無椰子作法：用澄清奶油（如果能夠耐受）、精製酪梨油、牛油、豬油等代替椰子油。

低FODMAP作法：用精製酪梨油或特級初榨橄欖油製成的大蒜浸泡油（第228頁）來代替2大匙椰子油，且不要加入洋蔥粉與大蒜粉。

純素作法：使用蔬菜高湯代替雞大骨湯。

補碳法：用水取代一半的椰子油，並與喜歡的碳水化合物食物（請參考第117頁，或是前往healthfulpursuit.com/carbup下載完整的「補碳食譜」pdf檔）一起享用。搭配木薯、花生南瓜、防風草享用也相當美味。

營養標示（每份2大匙）：

熱量：107｜脂肪熱量：84｜總脂肪：9.4公克｜飽和脂肪：2.6公克｜膽固醇：0公克

鈉：98毫克｜碳水：2.6公克｜膳食纖維：1.2公克｜淨碳水：1.4公克｜糖：0公克｜蛋白質：2.9公克

比例：

脂肪	碳水	蛋白質
79%	10%	11%

美乃滋

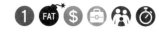

備料時間：5分鐘　份量：1 1/4杯（260公克）（10份）

無椰子．低FODMAP．無茄科植物．無堅果．素食　替代方案：無蛋．純素

沒有美乃滋，生酮飲食就缺了重要的一環。這是我大部分食材搭配的醬料首選。沒空做沙拉的淋醬嗎？那就加美乃滋吧！吃牛排時還需要更多脂肪嗎？就加美乃滋吧！你的肉乾需要沾醬嗎？就加美乃滋吧，真的！至於對蛋敏感的人，我特別為你們列出了無蛋的版本。

1大顆蛋

2大顆蛋黃

1大匙新鮮檸檬汁

1大匙又1茶匙白酒醋，或1大匙蘋果醋

1茶匙第戎芥末醬

1/4茶匙磨細的灰海鹽

1/8茶匙現磨黑胡椒

1杯（240毫升）味道清淡的油，如精製酪梨油、精製橄欖油，或未精製的菜籽油

如果你使用果汁機，就將油以外的所有食材倒入果汁機中，打到充分混合即可，接著切到中等速度，同時慢慢把油滴入，約花2分鐘的時間把所有油品倒完。在加入所有的油品後，持續攪拌，直到呈現出美乃滋的濃稠質地即可。

如果你使用攪拌器，請把包括油在內的所有食材放入調理罐或調理盆內（如果你的攪拌器沒有附贈玻璃罐，使用容量為一公升左右的廣口玻璃罐，或大小接近的容器即可）。把攪拌棒放入罐中，在底部用高速打25秒，接著在食材內上下移動，好讓所有材料能夠充分混合。

小訣竅：如果要在家自製美乃滋，使用高速果汁機或攪拌器最方便。否則最好購買現成的生酮美乃滋。

儲存方式：倒入密封容器中冷藏，可保存一週。

無蛋美乃滋版本：雖然這種作法不完全符合生酮飲食原則，因為其中使用了來自鷹嘴豆的液體（豆汁），但這是對蛋敏感者的一大福音。請在果汁機中放入6大匙的豆汁，2大匙檸檬汁，1大匙又1茶匙的第戎芥末醬，1大匙蘋果醋，1/2茶匙現磨黑胡椒，1/2茶匙磨細灰海鹽。接著果汁機開中速攪打的同時，緩緩滴入1 1/2杯（350毫升）味道清淡的油，如精製酪梨油、精製橄欖油、未精製的酪梨油，加入油品的時間需花2分鐘以上。加入所有的油品之後，持續攪拌，直到呈現出美乃滋的濃稠質地即可。若使用手持攪拌器，請按照上方的步驟2進行。製作1 3/4杯（365公克）或14份。

無蛋／全素作法：請製作上方的「無蛋美奶滋」。

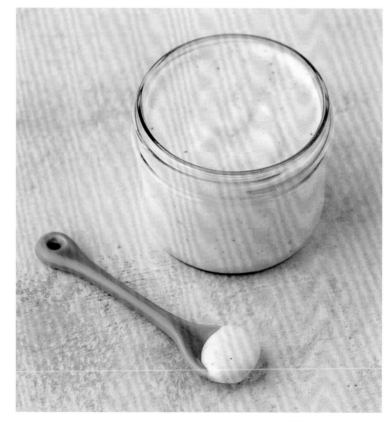

營養標示（每份2大匙含蛋美乃滋）：

熱量：200｜脂肪熱量：192｜總脂肪：21.6公克｜飽和脂肪：3.4公克｜膽固醇：61毫克

鈉：62毫克｜碳水：0.3公克｜膳食纖維：0公克｜淨碳水：0.3公克｜糖：0公克｜蛋白質：1.2公克

比例：		
脂肪：	碳水：	蛋白質：
97%	1%	2%

營養標示（每份2大匙無蛋美乃滋）：

熱量：190｜脂肪熱量：190｜總脂肪：21.9公克｜飽和脂肪：3.1公克｜膽固醇：0毫克

鈉：82毫克｜碳水：0.4公克｜膳食纖維：0公克｜淨碳水：0.4公克｜糖：0公克｜蛋白質：0.3公克

比例：		
脂肪：	碳水：	蛋白質：
99%	1%	0%

羅勒酪梨抹醬

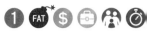

備料時間：5分鐘　份量：1 1/3杯（410公克）（10份）

無椰子‧無蛋‧無茄科植物‧無堅果‧純素

我喜歡在新鮮蔬菜上抹一大堆這種醬！在我需要增加脂肪的攝取量，卻不想使用美乃滋時，這個醬料就是我的首選。

2小顆哈斯酪梨，去皮去核（約210公克）

1/2杯（32公克）新鮮羅勒葉

1/4杯（60毫升）白酒醋

1/4杯（60毫升）中鏈脂肪酸油

1/4杯（38公克）去殼大麻籽

2茶匙洋蔥粉

1/2茶匙磨細的灰海鹽

3/4茶匙現磨黑胡椒

將所有的材料倒入果汁機或食物調理機的調理盆裡。用中速打到呈現光滑的質地即可。

儲存方式：倒入密封容器中冷藏，可保存3天。

搭配食物：切片的新鮮蔬菜與冷盤，或是用來當作蔬菜麵（第342頁）的沾醬。

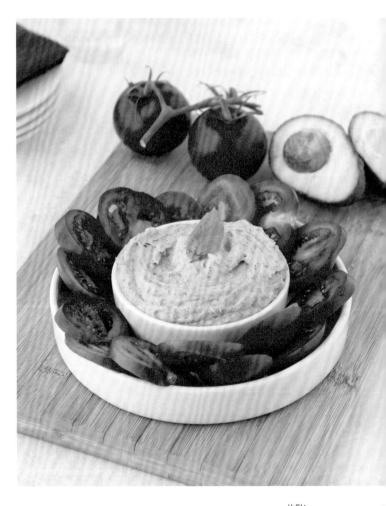

營養標示（每份2大匙）：

熱量：122｜脂肪熱量：103｜總脂肪：11.5公克｜飽和脂肪：6.7公克｜膽固醇：0毫克

鈉：96毫克｜碳水：2.8公克｜膳食纖維：1.9公克｜淨碳水：0.9公克｜糖：0公克｜蛋白質：1.9公克

比例：

脂肪：	碳水：	蛋白質：
85%	9%	6%

生酮番茄醬

備料時間：15分鐘　份量：1 1/2杯（350毫升）（24份）

無椰子·無蛋·無堅果·純素　替代方案：低FODMAP

我烹飪的時候，經常使用這種番茄醬。你嚐過這種醬料後，必定會驚為天人，只要加上用精製酪梨油製作的這一味，就能讓你的菜餚生色許多。精製酪梨油的耐熱度比橄欖油高，因此，如果不是只把番茄醬拿來當作桌上的沾醬，而是用來烹調的話，用這種油品製作會適合得多。

85公克風乾番茄

2/3杯（160毫升）特級初榨橄欖油或精製
　酪梨油

2大匙蘋果醋

1茶匙洋蔥粉

1/2茶匙磨細的灰海鹽

1/2茶匙現磨黑胡椒

1/4茶匙磨碎的丁香

5滴甜菊糖

儲存方式：倒入密封容器中冷藏，可保存5天。

低FODMAP作法：不加洋蔥與大蒜粉，而改用2大匙的油及大蒜浸泡油（第228頁）代替。

1. 將風乾番茄放入耐熱的碗中，倒入熱水蓋過番茄。讓番茄浸泡10分鐘。

2. 同時將剩餘的材料放入果汁機或食物調理機中。

3. 在番茄泡水10分鐘後，將1/3杯（80毫升）的浸泡水過濾後倒入果汁機裡，接著將番茄瀝乾。然後把瀝乾後的番茄放入果汁機中。

4. 把所有材料打勻即可，約需1-2分鐘的時間。

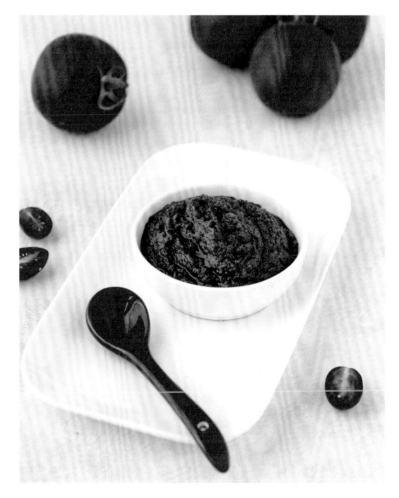

營養標示（每份1大匙）：

熱量：62 | 脂肪熱量：51 | 總脂肪：5.7公克 | 飽和脂肪：0.8公克 | 膽固醇：0毫克
鈉：113毫克 | 碳水：2.2公克 | 膳食纖維：0公克 | 淨碳水：2.2公克 | 糖：1.4公克 | 蛋白質：0.5公克

比例：

脂肪	碳水	蛋白質
83%	14%	3%

經典凱薩醬

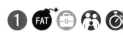

備料時間：5分鐘　份量：1杯（240毫升）（8份）

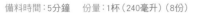

無茄科植物‧無堅果　替代方案：無椰子‧無蛋‧低FODMAP‧純素

如果你有這種淋醬，誰還會需要在凱薩沙拉上加入乳製品？當然沒有人需要。我敢向你保證，這種醬料絕對會讓你感到驚喜，若再同時把去殼大麻籽後灑在沙拉上，味道會更迷人。去殼大麻籽的味道和經典凱薩沙拉上的帕瑪森起士極為類似，所以會讓你完全不會眷戀乳製品！如果這是你首次製作凱薩沙拉醬，你會發現，要在店裡找到鯷魚不太容易，這是因為鯷魚躲起來了！有時候，鯷魚和你想像中不一樣，不是放在罐頭區。你可以去海鮮區放龍蝦和其他新鮮魚類的地方找找，鯷魚很可能就放在那區。

1/2杯（120毫升）中鏈脂肪酸油

1/4杯（53公克）美奶滋。自製美奶滋（第220頁）或使用現成產品

50公克鯷魚排（約8片）

3大匙新鮮檸檬汁

1大匙又1茶匙第戎芥末醬

2小瓣大蒜，如果不是用高速果汁機，請事先切碎

1/4茶匙現磨黑胡椒

1撮磨細的灰海鹽

將所有的材料倒入果汁機當中，打到均勻滑順為止。

儲存方式：倒入密封容器中冷藏，可保存3天。

事先準備：手邊隨時準備一些美乃滋。

無椰子作法：用特級初榨橄欖油、未精製菜籽油、精製酪梨油代替中鏈脂肪酸油。

無蛋作法：使用無蛋美乃滋代替。

低FODMAP作法：無論是用原版本，或製作純素的版本時，都用2大匙大蒜浸泡油（第228頁）取代中鏈脂肪酸油或特級初榨橄欖油。如果你對FODMAP食物嚴重過敏，那麼淋醬中的酪梨量很可能也會造成不良反應，請特別留意。

純素作法：製作下方的純素版本凱薩醬。

無蛋美乃滋版本：將1大顆哈斯酪梨去皮去核後的果肉（約170公克果肉）、3大匙檸檬汁、2大匙特級初榨橄欖油、3瓣事先切碎的大蒜、1大匙酸豆汁、2茶匙第戎芥末醬、一撮磨細的灰海鹽和現磨黑胡椒放入食物調理機或果汁機中，打到呈現光滑乳狀為止。如果需要稀釋的話，可多加些橄欖油。將打好的醬料倒入碗中，加入1/4杯（37公克）去殼大麻籽，作為「帕瑪森起士」。製作1 1/4杯（300毫升）或是10份。

營養標示（每份2大匙經典版本）：

熱量：187｜脂肪熱量：161｜總脂肪：19.8公克｜飽和脂肪：14.8公克｜膽固醇：3毫克

鈉：96毫克｜碳水：0.6公克｜膳食纖維：0公克｜淨碳水：0.6公克｜糖：0公克｜蛋白質：1.6公克

比例：

脂肪　碳水　蛋白質

96%　1%　3%

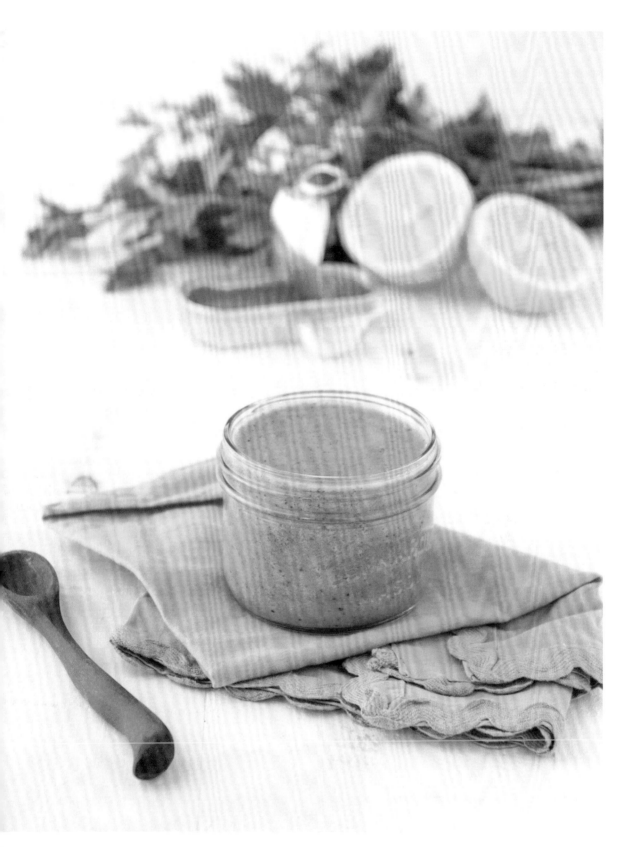

營養標示（每份2大匙純素版本）：

熱量：107 | 脂肪熱量：95 | 總脂肪：10.6公克 | 飽和脂肪：1.9公克 | 膽固醇：0毫克

鈉：73毫克 | 碳水：3.6公克 | 膳食纖維：2.2公克 | 淨碳水：1.4公克 | 糖：0公克 | 蛋白質：1公克

比例：

脂肪：	碳水：	蛋白質：
84%	12%	4%

PART 4 食譜 223

農場淋醬

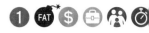

備料時間:5分鐘　份量:2杯(475毫升)(16份)

無茄科植物・無堅果・素食　替代方案:無蛋・低FODMAP・純素

絲滑的口感,濃郁的美味,除了淋在沙拉上相當可口外,這種淋醬還有第三種用途:可以拿來當作烤雞柳條(第266頁)的沾醬,也可以作為蔬菜或肉類的醃醬。只要把雞腿、雞胸肉、豬排放入耐熱的烤盤裡,淋上這種醬汁後烤熟即可。

1杯(210公克)美奶滋。自製美奶滋(第219頁)或使用現成產品

1/2杯(120毫升)全脂椰奶

2小瓣大蒜,如果不是用高速果汁機,請事先切碎

1大匙新鮮檸檬汁

1大匙蘋果醋

1大匙切碎的白洋蔥

1/4茶匙磨細的灰海鹽

1/8茶匙現磨黑胡椒

2大匙切段的蝦夷蔥

3大匙切碎的新鮮巴西利

1大匙切碎的新鮮蒔蘿

1. 將美乃滋、椰奶、大蒜、檸檬汁、醋、洋蔥、鹽、胡椒放入果汁機中。高速打至呈光滑的乳狀為止,約需1分鐘。

2. 加入蝦夷蔥、巴西利、蒔蘿後,打一下混合即可。

> 儲存方式:倒入密封容器中冷藏,可保存5天。
>
> 無蛋/純素作法:使用無蛋美乃滋。
>
> 低FODMAP作法:不加大蒜,或用1大匙橄欖油製作的大蒜浸泡油(第228頁)取代。並將蝦夷蔥的份量增加至1/4杯(18公克)。

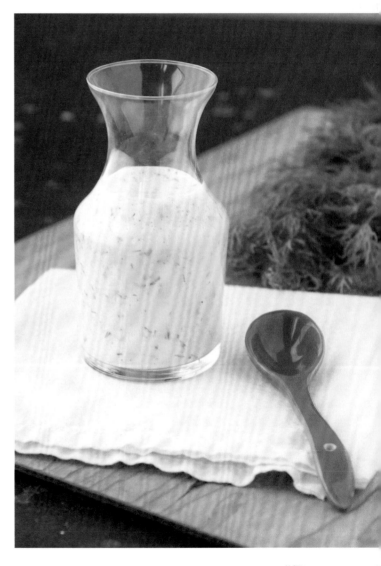

營養標示(每份2大匙):

熱量:107 / 脂肪熱量:104 / 總脂肪:11.5公克 / 飽和脂肪:2.9公克 / 膽固醇:5毫克

鈉:104毫克 / 碳水:0.7公克 / 膳食纖維:0公克 / 淨碳水:0.7公克 / 糖:0公克 / 蛋白質:0.2公克

比例:		
脂肪:	碳水:	蛋白質:
96%	3%	1%

紅酒油醋醬

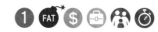

備料時間：5分鐘　　份量：3/4杯（180毫升）（12份）

無椰子·無蛋·無茄科植物·無堅果·純素　　替代方案：低FODMAP

無論是用來替蒸蔬菜增添風味（同時增加酮體），或是淋一些在沙拉上，這個醬料都是我自製醬料的首選。

1/2杯（120毫升）特級初榨橄欖油

1/4杯（60毫升）紅酒醋

1大匙第戎芥末醬

1小瓣大蒜，如果不是用高速果汁機，請事
　先切碎

1/2茶匙現磨黑胡椒

1/4茶匙磨細的灰海鹽

4滴液態甜菊糖

將所有的食材放入果汁機中。高速打至呈光滑的乳狀為止。

儲存方式：倒入密封容器中冷藏，可
保存一週。

低FODMAP作法：用1茶匙磨碎的芥末
籽代替第戎芥末醬。不加大蒜，改
用1大匙橄欖油或精製酪梨油製作
的大蒜浸泡油（第228頁）取代。

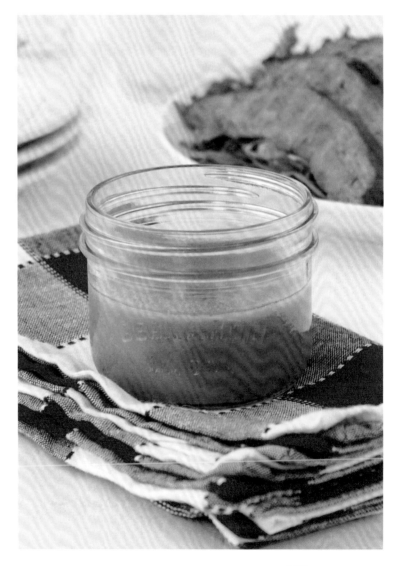

營養標示（每份1大匙）：

熱量：78 | 脂肪熱量：75 | 總脂肪：8.5公克 | 飽和脂肪：1.2公克 | 膽固醇：0毫克

鈉：54毫克 | 碳水：0.3公克 | 膳食纖維：0公克 | 淨碳水：0.3公克 | 糖：0公克 | 蛋白質：0.1公克

比例：

脂肪：	碳水：	蛋白質：
98%	2%	0%

浸泡油

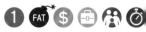

備料時間：5分鐘　烹飪時間：5分鐘　份量：1/2杯（120毫升）（8份）

無椰子·無蛋·低FODMAP·無茄科植物·無堅果·純素

在我的生酮飲食中，浸泡油佔有重要的地位。我在時間倉促無法發揮料理的創意，想要增添大蒜風味但不希望之後肚子痛，或是想要達到該餐的脂肪需求量時，浸泡油就是我的最愛。

一大匙的浸泡油當中，能夠替餐點增加十四公克的脂肪，就和一大匙的一般油脂一樣。

我非常推薦隨時在家裡準備幾種浸泡油。雖然製作浸泡油的過程聽來很無趣，其實卻不然。只要十分鐘，你就可以把某些食材變成一再使用的調味料，替你省下待在廚房裡的時間，同時讓你的料理增添新風味。

你要使用哪種油，完全取決於你。我喜歡用精製酪梨油或椰子油來製作需要加熱的浸泡油，用特級初榨橄欖油來做沙拉淋醬的浸泡油。

如果我想要製作兩者皆可用的浸泡油，則會選擇使用精製酪梨油。

製作浸泡油的關鍵，是把材料加熱到冒泡即可，不要讓溫度再上升。如果持續冒泡的話，有燒焦和讓油品劣化的風險。把油移開火源後，裝入耐熱的玻璃罐或碗裡冷卻一小時。

讓食材浸泡在油中的時間越久，風味就會越濃郁。

油品冷卻後，請用細網過濾油品（唯一絕對必須過濾再裝瓶的是新鮮軟香草類，如果不濾掉的話，可能會讓油品變質）。

請把浸泡油放在沒有陽光照射之處。可以儲存在玻璃瓶裡，最好為深色玻璃瓶，然後放在碗櫥或其他陰暗之處。

保存良好的話，視各油品的儲存期限（請見第138-139頁），可以放上好幾個月。請貼上膠帶，用油性筆寫上製作日期（註：如果你儲存在有蓋的廣口玻璃瓶中，請把標籤貼在瓶蓋上，不要貼在側邊，以免滴出來的油造成字跡模糊不清）。

如果你擔心油品變質，可以查閱第138-139頁的表格，了解油品的穩定性，讓你根據自己的需求選擇最適合的油品。

浸泡的菜料：依照類別區分

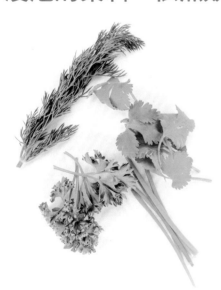

新鮮軟香草類

範例：羅勒、香菜、巴西利、蒔蘿

青蔥和蝦夷蔥雖然不屬於香草植物，但也很適合用來製作這種浸泡油。

比例：一把香草（約20公克）兌1/2杯（120毫升）的油

將香草（包括莖與葉）與你選擇的油品一起放入果汁機中，打到將香草絞碎即可。把混合好的食材放入小鍋當中，用中火加熱到冒泡，約5分鐘即可。

新鮮木質香草類

範例：迷迭香、百里香、龍蒿、薄荷、奧勒岡葉、鼠尾草、香茅

生薑雖然不屬於香草植物，但也很適合用來製作這種浸泡油。

比例：一把香草（約20公克）兌1/2杯（120毫升）的油

將香草放入小鍋當中，加入你選擇的油品。用中火加熱到冒泡，約5分鐘即可。

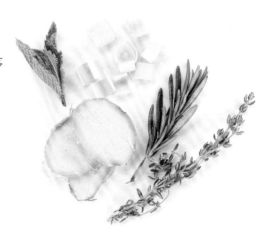

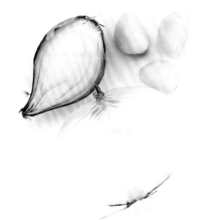

烤辛香料類

範例：大蒜、洋蔥、紅蔥頭

比例：20公克的香辛料比1/2杯（120毫升）的油

辛香料不一定要烘烤，但烘烤能夠讓味道更濃郁。如果你選擇不要烘烤，只要把生的辛香料和油一起放進小鍋裡即可。

若要烘烤，請將烤箱預熱華氏350度（攝氏177度），放入剝皮的香辛料烤10-25分鐘，直到呈現金黃色並散發出香味為止。

取出辛香料，放入小鍋當中，並倒入你選擇的油品。用中火加熱到冒泡，約5分鐘即可。

柑橘類

範例：檸檬、萊姆、柳橙、葡萄柚

比例：1茶匙柑橘類果皮兌1/2杯（120毫升）的油

將柑橘類果皮放入小鍋當中，加入你選擇的油品。用中火加熱到冒泡，約5分鐘即可。

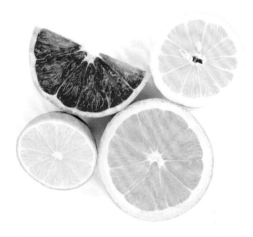

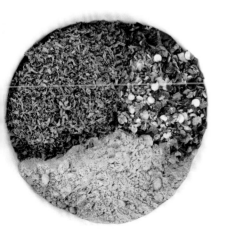

乾香料和／或香草

範例：碎紅椒、小茴香籽、乾奧勒岡葉，或任何第230-233頁的綜合香料

比例：1茶匙乾燥香料兌1/2杯（120毫升）的油

將乾燥香料／香草放入小鍋當中，加入你選擇的油品。用中火加熱到冒泡，約5分鐘即可。

我最愛的浸泡油組合

大蒜浸泡油（辛香料）

4瓣大蒜剝皮後，直接放在烤盤上。烤箱預熱至華氏350度（攝氏177度），放入烘烤15-20分鐘，直到呈現淡金黃色並散發出香味為止。

將1/2杯（120毫升）的精製酪梨油與烤好的蒜瓣一起放入小鍋中，用中火加熱至冒泡為止，約需5分鐘。

洋蔥浸泡油（辛香料）

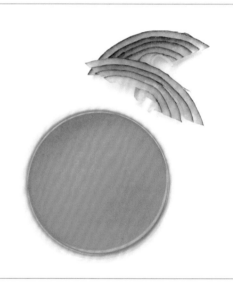

將一小顆洋蔥（紅色、黃色、白色皆可，可依喜好選擇），切成四等份後放在烤盤上。烤箱預熱至華氏350度（攝氏177度），放入烘烤20-25分鐘，直到呈現淡金黃色並散發出香味為止。

將1/2杯（120毫升）的精製酪梨油與烤好的洋蔥一起放入小鍋中，用中火加熱至冒泡為止，約需5分鐘。

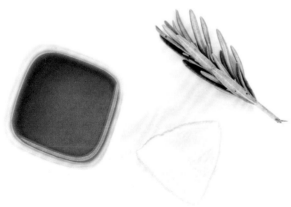

迷迭香檸檬浸泡油
（木質香草+柑橘類）

將1/2杯（120毫升）的精製酪梨油與1/2撮的迷迭香葉及1/2顆檸檬皮一起放入小鍋中，用中火加熱至冒泡為止，約需5分鐘。

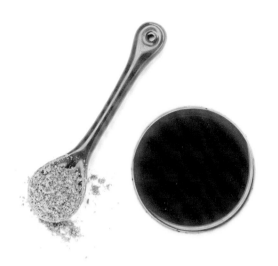

地中海浸泡油（乾香料）

將1/2杯（120毫升）的特級初榨橄欖油與1茶匙
的地中海香料（第231頁）一起放入小鍋中，用
中火加熱至冒泡為止，約需5分鐘。

香菜、薑、紅蔥頭、大蒜浸泡油
（軟香草+辛香料）

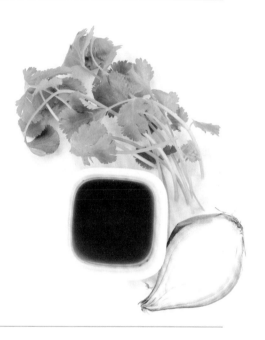

2瓣大蒜與2瓣紅蔥頭剝皮後，直接放在烤盤上。
烤箱預熱至華氏350度（攝氏177度），放入烘
烤20-25分鐘，直到呈現淡金黃色並散發出香味
為止。

在此同時，將1/2杯（120毫升）融化的椰子油與
1/4杯（15公克）的香菜葉放進果汁機中，將葉
子打碎即可，之後倒入小鍋中。

切2.5公分生薑片加入鍋中，並倒入烤好的蒜頭與
紅蔥頭，用中火加熱至冒泡為止，約需5分鐘。

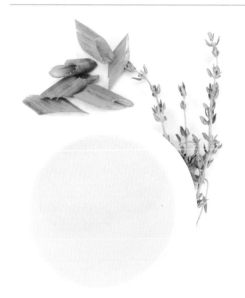

青蔥與百里香浸泡油
（軟香草+木質香草）

1/2杯（120毫升）特級初榨橄欖油與1/3杯（27
公克）蔥段一起放入果汁機中，直到打碎即可，
之後倒入小鍋中，並加入一撮的百里香，用中火
加熱至冒泡為止，約需5分鐘。

自製綜合香料

備料時間：5分鐘　　烹飪時間：–（不包含烘烤某些辛香料的時間）

無椰子．無蛋．無堅果．純素

你可能在第161-162頁裡，看到我在單鍋料理中多次提到「你最喜愛的新鮮或乾燥綜合香料」。或許你就認為……好吧，就加辣椒粉。你可能不知道該加什麼香料好，但其實很多人都這樣。

換作是我，我可能會在所有的菜餚裡都加羅勒。但有時候邁出舒適圈，替每天的料理增添不同風味，也是很有趣的事。最簡便的方式，就是加點自製的綜合香料。我每幾個月就會準備一些綜合香料，手邊就有幾種可以隨手取用的香料。這裡一點，那裡灑一些，就變得不一樣了！這些綜合香料讓原本的菜餚變得耳目一新。

低FODMAP作法：不要加大蒜粉。

希臘香料

份量：1/2杯（75公克）．無茄科植物　　替代方案：低FODMAP

用於甜椒盅或沙拉淋醬，或者也可以和非乳製品優格或全脂椰奶混合，製成美味的蔬菜沾醬。

1大匙又1茶匙磨細的灰海鹽	2茶匙乾燥磨碎的墨角蘭
1大匙又1茶匙大蒜粉	2茶匙乾燥百里香葉
1大匙又1茶匙乾燥羅勒	1茶匙乾燥磨碎的黑胡椒
1大匙又1茶匙乾燥奧勒岡葉	1/2茶匙磨碎的肉桂
2茶匙乾燥巴西利	1/2茶匙乾燥磨碎的肉豆蔻
2茶匙乾燥磨碎的迷迭香	

將所有的材料放入1/2杯（120毫升）的密封玻璃罐中。蓋上之後搖勻。置於食品櫃中，可保存3個月。

紐奧良香料

份量：1/2杯（82公克）

用來抹在雞肉或火雞肉上，或是撒在蝦子上，也可以加入香腸炒蛋裡面。

2大匙又2茶匙牛角椒粉	1茶匙乾燥磨碎的黑胡椒
1 1/2大匙磨細的灰海鹽	1茶匙乾燥百里香葉
1 1/2大匙大蒜粉	1/2茶匙紅椒粉
1大匙洋蔥粉	1/2茶匙紅椒片
1大匙乾燥奧勒岡葉	

將所有的材料放入1/2杯（120毫升）的密封玻璃罐中。蓋上之後搖勻。置於食品櫃中，可保存3個月。

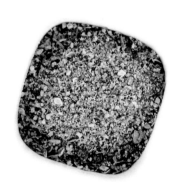

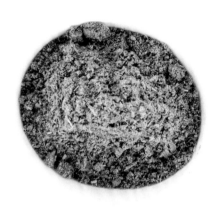

地中海香料

份量：1/2杯（50公克）·低FODMAP·無茄科植物

可用於雞肉塔可餅、沙拉淋醬、烤肉串中。

3大匙乾燥迷迭香葉	1大匙乾燥的奧勒岡葉
2大匙磨碎的小茴香	2茶匙磨碎的肉桂
2大匙磨碎的香菜籽	1/2茶匙磨細的灰海鹽

將所有的香料與鹽放入1/2杯（120毫升）的密封玻璃罐中。
蓋上之後搖勻。置於食品櫃中，可保存3個月。

中東巴哈拉特香料

份量：2/3杯（72公克）·低FODMAP

巴哈拉特（Bahārāt）在阿拉伯文當中是「香料」的意思。這種香
料普遍用於中東的各種料理中，不同國家的版本也不盡相同。有
些國家會在香料中加入薄荷、紅花、乾燥的玫瑰花瓣或薑黃粉，
如果你想要的話，也可以把這些加入這種香料中。

中東巴哈拉特香料可用來烹煮茄子、羊肉漢堡、雞肉、紅肉、白
花椰飯，或是烤魚。

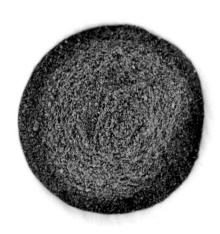

2大匙牛角椒粉	1大匙磨碎的香菜籽
2大匙磨碎的黑胡椒	2茶匙磨碎的肉豆蔻
1 1/2大匙磨碎的小茴香	1茶匙磨碎的多香果
1大匙磨碎的肉桂	1/2茶匙磨碎的豆蔻
1大匙磨碎的丁香	

將所有的香料放入1/2杯（120毫升）的密封玻璃罐中。蓋上之
後搖勻。置於食品櫃中，可保存6個月。

日式七味粉

份量：1/2杯（110公克）

這種香料的日文為しちみとうがらし（Shichimi togarashi），當中的shichi為日文「七」的意思。雖然這種香料傳統上由七種經典的香料組成，但我自己做的時候，卻忍不住加了一把薑進去！由於這種調味料加在富含脂肪的料理當中特別出色，因此這種香料成了生酮廚房裡的主要調味料。

你在大賣場的各國食品區應該可以找到這些材料。這種調味料的用途很多元：可以加入美乃滋當中作為沾醬，用來抹在肉品上，或是撒些在培根上。

2大匙乾燥橙皮

3-4根乾燥紅辣椒（視你的耐辣程度而定）

1 大匙又1茶匙的海帶芽碎片

1 大匙又1茶匙的芝麻

1 大匙又1茶匙的罌粟籽

1 大匙又1茶匙的大蒜粉

1 大匙又1茶匙的薑粉

1 大匙又1茶匙的磨碎黑胡椒

1. 將所有的香料放入磨豆機中磨成粉狀。

2. 將所有的香料放入1/2杯（120毫升）的密封玻璃罐中。置於食品櫃中，可保存6個月。

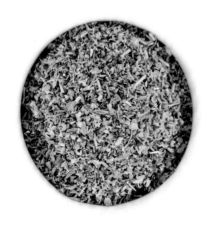

義式香料

份量：1/2杯（30公克）・低FODMAP・無茄科植物

義式香料可用在雞肉或火雞肉上，或是含有番茄、茄子、大蒜、洋蔥、櫛瓜的料理中。

3大匙乾燥羅勒

3大匙乾燥奧勒岡葉

2大匙乾燥巴西利

1大匙乾燥磨碎的迷迭香葉

1大匙乾燥百里香葉

1 1/2茶匙磨碎的乾燥鼠尾草

3/4茶匙磨碎的黑胡椒

將所有的材料放入1/2杯（120毫升）的密封玻璃罐中。蓋上之後搖勻。

置於食品櫃中，可保存3個月。

咖哩粉

份量:1/2杯(40公克)·低FODMAP　替代方案:無茄科植物

咖哩粉的用途相當多元,可用在烤蔬菜、煎香腸、白花椰飯(第330頁)中。

1/4杯香菜籽或2大匙磨碎的香菜
　籽粉

2茶匙小茴香

1茶匙黃芥末籽

1片(15公分)肉桂片

20瓣大蒜

2-4根乾燥的紅辣椒(視你的耐辣
　程度而定)

2茶匙磨碎的豆蔻

2茶匙薑黃粉

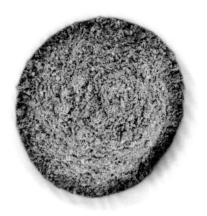

1. 如果你用的是整顆香菜籽,請把香菜籽和小茴香、芥末籽一起放在小鑄鐵鍋上,用中火烘烤2-3分鐘,直到呈現金黃色為止,過程中請持續晃動鍋子,避免燒焦。

2. 將烘烤好後的材料放入磨豆機中,並加入肉桂片與乾辣椒一起磨成粉狀。

3. 將磨好的材料放入1/2杯(120毫升)的密封玻璃罐中,並加入豆蔻、薑黃、香菜籽粉(如果你未使用步驟1中的整顆香菜籽)。蓋上之後搖勻。置於食品櫃中,可保存6個月。

| 低FODMAP作法:不要加乾辣椒。

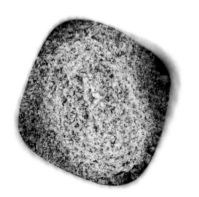

調味鹽

份量:1/2杯(80公克)　替代方案:無茄科植物

可用來抹在肉上調味,或直接灑一些在蛋或豆薯上。

3大匙香菜籽粉

2大匙洋蔥粉

2大匙磨細的灰海鹽

2茶匙磨碎的芥末籽

2茶匙牛角椒粉

1 1/4茶匙薑黃粉

3/4茶匙芹菜籽

3/4茶匙乾燥巴西利

1/2茶匙磨碎的黑胡椒

將所有的材料放入1/2杯(120毫升)的密封玻璃罐中。蓋上之後搖勻。置於食品櫃中,可保存3個月。

| 低FODMAP作法:不要加牛角椒粉。

鬆餅　❶

備料時間：10分鐘　　烹飪時間：40分鐘　　份量：4片鬆餅（2份）

低FODMAP・無茄科植物　　替代方案：無堅果

這是healthfulpursuit.com網站上的經典食譜，也是我最早研發並在部落格上和大家分享的生酮食譜。雖然這個食譜很棒，今天我也還會做這道料理，但最初的反應卻不怎麼好。在我和大家分享這道食譜之前，原本像豬皮這種食材絕對不會出現在部落格上，直到後來我採用生酮飲食後才改觀，因為Healthful Pursuit原本是個純素的部落格！因此，我上傳這道食譜後，受到的猛烈攻擊可想而知。呃……後來我漸漸朝生酮飲食的方向走，這道食譜就變成了我最受歡迎的一道。

我選擇在本書當中再度列出這個食譜，只修正了一些說明，讓大家更容易製作。希望你會喜歡這道料理！記得，要用不沾鍋，這是成功的關鍵！

鬆餅：

80公克未調味的豬皮

2茶匙肉桂粉，外加一些裝飾用（依喜好添加）

1/2茶匙泡打粉

4大顆蛋

1/2杯（120毫升）全脂椰奶

1/4茶匙再少一點的液態甜菊糖

2大匙椰子油，分批給鍋子用

醬料：

2大匙椰子油

2大匙無糖光滑的杏仁奶油

| 無堅果作法：用椰子奶油代替杏仁奶油。

1. 將豬皮放入香料研磨器中，磨成很細但會結塊的粉末（由於豬皮內含有脂肪的緣故，因此用手捏會結塊）。

2. 把磨好的豬皮粉放入小碗，加入肉桂和泡打粉後攪拌均勻。

3. 在大調理盆裡把蛋、椰奶、甜菊糖打勻。加入豬皮粉後，再攪拌均勻。

4. 在20公分的不沾鍋中，用中小火融化1/2大匙椰子油。

5. 用烤箱的最低溫預熱烤箱。

6. 將1/4的麵糊倒進有熱油的鍋子中，用湯匙背面或以晃動鍋子的方式把麵糊攤開。不要讓麵糊流到鍋子的邊緣，否則很容易燒焦。煎個4-5分鐘，直到完全冒泡為止。接著小心翻面，再煎個4-5分鐘。

7. 把煎好的鬆餅放進適用烤箱的盤子，再放進預熱好的烤箱中。

8. 在鍋子裡再倒入1/2大匙的椰子油。麵糊這時有可能變稠。此時可再加一些水，每次加一點就好，攪拌均勻，直到麵糊恢復原本的濃稠度為止，請務必注意，不要加太多水。

9. 再把1/4的麵糊倒進鍋子裡，讓麵糊變成圓形後，按照步驟6的方式煎熟。重複上述步驟，用剩下的椰子油和麵糊製作剩下的鬆餅。

10. 在煎最後一片鬆餅時，請先預熱淋醬：融化2大匙的椰子油後，倒入小碗中，再加入杏仁奶油，攪拌均勻即可。

11. 鬆餅完成後，請分裝成2盤，淋上杏仁奶油醬即可。想要的話，可以再撒點肉桂。

營養標示（每份2片鬆餅）：

熱量：885｜脂肪熱量：641｜總脂肪：71.3公克｜飽和脂肪：44公克｜膽固醇：342毫克

鈉：920毫克｜碳水：8.1公克｜膳食纖維：3.2公克｜淨碳水：4.9公克｜糖：2.2公克｜蛋白質：52.8公克

比例：

脂肪：	碳水：	蛋白質
72%	4%	24%

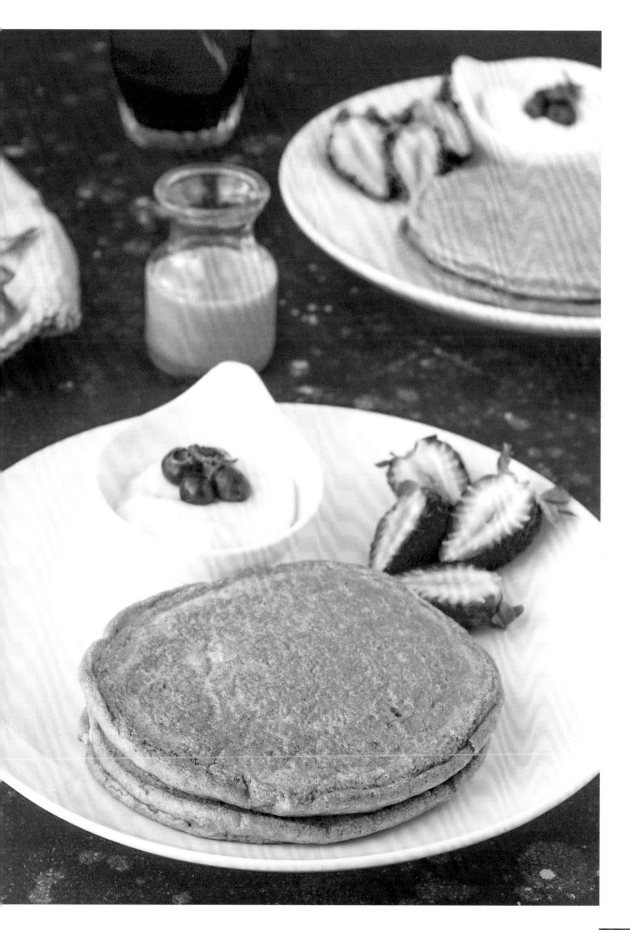

多香果馬芬蛋糕

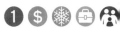

備料時間：15分鐘，外加30分鐘冷卻　　烹飪時間：25分鐘　　份量：12個馬芬蛋糕（12份）

無茄科植物・素食

我不是那種喜歡在早餐吃甜食的人，但你很可能是，所以我特別為你準備了這道食譜。如果我是早餐時無甜不歡的人，一定會愛死這些馬芬蛋糕配火箭燃料拿鐵（第386頁）的組合，同時再抹些奶油浸泡椰子油在馬芬蛋糕上，讓自己的脂肪攝取量倍增。

你可以使用生堅果，但為了健康著想，最好先浸泡與烘烤過堅果，再用於這道食譜中（請見第157頁）。

乾材料：

1 1/2杯（165公克）去殼杏仁粉

1/2杯（64公克）磨成粗顆粒的亞麻籽

1/2杯（80公克）赤藻糖醇糖粉

2茶匙泡打粉

1大匙又1茶匙的磨碎多香果

1/2茶匙磨細的灰海鹽

濕材料：

6大顆蛋

1/2杯（120毫升）融化（但不燙）的椰子油

1/2杯（120毫升）全脂椰奶

1顆檸檬磨碎的皮

1茶匙香草精

置於蛋糕頂的材料：

1/4杯（28公克）的生核桃片

儲存方式：放入密封容器，可在室溫下保存3天，冷藏可保存1週，冷凍可保存1個月。

加熱方式：放在小盤上，微波到希望的溫度為止。或放在有蓋的烤盤中，預熱烤箱至華氏300度（攝氏150度）後烤5分鐘，或烤到夠溫熱為止。

解凍方式：在常溫下放到完全解凍為止。解凍後，即可直接享用，或是使用上述的加熱方式，加熱過後再享用。

搭配食物：如果要組成完整的一餐，可以搭配火箭燃料拿鐵（第386頁）一起享用。在這些馬芬蛋糕上抹些椰子鮮奶油（第372頁）也很棒。

1. 將烤箱預熱至華氏350度（攝氏177度），並在烤盤上放12張馬芬蛋糕紙杯或一盤12個的矽膠馬芬蛋糕模。

2. 把乾材料倒入中型的調理盆裡，攪拌到均勻混合，而且呈蓬鬆狀為止。

3. 在大型調理盆裡加入蛋、椰子油、椰奶、檸檬皮、香草精，打勻，之後再把乾材料倒進盆中。用橡皮刮刀攪拌均勻即可。

4. 把混合好的麵糊倒進蛋糕杯中，約裝到杯子3/4滿即可。在上面撒些核桃片。

5. 烤22-25分鐘，直到頂端呈金黃色時，用牙籤戳進蛋糕中，拔出時沒有沾黏麵糊即可。

6. 讓馬芬蛋糕在烤盤上冷卻30分鐘後，即可脫模拿出享用。

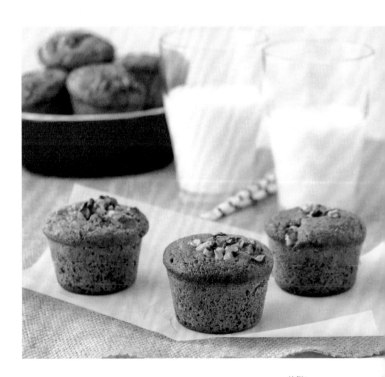

營養標示（每個馬芬蛋糕）：

熱量：273｜脂肪熱量：217｜總脂肪：24.1公克｜飽和脂肪：11.3公克｜膽固醇：93毫克

鈉：120毫克｜碳水：5.8公克｜膳食纖維：3.5公克｜淨碳水：2.3公克｜糖：1.1公克｜蛋白質：8.1公克

比例：

脂肪：	碳水：	蛋白質：
80%	8%	12%

亞麻籽肉桂馬芬蛋糕

備料時間：10分鐘，外加20分鐘冷卻　烹飪時間：15分鐘　份量：12個馬芬麵包（12份）

無茄科植物·無堅果·素食　替代方案：無椰子

這些全用亞麻籽製作的無穀物、無糖馬芬蛋糕，讓你能夠享受到肉桂捲的美味，又不用擔心碳水化合物造成的負擔。你嚐過之後，絕佳的口感必定會讓你感到驚訝。

2杯（256公克）磨成粗顆粒的亞麻籽

1/3杯（53公克）赤藻糖醇糖粉、1/4杯（58公克）顆粒狀的木糖醇，或1/4茶匙液態的甜菊糖

2大匙肉桂粉

1大匙泡打粉

1/2茶匙磨細的灰海鹽

5大顆蛋

1/2杯（120毫升）常溫的水

1/3杯（80毫升）融化（但不燙）的椰子油或精製酪梨油

2茶匙香草精

儲存方式：冷藏可保存4天，冷凍可保存3個月。

事先準備：把乾燥的材料，也就是亞麻籽、木糖醇（有使用的話）、肉桂粉、泡打粉、鹽裝在袋子裡，即可在食物櫃中保存1個月。準備要做馬芬蛋糕時，即可把乾燥的混合材料放入碗中。按照步驟1的方式預熱烤箱，接著就可以跳到步驟3。

搭配食物：若要組成完整的一餐，可以在這些馬芬蛋糕上抹一些椰子油，並撒一點灰海鹽。

無椰子作法：用精製酪梨油、融化的澄清奶油（可以耐受的話）、夏威夷果油代替椰子油。

1. 將烤箱預熱至華氏350度（攝氏177度），並放上一盤12個馬芬蛋糕的模子，同時放12張馬芬蛋糕紙。

2. 在大型調理盆中加入亞麻籽、赤藻糖醇或木糖醇（如果使用其中的一種）、肉桂粉、泡打粉、鹽後，充分攪拌均勻，至呈現蓬鬆狀為止。

3. 把蛋、水、油、香草精、甜菊糖（如果使用這種）倒入果汁機中，高速打30秒至起泡為止。

4. 把打好的液體倒入亞麻籽混合物那盆裡。用橡皮刮刀攪拌到均勻混合為止。麵糊本身會非常蓬鬆。將麵糊靜置3分鐘。

5. 把混合好的麵糊用湯匙舀進蛋糕紙杯中，約裝到每個模子的九分滿即可。烘烤13-15分鐘，直到用牙籤戳進蛋糕中，拔出時沒有沾黏麵糊即可。

6. 立刻把馬芬蛋糕從烤盤上取出，放在冷卻架上放涼，20分鐘後即可享用。

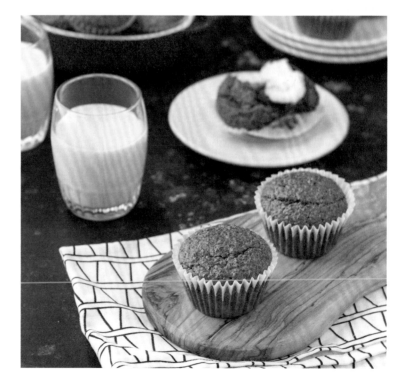

營養標示（每個馬芬蛋糕，用赤藻糖醇或甜菊糖製作）：

熱量：199｜脂肪熱量：137｜總脂肪：15.2公克｜飽和脂肪：6.5公克｜膽固醇：77毫克

鈉：116毫克｜碳水：8.8公克｜膳食纖維：6.5公克｜淨碳水：2.3公克｜糖：0公克｜蛋白質：6.8公克

比例：		
脂肪	碳水	蛋白質
68%	18%	14%

培根愛好者鹹派

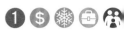

備料時間：20分鐘，外加30分鐘冷卻　　烹飪時間：45分鐘　　份量：4個10公分小鹹派（8份）

無茄科植物　　替代方案：素食

有些鹹派很好吃，皮薄餡嫩，調味清淡卻能讓你齒頰留香。有些鹹派則不怎麼好吃，派皮又濕又軟，裡面不是濕答答就是硬梆梆，淡而無味，味如嚼蠟，只吃得出蛋味。而這道是你不用特別一提的好吃。做些帶去家庭聚會，或留些給自己吃。我敢保證你一定不會失望，因為有……培根！派皮也相當可口。

如果你想做大鹹派，就做吧！你需要23公分的派模。請把派皮預烤的時間增加2-4分鐘，整個派的烘烤時間增加5-8分鐘。

外皮：

2杯（220公克）去殼杏仁粉

1大顆蛋

2大匙融化的豬油，外加一些鍋子用

1/8茶匙磨細的灰海鹽

內餡：

6條培根（約170公克）

1 1/3杯（315毫升）全脂椰奶

4大顆蛋

1/4杯又2大匙（25公克）營養酵母調味料

1/4茶匙磨細的灰海鹽

1/4茶匙黑胡椒粉

1/8茶匙肉豆蔻粉

裝飾用（依個人喜好添加）：

熟培根碎片（從上述材料中取一些使用）

切段的新鮮蝦夷蔥

1. 將烤箱預熱至華氏350度（攝氏177度），並用少許豬油塗抹10公分派模。

2. 製作派皮：在大調理盆中混合杏仁粉、蛋、豬油、鹽。用叉子將所有材料混合均勻。

3. 將派皮分成四片，分別放在抹好油的派模上。把麵糰壓入模子中，把邊緣壓平整。派皮的厚度應為3公釐左右。

4. 將派皮放到烤盤上，先預烤13-15分鐘，直到派皮呈現淺金黃色為止。

5. 同時準備餡料：用煎鍋開中火把培根煎到焦脆，接著把培根弄碎，並留下培根油。並把椰奶、蛋、營養酵母、鹽、胡椒、肉豆蔻粉放進調理盆，加入培根碎片（想要的話，可以留一些做裝飾用），並倒進還微溫的培根油，用打蛋器攪拌均勻。

6. 把預烤的派皮從烤箱中取出，並把烤箱的溫度調整降低到華氏325度（攝氏163度）。把派皮留在烤盤上，並倒入內餡，直到填滿派皮為止。

7. 把烤盤送回烤箱烤30分鐘，或烤到上方呈現淡金黃色。冷卻30分鐘後即可享用。你想要的話，可以用預留的培根片和／或蝦夷蔥裝飾鹹派。

儲存方式：放入密封容器中冷藏，可保存3天，冷凍可保存1個月。

加熱方式：放在小盤上，微波到希望的溫度為止。或是放在有蓋的烤盤上，預熱烤箱至華氏300度（攝氏150度）後烤10分鐘，或是烤到夠溫熱為止。

解凍方式：在冰箱冷藏室中放到完全解凍為止。解凍後即可直接享用，或使用上述加熱方式熱過再享用。

事先準備：可在一個月之前先準備培根碎片，裝入密封罐中冷凍保存。要使用時，只要直接加入食譜裡即可。在步驟5中，使用3大匙又1茶匙的融化培根油。

搭配食物：如果要組成完整的一餐，可以在盤面上鋪一層芝麻菜，撒些橄欖油或蘋果醋。鹹派也很適合搭配烤甘藍芽佐核桃「起士」（第354頁）。

素食作法：用椰子油代替豬油。用6顆棕色蘑菇代替培根，切片後，用2大匙椰子油炒5-7分鐘。

營養標示（每1/2個鹹派）：

熱量：404 | 脂肪熱量：276 | 總脂肪：30.7公克 | 飽和脂肪：6.2公克 | 膽固醇：143毫克

鈉：646毫克 | 碳水：9公克 | 膳食纖維：5公克 | 淨碳水：4公克 | 糖：1.2公克 | 蛋白質：22.9公克

比例：

脂肪：	碳水：	蛋白質：
68%	9%	23%

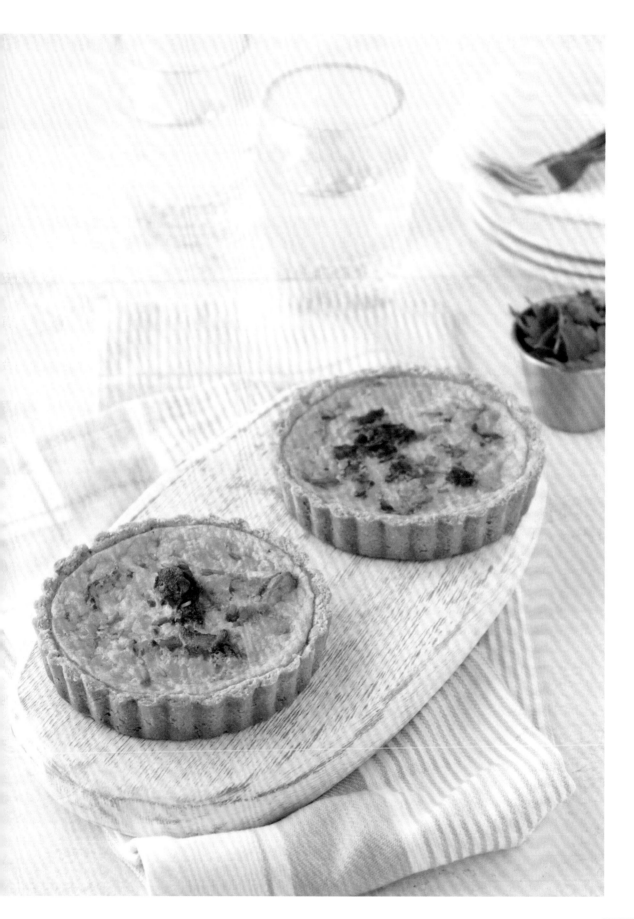

古早味什錦飯

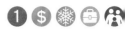

備料時間：25分鐘　　烹飪時間：25分鐘　　份量：4份

無椰子·無蛋·低FODMAP·無堅果　　替代方案：無茄科植物

你家裡有些剩下的雞肉，不知道要怎麼處理嗎？不用再找了，就做這道無蛋的早餐吧！不是開玩笑，這道會讓你一路飽到晚餐時間。如果你是大胃王，需要吃大量的食物才有飽足感，那麼可以先鋪上一層菠菜葉或芝麻菜葉，再放上這道料理。雖然做這道豐盛的晚餐需要一些準備工作，但如果能夠事先準備一些材料（請見下方說明），做起來就會迅速許多。

1/3杯（69公克）豬油

4條香腸（約225公克），煮熟後切碎

1杯（180公克）去皮雞腿肉，煮熟切丁

1 1/4杯（210公克）切丁的西洋芹

1/2杯滿滿的蔥花

2大匙紐奧良香料（第230頁）

2 1/2杯（400公克）白花椰飯（第163頁）

1/2杯（120毫升）雞大骨湯（請見第152頁）

1/4杯（50公克）番茄，切丁

1把切碎的新鮮巴西利（依喜好添加）

1. 在大鍋中加入豬油，開中火讓油融化，接著加入切好的香腸、雞丁、西洋芹、蔥花、紐奧良香料。煮10分鐘，讓西洋芹變軟即可。

2. 加入白花椰飯與雞大骨湯。蓋上鍋蓋後煮5分鐘，直到白花椰菜可以用叉子輕易刺穿為止。

3. 倒入番茄丁攪拌，並轉為大火，開蓋煮5-7分鐘，直到大部分的液體都蒸發為止。

4. 從爐子上移開後，想要的話，可加入一些切碎的新鮮巴西利葉，並將飯分成4小碗。

儲存方式：放入密封容器中冷藏，可保存3天，冷凍可保存1個月。

加熱方式：蓋上蓋子，微波到想要的溫度，或用煎鍋開中火，蓋上鍋蓋加熱。

解凍方式：在冰箱冷藏室中放到完全解凍為止。解凍後按照上述的方式加熱（最好用煎鍋加熱）。

事先準備：可用家裡剩下的蛋白質食物代替雞肉（如果有剩下的第312頁紅酒醋火雞腿也很適合）。事先煮好香腸，購買熟香腸，或用6-8條適合原始人飲食法的醱酵牛肉條（販售時已煮熟）代替亦可。請在前一晚先將白花椰菜剁成米粒狀。可事先製作大骨湯及紐奧良香料。

無茄科植物作法：用希臘香料（第230頁）代替紐奧良香料，並且不要加番茄。

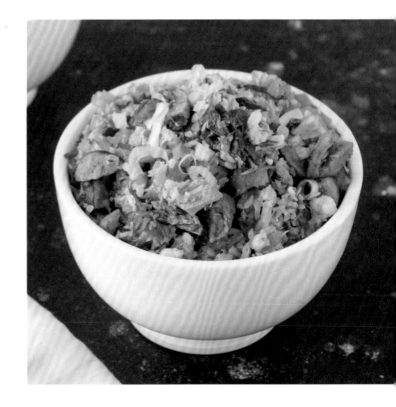

營養標示（每份）：

熱量：458	脂肪熱量：338	總脂肪：37.6公克	飽和脂肪：13.2公克	膽固醇：100毫克	
鈉：643毫克	碳水：7.6公克	膳食纖維：3.5公克	淨碳水：4.1公克	糖：3.4公克	蛋白質：22.4公克

比例：

脂肪：	碳水：	蛋白質：
74%	7%	19%

香腸佐綠色蔬菜丁

備料時間：25分鐘　　烹飪時間：25分鐘　　份量：2份

無椰子·無蛋·無茄科植物·無堅果　　替代方案：低FODMAP

這差不多成了我每次吃早餐時的基本班底，我只會根據手上有的肉類與蔬菜做些調整。香腸可用手邊有的任何剩肉取代，如牛腱、豬絞肉、雞腿肉等等。蕪菁甘藍則可換成白花椰菜、櫛瓜、蘆筍、白菜等，菠菜則可換成菊苣、芝麻菜、甜菜等。這樣你應該懂了，你每天都可以做這道菜，只要自行替換當中的食材即可。如果你能夠耐受蛋，那麼在這道菜上加些水煮蛋也相當美味。

蔬菜丁：

2/3杯（100公克）去皮切成1.25公分小丁的蕪菁甘藍

2大匙豬油

2條香腸（約115公克），煮熟後切成1/2吋小丁

1/4杯（20公克）青蔥切成蔥花，僅使用綠色部分

碗內擺盤食材：

2杯（140公克）新鮮菠菜

1/2顆大顆的哈斯酪梨，切片

2條培根，煮熟後切成一口大小

1茶匙新鮮巴西利葉，切末

儲存方式：分別將蔬菜丁與其他食材放入密封容器中冷藏，可保存3天。

加熱方式：蓋上蓋子，把蔬菜丁微波到想要的溫度，或用煎鍋蓋上鍋蓋，開中火加熱。

低FODMAP作法：僅用四分之一顆的酪梨，並加入一把生夏威夷豆，或去殼大麻籽。

1. 將蕪菁甘藍蒸8-10分鐘，直到變軟可以用叉子輕易刺穿為止。

2. 用中型的煎鍋開中火讓豬油融化。加入蒸好的蕪菁甘藍煮7-10分鐘，直到蕪菁甘藍開始變焦黃即可。

3. 加入香腸和青蔥，煮3-5分鐘，直到香腸開始變焦。

4. 這時候，可以開始準備盛盤：把菠菜分裝在2個中型的沙拉碗裡。蔬菜丁煮好後，平均倒入鋪好菠菜的兩個碗中。最後分別在兩碗裡放上等量的切片酪梨、培根片、巴西利即可。

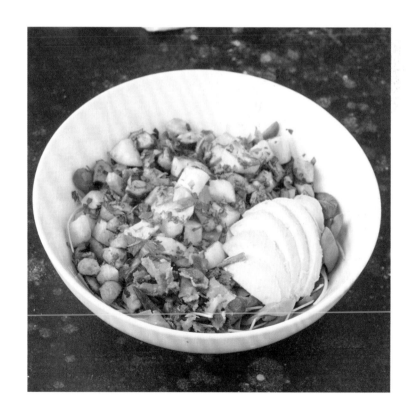

營養標示（每份）：

熱量：560　脂肪熱量：447　總脂肪：49.7公克　飽和脂肪：16公克　膽固醇：81毫克

鈉：699毫克　碳水：11.6公克　膳食纖維：6公克　淨碳水：5.6公克　糖：3.6公克　蛋白質：16.6公克

比例：

脂肪：	碳水：	蛋白質：
79%	8%	13%

無穀類大麻籽粥

備料時間：2分鐘　烹飪時間：3分鐘　份量：1 1/2杯（2份）

無蛋·無茄科植物·純素　替代方案：無椰子·低FODMAP·無堅果

這種無穀類的粥，完全由堅果與種子組成，最後再撒上一些堅果。巴西堅果是我最愛撒的一種，這種堅果能夠提供人體每日所需的硒，以促進甲狀腺健康。每份當中，具有超過24公克的纖維素，這種粥品不含麩質、乳製品，吃全素者、採用低碳水化合物飲食法或原始人飲食法者皆可食用。顆粒較粗的帶殼杏仁粉最適合用來做這道料理，不過使用質地較細的去殼杏仁粉也行。食用生堅果無妨，但為了健康著想，最好先將堅果浸泡與烘烤過，再用來製作這道料理（請見第157頁）。

粥：

1杯（240毫升）非乳製品奶

1/2杯（75公克）去殼大麻籽

2大匙粗顆粒的亞麻籽

2大匙椰子油

1大匙奇亞籽

1大匙赤藻糖醇糖粉或顆粒狀的木糖醇，
　或5滴液態的甜菊糖

3/4茶匙香草精

3/4茶匙肉桂粉

1/4杯（28公克）帶殼杏仁粉或去殼杏仁粉
　（請見上方註解）

撒上的配料：

4顆生的巴西堅果，或一小把你喜愛的堅
　果，切成粗顆粒

2大匙去殼大麻籽

新鮮莓果（依喜好添加）

額外的非乳製品奶，在食用時添加（依喜
　好添加）

1. 將帶殼杏仁粉外所有粥的食材都倒入小鍋中。攪拌混合後，開中火加熱到小滾。

2. 開始冒小泡泡後，攪拌一下並蓋上鍋蓋煮1-2分鐘。

3. 從爐子上移開，倒入帶殼杏仁粉，並裝成2碗。將要撒上的配料平均分配給2碗。想要的話，可以加上一點非乳製品奶後立刻享用。

儲存方式：放入密封容器中冷藏，可保存3天。

加熱方式：蓋上鍋蓋，用小湯鍋開中小火加熱，直到完全溫熱為止。如果粥在冰箱當中變稠了，加熱時，可以加一點非乳製品奶。

事先準備：將所有的乾材料：大麻籽、亞麻籽、奇亞籽、木糖醇（有使用的話）、肉桂粉、杏仁粉，都裝在袋子中。準備好要吃時，只需把袋中的食材倒入小鍋裡，並加入濕的材料：非乳製品奶、椰子油、甜菊糖（有使用的話）、香草精即可。

使用壓力鍋烹煮：將要撒上的配料之外所有食材都放入壓力鍋中。蓋上鍋蓋後，用低壓煮1分鐘。洩壓後即可開蓋。

無椰子作法：用可可脂、夏威夷果油、澄清奶油（能夠耐受的話）代替椰子油。

低FODMAP作法：避免使用山核桃或開心果漿。用1大匙磨碎的奇亞籽代替亞麻籽。用甜菊糖，不要使用赤藻糖醇或木糖醇。用磨碎的去殼葵花籽或去殼南瓜籽代替帶殼杏仁粉。

無堅果作法：用磨碎的去殼葵花籽或南瓜籽代替去殼杏仁粉。可以使用生堅果，但為了健康著想，最好先浸泡與烘烤過，再用於這道食譜中（請見第157頁）。最後，不要再加上堅果了。

營養標示（每份，用赤藻糖醇或甜菊糖製作）：

熱量：660 | 脂肪熱量：502 | 總脂肪：55.7公克 | 飽和脂肪：17.1公克 | 膽固醇：0毫克

鈉：95毫克 | 碳水：15.2公克 | 膳食纖維：12.5公克 | 淨碳水：2.7公克 | 糖：1.1公克 | 蛋白質：24.5公克

比例：		
脂肪：	碳水：	蛋白質：
76%	9%	15%

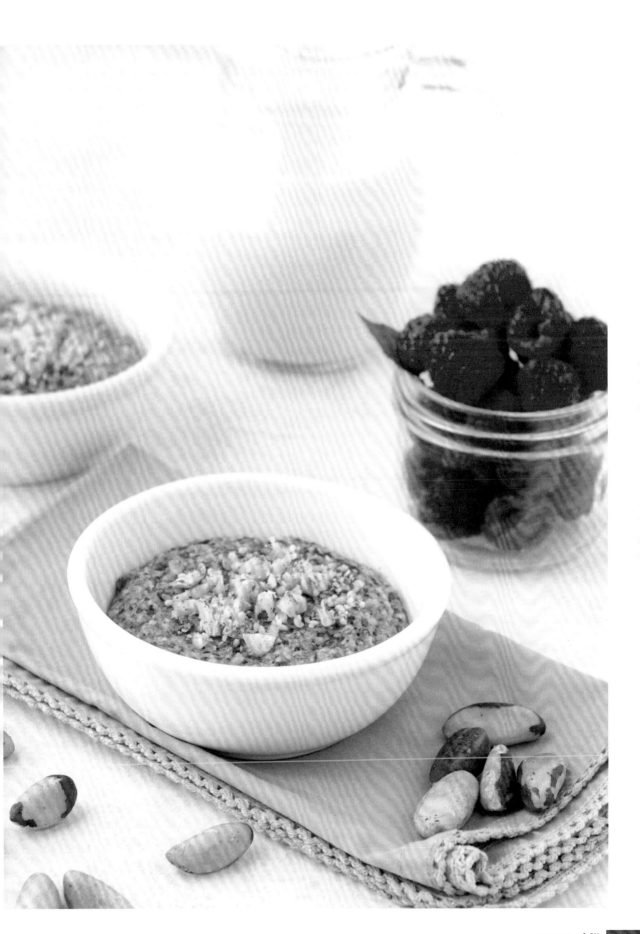

無堅果格蘭諾拉麥片塊

備料時間：20分鐘　烹飪時間：50分鐘　份量：6杯（12份）

低FODMAP · 無茄科植物 · 無堅果純素　替代方案：無椰子

格蘭諾拉麥片塊喚起了我的童年回憶。我和家裡的兄弟姊妹八歲後，爸媽希望我們能帶午餐去學校，我們也就那麼做了。我往往都帶三明治夾肉加番茄醬、胡蘿蔔、四塊格蘭諾拉麥片。沒錯，是四塊，而且不是那種有嚼勁的格蘭諾拉麥片棒，而是脆脆的那種。我到學校後，會用雙手把袋中的麥片捏碎，開始慢慢拿出來當點心吃。真是美好的回憶啊！

雖然現在要做的格蘭諾拉麥片並非搭配三明治夾肉，我卻認為吃起來比八年級時被我壓碎的現成麥片還要好吃。

在這道食譜中，主要用的是椰絲。如果你是對FODMAP敏感的人，會發現建議的份量對你來說太多了。若是如此，請把份量減半，變成1/4杯（25公克），並撒在另一種食材上，而不要用椰絲作為主角。如果你完全不能耐受椰子，請採用下方的無椰子作法。

1/2杯（120毫升）融化的椰子油，外加一些供鍋子使用

1/2杯（80公克）膠原蛋白胜肽

1大顆蛋

3大匙肉桂粉

2茶匙香草精

1/4茶匙甜菊糖

1/4茶匙磨細的灰海鹽

2杯（200公克）無糖椰絲

1杯（150公克）芝麻

1杯（150公克）去殼大麻籽

1/4杯（38公克）奇亞籽

搭配食用建議：

全脂椰奶

新鮮莓果或是甜菊糖調味的巧克力脆片

> 儲存方式：放入密封容器中，常溫下可以保存1週，冷凍則可保存2個月。記住，從冷凍庫取出後，請立即享用。

> 無椰子作法：用更多的大麻籽與／或芝麻代替椰絲，用可可脂、夏威夷果仁油或澄清奶油（如果能夠耐受的話）代替椰子油。

1. 將烤箱預熱至華氏300度（攝氏150度），並將33乘23公分的烤盤抹上一些椰子油。

2. 把融化的椰子油、膠原蛋白、蛋、肉桂粉、香草精、甜菊糖、鹽放入中型的調理盆中，打到完全混合為止。打起來濃稠度有點怪，不過沒關係，繼續做接下來的步驟即可！

3. 另外拿一個大調理盆，把碎椰絲、芝麻、大麻籽、奇亞籽混合均勻，然後倒入剛才拌勻的液體，用橡皮刮刀混合均勻，讓這些種子充分裹上液體。

4. 把混合好的食材倒入烤盤中，用手壓實，這個步驟是讓麥片塊好吃的關鍵。

5. 烤30分鐘，直到頂端與角落開始呈現金黃色為止。

6. 用金屬鍋鏟把烤好的麥片塊分成幾大塊，盡量不要讓麥片塊太碎。把這幾塊翻面後，放回烤箱再烤15-20分鐘，直到表面呈現金黃色為止。

7. 讓麥片塊在烤盤中冷卻1小時後即可享用。

8. 享用時，把1/2杯（60公克）的格蘭諾拉麥片放入碗中，倒入椰奶，再加點新鮮莓果或巧克力脆片也很棒。這樣，就可以開動啦！

營養標示（每份1/2杯／60公克）：

熱量：384｜脂肪熱量：288｜總脂肪：32公克｜飽和脂肪：19公克｜膽固醇：16毫克

鈉：104毫克｜碳水：9.7公克｜膳食纖維：6.3公克｜淨碳水：3.4公克｜糖：1.4公克｜蛋白質：14.4公克

比例：

脂肪：	碳水：	蛋白質：
75%	10%	15%

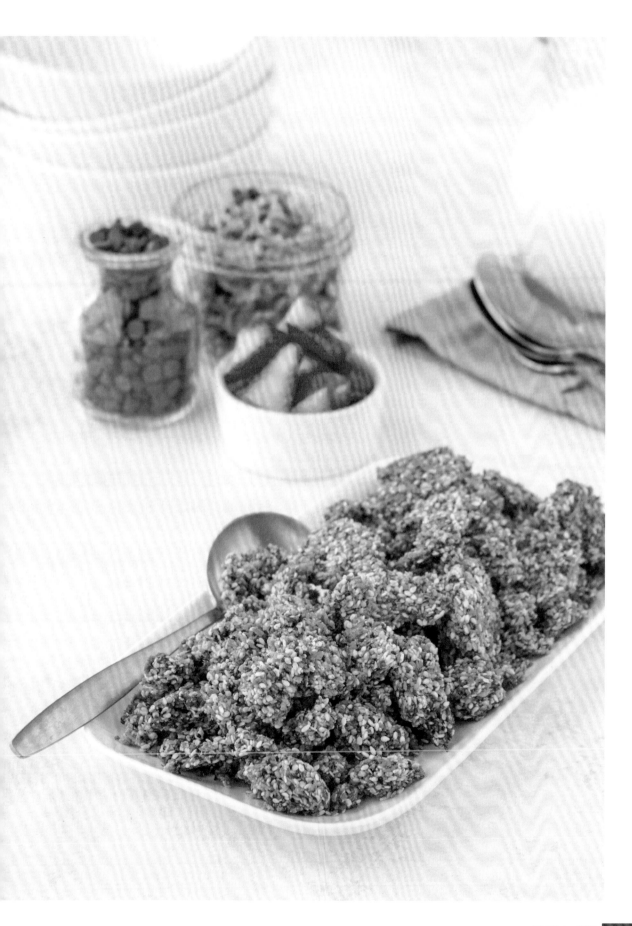

雞皮脆片

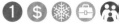

備料時間：2分鐘　　烹飪時間：20分鐘　　份量：12片脆片（12份）

無椰子·無蛋　　替代方案：低FODMAP·無茄科植物

我買雞腿時，會用雞皮來做這道菜，另外再吃烤雞腿，剩下的骨頭則拿來做雞大骨湯。所有的部分都充分利用到了！其實在烤雞皮時，烤盤上會留下許多脂肪。所以在做完這道菜時，可以把雞油倒進煎鍋裡，等做下一餐時就可以利用。

做這道菜時，我比較喜歡用雞腿肉的皮，而非雞胸肉的皮，因為大小較為適中。你可以把這道菜拿來當點心吃，單吃或沾醬都很不錯，如沾點簡單的美奶滋（第219頁）。

12片雞腿肉的皮（約250公克）

1大匙調味鹽（第233頁）

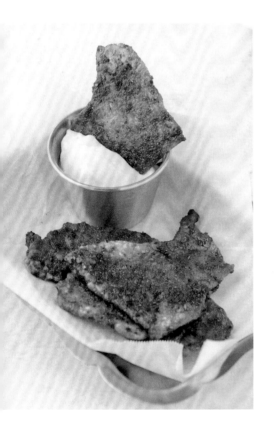

1. 將烤箱預熱至華氏325度（攝氏163度）。在烤盤上鋪張和烤盤等大的烘焙紙，另裁一張大小相等的烤盤紙，並準備另一個稍小點的烤盤，置於一旁備用（第二個烤盤要稍小一點，才容易放進裡面）。

2. 把雞皮放入大調理盆中，撒上一些調味鹽。用手抓幾下，讓雞皮都裹上鹽巴。

3. 將雞皮攤開放在大烤盤上，各片之間盡可能靠近些。

4. 之後蓋上第二張烘焙紙，放上較小的烤盤。這麼做能讓雞皮在烘烤過程中維持平整。

5. 烤15-20分鐘，過程中需要翻面一次。烤到酥脆後，即可從烤箱中取出，靜置5分鐘，待冷卻後即可享用。

儲存方式：用烘焙紙包好，放入密封容器中，冷藏可保存5天，冷凍可保存1個月。從冷凍庫取出後，可直接享用。

事先準備：預留的雞皮可以在冷凍庫中保存3個月；在製作脆片前，先放到冷藏中解凍即可。

搭配食物：這些脆片很適合搭配培根菠菜沾醬（第251頁）或美乃滋。

低FODMAP作法：用第230-233頁當中的低FODMAP綜合香料來取代調味鹽。如果使用不含鹽的綜合香料，請額外加入1/4茶匙的鹽。

無茄科植物作法：用第230-233頁中無茄科植物的綜合香料來取代調味鹽。如果是使用不含鹽的綜合香料，請額外加入1/4茶匙的鹽。

營養標示（每片脆片）：

熱量：93 | 脂肪熱量：76 | 總脂肪：8.5公克 | 飽和脂肪：2.4公克 | 膽固醇：17毫克

鈉：595毫克 | 碳水：0公克 | 膳食纖維：0公克 | 淨碳水：0公克 | 糖：0公克 | 蛋白質：4.2公克

比例：

脂肪：	碳水：	蛋白質：
82%	0%	18%

義式櫛瓜片

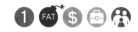

準備時間：10分鐘　　烹飪時間：80分鐘　　份量：約70片（10份）

無椰子．無蛋．低FODMAP．無茄科植物．無堅果．純素

這是我吃櫛瓜最喜歡的方式。茄子的版本甚至更棒，因為含有的脂肪量更多。這些圓片是幫沙拉或漢堡肉增加脂肪的好方法。請你對這種又低溫又慢的烹飪方式有點耐心，因為非常值得！我經常會抄捷徑，但做這道菜時，用低溫烘烤的效果會較好。我試過用較高的溫度烘烤，以節省烘焙時間，但結果味道就沒那麼好了。

■ 大根櫛瓜（約600公克），切成非常薄的
　圓片

■ 1/2杯（120毫升）特級初榨橄欖油

■ 2大匙義式香料（請見第232頁）

■ 1/4茶匙磨細的灰海鹽

1. 將烤箱預熱至華氏250度（攝氏120度），並準備兩個烤盤，分別在烤盤上鋪一層烘焙紙或矽膠烘焙墊。

2. 把所有食材放入大調理盆中，用手把調味料抓勻。將櫛瓜片放到烤盤上，盡可能排列緊密些。

3. 烤80分鐘，並在中途翻面，烤到呈現微焦，中央完全乾燥，仍帶有彈性，折彎時不會破裂。有些櫛瓜片可能只需要烤60分鐘即可，視你切的厚度而定。把烤好的圓片放到冷卻架上冷卻。

4. 如果有某些圓片在烤了80分鐘後還沒好，請把這些直接放到沒有鋪烘焙紙的烤盤上，放回烤箱內繼續烤。將烤箱的溫度調低到華氏170度（攝氏77度），繼續烘烤30-45分鐘，直到完全乾燥，但仍能夠彎曲的程度為止。

儲存方式：放入密封罐中冷藏，可保存3天。

香料圓茄片（變化版本）：用一大顆圓茄（約510公克）取代櫛瓜。將圓茄切成薄圓片，在碗中放入切好的薄片、3/4杯（180毫升）橄欖油與1大匙的調味鹽（第233頁），將茄子與調味料抓勻。將這些抹上調味料的圓片送入烤箱烤70分鐘，中間需要翻面一次，並在50分鐘左右時開始把焦黃的碎片去除。製作的份量為30片。

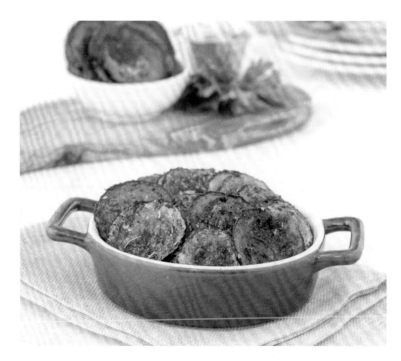

營養標示（每份10片櫛瓜）：

熱量：147 | 脂肪熱量：131 | 總脂肪：14.6公克 | 飽和脂肪：2.1公克 | 膽固醇：0毫克
鈉：750毫克 | 碳水：2.9公克 | 膳食纖維：0.9公克 | 淨碳水：2公克 | 糖：1.5公克 | 蛋白質：1公克

比例：

脂肪：	碳水：	蛋白質：
89%	8%	3%

營養標示（每3片茄子）：

熱量：143 | 脂肪熱量：137 | 總脂肪：15.2公克 | 飽和脂肪：2.2公克 | 膽固醇：0毫克
鈉：745毫克 | 碳水：3.1公克 | 膳食纖維：1.9公克 | 淨碳水：1.2公克 | 糖：1.6公克 | 蛋白質：0.5公克

比例：

脂肪：	碳水：	蛋白質：
91%	8%	1%

美味甘藍脆片

備料時間：30分鐘　烹飪時間：4小時　份量：8

無椰子·無蛋·無堅果·純素　替代方案：低FODMAP·無茄科植物

我非常喜歡這種脆片。我先生凱文說這比較不像「脆片」，而像「辣味葉子」。但如果我把這道食譜稱為「美味辣味葉子」，不管男女老少，相信都會敬而遠之，那我研發這個食譜的心力就白費了。這種脆片配酪梨醬很好吃，配莎莎醬很不錯，放在碗裡加些農場淋醬（第224頁）也可口極了！另外，在備料做這道菜時，你應該準備好64片高麗菜葉。

2顆中型的甘藍菜／高麗菜

醬汁：

1/4杯（60毫升）精製酪梨油或特級初榨橄欖油

1/2杯（75公克）生去殼葵花籽，浸泡8小時，接著瀝乾洗淨後備用

1/2顆白洋蔥，切成大塊

2小條胡蘿蔔（約55公克），切成大塊

2大匙中東芝麻醬

2大匙蘋果醋

3小瓣大蒜

2茶匙新鮮檸檬汁

2茶匙煙燻辣椒粉

3滴液態甜菊糖

儲存方式：放入密封容器中，常溫下可保存5天。

搭配食物：這些脆片很適合搭配誘人漢堡（第286頁）。

低FODMAP作法：用1/2杯（40公克）的青蔥蔥花取代白洋蔥。不要加大蒜，也不要加煙燻辣椒粉，或用第230-233頁中喜歡的調味料，取代煙燻辣椒粉。如果使用不含鹽的綜合香料，請額外加入一些鹽。

無茄科植物作法：不要加煙燻辣椒粉，或是用第230-233頁中喜歡的調味料，來取代煙燻辣椒粉。如果使用不含鹽的綜合香料，請額外加入一些鹽。

1. 將烤箱預熱至華氏170度（攝氏77度）。在3個烤盤上鋪上烘焙紙或矽膠烘焙墊。

2. 把一顆甘藍菜放在砧板上對切後，將其中半顆的剖面向下放在砧板上，再度對切。這時即可開始剝下菜葉，請小心剝，不要撕碎。在剝到不容易剝下平整易剝的葉片時，請拿出另一半開始剝。把可用的葉片放在大調理盆中，那些不容易剝的部分則放入密封容器裡，留待其他食譜使用。用同樣的方式處理另外半顆，接著處理第二顆。剝完後，你總共應該會有600公克的葉子。

3. 準備醬汁：把所有醬汁的材料放入高速果汁機或食物調理機中混合，高速打1分鐘，或是呈現光滑的質地即可。

4. 把醬汁倒在葉片上，用手搓揉葉片，讓每片均勻沾上醬汁。

5. 把抹上醬汁的葉片放到預熱好的烤盤上，讓所有菜葉緊密的排在一起，但不要重疊。

6. 把烤盤放入烤箱中，需要的話可以讓烤盤交叉相疊，讓上層烤盤的底部不會接觸到下層的菜葉，但下方烤盤的邊緣卻又能夠架起上方的烤盤。

7. 烤2小時後，查看葉片的情形。如果已經變脆了，就移到網架上，繼續烤2小時，每30分鐘檢查一下，看是否變得完全酥脆。

8. 烤好後讓脆片冷卻5-10分鐘，即可享用。

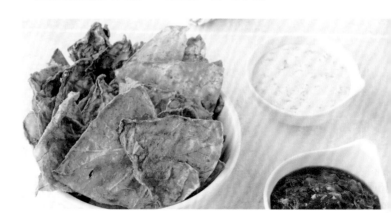

營養標示（每8片脆片）：

熱量：120 | 脂肪熱量：70 | 總脂肪：7.8公克 | 飽和脂肪：0.9公克 | 膽固醇：0毫克

鈉：26毫克 | 碳水：8.6公克 | 膳食纖維：3.5公克 | 淨碳水：5.1公克 | 糖：3.6公克 | 蛋白質：3.9公克

比例：

脂肪：	碳水：	蛋白質
59%	28%	13%

無豆豆泥

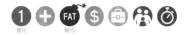

備料時間：5分鐘　　份量：2杯（8份）

無椰子·無蛋·無堅果·純素　　替代方案：低FODMAP·無茄科植物

在我嘴饞想吃豆泥時，發明了三種適合生酮飲食的豆泥食譜。我以前對豆類的耐受度相當好，但近年來，豆類開始會讓我的胃不舒服。或許我在吃純素時，把這輩子可以吃豆子的配額都用光了。不管怎麼說，如果你口袋裡有了這個食譜，就不會再渴望吃傳統的豆泥了。這很適合用來做你的午餐，用來搭配芹菜棒與橄欖油一起吃，或下次你去朋友家自備菜餚的聚會時，就可以做這道菜與朋友分享。

我最愛的吃法，是挖一些豆泥，用切成正方形的NUCO椰子餅皮包起來吃，如照片所示。真是太好吃了！

1顆中型的白花椰菜，去掉菜心後剝成一朵朵小花（約445公克的小朵花椰菜）

1/4杯（65公克）中東芝麻醬

6大匙（90毫升）特級初榨橄欖油，分批使用

1/4杯（60毫升）新鮮檸檬汁

2小瓣大蒜，切末

3/4茶匙磨細的灰海鹽

1/2茶匙小茴香粉

一撮牛角椒粉，裝飾用

一撮乾燥巴西利葉，裝飾用

1. 將白花椰菜、中東芝麻醬、4大匙（60毫升）的橄欖油、檸檬汁、大蒜、鹽、小茴香粉放入食物調理機或果汁機中，打到呈現有些光滑的質地，或呈現豆泥一樣的質地為止。

2. 把打好的豆泥倒入碗中，倒入剩餘的橄欖油，並灑上一點牛角椒粉與巴西利。

儲存方式： 放入密封容器中冷藏，可保存4天。

搭配食物： 若要做成完整的一餐，可抹在芥蘭菜葉上，或抹在最喜歡的三明治裡享用。也很適合搭配雞皮脆片（第246頁）享用。

烤大蒜無豆豆泥（變化版本）： 用6瓣烤大蒜代替蒜末。

夏威夷豆豆泥（變化版本）： 將1杯（160公克）生夏威夷豆浸泡水中24小時，洗淨瀝乾備用，可製成低FODNAP豆泥。把夏威夷豆放進食物調理機中，加3大匙大蒜浸泡油（第228頁）、3大匙檸檬汁、3大匙烤芝麻、1/4茶匙小茴香粉、1/4茶匙磨細的灰海鹽，打到有些光滑，或達到想要的豆泥質地為止。把豆泥倒入碗中，撒上2大匙特級初榨橄欖油，及一撮牛角椒粉與巴西利葉。製成1 1/4杯（320公克）或5份。

達到經典生酮比或脂肪炸彈的作法： 製作夏威夷豆的版本。

低FODMAP作法： 製作夏威夷豆的版本。

無茄科植物作法： 不要加入牛角椒粉。

補碳作法： 用水取代一半的橄欖油。搭配喜歡的碳水化合物（請參考第117頁尋找靈感，或是前往healthfulpursuit.com/carbup下載完整的「補碳食譜」pdf檔）。搭配烤地瓜、綠芭蕉片或生豆薯片，都很棒。

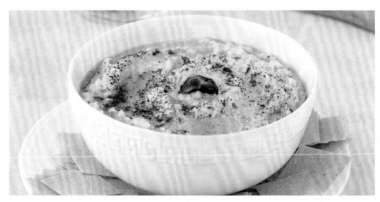

營養標示（每份1/4杯／82公克白花椰菜的版本）：

熱量：162｜脂肪熱量：132｜總脂肪：14.7公克｜飽和脂肪：2.1公克｜膽固醇：0毫克

鈉：203毫克｜碳水：5公克｜膳食纖維：2.1公克｜淨碳水：2.9公克｜糖：1.5公克｜蛋白質：2.5公克

比例：		
脂肪	碳水	蛋白質
82%	12%	6%

營養標示（每份1/4杯／64公克夏威夷豆的版本）：

熱量：335｜脂肪熱量：319｜總脂肪：35.4公克｜飽和脂肪：5.5公克｜膽固醇：0毫克

鈉：98毫克｜碳水：5.9公克｜膳食纖維：3.5公克｜淨碳水：2.4公克｜糖：1.7公克｜蛋白質：3.6公克

比例：		
脂肪	碳水	蛋白質
89%	7%	4%

培根餅乾

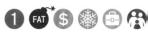

備料時間：10分鐘　　烹飪時間：20分鐘　　份量：約60片（6份）

無椰子・無蛋・低FODMAP・無茄科植物・無堅果

這些培根餅乾配上你在本書沾醬部分看到的各種高脂肪沾醬，就是生酮飲食的完美組合。這很適合拿來當作午餐，帶去野餐，或在長途旅行時吃。我自己曾經在從卡格立到德國的路上帶著這些餅乾吃。

請接受培根的切片不會完美無缺的事實，因為你的餅乾也會一樣。如果你能夠買到厚切培根，那就很適合拿來做餅乾。如果你用的是厚切培根，那麼烘烤的時間就會接近20分鐘。

在做完這些餅乾後，烤盤上會留下許多培根油。請把這些油留起來，以便製作培根巧克力軟糖時使用（第360頁）。

13條培根（約370公克），厚切的較佳

> **儲存方式**：放入密封容器中冷藏，可保存5天，冷凍則可保存1個月。從冷凍庫取出後，請立即使用。

> **搭配食物**：這些餅乾非常適合搭配中鏈脂肪酸酪梨醬（第253頁）或無豆豆泥（第249頁）。

1. 將烤箱預熱至華氏400度（攝氏205度），並在烤盤上鋪一層烘焙紙或矽膠烘焙墊。

2. 把培根切成5公分左右的正方形，擺放時每片之間要留一點距離。

3. 烤到培根焦脆為止，若使用一般厚度的培根，約需15分鐘，使用厚片的話，則需要20分鐘。

4. 讓餅乾在烤盤上冷卻10分鐘，之後即可盛盤享用。

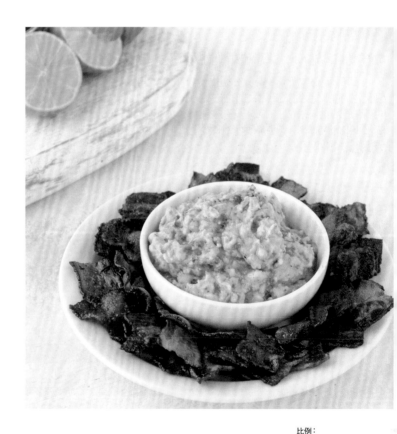

營養標示（每10片餅乾）：

熱量：258 | 脂肪熱量：223 | 總脂肪：24.8公克 | 飽和脂肪：8.3公克 | 膽固醇：43毫克

鈉：414毫克 | 碳水：0.8公克 | 膳食纖維：0公克 | 淨碳水：0.8公克 | 糖：0公克 | 蛋白質：7.9公克

比例：

脂肪：	碳水：	蛋白質：
87%	1%	12%

培根菠菜沾醬

備料時間：10分鐘，外加4小時浸泡山核桃　　烹飪時間：8分鐘　　份量：2杯（475毫升）（16份）

無蛋・無茄科植物　　替代方案：無椰子・純素

這是絲滑美味的抹醬！我幾乎什麼都能沾這種沾醬。不要被「沾」醬的名稱騙了。你可以把這種醬料加在白花椰飯（第330頁）上，倒一大坨在綠色蔬菜上，或吃牛排時抹一些！如果你在做第301頁的豬肩排時，不想製作百里香醬，也可以抹上這種沾醬。

6條培根（約170公克）

1杯（160公克）生山核桃，浸泡4小時，接著瀝乾洗淨後備用

2/3杯（160毫升）全脂椰奶

1/4杯（17公克）營養酵母調味料

3大匙蘋果醋

1茶匙磨細的灰海鹽

1茶匙洋蔥粉

1/2茶匙大蒜粉

1/2茶匙芥末粉

1/4茶匙黑胡椒粉

1杯（70公克）菠菜，切碎

儲存方式：放入密封容器中，冷藏可保存3天。

事先準備：可先在一個月前準備培根片，裝在密封容器中冷凍保存備用。要使用的時候，只要在步驟4中直接加入培根片，並在步驟1中使用3大匙又1茶匙的培根油即可。

搭配食物：若要組成完整的一餐，可搭配蒸蔬菜食用。

無椰子作法：用1/2杯（120毫升）的非乳製品奶代替椰奶。

純素作法：不要加培根，加入3大匙精製酪梨油或橄欖油，並用磨細的煙燻海鹽代替灰海鹽。

1. 將培根放在大煎鍋裡，開中火把培根煎脆。把培根從鍋裡取出，冷卻到溫度低些時，把培根壓碎，置於一旁備用。把培根油從煎鍋裡倒入食物調理機或果汁機中（不需要清洗鍋子，因為等一下還用得到）。

2. 把浸泡過的山核桃、椰奶、營養酵母、醋、鹽、香料倒入食物調理機或果汁機中，打到呈現光滑質地為止。

3. 同時開中火炒菠菜，直到菠菜開始縮小為止，約30秒。

4. 把碎培根片和炒好的菠菜倒入食物調理機或果汁機中，打到充分混合為止。

5. 把打好的醬料倒入碗中，就可以開動啦！

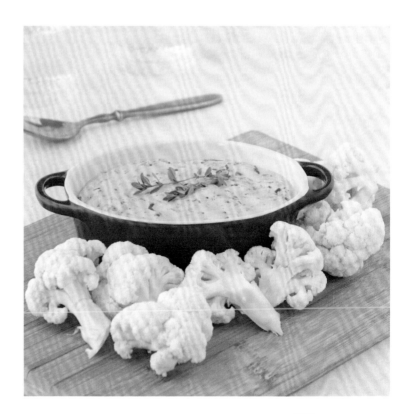

營養標示（每份2大匙）：

熱量：132 | 脂肪熱量：100 | 總脂肪：11.1公克 | 飽和脂肪：4.2公克 | 膽固醇：7毫克

鈉：84毫克 | 碳水：4.5公克 | 膳食纖維：0.6公克 | 淨碳水：3.9公克 | 糖：0.8公克 | 蛋白質：3.6公克

比例：		
脂肪：	碳水：	蛋白質：
75%	13%	12%

羽衣甘藍混醬

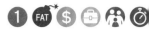

備料時間：10分鐘　　份量：2杯（450公克）（8份）

無椰子 · 無蛋 · 低FODMAP · 無茄科植物 · 無堅果 · 純素

幾個夏天前，我在一位女性友人家待了近二週，她跟我一樣很喜歡創造美味又簡單的食譜。我們從她家的花園裡摘了一大堆的羽衣甘藍，創造了這道食譜。這主要是她的功勞，我其實不該沾光的。謝謝妳提供這道食譜，史普拉特。真是愛死妳了！

2大匙精製酪梨油，鍋子用

4杯（190公克）切碎的羽衣甘藍葉

1/2杯（75公克）芝麻

1/2杯（120毫升）精製酪梨油或特級初榨橄欖油

8根青蔥，僅使用綠色部分，切成粗蔥粒

3大匙蘋果醋

1 1/4茶匙磨細的灰海鹽

1. 將2大匙酪梨油和切碎的羽衣甘藍放入大炒鍋中，開中火炒到甘藍有些脆為止，過程中請不時翻炒，約需3-6分鐘。

2. 在羽衣甘藍炒好時，倒入果汁機或食物調理機中，連同其他的材料，用高速打到完全混合為止，約需1分鐘。

儲存方式：放入密封容器中冷藏，可保存1週。

搭配食物：若要組成完整的一餐，可搭配煮熟的蔬菜，挖一大坨放在蔬菜麵（第342頁）上，或是和烤雞胸肉一起吃。搭配義式櫛瓜片（第247頁）也很棒。

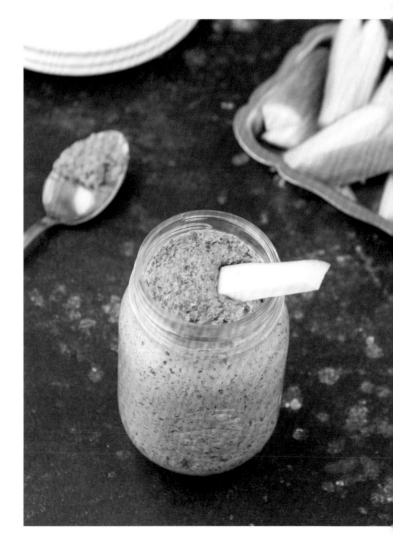

營養標示（每份1/4杯／56公克）：

熱量：228｜脂肪熱量：195｜總脂肪：21.7公克｜飽和脂肪：2.9公克｜膽固醇：0毫克

鈉：306毫克｜碳水：5.5公克｜膳食纖維：1.7公克｜淨碳水：3.8公克｜糖：0公克｜蛋白質：2.6公克

比例：

脂肪：	碳水：	蛋白質：
86%	10%	4%

中鏈脂肪酸酪梨醬

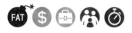

準備時間：10分鐘　　份量：1 1/3杯（315毫升）（7份）

無蛋·無茄科植物·無堅果·純素　　替代方案：無椰子

幾年前，我們在舉辦遊戲之夜時，我發明了這道食譜。我們吃光了所有事先準備的點心，但許多人都還覺得吃不飽，家裡剩下的食物也不多了。不過，那時候我們還有一些酪梨以及一些豬皮。因此，我發揮了一點創意，創造這種簡單版的酪梨醬，不使用傳統的洋蔥、番茄、胡椒製作。自此之後，我再也沒有做過傳統的酪梨醬了，完全改用這種醬料。

最早的版本沒有萊姆皮、萊姆汁、新鮮蝦夷蔥和香菜，是我後來慢慢改良時才加入的。如果你手邊沒有那些材料，別擔心！做出來的醬還是很美味。

- 2大顆哈斯酪梨，去皮去核（約170公克果肉。你也可以留下果核，放入剩菜中）
- 1/4杯又2大匙（90毫升）的中鏈脂肪酸油
- 1大匙又1茶匙的蘋果醋
- 1顆萊姆皮刨下的細末
- 1顆萊姆的汁
- 1大匙又1茶匙的乾燥奧勒岡葉
- 1/2茶匙磨細的灰海鹽
- 1/2茶匙黑胡椒粉
- 2大匙新鮮香菜葉，切碎
- 1茶匙蝦夷蔥，切末

1. 將新鮮酪梨、醋、萊姆皮、萊姆汁、乾燥奧勒岡葉、鹽、黑胡椒粉放在一個大調理盆裡。利用壓馬鈴薯泥的工具或叉子，壓成想要的質地。

2. 拌入香菜葉與蝦夷蔥，就可以開始享用囉！

儲存方式：將酪梨醬放入密封容器，並把挖出來的核放在上面，可以讓酪梨醬維持新鮮。冷藏可保存3天。

搭配食物：若要組成完整的一餐，可搭配一碗雞皮脆片（第246頁），或喜愛的豬皮，抹在烤雞上，或加一大坨在煮熟的牛絞肉上。如果要吃點心，這種沾醬和美味甘藍脆片（第248頁）是絕配。

無椰子作法：用精製酪梨油取代中鏈脂肪酸油。

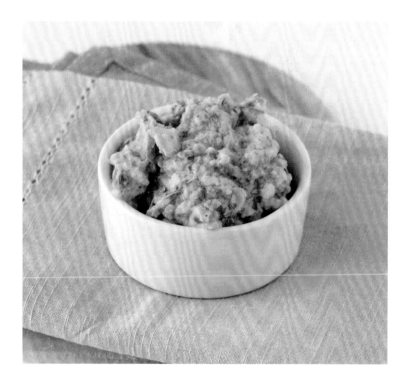

營養標示（每份3大匙）：

熱量：213 | 脂肪熱量：181 | 總脂肪：20.2公克 | 飽和脂肪：13.6公克 | 膽固醇：0毫克

鈉：133毫克 | 碳水：5.9公克 | 膳食纖維：5.3公克 | 淨碳水：0.6公克 | 糖：0公克 | 蛋白質：1.8公克

比例：		
脂肪	碳水	蛋白質
86%	11%	3%

培根卷蘆筍佐辣根醬

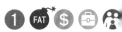

備料時間：20分鐘　烹飪時間：15分鐘　份量：8

無椰子．無茄科植物．無堅果　替代方案：無蛋

培根讓一切變得更美味，和蘆筍搭配更是如此！在做了一些培根卷蘆筍後，我發現自己覺得餓時，就會跑去開冰箱拿些冰的出來吃。這真的是很棒的點心！這道食譜用一般厚度的培根來做比較好，不要用厚片培根，否則往往厚片培根還不熟，蘆筍尖端就已經燒焦了。

10條一般厚度（非厚切）培根，約285公克

1把蘆筍（約370公克），把粗的邊緣切掉

辣根醬：

1/3杯（70公克）自製（第219頁）或現成的
　美乃滋

1大匙又1茶匙現成的辣根

1 1/2茶匙第戎芥末醬

1茶匙新鮮的檸檬汁

裝飾用：

1大匙切碎的新鮮巴西利

1. 將烤箱預熱至華氏400度（攝氏205度），並在烤盤鋪上烘焙紙或矽膠烘焙墊。

2. 將培根沿著長邊切成2-3條，視培根的寬度而定（每條理想的寬度為1.25公分）。

3. 一手抓著蘆筍的尖端，從蘆筍根部開始纏繞培根。在纏繞到離尖端約2.5公分時，即可把纏好的培根捲放在烤盤上。重複同樣的步驟纏繞其他的蘆筍。你在烤盤上排列培根捲時，每捲的距離可以相當靠近無妨。

4. 烤12-15分鐘，直到培根酥脆，蘆筍尖端開始變焦黃即可。

5. 這時候可把醬料的材料放入小碗中，用打蛋器打勻。

6. 讓蘆筍在烤盤中冷卻5分鐘，即可盛盤，旁邊擺上醬料，再撒上巴西利葉。

儲存方式：放入密封容器中冷藏，可保存3天。

加熱方式：放在盤子上，微波到想要的溫度即可。或是放在有蓋烤盤上，用華氏300度（攝氏150度）烤10分鐘，或到完全溫熱為止。或放在煎鍋上，加蓋，用中火來加熱。

搭配食物：若要組成完整的一餐，可搭配想要的沙拉。這道菜搭配奶油蕪菁泥（第348頁）或是白菜醬汁沙拉（第273頁）也很棒。

無蛋作法：使用無蛋美乃滋。

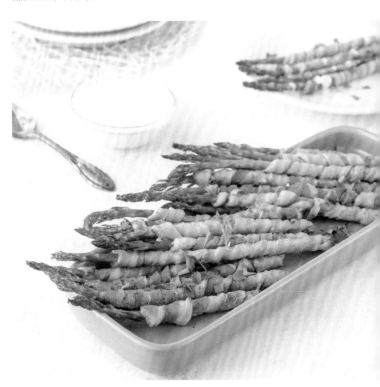

營養標示（每2-3根蘆筍加上3/4茶匙醬料）：

熱量：224 | 脂肪熱量：191 | 總脂肪：21.2公克 | 飽和脂肪：5.9公克 | 膽固醇：28毫克

鈉：307毫克 | 碳水：2.6公克 | 膳食纖維：1.1公克 | 淨碳水：1.5公克 | 糖：1.1公克 | 蛋白質：5.7公克

比例：

脂肪：	碳水：	蛋白質：
85%	5%	10%

紐奧良香料烤花椰菜

備料時間：15分鐘　烹飪時間：27分鐘　份量：8

素食　　替代方案：無椰子 · 低FODMAP · 無茄科植物 · 純素

基本上，只要超過1/2杯（36公克）的花椰菜，對FODMAP敏感的人來說就算過量了。所以，如果你對FODMAP敏感，卻想要做這道菜，記得每份中只要有1小朵花就好，因為這道食譜裡還有杏仁。

我讓每朵小花大一點，食譜當中的每朵約有8朵小花，因為這樣比較有趣。如果把這道拿來當作讓大家隨手抓來吃的小點心，那麼請做成16朵小一點的花，並且在18-20分鐘左右查看一下花椰菜的熟度。

蛋液：

1/4杯（60毫升）精製酪梨油或融化的椰子油

2大顆蛋

乾裹粉：

1/2杯（55公克）去殼杏仁粉

3大匙紐奧良香料（第230頁）

1大顆花椰菜，分成8大朵（共約300公克）

1大把起士醬（第218頁），供沾食用

儲存方式： 放入密封容器中冷藏，可保存3天。

加熱方式： 放在盤子上微波到想要的溫度即可，或是放在有蓋的烤盤上，用華氏300度（攝氏150度）烤10分鐘，或完全溫熱為止。或是放在煎鍋中，加入2-3大匙的油，用中小火加熱。

無椰子作法： 用酪梨油製作無椰子的起士醬。

低FODMAP作法： 用第228-233頁中低FODMAP的綜合香料取代紐奧良香料。若用不含鹽的綜合香料，需在裹粉中加入3/4茶匙鹽。

無茄科植物作法： 用第228-233頁中任何不含茄科植物的香料，來取代紐奧良香料。如果使用不含鹽的綜合香料，需要在裹粉中加入3/4茶匙的鹽。

純素作法： 按照起士醬食譜中的純素版本製作醬料。

1. 將烤箱預熱至華氏375度（攝氏190度），並在烤盤鋪上烘焙紙或矽膠烘焙墊。

2. 把酪梨油和蛋放入中型的調理盆中打勻。

3. 在另一個調理盆中混合杏仁粉和紐奧良香料。

4. 一次把一朵花椰菜沾上打好的蛋液，甩掉多餘的蛋液後取出。

5. 用另一手把裹上蛋液的花椰菜放入混合好的裹粉中。在均勻沾滿後，拍去多餘的粉，放上準備好的烤盤。重複同樣的步驟，一手沾蛋液，一手沾粉，就不會讓蛋液中都是裹粉，或裹粉中都是蛋液。

6. 把裹好粉的花椰菜放入烤箱中烤25-27分鐘，直到表面開始呈現金黃色為止。冷卻5分鐘後，即可和起士醬一起端上桌。

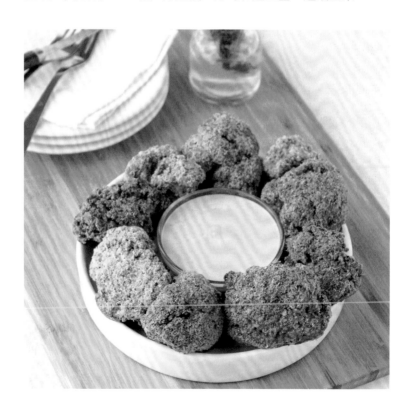

營養標示（每1大朵花椰菜加上2大匙醬料）：

熱量：216 | 脂肪熱量：161 | 總脂肪：17.9公克 | 飽和脂肪：7.4公克 | 膽固醇：47毫克

鈉：186毫克 | 碳水：6.5公克 | 膳食纖維：2.9公克 | 淨碳水：3.6公克 | 糖：1.2公克 | 蛋白質：7.2公克

比例：		
脂肪	碳水	蛋白質
75%	12%	13%

椒鹽雞翅

備料時間：5分鐘　　烹飪時間：35分鐘　　份量：4

無椰子·無蛋·低FODMAP·無茄科植物·無堅果

沒有什麼比一盤雞翅更讓我想大快朵頤的了。我經常會做一些起來，分成兩份，分別在午餐及晚餐時配上一碗沙拉吃，簡單又容易！

455公克雞翅

1/4杯（60毫升）精製酪梨油

1/4茶匙磨細的灰海鹽

1茶匙黑胡椒粉，分批使用

1. 將烤箱預熱至華氏400度（攝氏205度）。

2. 將雞翅、油、鹽、1/4茶匙的胡椒粉放入中型的調理盆中，放入雞翅，抓到均勻裹上調味料為止。

3. 把沾上調味料的雞翅放到鑄鐵鍋、方形金屬烤盤或1.4公升的橢圓型陶瓷烤盤上。撒上剩下的黑胡椒。

4. 烤30分鐘，或雞翅呈現淡金黃色為止。如果使用的是方形金屬烤盤，請在烤到一半時轉一下盤子的方向。

5. 把烤箱轉到低溫炙燒（如果你的烤箱沒有這個選項，選擇炙燒即可）3分鐘，讓雞翅變脆，之後放在烤盤上冷卻5分鐘，即可享用。

儲存方式：放入密封容器中冷藏，可保存3天。

加熱方式：放在盤子上微波到想要的溫度即可，或放在有蓋烤盤上，用華氏300度（攝氏150度）烤5分鐘，或者完全溫熱為止。或放在煎鍋上，撒點精製酪梨油，加蓋用中小火加熱。

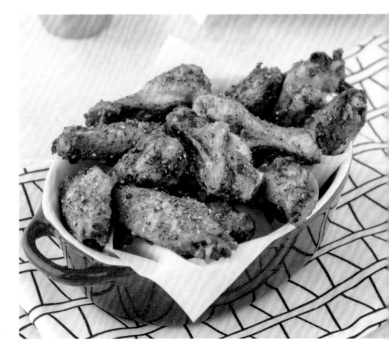

營養標示（每份）：

熱量：360 | 脂肪熱量：282 | 總脂肪：31.3公克 | 飽和脂肪：6.6公克 | 膽固醇：81毫克

鈉：290毫克 | 碳水：0.3公克 | 膳食纖維：0公克 | 淨碳水：0.3公克 | 糖：0公克 | 蛋白質：19.3公克

比例：

脂肪：	碳水：	蛋白質：
79%	0%	21%

肉乾餅乾

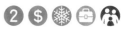

備料時間：15分鐘　烹飪時間：6小時　份量：18片（18份）

無蛋‧無堅果　替代方案：無椰子‧低FODMAP‧無茄科植物

我先生凱文很愛吃肉乾。如過不限制他的話，他可能隨時都帶著一大包肉乾吃。可想而知，他對肉乾的熱愛讓我們的食材支出破表。於是我決定自己動手替他做肉乾，但用昂貴的肉塊幫他做肉乾，卻也讓我們沒辦法省下多少錢。後來我發現肉乾可以用絞肉來做！你可以想像當時我有多興奮，這些肉乾餅乾充滿了肉乾的味道，卻一點都不貴！

455公克牛絞肉（脂肪含量為10%）

2大匙椰子醬油

1茶匙煙燻海鹽

1茶匙黑胡椒粉

1/2茶匙大蒜粉

1/2茶匙紅椒片

1. 將兩個烤架並排，盡可能靠近烤箱中央。烤箱預熱至華氏170度（攝氏77度），並在烤盤鋪上烘焙紙或矽膠烘焙墊。

2. 把所有的食材放入中型的調理盆中，用手拌勻。

3. 用湯勺舀起一匙混合調味料的絞肉，用手揉成球狀，之後壓平成厚度2吋（5公分）的圓片，然後放到金屬烤盤上。重複以上步驟，把絞肉壓成圓片。

4. 烘烤這些餅乾6小時，烤到一半時請翻面。不時將烤盤從一個烤網上換到另一個烤網，以便讓肉都能平均受熱。這些餅乾如果很有嚼勁，咬起來像肉乾一樣，就完成了。

5. 把烤好的餅乾放在冷卻架上，冷卻30分鐘後即可享用。

儲存方式：放入密封容器中冷藏，可保存5天，冷凍可保存1個月。

解凍方式：放在室溫下解凍1小時後即可享用。

搭配食物：這種餅乾搭配羽衣甘藍混醬（第252頁）、培根菠菜沾醬（第251頁）、美乃滋享用都很美味。

無椰子作法：如果你能耐受大豆，請使用無小麥大豆醬油代替椰子醬油。

低FODMAP作法：用1大匙第228-233頁中低FODMAP的綜合香料取代椰子醬油、鹽、黑胡椒粉、大蒜、紅椒片。如果使用不含鹽的綜合香料，需在裹粉中加入1茶匙鹽。如果你使用的綜合香料不含黑胡椒，則需要額外加入1茶匙的黑胡椒粉。

無蛋作法：不要加紅椒片。

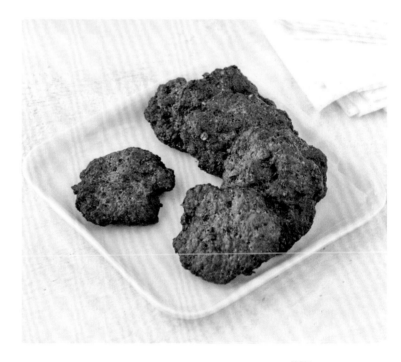

營養標示（每片餅乾）：

熱量：47 | 脂肪熱量：14 | 總脂肪：1.6公克 | 飽和脂肪：0.6公克 | 膽固醇：23毫克

鈉：124毫克 | 碳水：0.5公克 | 膳食纖維：0公克 | 淨碳水：0.5公克 | 糖：0公克 | 蛋白質：7.7公克

比例：		
脂肪	碳水	蛋白質
31%	4%	65%

肝臟的唯一吃法

備料時間：15分鐘，外加一晚浸泡的時間　烹飪時間：20分鐘　份量：6

無椰子・無蛋・低FODMAP・無茄科植物・無堅果

喜歡吃肝臟的人，千萬不要省略用醋浸泡這道手續。把這些寶貝浸泡在醋裡，能夠去除嗆鼻的味道，讓味道變得更柔和。在做這道菜時，最好在鍋子上蓋個防噴油網，以免肝臟打到你的臉。我沒在開玩笑！在煎的時候，肝臟會跳動！

如果你才剛開始嘗試吃肝臟，那麼我要告訴你，雞肝的味道比牛肝清淡。你可以在吃肝臟時搭配美乃滋，或是用肝臟作為沙拉的蛋白質。剩餘的肝臟可以在熱過後食用，或是冷食亦可。

455公克的雞肝，洗淨後切成一口的大小

1大匙蘋果醋

170公克培根（約6條），切成小片

調味的「麵衣」：

3/4杯（50公克）豬皮粉或磨碎的豬皮

1大匙乾燥百里香葉

3/4茶匙磨細的灰海鹽

1茶匙黑胡椒粉

1顆檸檬，切片，盛盤時用（依喜好添加）

1. 把雞肝片裝入大型的玻璃或不鏽鋼調理盆中。加水到蓋過肝臟，並加入醋，用湯匙攪拌到醋與水完全混合為止。蓋上蓋子後，放在冰箱中冷藏一夜。

2. 在要做這道菜時，在大煎鍋中用中火煎培根片，煎到變脆為止，約8-10分鐘。

3. 在煎培根的同時，用中型的調理盆混合麵衣的食材。

4. 瀝乾並洗淨前一晚浸泡的肝臟。把半數的肝臟放進麵衣中，抓到均勻覆上麵衣為止。

5. 把煎好的培根片放入盤子中，培根油則留在鍋子裡。

6. 將裹麵衣的肝臟放入煎鍋中，把火轉為中小火煎10-12分鐘，直到肝臟不再呈現粉紅色，或內部只有一點粉紅色為止，煎到一半時需要翻面。

7. 把煎好的肝臟裝進盤子中，接著再把剩下的肝臟依照上述4-6的步驟煎好。

8. 第二批肝臟煎好後，把煎好的裝到盤子裡，用先前留下的培根片裝飾，就可以開動啦！

儲存方式：放入密封容器中冷藏，可保存3天。

加熱方式：放在盤子上微波，直到想要的溫度即可，或是放在有蓋烤盤上，用華氏300度（攝氏150度）烤15分鐘，或完全溫熱為止。或放在煎鍋上，灑上一點精製酪梨油，加蓋用中小火加熱。

事先準備：可在一個月前準備培根片，裝入密封容器中冷凍。要使用時，只要直接加入菜餚中即可。如果採用這種方式，請在步驟6中在煎鍋加入3大匙精製酪梨油代替培根油。

營養標示（每份1/3杯／115公克）：

熱量：246 | 脂肪熱量：145 | 總脂肪：16.1公克 | 飽和脂肪：5.1公克 | 膽固醇：23毫克

鈉：624毫克 | 碳水：0.9公克 | 膳食纖維：0公克 | 淨碳水：0.9公克 | 糖：0公克 | 蛋白質：24.4公克

比例：

脂肪：	碳水：	蛋白質：
59%	1%	40%

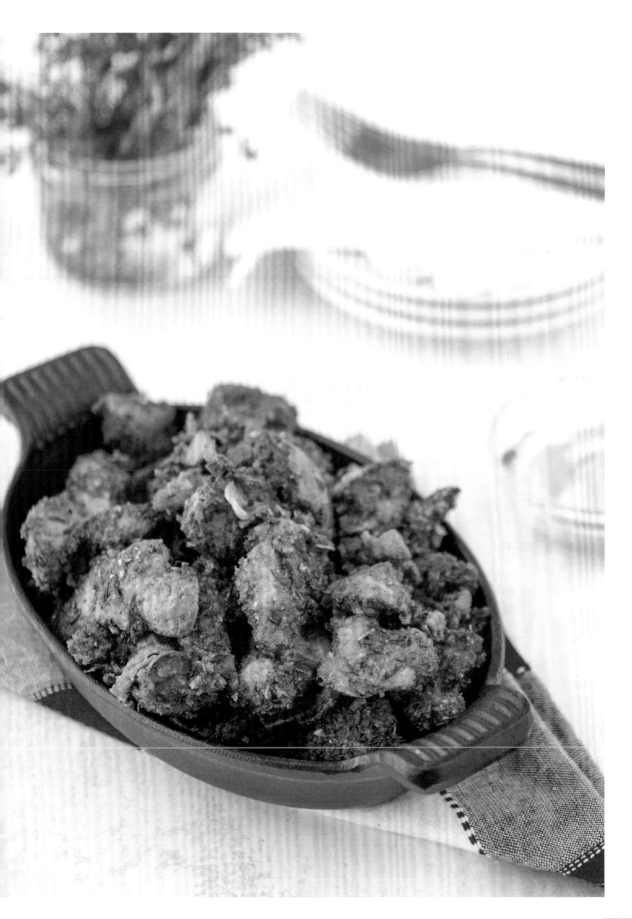

雞湯麵

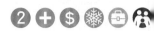

備料時間：10分鐘　烹飪時間：35分鐘　份量：4

無蛋·無茄科植物·無堅果　替代方案：無椰子·低FODMAP

自己熬的大骨湯，能讓這道料理更上層樓，但如果你手上沒有自製的大骨湯，使用現成的也行。我通常不會使用生的雞腿來熬高湯，而會用烤雞剩下的部分來做，能夠讓風味更加濃郁，也省下不少時間，更重要的是，這是利用剩菜的好辦法。如果用的是剩菜，就請準備300公克的熟雞肉。雖然這是「雞」湯麵食譜，但如果使用豬肉來做，味道一樣很棒！

如果使用生豬肉，而非前一餐剩下的熟豬肉來做，則選用切片的里肌肉效果比較好。如果用的是熟豬肉，那任何部位的豬肉都可以。

1/3杯（70公克）椰子油或鴨油

455公克去骨去皮雞腿，切片

1杯（170公克）西洋芹切丁

1杯（80公克）青蔥切成蔥花，僅使用綠色的部分

1/2杯（80公克）的胡蘿蔔切丁

6杯（1.4公升）的雞大骨湯（請見第152頁）

2茶匙磨細的灰海鹽

1/2茶匙乾羅勒

1/2茶匙乾燥的奧勒岡葉

1/8茶匙黑胡椒粉

2杯（200公克）蔬菜麵（請見第342頁）

1. 開中大火將大湯鍋中的油加熱，接著加入切片的雞腿肉，煎到肉的兩面微焦即可，共約10分鐘。

2. 鍋中加入西洋芹、洋蔥、胡蘿蔔，繼續煮5分鐘。

3. 加入大骨湯、鹽、羅勒、奧勒岡葉、黑胡椒粉。蓋上鍋蓋，煮滾後轉為中小火，繼續煮20分鐘。在最後2分鐘時，加入蔬菜麵條。

4. 熄火後，把煮好的雞湯麵分成四等份，裝入四個中型的碗中即可享用。

儲存方式：放入密封容器中冷藏，可保存4天，冷凍可保存1個月。

加熱方式：放在盤子上微波到想要的溫度即可，或放在湯鍋中，加蓋用中小火加熱。

解凍方式：放在冰箱冷藏室中直到完全解凍為止。解凍後，即可用上述的加熱方式加熱。

壓力鍋烹飪方式：用壓力鍋的翻炒功能完成步驟1。接著加入麵條外的其他食材，蓋上鍋蓋，用高壓煮8分鐘。完全洩壓之後，打開鍋蓋，加入麵條煮2分鐘即可享用。

搭配食物：這道湯很適合搭配經典奶油比司吉（第334頁）。

無椰子作法：用鴨油代替椰子油。

低FODMAP作法：把西洋芹的份量減少到1/2杯（85公克）。

補碳作法：用去骨去皮的雞胸肉代替雞腿肉，把油的份量減少為1大匙，用螺旋刨絲的防風草、芋頭、地瓜（請見第154頁的螺旋刨絲說明）代替蔬菜麵，並在烹飪時間結束的10分鐘前加入這些麵條。

營養標示（每份2杯/475毫升）：

熱量：371｜脂肪熱量：200｜總脂肪：22.2公克｜飽和脂肪：6.9公克｜膽固醇：113毫克

鈉：752毫克｜碳水：6.5公克｜膳食纖維：2.3公克｜淨碳水：4.2公克｜糖：2.9公克｜蛋白質：36.4公克

比例：

脂肪：	碳水：	蛋白質：
54%	7%	39%

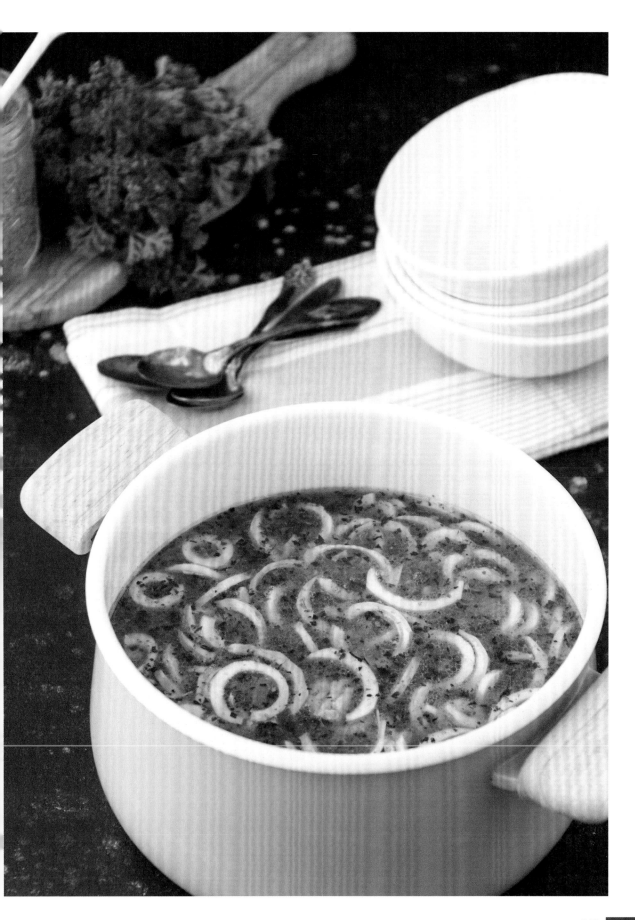

鮮蝦濃湯

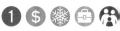

備料時間：10分鐘　　烹飪時間：40分鐘　　份量：6

無蛋・無堅果　　替代方案：無椰子・低FODMAP・無茄科植物

這道食譜的發明完全是個意外，原本我打算用蘑菇奶油醬烤魚，但超市裡的鱒魚賣完了，所以我就買了蝦子。接著，我要做奶油醬時，發現蛋黃用完了（我原本打算用蛋黃讓醬汁變稠）。最後，我很高興一切都沒按照計畫來，因為如果一切按照計畫來，就不會出現這麼棒的結果！如果你和我一樣喜歡濃湯，你一定會喜歡這道菜！

1/4杯（60毫升）精製酪梨油或融化的澄清奶油（如果能夠耐受的話）

1 2/3杯（140公克）蘑菇切丁

1/3杯（55公克）黃洋蔥切丁

300公克小隻鮮蝦，去殼、去腸泥

1罐（400毫升）全脂椰奶

1/3杯（80毫升）雞大骨湯（請見第152頁）

2大匙蘋果醋

1茶匙洋蔥粉

1茶匙牛角椒粉

1片月桂葉

3/4茶匙磨細的灰海鹽

1/2茶匙乾燥的奧勒岡葉

1/4茶匙黑胡椒粉

12顆櫻桃蘿蔔（約170公克），切丁

1條中型櫛瓜（約200公克），切丁

儲存方式：放入密封容器中冷藏，可保存3天，冷凍可保存1個月。

加熱方式：微波或放入湯鍋，加蓋用中火加熱到想要的溫度為止。

解凍方式：放在冰箱冷藏室中直到完全解凍為止。解凍後即可用上述的加熱方式加熱。

壓力鍋烹飪方式：用壓力鍋的翻炒功能完成步驟1。再加入其他食材，包括櫻桃蘿蔔和櫛瓜，蓋上鍋蓋用高壓煮8分鐘。洩壓後打開鍋蓋，進行步驟4後即可享用。

搭配食物：這道湯很適合搭配蔬菜麵（第342頁）及橄欖番茄亞麻籽佛卡夏（第338頁）。

無椰子作法：使用你喜歡的非乳製品奶。

低FODMAP作法：不要加洋蔥丁及洋蔥粉。用洋蔥浸泡油（第228頁）代替2大匙的酪梨油，並用1/4杯切成蔥花的青蔥（只使用綠色部分）代替切丁的黃洋蔥。

無茄科植物作法：不加牛角椒粉。

1. 開中大火，將大湯鍋中的酪梨油加熱幾分鐘，接著加入蘑菇與洋蔥，炒8-10分鐘，直到洋蔥變透明，蘑菇變成褐色為止。

2. 鍋中加入櫻桃蘿蔔與櫛瓜以外的食材，蓋上鍋蓋煮滾，接著轉小火燜煮20分鐘。

3. 煮20分鐘後，加入櫻桃蘿蔔和曅瓜。繼續煮10分鐘，直到用叉子可以輕易刺穿蔬菜為止。

4. 取出月桂葉，把湯分成6小碗，即可享用。

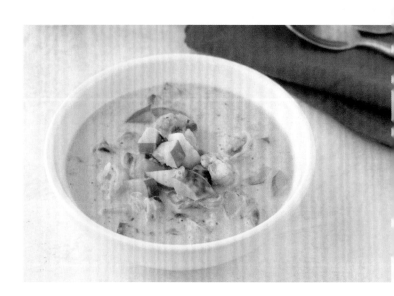

營養標示（每份1杯／240毫升）：

熱量：301 | 脂肪熱量：213 | 總脂肪：23.7公克 | 飽和脂肪：13.9公克 | 膽固醇：105毫克

鈉：410毫克 | 碳水：7.4公克 | 膳食纖維：1.5公克 | 淨碳水：5.9公克 | 糖：3.2公克 | 蛋白質：14.5公克

比例：

脂肪：	碳水：	蛋白質：
71%	10%	19%

純素花椰菜奶油湯

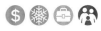

備料時間：20分鐘　　烹飪時間：15分鐘　　份量：6

無蛋·無茄科植物·無堅果·純素　　替代方案：無椰子

這種湯是無乳製品的美味湯品，一年四季皆可享用，甚至還可以拿來作為醬料。放涼之後，會是夏日的絕佳餐點，放入一些蔬菜麵條，再加上一些雞腿做成的雞柳條就行了。如果在冬天吃冷麵，會讓你打寒顫，那麼這道湯趁熱喝也很棒。可以搭配橄欖番茄亞麻籽佛卡夏（第338頁）一起享用。

奶油浸泡橄欖油是在特級初榨橄欖油中浸入了一些香草，因此擁有奶油的氣味，卻不含乳製品。另外，也有奶油味的椰子油，我最愛的品牌是Ellydale Foods，這是NOW Foods的副牌。在許多健康食品店中都可以看到兩個品牌的食品。如果你覺得這種食材太詭異，而你也能夠耐受澄清奶油或奶油，那就用吧！

2杯（475毫升）蔬菜高湯

1罐（約400毫升）全脂椰奶

1小顆白花椰菜（約400公克），去除菜心，分切成幾大朵

3根青蔥，僅用綠色部分，切段

2根中型的西洋芹，切丁

1茶匙磨細的灰海鹽

1大顆綠花椰菜，去除菜心，切成幾大朵的花（約325公克）

1/3杯（80毫升）的奶油浸泡橄欖油，或融化的奶油浸泡椰子油

1/4茶匙黑胡椒粉

1/4茶匙白胡椒粉（依個人喜好添加）

裝飾用（依個人喜好添加）：

1根青蔥，斜切

1. 將蔬菜高湯、椰奶、白花椰菜、青蔥、西洋芹丁、鹽一起放入大湯鍋中。蓋上鍋蓋後煮滾，煮15分鐘，或白花椰菜用刀子可以輕易刺穿為止。

2. 同時蒸綠花椰菜，蒸到叉子能夠輕易刺穿為止。

3. 把白花椰菜那鍋倒入果汁機中，加入浸泡橄欖油、黑胡椒粉、白胡椒粉（如果使用的話）。用高速打1分鐘，或呈現光滑的質地為止。

4. 加入蒸好的綠花椰菜，打3-4下，只要打碎即可（可留下一些一口大小的綠花椰菜）。

5. 分成6小碗，想要的話，可以加上一點青蔥，即可享用。

儲存方式：放入密封容器中冷藏，可保存4天，冷凍可保存1個月。

加熱方式：加蓋微波到想要的溫度即可，或者放到湯鍋中，加蓋用中火加熱。

解凍方式：放在冰箱冷藏室中直到完全解凍為止。解凍後，即可用上述的加熱方式加熱。

搭配食物：這道湯十分適合搭配蔬菜麵（第342頁），撒上一些去殼大麻籽，以及你喜歡的綜合堅果／種子。喜歡吃肉的人，可以加入一些煮熟的豬或雞絞肉或肉片。這道湯品也很適合搭配橄欖番茄亞麻籽佛卡夏（第338頁）。

無椰子作法：用喜歡的非乳製品奶代替椰奶，用橄欖油代替椰子油。

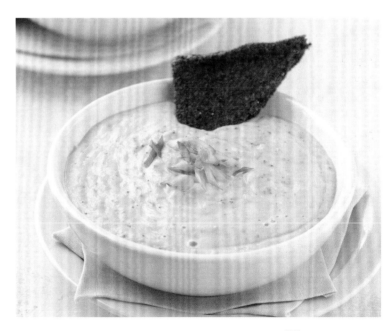

營養標示（每份3/4杯又2大匙／210毫升）：

熱量：279｜脂肪熱量：210｜總脂肪：23.3公克｜飽和脂肪：12.4公克｜膽固醇：0毫克

鈉：518毫克｜碳水：10.3公克｜膳食纖維：3.6公克｜淨碳水：6.7公克｜糖：4公克｜蛋白質：6.9公克

比例：

脂肪	碳水	蛋白質
75%	15%	10%

培根湯

備料時間：10分鐘　烹飪時間：1小時20分鐘　份量：6

無蛋·無茄科植物·無堅果　替代方案：無椰子·低FODMAP

如果你要讓這道湯發揮到極致，可以用喜歡的低碳香腸代替豬小排，並且配上一大碗德式酸菜享用，甚至可以再撒上一點芥末。除了用爐子烹煮的傳統方式，我同時還列出了設定時間就可以離開的燉鍋煮法，以及迅速煮完的壓力鍋煮法。

1/3杯（69公克）豬油

455公克豬小排

3/4杯（110公克）切片的紅蔥頭

10條培根（約285公克），切成1.25公分的小片

1 3/4杯（415毫升）雞大骨湯（見第152頁）

3顆中型蕪菁（約355公克），切丁

1/4杯（60毫升）的白酒，如Pinot Grigio、Sauvignon Blanc、或未經橡木桶浸泡的Chardonnay

1大匙現成黃芥末醬

4撮新鮮百里香

1/2杯（120毫升）全脂椰奶

2大匙蘋果醋

2大匙無調味吉利丁

1大匙乾燥龍蒿葉

1. 開中火，將大湯鍋中的豬油加熱，豬油融化後，加入豬小排煎8分鐘，直到表面呈現微焦為止。

2. 鍋中加入紅蔥頭與培根片，再炒5分鐘，直到紅蔥頭散發出香味為止。

3. 加入大骨湯、蕪菁、酒、芥末、百里香。蓋上鍋蓋煮滾，接著轉為中小火，煮到用叉子可以輕易刺穿豬小排與蕪菁為止，約需1小時。

4. 取出百里香，加入椰奶、醋、吉利丁、龍蒿葉，轉為中火煮沸後，蓋上鍋蓋再煮10分鐘。

5. 把湯分成6小碗，即可享用。

儲存方式：放入密封容器中冷藏，可保存3天，冷凍可保存1個月。

加熱方式：放在盤子上微波到想要的溫度，或放在有蓋烤盤上，用華氏300度（攝氏150度）烤10-15分鐘，或完全溫熱為止。或者放在湯鍋中，加蓋用中小火加熱5分鐘。

解凍方式：放在冰箱冷藏室中直到完全解凍為止。解凍後即可用上述的加熱方式加熱。

壓力鍋烹飪方式：用壓力鍋的翻炒功能來完成步驟1與2。接著加入大骨湯、蕪菁、白酒、芥末、百里香葉，蓋上鍋蓋，用高壓煮30分鐘。完全洩壓後，打開鍋蓋，取出百里香葉，再把壓力鍋轉到翻炒的功能。蓋上鍋蓋，再煮10分鐘後，即可享用。

燉鍋烹飪方式：完成步驟1與2後，把煎好的肉和紅蔥頭放入燉鍋中。加入大骨湯、蕪菁、白酒、芥末、百里香葉，蓋上鍋蓋，用大火燉煮4小時，或以小火燉6小時。取出百里香葉，加入椰奶、醋、吉利丁、龍蒿葉，蓋上鍋蓋，再用大火煮30分鐘後，即可享用。

無椰子作法：使用其他非乳製品奶代替椰奶。無糖的杏仁奶相當適合用來做這道菜。

低FODMAP作法：用青蔥取代紅蔥頭，僅使用綠色的部分。

營養標示（每份3/4杯／180毫升）：

熱量：571｜脂肪熱量：372｜總脂肪：41.4公克｜飽和脂肪：16.9公克｜膽固醇：114毫克

鈉：1429毫克｜碳水：9.7公克｜膳食纖維：1.1公克｜淨碳水：8.6公克｜糖：2.8公克｜蛋白質：39.8公克

比例：

脂肪：	碳水：	蛋白質：
65%	7%	28%

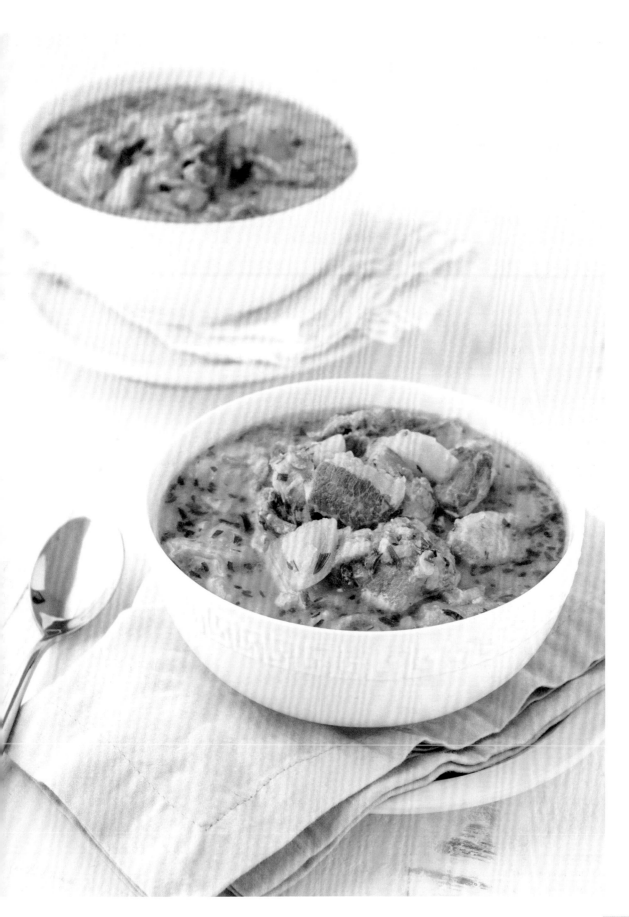

菠菜沙拉佐雞柳條

備料時間：15分鐘　烹飪時間：25分鐘　份量：4

無堅果　替代方案：無椰子‧無蛋‧低FODMAP‧無茄科植物

如果你想吃很棒的脆皮雞柳條，可在烘烤後，開啟烤箱的炙燒功能，低溫炙燒1分鐘左右。炙燒時請務必密切注意，因為椰絲非常容易燒焦。

3大匙精製酪梨油，鍋子用

雞肉：

1杯（100公克）無糖椰絲

1大匙又1茶匙紐奧良香料（230頁）

680公克去骨去皮雞腿

沙拉：

4杯（280公克）新鮮菠菜

1/2杯（85公克）西洋芹，切段

1/2杯（40公克）青蔥，切段

1杯（240毫升）農場淋醬（第224頁）

1. 將烤箱預熱至華氏375度（攝氏190度）後，在烤盤塗上大量的酪梨油。

2. 把椰絲放入果汁機或食物調理機中，打到變成粗顆粒，但不需要到變成粉狀。

3. 在中型的調理盆中混合椰絲顆粒與紐奧良香料，甩動碗讓兩者混合均勻。

4. 把雞腿肉用兩張保鮮膜包起來。利用錘子或平底的重物，如小鑄鐵鍋或馬克杯的底部用力捶打雞肉，直到雞肉變薄至6公釐厚。把打好的肉放進有椰絲與調味料的碗裡，完全沾上裹粉後放到烤盤上。用同樣的方式把所有的雞肉塊裹上粉，之後把烤盤送入烤箱中烤25分鐘（如果希望能讓表皮酥脆，請按照上方的說明炙烤）。

5. 此時把菠菜均分，放入四個大餐盤上，放上西洋芹與青蔥，並把淋醬分別放入四個小碟中，放在沙拉旁一起上菜。

6. 把雞肉切片，平均放到四盤沙拉上。

儲存方式：分別把沙拉及熟雞肉放入密封容器中冷藏，可保存3天。

加熱方式：放在盤子上微波，直到想要的溫度即可，或將雞肉放在有蓋烤盤上，用華氏300度（攝氏150度）烤10-15分鐘，或完全溫熱為止。

無椰子作法：用一杯（150公克）去殼葵花籽代替椰絲。

無蛋作法：請使用無蛋版本的農場淋醬。

低FODMAP作法：用第230-233頁中的低FODMAP綜合香料取代紐奧良香料。若使用不含鹽的綜合香料，請額外加入1 1/2茶匙磨細的灰海鹽。用等量的黃瓜代替西洋芹，並僅使用青蔥綠色的部分。使用低FODMAP版本的農場淋醬。

無茄科植物作法：用第230-233頁中的低FODMAP綜合香料取代紐奧良香料。若使用不含鹽的綜合香料，請額外加入1 1/2茶匙磨細的灰海鹽。

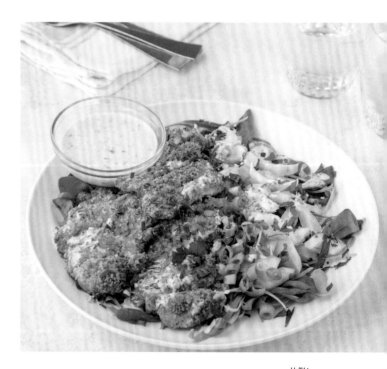

營養標示（每份）：

熱量：706｜脂肪熱量：511｜總脂肪：56.8公克｜飽和脂肪：22.9公克｜膽固醇：153毫克

鈉：490毫克｜碳水：11.1公克｜膳食纖維：6.3公克｜淨碳水：4.8公克｜糖：2.9公克｜蛋白質：37.7公克

比例：

脂肪	碳水	蛋白質
73%	6%	21%

紐奧良梅花肉碎沙拉

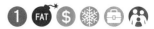

備料時間：15分鐘＋隔夜　　烹飪時間：1小時45分鐘　　份量：4

無椰子·無蛋·無堅果　　替代方案：低FODMAP·無茄科植物

我超愛吃脆脆的豬皮，這道食譜中，能夠讓你吃到有史以來最脆的豬皮。表皮酥脆，內部鮮嫩多汁，整個充滿了紐奧良香料的香味。放在清涼的沙拉上一起享用，讓這道食譜完美極了。沒有任何可修改的地方。

455公克豬五花肉

1大匙精製酪梨油

1 1/2大匙紐奧良香料（第230頁）

沙拉：

2杯（240公克）切片的櫻桃蘿蔔

3根青蔥，切段

1把新鮮香菜（約50公克），切碎

1/4杯（15公克）切碎的新鮮薄荷

1大根櫛瓜（約300公克），切碎

1/4杯（60毫升）精製酪梨油或特級初榨橄欖油

2顆萊姆的汁

1/4茶匙磨細的灰海鹽

2滴甜菊糖

盛盤用（依照喜好添加）：

萊姆片

1. 拆開豬五花肉的包裝，把豬皮面朝上，放在砧板上。用銳利的刀子從上往下劃幾刀，深度約1.25公分。整塊五花肉都抹上酪梨油，上方則抹上紐奧良香料，並將香料搓進肉裡。包上保鮮膜，把整塊豬肉放到冰箱裡冷藏2小時以上，至多可以放24小時。

2. 在準備做這道菜時，將烤箱預熱至華氏500度（攝氏260度），並將豬皮朝上，放在鑄鐵鍋或可以安全炙燒的鍋具裡，烤15分鐘，直到開始焦黃為止。將烤箱的溫度調低至華氏325度（攝氏163度），繼續烤1 1/2小時，或直到頂端與側面呈現深褐色，內部溫度達到華氏165度（攝氏74度）為止。將五花肉從烤箱中取出，放在砧板上冷卻5分鐘。

3. 此時可準備沙拉：將所有的食材放在大調理盆中，攪拌混合所有的食材，接著把沙拉分裝到餐盤上。

4. 用銳利的刀將五花肉切片，接著擺放在沙拉上，並可依喜好在盤邊擺上一片萊姆。

低FODMAP作法：用第230-233頁中的低FODMAP綜合香料取代紐奧良香料。如果使用不含鹽的綜合香料，請額外加入1/2茶匙磨細的灰海鹽。青蔥則僅使用綠色部分。

無茄科植物作法：用第230-233頁中的低FODMAP綜合香料取代紐奧良香料。如果使用不含鹽的綜合香料，請額外加入1/2茶匙磨細的灰海鹽。

儲存方式：放入密封容器中冷藏，可保存4天，豬肉部分冷凍可保存1個月。

加熱方式：放在盤子上微波到想要的溫度即可，或將肉放在有蓋烤盤上，用華氏300度（攝氏150度）烤10-15分鐘，或完全溫熱為止。也可放在煎鍋中，加蓋用中小火加熱。

解凍方式：放在冰箱冷藏室中直到完全解凍為止。解凍後，即可用上述的加熱方式加熱。

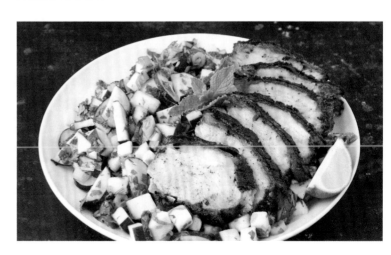

營養標示（每份）：

熱量：1045 | 脂肪熱量：948 | 總脂肪：105.4公克 | 飽和脂肪：34.4公克 | 膽固醇：117毫克

鈉：209毫克 | 碳水：6.7公克 | 膳食纖維：2.8公克 | 淨碳水：3.9公克 | 糖：2.9公克 | 蛋白質：17.4公克

比例：		
脂肪：	碳水：	蛋白質：
91%	2%	7%

花枝圈沙拉

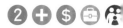

備料時間：10分鐘　烹飪時間：7分鐘　份量：4

無椰子 · 無蛋 · 無堅果　替代方案：低FODMAP · 無茄科植物

哇！這種沙拉超讚的！我可以每天都吃這種……但其實我是個不愛吃花枝的人！如果你能夠耐受乳製品，那麼再加上菲達乳酪，這種滋味真是僅有天上有。每次我在吃這種沙拉時（我當初做了四次，只為了確定我的作法正確無誤），都在內心咒罵自己對乳製品過敏不下幾百回。無論加不加菲達乳酪，這道沙拉都很好吃，做起來也很快！

340公克生花枝圈，事先解凍

1 1/2杯（210公克）小番茄，切對半

1/2杯（60公克）去核的卡拉馬塔黑橄欖，
　切對半

1/2杯滿（35公克）切碎的巴西利

1/4杯（20公克）青蔥，切成蔥花

淋醬：

1/2杯（120毫升）特級初榨橄欖油或精製
　的酪梨油

1大匙紅酒醋

1/2顆檸檬皮磨成的細末

1/2顆檸檬擠成的汁

2小瓣大蒜，切末

1/4茶匙磨細的灰海鹽

1/4茶匙黑胡椒粉

1. 把花枝圈放入蒸鍋中蒸7分鐘。把蒸好的花枝圈放入冷凍庫裡冰幾分鐘。

2. 同時製作淋醬：把食材放入小碗中。用打蛋器攪拌至混合，放在一旁備用。

3. 花枝圈冷卻後，和小番茄、橄欖、巴西利、青蔥一起放入大碗中。倒入淋醬之後拌勻。

4. 把沙拉分成4份，即可享用。

補碳作法：用水取代一半的橄欖油。搭配喜歡的碳水化合物（請參考第117頁尋找靈感，或是前往healthfulpursuit.com/carbup下載完整的「補碳食譜」pdf檔）。在步驟3中，拌入煮熟後放涼的白飯也相當美味。

儲存方式：放入密封容器中冷藏，可保存3天。

搭配食物：若要組成完整的一餐，可搭配綜合綠色蔬菜沙拉一起享用。

低FODMAP作法：不要加大蒜。用2大匙的大蒜浸泡油（第228頁）代替2大匙的橄欖油。

無茄科植物作法：用喜歡的切碎蔬菜來代替小番茄。加入蒸熟放涼的白花椰菜與青花菜，也非常合適。

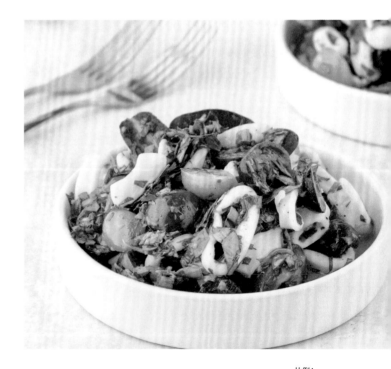

營養標示（每份）：

熱量：507 | 脂肪熱量：270 | 總脂肪：30公克 | 飽和脂肪：5.4公克 | 膽固醇：765毫克

鈉：1278毫克 | 碳水：4.3公克 | 膳食纖維：1.6公克 | 淨碳水：2.7公克 | 糖：1.8公克 | 蛋白質：55公克

比例：

脂肪：	碳水：	蛋白質：
54%	3%	43%

翠綠凱薩沙拉佐脆酸豆

準備時間：10分鐘　烹飪時間：4分鐘　份量：4

無椰子·無堅果　替代方案：無蛋·低FODMAP·純素

脂肪炸彈有各種形狀和大小，而這種充滿脂肪的沙拉就是絕佳的例子。在這個無淋醬沙拉，或現成無脂沙拉淋醬為主流的社會裡，這種充滿脂肪的綠色蔬菜沙拉讓你每吃一口，都像是背叛什麼一樣。我不知道你覺得如何，但小時候有人告訴我淋醬是「充滿脂肪的壞東西」之前，這種淋醬就是我吃沙拉時的最愛。所以，就開始大快朵頤這種充滿生酮中鏈脂肪酸油的沙拉吧。

脆酸豆：

大匙精製酪梨油或精製橄欖油

大匙酸豆，瀝乾水分後，用餐巾紙拍乾

沙拉：

杯（140公克）芝麻菜

/4滿杯（20公克）新鮮羅勒葉，切碎

/4滿杯（20公克）新鮮香菜葉，切碎

/4滿杯（10公克）新鮮巴西利葉，切碎

/4杯（37公克）去殼大麻籽

/4杯（120毫升）經典凱薩沙拉醬
（第222頁）

1. 把酪梨油加入小煎鍋中，開中火加熱1分鐘。加入酸豆，煎到酥脆後，每分鐘搖晃鍋面，總共約煎4分鐘。把煎好的酸豆倒入乾淨的盆子上。

2. 把芝麻菜、香草、大麻籽裝入大調理盆中，攪拌均勻。

3. 準備要上沙拉時，先倒入凱薩沙拉醬，攪拌一下，讓蔬菜都沾到淋醬。

4. 把沙拉分成4份，裝入沙拉盤或沙拉碗中，並在每份沙拉上放2茶匙酸豆，即可享用。

儲存方式：把當中的三種食材：脆酸豆、沙拉、醬料分別裝入密封容器中冷藏，可保存3天。要享用時，請按照步驟3與4把不同的食材放在一起即可享用。

事先準備：可在2天前先準備好沙拉中的三種食材：脆酸豆、沙拉、醬料分開存放。要享用時，請按照步驟3與4把不同的食材放在一起即可享用。

搭配食物：若要組成完整的一餐，可在沙拉上放些烤過放涼的雞腿肉或雞胸肉。這道也很適合搭配迷迭香大蒜麵包丁（第340頁）。

無蛋／全素作法：用純素的經典凱薩沙拉醬（第222頁）代替經典凱薩沙拉淋醬。

低FODMAP作法：使用低FODMAP作法製作的經典凱薩沙拉醬。

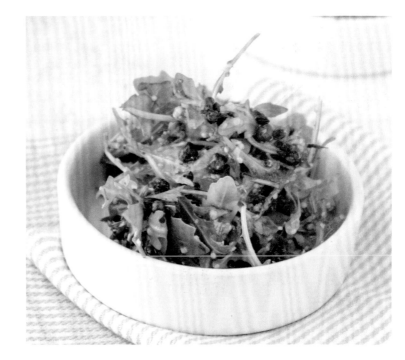

營養標示（每份）：

熱量：317｜脂肪熱量：281｜總脂肪：31.2公克｜飽和脂肪：16.3公克｜膽固醇：3毫克

鈉：263毫克｜碳水：3.3公克｜膳食纖維：1.9公克｜淨碳水：1.4公克｜糖：0.9公克｜蛋白質：5.8公克

比例：

脂肪：	碳水：	蛋白質：
89%	4%	7%

菠菜沙拉佐側腹牛排

備料時間：15分鐘，外加24小時醃牛排　　烹飪時間：12分鐘　　份量：6

無椰子‧無蛋‧無茄科植物　　替代方案：低FODMAP‧無堅果

側腹牛排的味道特別濃郁，但如果烹飪過程不當，也往往百嚼不爛。聽起來很可怕，是嗎？處理側腹牛排總是讓我緊張兮兮，因此，我一直都不處理這個部位的牛排……直到我發明這道食譜，才有了一百八十度的轉變。最棒的部分，就是我做了一次就近乎完美。現在，我不再害怕側腹牛排了。事實上，這道菜成了我們每週都會做一次的菜。非常簡單易做！唯一需要注意的是醃製的時間。請不要縮短，千萬不要。

你可以使用生堅果，但為了健康著想，最好先浸泡與烘烤過堅果，再用於這道食譜中（請見第157頁）。

牛排：

3大匙精製酪梨油

3大匙新鮮檸檬汁

1/4茶匙丁香粉

1/4茶匙黑胡椒粉

750公克側腹牛排

沙拉：

8杯（560公克）新鮮菠菜

2杯（170公克）紅高麗菜，切絲

1杯（120公克）櫛瓜，切丁

1/2杯（70公克）切成大顆粒的山核桃

2大匙酸豆

紅酒油醋醬少許（第225頁）

1. 在你打算做這道菜的前一天，請先醃牛排：將酪梨油、檸檬汁、丁香粉、黑胡椒粉放在大型的陶瓷烤盤中。攪拌均勻後，放上牛排。請把牛排翻面幾次，讓兩面都沾上醃醬。之後蓋上蓋子，放在冰箱內24小時。

2. 要開始烹飪時，把烤架放在烤箱的上層，打開高溫炙燒的選項（如果你的烤箱沒有高溫炙燒選項，選擇「炙燒」即可）。請將醃好的牛排放在鑄鐵鍋或墊著鋁箔紙的燒烤盤上。

3. 炙燒牛排的每一面各4-6分鐘，視熟度進行調整。總共烤8分鐘，大概三、五分熟；如果烤12分鐘，大概七分熟。從烤箱中取出牛排，靜置5分鐘。

4. 在此同時，可準備沙拉：將紅酒醋以外的所有食材放入大調理盆中。從上方淋紅酒醋後攪拌混合。把帶有淋醬的沙拉分成6盤。

5. 回去繼續處理牛排：現在會看到牛排表面明顯的肌肉紋理。現在把牛排放在砧板上，讓紋理維持左右的方向。接著用銳利的刀子由上往下切，切的方向和紋理垂直。這種切法能讓牛排較嫩較易入口。

6. 在沙拉上放上切片的牛排即可享用。

儲存方式：沒有加上醬料的沙拉與肉片放入密封容器中冷藏，可保存3天。除非你喜歡濕答答的沙拉，否則淋上醬料後的沙拉，就可以立即享用。

低FODMAP作法：使用低FODMAP作法製作紅酒油醋醬。

無堅果作法：用你喜歡的種子代替山核桃。烤過的松子或去殼葵花籽很適合用在這道食譜當中。

營養標示（每份）：

熱量：568 | 脂肪熱量：388 | 總脂肪：43.1公克 | 飽和脂肪：8.7公克 | 膽固醇：69毫克

鈉：307毫克 | 碳水：6.5公克 | 膳食纖維：3.4公克 | 淨碳水：3.1公克 | 糖：2.1公克 | 蛋白質：38.5公克

比例：

脂肪：	碳水：	蛋白質：
68%	5%	27%

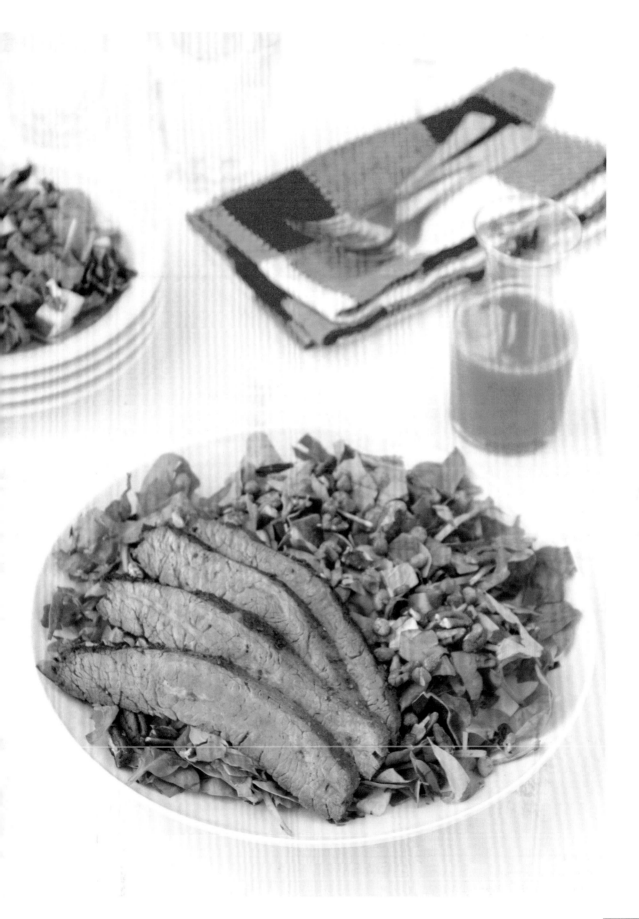

莓果酪梨沙拉

備料時間：10分鐘 　份量：4

無椰子·無蛋·無堅果·純素

這道帶著夏日風情的沙拉，很適合烤肉時食用，把這道沙拉當作配菜，搭配軟Q西班牙蛋餅（第336頁）夾著塔可餅的肉餡。如果你打算在享用之前幾小時就先做好這道沙拉，那麼請把酪梨核放在沙拉當中，這樣酪梨丁就不會變黃。

淋醬：

2大匙特級初榨橄欖油或精製酪梨油

1 1/2茶匙新鮮萊姆汁

1 1/2茶匙辣椒粉

1小瓣大蒜，切末

2滴甜菊糖

磨細的灰海鹽，少許

沙拉：

2大顆哈斯酪梨，去皮去核，切丁（340公克果肉）

12顆草莓，切成四片或八片（視草莓大小而定）

1/2滿杯（30公克）新鮮巴西利，切碎

1大匙滿滿的香菜葉，切碎

1大匙切末的白洋蔥

1. 將淋醬用的材料放入大調理盆中打均勻。加入沙拉，攪拌一下以充分沾上淋醬。

2. 把沙拉分成4碗，即可享用。

> 儲存方式：最好立刻享用。不過，如果真有必要的話，可放入密封容器中冷藏保存1天。

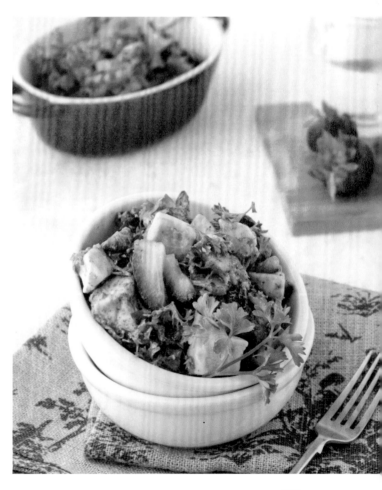

營養標示（每份）：

熱量：259 | 脂肪熱量：194 | 總脂肪：21.5公克 | 飽和脂肪：3.9公克 | 膽固醇：0毫克

鈉：73毫克 | 碳水：12.8公克 | 膳食纖維：9.9公克 | 淨碳水：2.9公克 | 糖：2公克 | 蛋白質：3.5公克

比例：

脂肪：	碳水：	蛋白質：
75%	20%	5%

白菜醬汁沙拉

備料時間:20分鐘+隔夜　份量:6

無蛋·無茄科植物·純素　替代方案:無椰子·無堅果

我最早做這道沙拉,是在二〇〇七年時,之後每週都會做這道沙拉。我沒在開玩笑。這是我最愛、可冷藏沙拉料理,非常適合帶出去當午餐,或開車旅行時帶上路,或全家烤肉派對時享用。

白菜浸泡醬汁過夜後,這道沙拉底部會出些水,但這些水的味道很棒!我會用這道沙拉搭配白花椰飯(第330頁)、奶油蕪菁泥(第348頁)、烤甘藍芽佐核桃「起士」(第354頁),或其他能夠吸收這種美味醬汁的蔬菜。你可以使用生堅果,但為了健康著想,最好先浸泡與烘烤過堅果,再用於這道食譜中(請見第157頁)。

淋醬:

1/3杯(80毫升)特級初榨橄欖油或精製酪梨油

3大匙中鏈脂肪酸油

3大匙蘋果醋

2大匙椰子醬油

4小瓣大蒜,切末

1(2吋/5公分)片生薑,切末

2茶匙現成黃芥末

1/4茶匙磨細的灰海鹽

1/4茶匙黑胡椒粉

2滴甜菊糖

沙拉:

8杯(900公克)白菜切片(約1大顆)

1/3杯(40公克)切片的生杏仁,分批使用

儲存方式: 放入密封容器中冷藏,可保存3天。

事先準備: 可在製作沙拉前1天先準備好淋醬。

1. 將淋醬用的材料放入大調理盆中。

2. 加入白菜及1/4杯(30公克)切碎的杏仁片。攪拌混合後,蓋上蓋子放入冰箱中冷藏12小時以上,但不要超過3天。

3. 享用時,把沙拉分成6婉,每碗撒上一些剩下的杏仁片即可。

搭配食物: 要組成完整的一餐,可在沙拉上撒些煮熟的豬絞肉。這道也很適合搭配純的或希臘白花椰飯(第330頁)。

無椰子作法: 用橄欖油、未精製的菜籽油、精製酪梨油代替中鏈脂肪酸油。如果你可耐受大豆的話,可用無小麥大豆醬油代替椰子醬油。

無堅果作法: 用葵花籽或去殼大麻籽代替切片杏仁。

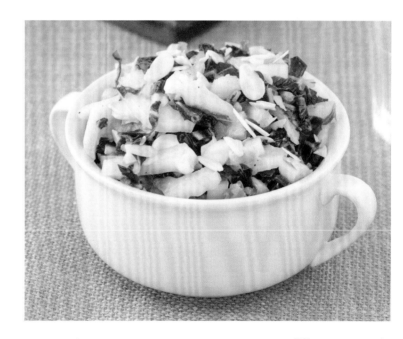

營養標示(每份):

熱量:234 | 脂肪熱量:191 | 總脂肪:21.3公克 | 飽和脂肪:8.9公克 | 膽固醇:0毫克

鈉:201毫克 | 碳水:6.9公克 | 膳食纖維:2.4公克 | 淨碳水:4.5公克 | 糖:2.1公克 | 蛋白質:3.7公克

比例:		
脂肪	碳水	蛋白質
82%	12%	6%

咖哩秋葵沙拉

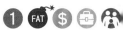

備料時間：15分鐘　烹飪時間：15分鐘　份量：4

無蛋·無堅果·純素　替代方案：無椰子·無茄科植物

如果你沒吃過秋葵，從沙拉下手是相當不錯的方式。在許多超市的生鮮蔬果區都可以買到秋葵，通常都放在茄子和香茅的附近。切開的時候，你會發現裡面有些黏液。不要讓這種情形嚇到你，這很正常！

如果你家裡沒有咖哩粉，或不想自製咖哩粉，在這道沙拉中改加印度葛拉姆馬薩拉香料也很棒。

煎秋葵：

1/4杯（55公克）又2大匙椰子油，分批使用

420公克秋葵，去頭去尾，沿長邊切成四段

沙拉：

3/4滿杯（60公克）新鮮香菜葉，切碎

1大杯番茄（約70公克），切丁

1/2小顆紅洋蔥，切絲（依喜好添加）

淋醬：

1/3杯（80毫升）特級初榨橄欖油、未精製的菜籽油、精製酪梨油

2大匙新鮮的檸檬汁

2茶匙咖哩粉（第233頁）

1/4茶匙磨細的灰海鹽

2滴甜菊糖

1. 用大煎鍋開中大火融化1/4杯（55公克）的椰子油。把一半的秋葵放入鍋中煎6-8分鐘，直到變焦黃為止。把煎好的秋葵放在乾淨的盤子上，鍋中留下2大匙的油，接著用同樣的方式煎剩下的秋葵。

2. 這時候可將沙拉的食材放入大調理盆中。所有的秋葵都煎好後，將秋葵一起放入調理盆中。

3. 另外拿一個小碗，把淋醬的材料打勻後，淋在大調理盆中，並攪拌沙拉讓蔬菜都能夠沾到醬料。分成4碗後，即可享用。

儲存方式：放入密封容器中冷藏，可保存3天。

事先準備：在製作沙拉的前1天先煎好秋葵，放在密封容器中備用。

無椰子作法：用豬油代替椰子油。

無茄科植物作法：用1條中型的櫛瓜切丁代替番茄。製作淋醬中的咖哩粉時不要加乾辣椒粉。

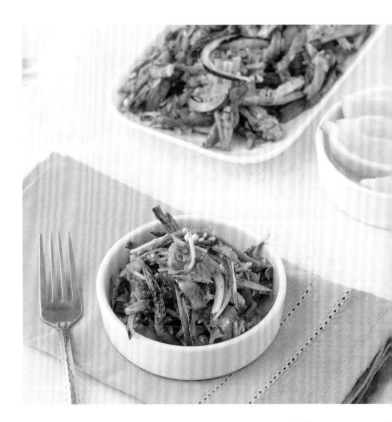

營養標示（每份）：

熱量：390 | 脂肪熱量：341 | 總脂肪：37.9公克 | 飽和脂肪：20.2公克 | 膽固醇：0毫克

鈉：152毫克 | 碳水：9.2公克 | 膳食纖維：4.6公克 | 淨碳水：4.6公克 | 糖：2.3公克 | 蛋白質：3公克

比例：

脂肪：	碳水：	蛋白質：
88%	9%	3%

黃瓜麵煙燻鮭魚沙拉

備料時間：10分鐘　份量：4

無蛋·無茄科植物·無堅果　替代方案：無椰子·低FODMAP·純素

我喜歡不用10分鐘就能做成一餐的沙拉，這是其中一道我會重複製作的沙拉。只要你嚐過之後，就會愛上這道沙拉，你可以做些不同的蔬菜麵條（第342頁）來代替黃瓜麵，這樣也相當有趣。

如果你喜歡洋蔥，也可以在這道食譜中加入2大匙的紅洋蔥丁。我們家吃的洋蔥量不大，所以我總是忘了加洋蔥丁。但是，我知道這道沙拉加上洋蔥或等量的蝦夷蔥、青蔥段會相當美味。

淋醬：

1/3杯（80毫升）全脂椰奶

1/2顆檸檬皮刨成末

1/2顆檸檬汁

1/4茶匙磨細的灰海鹽，外加一點裝飾用

1/4茶匙黑胡椒粉，外加一點裝飾用

沙拉：

2條英國黃瓜，橫切成兩半

225公克煙燻鮭魚，切碎

2大匙滿滿的新鮮蒔蘿，切碎，外加一些
　裝飾用

1. 將淋醬用的材料放入大調理盆中打均勻。

2. 用非慣用手拿黃瓜，放在淋醬的調理盆上方。另一手開始用刨刀削黃瓜。

3. 重複同樣動作，直到削完大部分黃瓜，只剩一點在手上。

4. 用同樣的方式削另一條黃瓜。

5. 加入剩下的沙拉材料，攪拌到黃瓜都沾上淋醬即可。

6. 把沙拉份裝成4碗，並加入額外的蒔蘿與黑胡椒裝飾。

儲存方式： 可放入密封容器中冷藏保存1天。享用前，請先瀝乾容器底部的黃瓜汁。

事先準備： 在製作沙拉的前2天先製作淋醬。

搭配食物： 若要組成完整的一餐，可把煙燻鮭魚的份量加倍，並在每份沙拉上灑2大匙中鏈脂肪酸油。

無椰子作法： 用美乃滋代替椰子油。

低FODMAP作法： 如果你對椰奶超級敏感，可用美乃滋代替椰子油。

純素作法： 用1/2杯去殼大麻籽代替煙燻鮭魚。

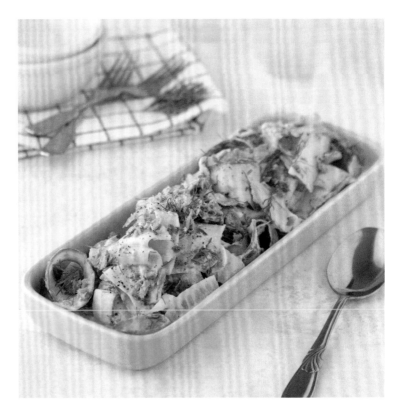

營養標示（每份）：

熱量：138｜脂肪熱量：59｜總脂肪：6.5公克｜飽和脂肪：4.2公克｜膽固醇：13毫克

鈉：1229毫克｜碳水：6.7公克｜膳食纖維：2.6公克｜淨碳水：4.1公克｜糖：2.7公克｜蛋白質13.1公克

比例：

脂肪：	碳水：	蛋白質：
43%	19%	38%

迷你培根肉卷

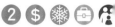

備料時間：10分鐘　　烹飪時間：約30分鐘　　份量：8（8份）

無椰子・無蛋・無堅果　　替代方案：低FODMAP

你當然可以製作經典的肉卷，但也可以做這些有趣的小肉卷，做好後不需要再花時間等待冷卻後切片，烤完立刻就能享用！此外，這些也是很棒的剩菜，不管趁熱吃或涼了之後吃，都很美味。

455公克牛絞肉（脂肪含量為20%-30%）

1/3杯（22公克）營養酵母調味料

1/4杯（60毫升）生酮番茄醬（見第221頁）

1大匙現成黃芥末醬

3/4茶匙磨細的灰海鹽

1/4茶匙黑胡椒粉

8條培根（240公克）

1. 將烤箱預熱至華氏350度（攝氏177度），並準備一個大型的鑄鐵烤盤。

2. 把牛絞肉、營養酵母調味料、番茄醬、芥末醬、鹽、黑胡椒放在中型調理盆中。用手把這些材料混合均勻。

3. 把混合好的絞肉分成8等份。拿起一份，用雙手搓成7.5×4公分的長條圓柱。用一條培根包裹圓柱後，把培根的開口處壓在下方，並把肉卷放在鑄鐵烤盤上。重複同樣的步驟做完其他肉卷。放置時，每個肉卷之間至少要距離1.25公分。

4. 完成之後，把迷你肉卷送進烤箱中烤30分鐘，或直到肉卷內部的溫度達到華氏165度（攝氏74度）。

5. 把烤箱設定為高溫炙燒模式，把烤架放在烤箱的正中央。炙燒肉卷2分鐘，直到培根變脆為止。

6. 把肉卷取出烤箱即可享用。

儲存方式：放入密封容器中冷藏，可保存4天，冷凍可保存1個月。

加熱方式：微波到你希望的溫度為止，或放到有蓋的烤盤中，預熱烤箱至華氏300度（攝氏150度）後烤5分鐘，或到夠溫熱為止。

解凍方式：在冰箱冷藏室中放到完全解凍為止，解凍後，可以直接享用，或使用上述的加熱方式熱過再享用。

搭配食物：如果要組成完整的一餐，可以搭配綠色蔬菜沙拉，淋上最喜歡的淋醬，或在烤蔬菜上淋上最喜歡的油。這道料理很適合搭配奶油蕪菁泥（第348頁），或是搭配沾醬一起享用，如美乃滋（第219頁）、生酮番茄醬（第221頁）或芥末醬。

低FODMAP作法：請務必確認使用的芥末醬中不含大蒜和洋蔥，或用2茶匙芥末粉加1茶匙水取代現成的芥末醬。如果你對富含FODMAP的食物相當敏感，那麼只要吃超過一個迷你肉卷，就會對生酮番茄醬中的風乾番茄產生反應。

營養標示（每個迷你肉卷）：

熱量：375 | 脂肪熱量：239 | 總脂肪：26.6公克 | 飽和脂肪：8.6公克 | 膽固醇：83毫克

鈉：986毫克 | 碳水：4.8公克 | 膳食纖維：2公克 | 淨碳水：2.8公克 | 糖：0.7公克 | 蛋白質：29.2公克

比例：

脂肪：	碳水：	蛋白質：
64%	5%	31%

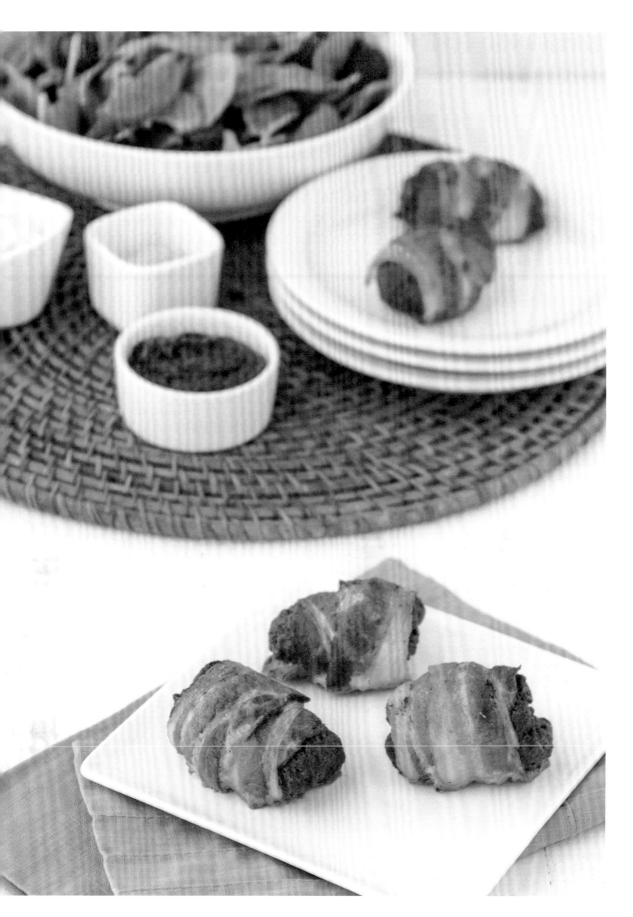

俄羅斯酸奶牛肉

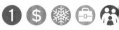

備料時間：15分鐘　　烹飪時間：1小時　　份量：8

無蛋・無茄科植物・無堅果　　替代方案：無椰子・低FODMAP

我非常開心，也很得意能夠不用勾芡就做出這道酸奶牛肉，嚐起來的口感十分濃郁，是我吃過最好吃的醬汁了。關鍵就在於使用吉利丁！

我發現，牛肩胛肉在還沒完全退冰時最好切。

2/3杯（160毫升）牛大骨湯（請見第152頁）

1/4杯（40公克）無調味的吉利丁

910公克的牛肩胛肉

1 1/4茶匙磨細的灰海鹽

1/2茶匙黑胡椒粉

1/2杯（105公克）奶油浸泡椰子油，先融化

6根青蔥，僅使用綠色部分，切蔥花

2茶匙現成黃芥末醬

1/3杯（80毫升）全脂椰奶

1/4杯（60毫升）白酒，如Pinot Grigio、Sauvignon Blanc、未經橡木桶浸泡的Chardonnay

8顆白蘑菇（約115公克），切片

2把櫛瓜麵（請見第347頁），上菜時用

切成蔥花的青蔥，僅使用綠色的部分，裝飾用（依喜好添加）

1. 將大骨湯裝入小碗中。撒入吉利丁後放置一旁備用。

2. 用大湯鍋或深炒鍋，開中大火融化椰子油。同時把牛肉切成1.25×5公分的長條。抹上鹽與胡椒後，放入烤盤中，不要放得太擠，需要的話，請分幾次煎牛肉。

3. 開中大火煎3分鐘，中間翻面一次，直到雙面都焦黃為止。

4. 加入青蔥，繼續煎3分鐘。

5. 用打蛋器把高湯與吉利丁打勻，倒入鍋中，並加入芥末。蓋上鍋蓋煮滾，之後轉為中小火，再燉45分鐘，直到牛肉變軟為止。接著再加入椰奶、酒、切片的蘑菇，開蓋再用小火煮15分鐘，或直到肉汁變稠為止。

6. 把鍋子從爐火上移開，蓋上鍋蓋靜置15分鐘再享用。把櫛瓜麵分成8碗，並舀起酸奶牛肉淋在麵條上。你也可以撒上蔥花裝飾。

儲存方式：放入密封容器中冷藏，可保存4天，牛肉部分冷凍，可保存1個月。

加熱方式：加蓋微波到你希望的溫度為止，或放在煎鍋中，用中火加熱到夠溫熱為止。如果櫛瓜麵和牛肉一起冰存的話，請使用這種方式。

解凍方式：在冰箱冷藏室中放到完全解凍為止。解凍後，請使用上述的加熱方式熱過後再享用。

壓力鍋作法：在壓力鍋中進行步驟2。在步驟3時，把壓力鍋切換到烹炒模式，煎5分鐘，或直到肉微焦為止。在步驟5中，蓋上鍋蓋，設定為高壓模式煮20分鐘，洩壓後打開鍋蓋，加入椰奶、酒、切片蘑菇，再設定為烹炒的模式，再煮10-15分鐘，直到肉汁變稠為止。

無椰子作法：用豬油或澄清奶油（如果能夠耐受的話）取代椰子油，並用最喜歡的非乳製品奶取代椰奶。

低FODMAP作法：請務必確認使用的大骨湯和芥末醬中不含大蒜和洋蔥，或可以用1茶匙芥末粉加1茶匙水取代現成芥末醬。不要加酒和蘑菇。

營養標示（每份）：

熱量：598 | 脂肪熱量：427 | 總脂肪：47.5公克 | 飽和脂肪：26.2公克 | 膽固醇：117毫克

鈉：475毫克 | 碳水：5.7公克 | 膳食纖維：1.5公克 | 淨碳水：4.2公克 | 糖：2.3公克 | 蛋白質：36.8公克

比例：

脂肪：	碳水：	蛋白質：
72%	4%	24%

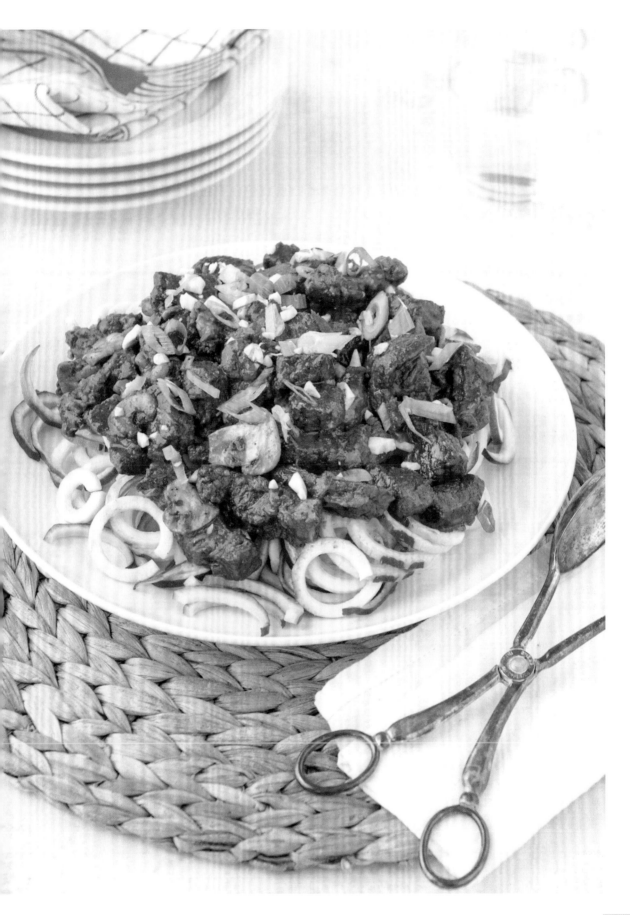

龐貝邋遢喬琳

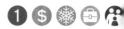

備料時間：15分鐘　烹飪時間：40分鐘　份量：8

無蛋　替代方案：無椰子 · 低FODMAP · 無堅果

大家都知道什麼是邋遢喬三明治，也都很喜歡吃。雖然那是道經典，但有時候經典需要微調一下！如果你喜歡異國美食，那麼不用再找了，就吃龐貝邋遢喬琳吧。為何叫作喬琳呢？因為這道食譜做起來美美的，比邋遢喬漂亮，所以不適合沿用「喬」這個名字。用菊苣葉作為杯子，吃起來比用濕答答的麵包夾著容易許多，不會到處掉麵包屑或肉末。

食用生堅果無妨，但為了健康著想，最好先將堅果浸泡與烘烤過，再用來製作這道料理（請見第157頁）。

1/4杯（60毫升）又1 1/2茶匙精製酪梨油或融化的牛油

1/4杯（40公克）紅洋蔥切丁

1（5×2.5公分）塊生薑，切末

2小瓣大蒜，切末

1茶匙小茴香籽

1磅（455公克）牛絞肉（脂肪含量為20%-30%）

1 2/3杯（390毫升）無糖番茄醬

3/4杯（180毫升）水

1至2根整根乾辣椒，壓碎

2茶匙咖哩粉（請見第233頁）

1茶匙磨細的灰海鹽

1/2茶匙牛角椒粉

1/3杯（57公克）生夏威夷豆，切對半

1/2杯（120毫升）全脂椰奶

1大匙蘋果醋

1/4杯（15公克）新鮮香菜葉，切碎，另外多留一些裝飾用（依喜好添加）

4顆菊苣，把葉子分別剝下，擺盤用

1. 在大湯鍋中倒入1/4杯（60毫升）的油、洋蔥、薑末、蒜末、小茴香籽，開中火煮2-3分鐘，直到散發出香味為止。

2. 加入牛絞肉，煮到不再有粉紅色的部分為止，約8分鐘，過程中請不時攪拌，把肉攪散成小團。

3. 加入番茄、水、壓碎的辣椒、咖哩粉、鹽、牛角椒粉後，攪拌均勻。蓋上鍋蓋，但請留一個小縫，讓蒸汽能夠冒出來。煮滾後，轉為中小火燉25分鐘。

4. 這時將夏威夷豆及剩下的1 1/2茶匙油放入煎鍋中，用中小火烘烤夏威夷豆2-3分鐘，不時搖晃鍋面，直到夏威夷豆呈金黃色為止。

5. 燉滿25分鐘時，加入椰奶和薑，打開鍋蓋，用中大火煮5分鐘，直到肉汁變稠。

6. 這時候請把菊苣葉分別放在8個盤子上。

7. 把烤好的夏威夷豆及切碎的香菜葉放入肉醬中拌勻。

8. 用湯匙把邋遢喬琳肉醬舀到菊苣葉上。你也可以撒上香菜葉作裝飾。

儲存方式：把組合好的邋遢喬琳放入密封容器中冷藏，可保存4天，肉醬部分冷凍可保存1個月。

加熱方式：微波到你希望的溫度為止，或放在有蓋的烤盤中，預熱烤箱至華氏300度（攝氏150度），烤10-15鐘，或是直到夠溫熱為止。或是放在湯鍋中，蓋上鍋蓋，用中小火加熱到夠溫熱為止。

解凍方式：在冰箱冷藏室中放到完全解凍為止。解凍後，可以直接放在沙拉上享用，或使用上述的加熱方式熱過再享用。

搭配食物：若要組成完整的一餐，可以搭配黃瓜片。

無椰子作法：用喜歡的非乳製品奶取代1/3杯（80毫升）椰奶。

低FODMAP作法：用1/2杯（40公克）的青蔥蔥花（僅使用綠色部分）取代紅洋蔥丁。不要加大蒜，並用精製酪梨油做的大蒜浸泡油（第228頁）取代步驟1中的酪梨油或豬油。

無椰子作法：不要加夏威夷豆，改用去殼葵瓜籽取代。

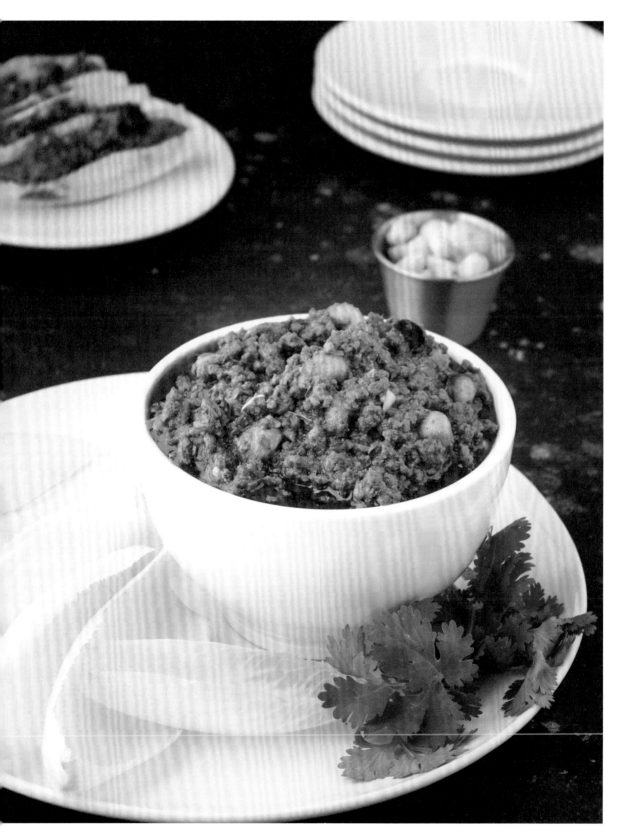

營養標示（每份1/3杯／180公克搭配菊苣葉）：

熱量：338｜脂肪熱量：240｜總脂肪：26.7公克｜飽和脂肪：8.6公克｜膽固醇：50毫克

鈉：693毫克｜碳水：8.1公克｜膳食纖維：2.8公克｜淨碳水：5.3公克｜糖：2.8公克｜蛋白質：16.4公克

比例：

脂肪：	碳水：	蛋白質：
71%	10%	19%

辣味酪梨塔

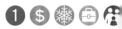

備料時間：10分鐘　烹飪時間：30分鐘　份量：8

無椰子・無蛋・無堅果

我在煮辣醬時，總會把酪梨丁丟進辣醬裡。有一天，我突然想到，如果酪梨裡有辣醬，會是多麼棒的事。這道食譜就是那個想法的結果，最後的成品嚐起來也很棒。

我吃這道菜最愛的方式，是讓辣醬從旁邊溢出來。雖然這種方式讓酪梨吃起來有趣許多，但看起來卻髒兮兮，不怎麼開胃，所以我在拍這道菜的相片時，裝進酪梨的辣醬遠比我喜歡的少。如果你不是要用這道菜招待貴賓，可以盡量多放些辣醬，滿到流得到處都是其實最好吃！

2大匙牛油或培根油

455公克牛絞肉（脂肪含量20%-30%）

1罐（408公克／428毫升）整顆帶汁的番茄

1 1/2大匙辣椒粉

2小瓣大蒜，切末

2茶匙牛角椒粉

3/4茶匙磨細的灰海鹽

1/4茶匙肉桂粉

2大匙切碎的新鮮巴西利

4大顆哈斯酪梨，切對半，去核（留下皮）擺盤用

1. 在大湯鍋中放入牛油，開中火讓油融化，再加進牛絞肉，煮到牛肉沒有粉紅色部分為止，約7-8分鐘，過程中請不時攪拌，把肉攪散成小團。

2. 加入番茄、辣椒粉、大蒜、牛角椒粉、鹽、肉桂粉。蓋上鍋蓋煮滾後，轉為中小火燉煮20-25分鐘，鍋蓋請稍微留下一個縫隙，讓蒸氣能夠冒出來。

3. 肉汁變稠後，將鍋子移開爐火，並加入巴西利葉片。

4. 將切對半的酪梨放在一人份小盤上，或放在供全家享用的大盤上。舀起1/3杯（180公克）再少一點的辣醬裝入挖空的酪梨裡，需要時讓辣醬從側邊溢出無妨。用同樣的方式把剩下的酪梨裝滿。

儲存方式：把辣肉醬放入密封容器中冷藏，可保存4天，冷凍可保存1個月。請用新鮮酪梨盛裝這些剩餘的肉醬。

加熱方式：微波辣肉醬到希望的溫度為止，或放在有蓋的烤盤中，預熱烤箱至華氏300度（攝氏150度）後烤10-15鐘，或直到夠溫熱為止。亦可放在湯鍋中，蓋上鍋蓋，用中小火加熱到夠溫熱為止。

解凍方式：在冰箱冷藏室中放到完全解凍為止。解凍後，可以直接享用，或使用上述的加熱方式熱過再享用。

壓力鍋作法：將巴西利與酪梨以外的所有食材放入壓力鍋中，蓋上鍋蓋，用高壓煮15分鐘，完全洩壓後打開鍋蓋，接著按照步驟3的方式烹調。

搭配食物：這道菜很適合搭配黃瓜片。

營養標示（每份半顆酪梨加辣肉醬）：

熱量：385｜脂肪熱量：275｜總脂肪：30.5公克｜飽和脂肪：9.1公克｜膽固醇：54毫克

鈉：251毫克｜碳水：10.3公克｜膳食纖維：7公克｜淨碳水：3.3公克｜糖：1.7公克｜蛋白質：17.2公克

比例：

脂肪：	碳水：	蛋白質：
72%	10%	18%

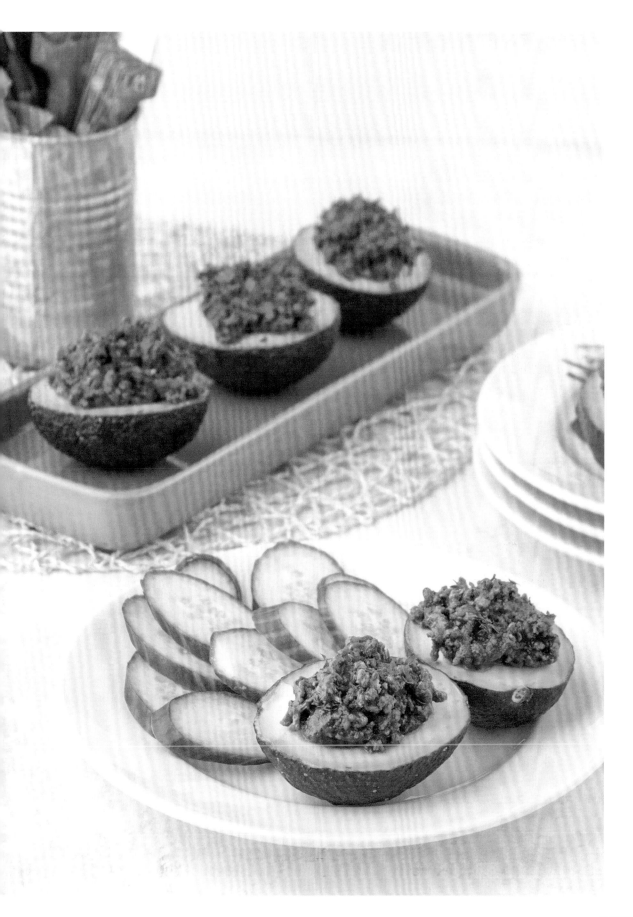

牛排佐牛油香草奶油

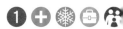

備料時間：10分鐘，外加30分鐘醃牛排　　烹飪時間：4-8分鐘　　份量：4

無椰子·無蛋·無茄科植物·無堅果　　替代方案：低FODMAP

我是加拿大亞伯達省人，所以以為在冬季最嚴寒的時候烤肉是件很稀鬆平常的事。後來發現，其實一般人並不喜歡在下雪時奮力走到後院烤牛排。這真是怪了！如果你屬於那種人，想要吃好吃的牛排，但天氣卻不配合的話，那麼這道簡單的牛排食譜就是你的首選。你在廚房裡就可以完成備料與烹飪，所以不用冒著刺骨的寒風，就能烤出好吃的牛排。

你隨時都可以準備牛油香草奶油，用在不同的食材上。這種奶油搭配脆三明治麵包（請見第332頁）或經典奶油比司吉（請見第334頁）都很好吃，或放一勺在你喜歡的蒸蔬菜上也很棒。

370公克無骨沙朗牛排（即牛前腰脊肉），
　約2.5公分厚

3/4茶匙黑胡椒粉

1/4茶匙大蒜粉

1/4茶匙磨細的灰海鹽

牛油香草奶油：

1/4杯（52公克）牛油

1撮新鮮百里香

1撮新鮮迷迭香

1撮新鮮巴西利

1撮新鮮鼠尾草

1. 把牛排從冷凍庫取出，放在乾淨的盤子上。在牛排兩面撒上黑胡椒粉、大蒜粉、鹽。把雙手沾濕，搓揉牛排，讓香料變成糊狀。如果你需要多一點水，可以再次沾濕雙手。最後，請讓裹上調味料的牛排靜置30分鐘。

2. 在此同時，製作牛油香草奶油：用小鍋開中火讓牛油融化，加入剩下的材料，蓋上鍋蓋，轉小火，燜10分鐘。時間到後，濾掉香草，把牛油香草奶油倒回小鍋中。把小鍋放在爐子後方保溫。

3. 在牛排醃好的10分鐘之前，把烤架放在烤箱內部的上方，然後放上鑄鐵烤盤，並開啟高溫炙燒的功能（如果你的烤箱沒有高溫／低溫炙燒的功能，只要開到炙燒功能即可）。

4. 讓鑄鐵烤盤在烤箱內烘烤10分鐘。戴上隔熱手套，把烤盤從烤箱中拿出來，但繼續開著炙燒的功能。將烤盤放在爐子上，並開大火。

5. 把牛排放在烤盤上，炙燒30秒，不要移動，接著翻面再炙燒30秒（建議戴上隔熱手套再碰觸烤盤的把手）。

6. 炙燒完畢後，把烤盤連同牛排放回烤箱中，用炙燒功能烤2-4分鐘後，把烤盤拿出來，將牛排翻面，再炙燒2-4分鐘，視牛排的熟度調整時間（三分熟約烤4分鐘；五分熟約烤5分鐘；七分熟約烤6分鐘；全熟約烤8分鐘）。

7. 將烤盤從烤箱中取出，讓牛排冷卻5分鐘。

8. 將牛排放到砧板上，切片分裝成4盤，並在牛排上淋上牛油香草奶油。

儲存方式：放入密封容器中冷藏，可保存3天，冷凍可保存1個月。

加熱方式：微波到希望的溫度為止，或放在有蓋的陶瓷烤盤中，預熱烤箱至華氏300度（攝氏150度）後烤10鐘，或直到夠溫熱為止。

解凍方式：在冰箱冷藏室中放到完全解凍為止。解凍後，可以直接享用，或者使用上述的加熱方式熱過再享用。

事先準備：冰箱中隨時準備一些牛油香草奶油，放在密封容器中冷藏，可保存好幾個星期，冷凍則可保存好幾個月。

搭配食物：如果要組成完整的一餐，可以搭配炒櫛瓜與新鮮香草。這道菜也很適合搭配「馬鈴薯」沙拉（請見第352頁）。

低FODMAP作法：不要加大蒜粉。

補碳作法：不要加香草奶油，改搭配你喜歡的碳水化合物（請參考第117頁尋找靈感，或前往healthfulpursuit.com/carbup下載完整的「補碳食譜」pdf檔）。這道菜很適合搭配水煮馬鈴薯、烤木薯、烤栗子南瓜。

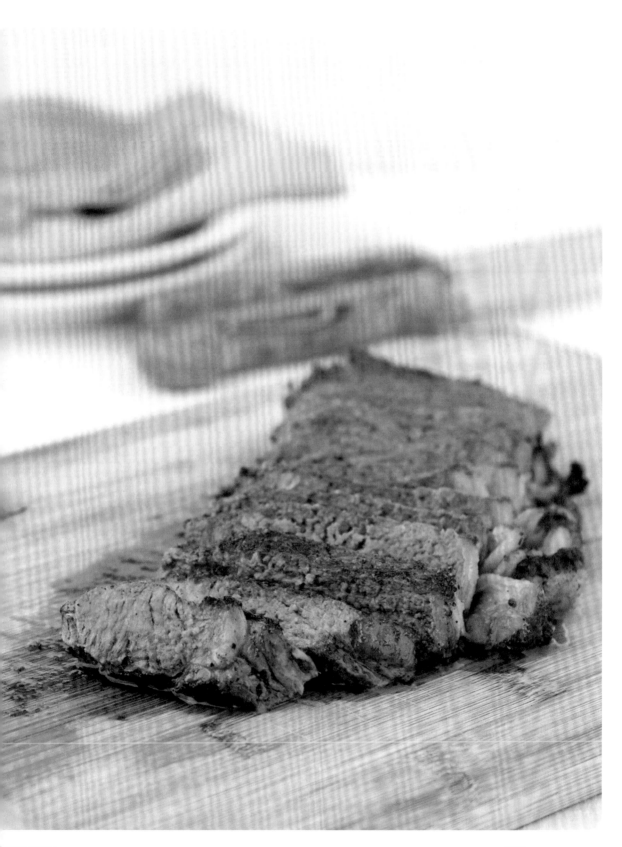

營養標示（每份）：

量：304｜脂肪熱量：219｜總脂肪：24.4公克｜飽和脂肪：11公克｜膽固醇：75毫克

：163毫克｜碳水：0.5公克｜膳食纖維：0公克｜淨碳水：0.5公克｜糖：0公克｜蛋白質：20.5公克

比例：

脂肪：	碳水：	蛋白質：
72%	1%	27%

誘人漢堡

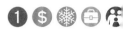

備料時間:15分鐘　　烹飪時間:15分鐘　　份量:6

無椰子 · 無堅果　　替代方案:無蛋 · 低FODMAP · 無茄科植物

把辣根混入你接下來要做的漢堡肉中,聽起來可能有點奇怪,但我跟你保證,這實在是好吃得要命。無論你是採用這個食譜的作法,或是用自己的作法做漢堡肉,你一定要試試看加辣根的作法。辣根讓你不用再加大蒜或洋蔥,就能有香辛味,也能夠讓肉餅維持濕潤多汁,即使你稍微煎過頭,都無妨。

購買辣根醬的時候,請務必注意,不要買到含有許多糖的那種!我最愛的牌子是Bubbies牌。如果你想要凡事自己來,也可以用甜菜粉自己做辣根醬,那會讓你的漢堡肉好吃到不行!

如果你像我一樣喜歡烤肉,可以盡量燒烤這種漢堡肉。如果你不喜歡烤肉,我也列出了用烤箱的作法。

肉排:

455公克牛絞肉(脂肪含量20%-30%)

1大匙尖尖的現成辣根醬

1 1/2茶匙芥末粉

1/4茶匙磨細的灰海鹽

1/4黑胡椒粉

「麵包」:

1顆中型的圓茄,切成1公分的厚圓片(可食用的部分約300公克)

3大匙精製酪梨油或融化的牛油

配料:

1大顆哈斯酪梨,去皮去核,壓成泥狀(約170公克果肉)

6大匙(90毫升)自製或現成美乃滋(第219頁)或生酮番茄醬(第221頁)

6小顆萵苣葉

1. 製作漢堡肉:將烤箱預熱至華氏375度(攝氏190度),並在烤盤上墊一張烘焙紙或矽膠烘焙墊。

2. 將漢堡肉的材料放進中型調理盆,用手攪拌到均勻混合為止。

3. 將混合好的絞肉分成6等份,接著捏成每塊1.25公分的圓形厚肉排。

4. 將肉排放在準備好的烤盤上,兩片之間至少要留2.5公分的距離。烤盤放進烤箱中烤10-15分鐘,直到想要的熟度為止。三分熟烤10分鐘;五分熟烤12分鐘;七分熟烤14分鐘;全熟烤15分鐘。

5. 在此同時,可製作「麵包」:用中大火加熱煎鍋,在鍋子夠熱後,把茄子圓片放入碗中,撒上酪梨油,並翻面讓兩面都均勻沾上油。

6. 將茄子片放進煎鍋中,每面約炙燒1分鐘,或烤到呈現微金黃色為止。重複同樣的步驟,在炙燒完全部的茄子後,即可把茄子放在冷卻架上。

7. 製作完整的漢堡:把茄子片放在盤子上,放上28公克的一球酪梨泥,接著把肉排放在上方,之後放上一大匙美奶滋,一大匙番茄醬,一片羅曼萵苣,最後再放上一片茄子。重複同樣的步驟製作其他漢堡即可。

儲存方式:把做好的整個漢堡放入密封容器中冷藏,可保存3天,生或熟肉排冷凍可保存1個月。

事先準備:若打算事先製作肉排,並放在冷凍庫中,留待需要時使用(很適合露營時攜帶),可先烤熟後再冷凍,或冷凍生肉排,並在每塊之間放張正方形的小烘焙紙。我最喜歡的方式是使用後者,將肉排放在咖啡罐裡冷凍。

加熱方式:加蓋微波肉排到希望的溫度為止,或放在煎鍋中,蓋上鍋蓋用中火加熱到夠溫熱為止。接著,依照步驟7的方式組裝漢堡。

解凍方式:如果是冷凍生肉排,請在冰箱冷藏室中放到完全解凍為止。如果冷凍的是熟肉排,可以放在冷藏室中,使其完全解凍後再加熱,或者直接加熱亦可。請按照上述的方式烹調或加熱。

搭配食物:這道菜很適合搭配莓果酪梨沙拉(第272頁),美味甘藍脆片(第248頁),或酪梨薯條與沾醬(第344頁)。

無蛋作法：使用無蛋版本的美乃滋。

火烤漢堡（變化版本）：將烤架加熱到中大火，或是華氏375度（攝氏190度），然後完成步驟2與3，之後把漢堡肉放在烤架上烤3分鐘，翻面之後再烤3-5分鐘（五分熟烤6分鐘；七分熟烤7分鐘；全熟烤8分鐘），接著進行步驟5-7。

低FODMAP作法：使用低FODMAP作法製作生酮番茄醬，並且限制酪梨泥的攝取量，每份僅使用原食譜的1/8（約21公克），或完全不要加，改加你的無大蒜酸黃瓜片。

無茄科植物做法：使用奶油萵苣或羅曼萵苣作為麵包，不要用茄子片。或使用NUCO椰子餅皮包漢堡肉也很棒。在漢堡中加入美乃滋，不要加番茄醬。

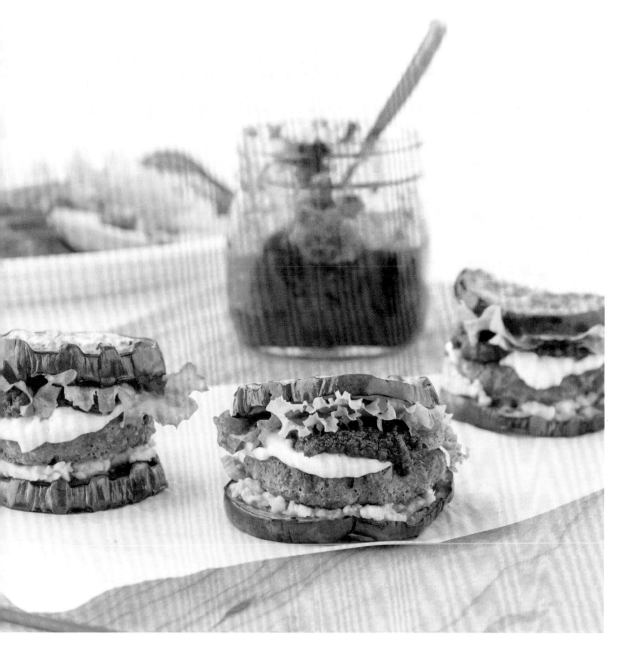

營養標示（每份）：
熱量：493 | 脂肪熱量：373 | 總脂肪：41.4公克 | 飽和脂肪：9.7公克 | 膽固醇：72毫克
鈉：341毫克 | 碳水：8.3公克 | 膳食纖維：4.4公克 | 淨碳水：3.9公克 | 糖：3.3公克 | 蛋白質：21.7公克

比例：

脂肪：	碳水：	蛋白質：
76%	7%	17%

單鍋漢堡肉晚餐

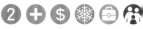

備料時間：15分鐘　烹飪時間：約15分鐘　份量：4

無椰子・無蛋・無茄科植物・無堅果

在我沒什麼時間準備晚餐時（大部分時間都是如此），這就是我會做的菜。先生喜歡，我也喜歡，剩菜可以冷凍也能微波，寒冷的晚上吃也很棒。為了更省時，我都會在冷凍庫中準備一大盒白花椰飯。

455公克牛絞肉（脂肪含量為20%-30%）

4杯（500公克）白花椰菜剁成小朵的白花椰飯（請見第163頁）

1/2杯（120毫升）牛大骨湯（請見第152頁）

1大匙又1小匙義式香料（請見第232頁）

1 1/2茶匙磨細的灰海鹽

1/4杯（17公克）營養酵母調味料

1大匙切碎的新鮮巴西利

1顆檸檬切瓣，擺盤用（依喜好添加）

1. 將牛絞肉放入大煎鍋中，開中火煎到僅剩下微粉紅色為止，過程中請不時攪拌，把肉攪散成小團，約5-6分鐘。

2. 加入白花椰飯、大骨湯、義式香料、鹽。攪拌混合均勻後，蓋上鍋蓋煮8-10分鐘，直到液體蒸發，白花椰菜用叉子也能輕易刺穿為止。

3. 倒入營養酵母與巴西利。分成四份後即可享用。

儲存方式：放入密封容器中冷藏，可保存3天，冷凍可保存1個月。

加熱方式：微波到希望的溫度，或放在有蓋的陶瓷烤盤中，預熱烤箱至華氏300度（攝氏150度）後，烤10-15分鐘，或直到夠溫熱為止。也可以放在煎鍋中，蓋上鍋蓋用中小火加熱到夠溫熱為止。

解凍方式：在冰箱冷藏室中放到完全解凍為止。解凍後，可以直接加入沙拉中享用，或使用上述的加熱方式熱過再享用。

搭配食物：若要組成完整的一餐，可以先鋪上一層嫩菠菜葉，再放上這道菜享用。

補碳作法：用2杯（300公克）煮熟的白飯取代白花椰飯，並在完成步驟1之後，倒掉鍋子上部分的油脂。

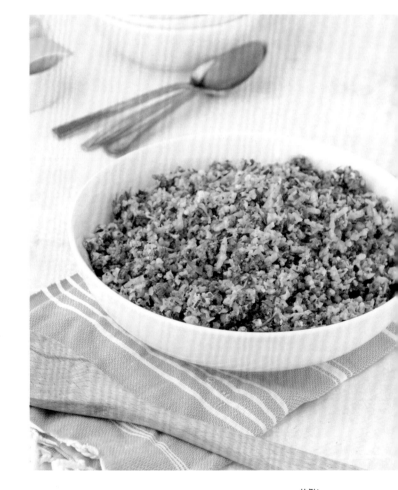

營養標示（每份）：

熱量：363 | 脂肪熱量：189 | 總脂肪：21.1公克 | 飽和脂肪：8公克 | 膽固醇：101毫克

鈉：897毫克 | 碳水：8.6公克 | 膳食纖維：4.2公克 | 淨碳水：4.4公克 | 糖：3公克 | 蛋白質：34.6公克

比例：

脂肪：	碳水：	蛋白質：
52%	10%	38%

櫛瓜卷

蘸料時間：10分鐘　　份量：2

無椰子・無蛋・無堅果　　替代方案：低FODMAP・無茄科植物

前一餐剩下的牛排，最適合拿來做這道菜，但用什麼肉都行，例如，用你最喜歡的熟牛排、雞肉、鮭魚等等切片都行。我使用的辣醬，是Yai牌泰式大蒜辣醬，這種辣醬非常辣，但其中不含糖或防腐劑。

櫛瓜卷：

1條中型的櫛瓜（約200公克）

1杯（120公克）熟牛肉條

5顆櫻桃蘿蔔，切成薄片

沾醬：

1/4杯（60毫升）特級初榨橄欖油或精製酪梨油

2大匙辣醬

2茶匙新鮮萊姆汁

1. 把櫛瓜放在砧板上，用削皮器從櫛瓜一頭削到另一頭，盡可能削出完整的長條。

2. 把櫛瓜片的長條放在砧板上，短邊朝向自己。把幾片牛肉及3-4片櫻桃蘿蔔放在最靠近自己的短邊上，捲成一卷，最後用牙籤固定。用同樣的方式完成其他櫛瓜卷後，放在大盤子上。

3. 在小醬料碟中放入所有沾醬的材料，打勻後放在大盤上與櫛瓜卷一起擺盤。

儲存方式：放入密封容器中冷藏，可保存4天。

搭配食物：若要組成完整的一餐，可搭配灑上油的酪梨片。

低FODMAP / 無茄科植物作法：用1/3杯（70公克）辣根醬（第254頁）取代沾醬。

補碳作法：將醬料的份量減半。在步驟2中，額外加入煮熟壓成泥的蕃薯或山藥內餡。

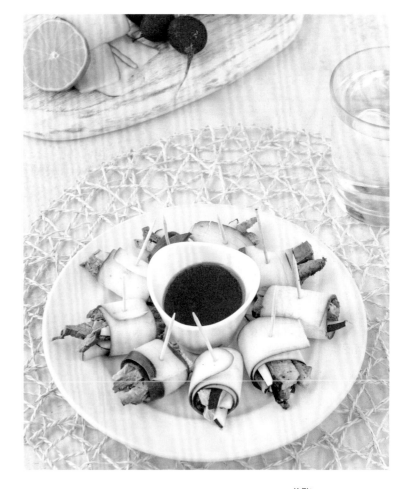

營養標示（每份外加3大匙又1茶匙沾醬）：

熱量：370｜脂肪熱量：296｜總脂肪：32.9公克｜飽和脂肪：6.6公克｜膽固醇：40毫克

鈉：422毫克｜碳水：4公克｜膳食纖維：1.1公克｜淨碳水：2.9公克｜糖：1.9公克｜蛋白質：14.4公克

比例：

脂肪：	碳水：	蛋白質：
80%	4%	16%

麥可的臘腸肉比薩

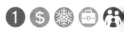

備料時間：20分鐘　　烹飪時間：30分鐘　　份量：6

無椰子　　替代方案：低FODMAP・無堅果

我獨自去印度旅行時，住在印度教的聚會所裡，在瀑布之間徘徊，吃了過多的碳水化合物後，回到家鄉便辭去了工作，和先生一起搬到加拿大另一岸的蒙特婁，這件事讓我意外地連絡上老友，建立了強而有力的支持系統，其中有位是我媽的表親麥可。他非常喜歡烹飪，但他的字典裡向來沒有無麩質、無乳製品這些詞，更不要說是原始人飲食法或生酮飲食了。

某個星期天，麥可和他的太太邀請我們去他家吃午餐。他準備了這道美味的「肉比薩」，當中完全沒有我身體討厭的東西。我在午餐時，狠狠地吃了四分之一，他們也把剩下的打包給我和凱文回家一起享用，但其實是我一人獨享了。以下就是麥可舅舅的食譜，不過，我還是忍不住稍微修改了一點。

在這道肉比薩中，我最愛用的臘腸是Paleovalley的醱酵牛肉棒。

精製酪梨油，模子用。

餅皮：

455公克牛絞肉（脂肪含量為20%-30%）

1/3杯（36公克）去殼杏仁粉

2大顆蛋

1大匙義式香料（第232頁）

1茶匙磨細的灰海鹽

1/4茶匙黑胡椒粉

醬料：

1/2杯（130公克）羽衣甘藍混醬（第252頁）

1大匙蘋果醋

配料：

3/4杯（105公克）切片的義式臘腸

1. 將烤箱預熱至華氏425度（攝氏220度），並把23公分的派模塗上一些酪梨油。

2. 製作餅皮：在大調理盆中，用手混合牛絞肉、杏仁粉、蛋、義式香料、鹽、黑胡椒粉，讓所有的材料都能均勻混合。

3. 把混合好的絞肉倒入準備的派模中，並用手把派模底部的絞肉壓平。

4. 拿一個小碗，將羽衣甘藍混醬與醋混合均勻。完全混合後，把醬舀到肉「餅皮」上，用湯匙背面塗抹均勻，邊緣留下1.25公分的部分不要抹醬。

5. 在醬料上方整齊排列義式臘腸，或隨意放上臘腸片皆可。

6. 烤25-30分鐘，或直到臘腸都微焦，餅皮完全脫離烤盤的邊緣，餅皮內部的溫度達到華氏165度（攝氏74度）為止。

7. 把比薩放在派模內靜置10分鐘，接著切成6片，即可享用。

儲存方式：放入密封容器中冷藏，可保存3天，冷凍可保存1個月。

加熱方式：微波到希望的溫度為止，或放在烤盤上，預熱烤箱至華氏300度（攝氏150度）後烤10分鐘，或直到夠溫熱為止。

解凍方式：在冰箱冷藏室中放到完全解凍為止。解凍後，可以直接享用，或使用上述的加熱方式熱過再享用。

事先準備：可在製作這道菜餚的前3天先製作羽衣甘藍混醬。

搭配食物：這道比薩很適合搭配翠綠凱薩沙拉佐脆酸豆（第269頁）或培根高麗菜（第351頁）。

低FODMAP作法：請務必確認使用的義式臘腸不含大蒜和洋蔥。你也可以使用自己喜歡的冷盤肉品，或用前餐剩下的豬肉或雞肉切片，取代義式臘腸。

無堅果作法：用去殼葵瓜子粉取代杏仁粉。

營養標示（每份）：

熱量：446｜脂肪熱量：315｜總脂肪：35公克｜飽和脂肪：9.9公克｜膽固醇：148毫克

鈉：782毫克｜碳水：4.1公克｜膳食纖維：1.4公克｜淨碳水：2.7公克｜糖：0公克｜蛋白質：28.6公克

比例：

脂肪：	碳水：	蛋白質：
71%	4%	25%

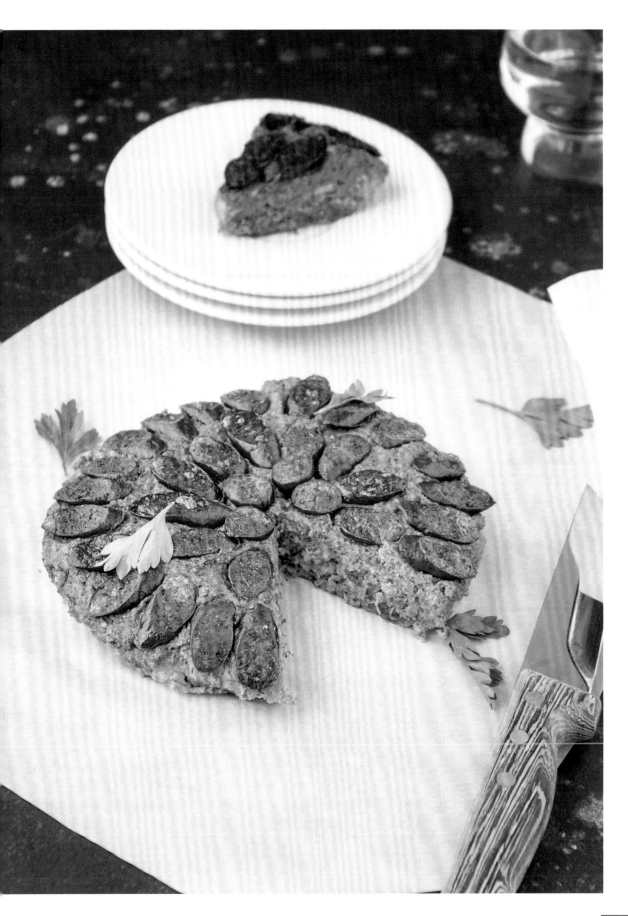

牛肉絲塔可餅

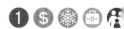

備料時間：15分鐘　　烹飪時間：4-8小時　　份量：4

無椰子·無蛋·低FODMAP·無茄科植物·無堅果

多年來，我都一直在和嚴重的痤瘡奮鬥。我到最近才發現，茄科植物是造成這種情形的一大元凶。我不吃茄科植物後，膚質變好許多。不過，我喜歡吃有肉絲的料理，因為這種肉可以再用來做其他任何料理。問題是，大部分的牛肉絲、豬肉絲、雞肉絲料理幾乎都含有茄科植物……不過，這道除外。

這道料理做出來的肉絲份量相當多。如果你不希望一整個星期的晚餐都吃塔可餅，我完全不會怪你。你可以把這些肉絲放到鍋子裡，加入自己最喜歡的蔬菜和脂肪，用來作為沙拉中的蛋白質，或是和美奶滋混合後，作為三明治的餡料。你可以用肉絲創造的料理還有許多！

你不喜歡當中的香料嗎？沒關係，不加這些香料就好。有時候，我最喜歡做牛肉絲的方式，就是把肉絲放進大骨湯裡煮，我稱之為「簡單版肉絲」。你也可以比照辦理，把全雞或豬肩胛肉放進雞大骨湯裡。同樣的作法，同樣美味。使用全雞的話，你必須要挑掉骨頭，不過這樣很有趣，也很美味！

我在這份食譜中同時列出了設定後就不用理會的燉鍋煮法，以及快速的壓力鍋作法，讓你可以自行選用。

1顆萊姆

1 2/3杯（390毫升）牛大骨湯（請見第152頁）

2大匙大蒜浸泡油（以精製酪梨油製作）（第230頁）

1大匙小茴香粉

1大匙乾燥奧勒岡葉

1茶匙磨細的灰海鹽

1/2茶匙黑胡椒粉

1/4茶匙丁香粉

1.4公斤牛腱或牛肩胛肉

2大匙顆粒狀木糖醇（依喜好添加）

醬汁：

1/2杯（105公克）美乃滋，自製（第219頁）或現成皆可

3大匙大蒜浸泡油（用精製酪梨油製作）（第228頁）

擺盤用：

1顆奶油萵苣，一葉葉剝開後洗淨，用紙巾拍乾

8顆櫻桃蘿蔔，切成小丁

2根青蔥，僅使用綠色部分，切成細絲

1. 萊姆擠成汁，並留下擠完汁的萊姆瓣。將萊姆汁、大骨湯、浸泡油、小茴香、奧勒岡葉、鹽、黑胡椒、丁香放進壓力鍋或燉鍋中攪拌混合。把萊姆瓣汁放進牛腱裡，將牛腱翻面，讓兩面都均勻裹上調味料。

2. 如果使用壓力鍋，蓋上鍋蓋後，用高壓煮4小時。如果使用燉鍋，蓋上鍋蓋後，用大火燉6-8小時。

3. 倒出肉汁，但請留下備用。把2/3杯（160毫升）的肉汁先倒回壓力鍋或燉鍋中。如果使用木糖醇的話，請在此時加入。如果使用壓力鍋，請轉到「烹炒」模式。如果使用燉鍋，請開到高溫，之後開蓋煮5分鐘。

4. 在此同時製作醬汁：在小碗中把美乃滋和浸泡油打勻。如果希望擺盤時能夠美美的，可以把醬汁放進擠花袋或塑膠袋中，在角落剪一個小洞。

5. 牛腱在鍋中收汁5分鐘後，把肉放回鍋中，用兩支叉子把肉剝成肉絲，並讓肉絲盡量沾附肉汁。

6. 擺盤時，將奶油萵苣杯分別放在盤子上，接著把牛肉絲放在萵苣杯上，最上面放上櫻桃蘿蔔和青蔥。最後擠上醬汁，或直接用小湯匙淋上醬汁，即可享用。

加熱方式：加蓋微波到希望的溫度為止，或放入煎鍋中，加上一些豬油或精製酪梨油，用中火煎到夠溫熱為止。

解凍方式：把牛肉絲放在冰箱冷藏室中，放到完全解凍為止。解凍後可以直接享用，或使用上述的加熱方式熱過再享用。

茄汁牛肉絲塔可餅（變化版本）：如果你不需要擔心茄科植物或FODMAP食物對你造成的影響，可以在加入木糖醇時，也加入3/4杯（180毫升）生酮番茄醬（請見第221頁）。

儲存方式：無論是否已做成整份的塔可餅，放入密封容器冷藏，可保存3天。牛絞肉單獨冷藏的話，可保存4天，冷凍可保存1個月。

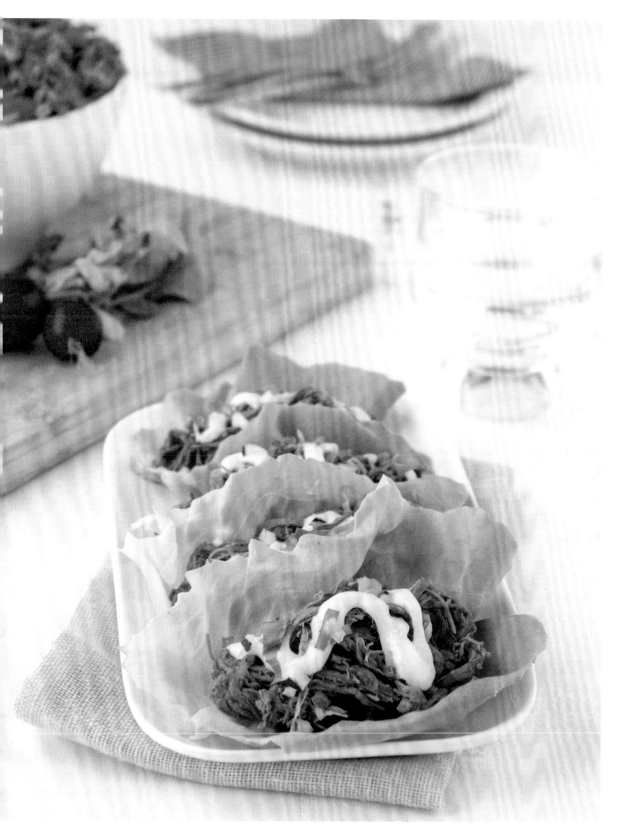

營養標示（每份）：

熱量：454｜脂肪熱量：310｜總脂肪：34.4公克｜飽和脂肪：7.4公克｜膽固醇：160毫克

鈉：541毫克｜碳水：3.7公克｜膳食纖維：0.8公克｜淨碳水：2.9公克｜糖：0.7公克｜蛋白質：32.5公克

比例：

脂肪：	碳水：	蛋白質：
68%	3%	29%

烤羊肉串

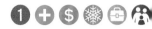

備料時間：15分鐘　　烹飪時間：15分鐘　　份量：6

無蛋・無堅果　　替代方案：無椰子・無茄科植物

如果你在製作這道菜餚之前還有些許時間，那麼，請在前一晚先製作希臘優格黃瓜醬，因為這種醬料在製作後的隔天最美味，而且放置隔夜之後，所有的味道就能夠調和在一起。

但如果你和我一樣已經等不及要吃晚餐了，那麼，現做的希臘優格黃瓜醬也不錯，隔天也會有放了一天的醬可以吃。這是兩全其美的好辦法！

希臘優格黃瓜醬：

1杯（240毫升）椰漿

1條（10公分）英國黃瓜，磨成泥

2大匙特級初榨橄欖油

1大匙蘋果醋

1大匙切碎的新鮮蒔蘿

1/2顆檸檬皮刨成末

1/2顆檸檬汁

1小瓣大蒜，切成蒜末

1/2茶匙磨細的灰海鹽

1/4茶匙黑胡椒粉

烤肉串：

455公克羊絞肉

1/4杯水

3茶匙中東巴哈拉特香料（請見第231頁），
　分批使用

1茶匙磨細的灰海鹽

特殊工具：

6根長竹籤，約25公分長

1. 將烤箱預熱至華氏375度（攝氏190度），並在烤盤中鋪上烘焙紙或矽膠烘焙墊。

2. 把竹籤放在瘦長的玻璃杯中泡水30分鐘以上，你可以利用這段時間準備其他食材。

3. 製作希臘優格黃瓜醬：把所有的食材放入小碗中攪拌均勻。蓋上蓋子後，放進冰箱冷藏。

4. 準備烤肉串的肉：將羊肉、水、2茶匙中東巴哈拉特香料、鹽放入中型的調理盆中，用手攪拌至均勻為止。

5. 把絞肉分成6等份，並把每份捏成約15公分長的圓柱狀。插入竹籤，需要的話再次調整形狀。

6. 在肉串上撒上剩下的1茶匙中東巴哈拉特香料。將肉串放在烤盤上，直到呈現微微的金黃色，烤10分鐘約七分熟，烤15分鐘約全熟。

7. 把烤肉串和希臘優格黃瓜醬分成6盤後即可享用。每盤約使用1/4杯（60毫升）的希臘優格黃瓜醬。

儲存方式：將烤肉串放入密封容器中冷藏，可保存4天，冷凍可保存1個月。希臘優格黃瓜醬則放入另一個密封容器中冷藏，可保存3天。

加熱方式：加蓋微波烤肉串直到希望的溫度為止，或放在煎鍋中，蓋上鍋蓋，開中火加熱到想要的溫度為止。

解凍方式：可把烤肉串冰箱冷藏室中，放到完全解凍為止，或不解凍，使用上述的加熱方式熱過再享用。

搭配食物：若要組成完整的一餐，可以鋪上綠色蔬菜後再放上烤肉串。這道菜也很適合搭配白菜醬汁沙拉（第273頁）。

無椰子作法：用你喜愛的無糖非乳製品優格取代椰漿。

無茄科植物作法：用第230-233頁中的無茄科植物香料取代中東巴哈拉特香料。

補碳作法：不要加希臘優格黃瓜醬，用烤肉串搭配喜歡的碳水化合物（請參考第117頁尋找靈感，或前往healthfulpursuit.com/carbup下載完整的「補碳食譜」pdf檔）。這道菜相當適合搭配白飯。

營養標示（每份1根烤肉串與1/4杯/60毫升希臘優格黃瓜醬）：

熱量：274 | 脂肪熱量：206 | 總脂肪：22.9公克 | 飽和脂肪：14.1公克 | 膽固醇：54毫克

鈉：528毫克 | 碳水：3.1公克 | 膳食纖維：0.5公克 | 淨碳水：2.6公克 | 糖：0公克 | 蛋白質：13.8公克

比例：		
脂肪：	碳水：	蛋白質：
75%	5%	20%

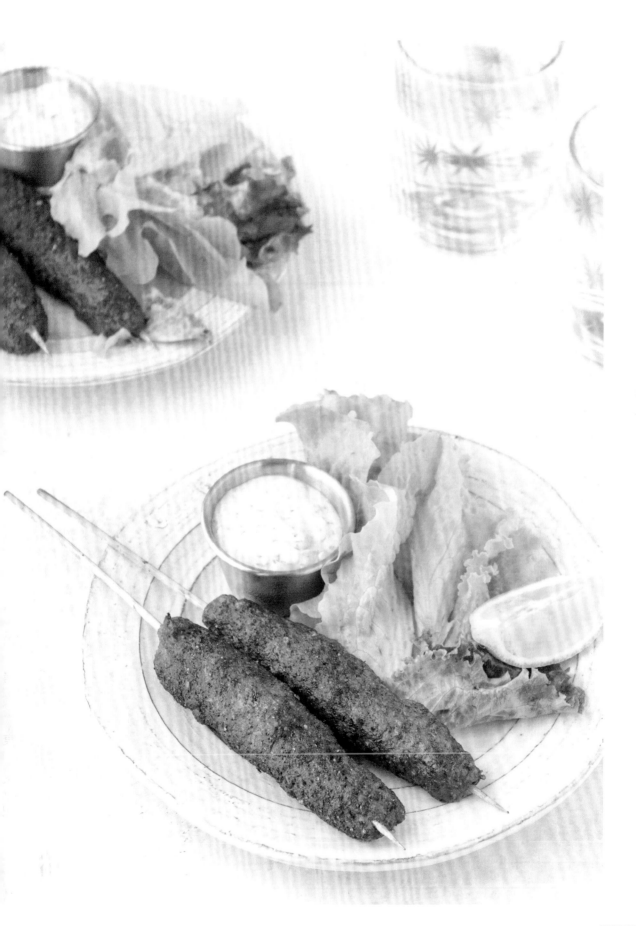

CHAPTER 18 豬肉

培根起士通心麵

② $ ⊡ ⋔

備料時間：25分鐘　烹飪時間：50分鐘　份量：4

無椰子・無茄科植物・無堅果

說到這道菜啊！或許你會認為，沒有通心麵、沒有起士的起士通心麵一定不好吃，但我希望你做完這道菜之後會發現自己錯了。我再次做這道菜時，一定要分裝成一人一碗，這樣別人才不會把我的份偷偷吃掉！是的，就是在說你，親愛的老公……

由於這道菜內含有吉利丁，因此冷了之後會結凍。只要按照下面的加熱方式，就能恢復原本黏稠的起士口感。不過，這道菜在常溫下也很好吃！

烤盤用的椰子油

1大顆白花椰菜（約750公克），切掉菜心之後切成1.25公分的小花

1/3杯（22公克）新鮮的巴西利，切碎

6條培根（約170公克），煎到焦脆之後壓碎（留下培根油）

2杯（475毫升）無糖非乳製品奶

2大匙無調味的吉利丁

1大匙新鮮檸檬汁

1茶匙洋蔥粉

1茶匙磨細的灰海鹽

1/4茶匙大蒜粉

1/3杯（22公克）營養酵母調味料

2大顆蛋，打散

2茶匙現成黃芥末醬

60公克豬皮粉或磨碎的豬皮

1. 將烤箱預熱至華氏350度（攝氏177度），並將1.4公升的淺橢圓陶瓷烤盤抹上椰子油後，放置一旁備用。

2. 把白花椰菜、巴西利、培根放入大調理盆中混合均勻。

3. 將預先留下的培根油、非乳製品奶、吉利丁、檸檬汁、鹽、大蒜粉放進中型的湯鍋中，開中火煮滾後，繼續滾5分鐘，在過程中請不時攪拌一下。

4. 把營養酵母、蛋、芥末加入鍋子中，開小火繼續煮3分鐘，並不時攪拌。

5. 把鍋子移開爐火，將「起士」醬倒入裝白花椰菜與培根的調理盆中（如果煮過頭，或攪拌得不夠，最後醬料中就會有蛋的小碎片；如果你希望能夠擁有十分滑順的醬汁，請用細網過濾醬汁）。用橡膠刮刀攪拌白花椰菜，讓所有的菜都沾上醬汁。

6. 把裹上醬汁的白花椰菜倒入烤盤，並用鍋鏟背面壓平。在表面上平均撒上豬皮粉，烤40-45分鐘，直到白花椰菜可輕易用叉子刺穿為止。你可以用銳利的刀子從烤盤邊伸進去戳戳看。

7. 烤完後靜置15分鐘，即可享用。

儲存方式：放入密封容器中冷藏，可保存3天。

加熱方式：微波到希望的溫度，或放在有蓋的陶瓷烤盤中，預熱烤箱至華氏300度（攝氏150度）後，烤10-15分鐘，或直到夠溫熱為止。亦可用煎鍋蓋上鍋蓋，用中小火加熱。

事先準備：最早可在2天前先製作起士醬。在進行步驟5前，把醬汁加熱到微滾即可。

搭配食物：可加上一兩勺的美乃滋。

營養標示（每份）：

熱量：440｜脂肪熱量：244｜總脂肪：27公克｜飽和脂肪：8.8公克｜膽固醇：128毫克

鈉：973毫克｜碳水：14.6公克｜膳食纖維：6.6公克｜淨碳水：8公克｜糖：4.8公克｜蛋白質：34.6公克

比例：

脂肪	碳水	蛋白質
55%	13%	32%

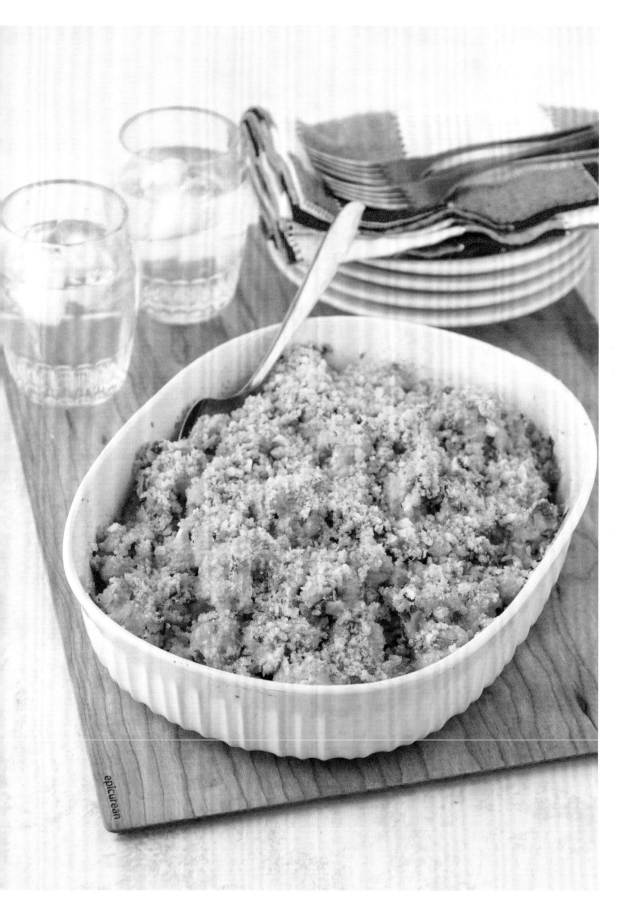

煙燻辣椒丸子潛艇堡

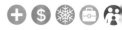

備料時間：15分鐘　　烹飪時間：35分鐘　　份量：15個潛艇堡（15份）

無椰子 · 無蛋 · 無堅果

誰不喜歡丸子？我最喜歡丸子的原因，是因為變化多端。你可以用甘藍／高麗菜當作「麵包」，就像我在這道食譜中的做法一樣。你也可以把丸子放在脆三明治麵包（第332頁）上享用。你還可以在丸子稍微冷卻後，放在羅曼萵苣上享用。此外，你也可以把丸子放在綠色蔬菜上，做成經典的生酮沙拉，剩下的丸子也可以用來做隔天早上的炒蛋！

我覺得最容易的作法，就是買一顆甘藍／高麗菜，把菜葉撕成不規則狀。你可以把葉片撕成手掌大小。撕下需要的葉片後，可以用剩下的甘藍／高麗菜來做其他菜，如培根高麗菜（第351頁）。

丸子：

750公克豬絞肉

455公克雞絞肉

1/2杯（160公克）白洋蔥，切末

1 1/2茶匙乾燥的奧勒岡葉

1 1/4茶匙小茴香粉

1茶匙磨細的灰海鹽

醬汁：

2 1/2杯（600毫升）壓碎的番茄

1/2杯（120毫升）精製酪梨油或融化的雞油

2/3杯（80毫升）雞大骨湯（請見第152頁）

1大匙乾燥的奧勒岡葉

1 1/4茶匙煙燻辣椒粉

1茶匙大蒜粉

1/2茶匙洋蔥粉

1/2茶匙煙燻辣椒粉

1/2茶匙磨細的灰海鹽

1/4茶匙黑胡椒粉

擺盤：

1大顆綠色甘藍／高麗菜

切碎的新鮮香菜葉（依喜好添加）

1. 將烤箱預熱至華氏350度（攝氏177度），並在烤盤中放上烘焙紙或矽膠烘焙墊。

2. 把丸子的材料放入大型調理盆中，用手混合到均勻為止。

3. 把手沾濕，並捏起1 1/2大匙的絞肉，用手掌搓成球狀。把做好的丸子放在烤盤上，並用同樣的方式把絞肉都捏成丸子，總共做30顆。讓手掌維持潮濕，能讓你迅速搓好丸子。

4. 用烤箱烘烤丸子25-30分鐘，直到丸子內部的溫度達到華氏165度（攝氏74度）為止。

5. 在此同時，把醬汁的材料放入大湯鍋中，攪拌均勻後，蓋上鍋蓋，但不要完全密合，要留一個小縫讓蒸汽能夠冒出來。開中大火煮滾之後，轉為小火繼續燉20分鐘。

6. 在煮丸子與醬汁的同時，從甘藍／高麗菜中取下30片中型的葉子，並蒸個1-2分鐘。

7. 烤好之後，把丸子從烤箱中取出，放在湯鍋的醬汁中。晃動鍋子讓丸子都裹上醬汁，接著蓋上鍋蓋，用小火再煮5分鐘。

8. 將2片甘藍／高麗菜葉疊在一起，放上2顆丸子，淋上一大灘醬汁，也可以再撒上一些香菜葉。

儲存方式：把潛艇堡（如果組裝好的話）放入密封容器中冷藏，可保存3天；丸子本身與醬汁冷凍，可保存1個月。

加熱方式：微波到希望的溫度，或放在有蓋的陶瓷烤盤中，預熱烤箱至華氏300度（攝氏150度）後，烤10-15分鐘，或直到完全溫熱為止。或用煎鍋蓋上鍋蓋，用中小火加熱。

解凍方式：在冰箱冷藏室中放到完全解凍為止。解凍後，可以放在沙拉上直接享用，或使用上述的加熱方式熱過再享用。

搭配食物：丸子很適合搭配軟Q西班牙蛋餅（請見第336頁）。

補碳作法：將酪梨油的量減少為1/4杯（60毫升），不要加甘藍葉，改搭配喜歡的碳水化合物（請參考第117頁尋找靈感，或前往healthfulpursuit.com/carbup下載完整的「補碳食譜」pdf檔）。這道菜相當適合搭配地瓜泥、山藥、馬鈴薯。

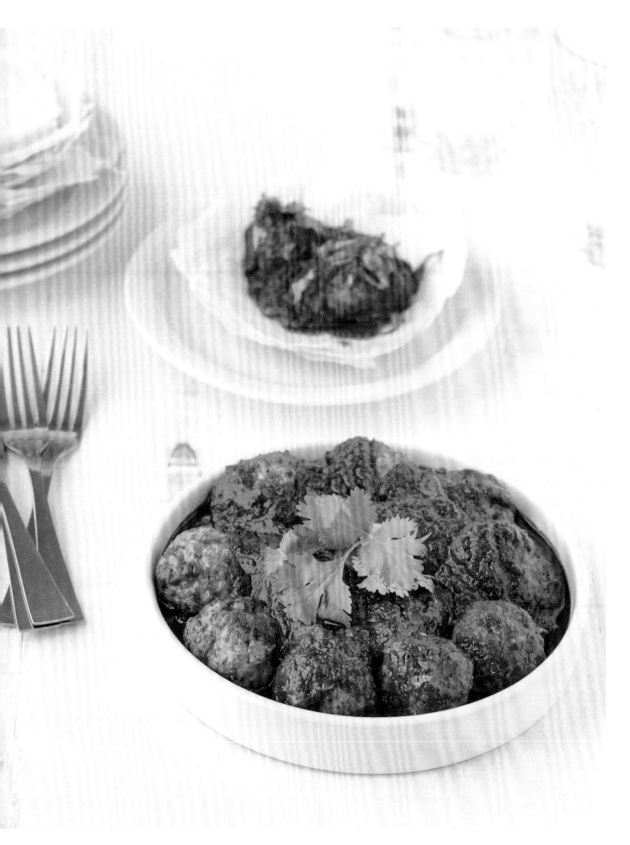

營養標示（每個潛艇堡）：

熱量：253 | 脂肪熱量：151 | 總脂肪：16.8公克 | 飽和脂肪：4.3公克 | 膽固醇：52毫克

鈉：271毫克 | 碳水：7.9公克 | 膳食纖維：2.6公克 | 淨碳水：5.3公克 | 糖：4公克 | 蛋白質：17.5公克

比例：

脂肪：	碳水：	蛋白質：
60%	12%	28%

開口笑火腿沙拉三明治

備料時間：10分鐘　份量：8個三明治（8份）

無椰子・無茄科植物　替代方案：無蛋・無堅果

火腿沙拉三明治其實沒有什麼好笑的，除非裡面夾了蛋，而且呈現開口笑的形狀，這樣懂我的意思了吧？但其實，這種雞蛋沙拉和火腿沙拉的組合，正是精華所在。如果你不想要做一整條麵包，卻希望能享受這道菜怎麼辦？你會這麼想是理所當然的。把火腿沙拉捲在甘藍葉中即可，這樣好吃到不行。

800公克的煙燻火腿，煮到全熟

1/2杯（105公克）的美乃滋，自製（請見第220頁）或現皆可

3大匙現成辣根醬

2大匙第戎芥末醬

2顆水煮蛋，切碎

6根青蔥，僅使用綠色的部分，切成蔥花

3顆櫻桃蘿蔔（約85公克），切成小丁

2小根蒔蘿口味酸黃瓜，切成小丁

1根西洋芹，切成小丁

擺盤用：

1條脆三明治麵包（請見第332頁），切成16片

新鮮巴西利葉或萵苣，撕成片狀（依喜好添加）

你喜歡的酸黃瓜

1. 把火腿切成大塊，放入食物調理機中，用高速打20-30秒，直到呈現想要的質地為止。

2. 把火腿塊放入大調理盆中，加入美乃滋、辣根、芥末、水煮蛋、蔥花、櫻桃蘿蔔、酸黃瓜、西洋芹。用橡皮刮刀攪拌到火腿塊都沾上這些配料為止。

3. 在砧板上放一片麵包，上面放一片巴西利或萵苣（有使用的話），接著再放上2/3杯（175公克）的火腿沙拉，最上面再放上第二片麵包。重複同樣的步驟，用剩下的麵包和火腿沙拉製作三明治，總共可做成8份。搭配酸黃瓜擺盤後即可享用。

儲存方式：把三明治各部分分開放入密封容器中冷藏，可保存4天。組合好的三明治冷藏後，則可以保存2天。

事先準備：最早可在3天前事先準備食譜中需要用到的水煮蛋，煮好後不要剝殼，直接放在冰箱中冷藏保存。麵包也可以在3天前就先做好，或是1個月前先做好，並用冷凍的方式保存。美乃滋則可以在5天之前先製作。

無蛋作法：使用無蛋版本美乃滋，當中不要加入水煮蛋，並且用羅曼萵苣葉盛裝沙拉享用。

無堅果作法：不要搭配麵包，用羅曼萵苣葉盛裝沙拉享用。

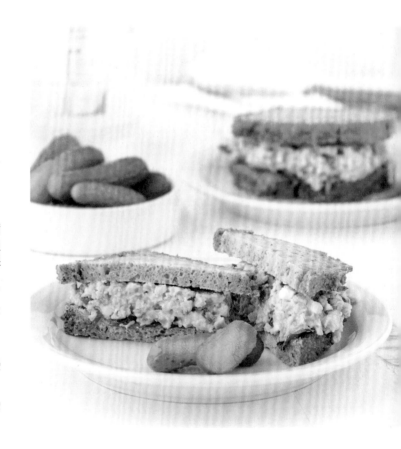

營養標示（每份三明治）：

熱量：509｜脂肪熱量：333｜總脂肪：37公克｜飽和脂肪：6.1公克｜膽固醇：207毫克

鈉：1404毫克｜碳水：11.9公克｜膳食纖維：7.9公克｜淨碳水：4公克｜糖：2.2公克｜蛋白質：32公克

比例：

脂肪：	碳水：	蛋白質：
66%	9%	25%

豬肩排佐檸檬百里香醬

準料時間：30分鐘　烹飪時間：40分鐘　份量：6

無蛋・低FODMAP・無茄科植物・無堅果

你曾經吃過像牛排一樣的豬排嗎？雖然不是牛排，但吃起來簡直一模一樣！味道也很棒。我經常在煎豬排，用的都是這份食譜。我從小到大吃的都是里肌排，以為那是整頭豬全身上下唯一可以吃的部分，因此做豬肩排讓我覺得有點……叛逆感！

1/4杯（60毫升）精製酪梨油或融化的椰子油，煎豬排用

2公斤帶骨豬肩排（或戰斧豬排），約1.25公分厚

1/2茶匙磨細的灰海鹽，分批使用

茶匙黑胡椒粉

1/3杯（80毫升）的白酒，如Pinot Grigio、Sauvignon Blanc，或未經橡木桶浸泡的Chardonnay

大匙無調味的吉利丁

顆檸檬刨成的皮

顆檸檬擠出的汁

茶匙乾燥百里香葉

2/3杯（160毫升）全脂椰奶

1. 把油放入大煎鍋中，開大火加熱。在熱鍋的同時，替豬排的兩面分別抹上1茶匙的鹽與黑胡椒。把豬排放入熱油中，一面煎4分鐘以上。把煎過的豬排放到乾淨的盤子上。

2. 將鍋子移開爐面，讓油留在鍋中，加入酒、吉利丁、檸檬皮、檸檬汁、百里香，剩下1/2茶匙的鹽。用打蛋器打勻。

3. 把豬排放回煎鍋中，蓋上鍋蓋，用中小火煎30分鐘，並在中途翻面一次。

4. 把烤架放在烤箱內的上方，打開低溫炙燒功能（如果你的烤箱沒有這個功能，開到「炙燒」功能即可）。將豬排放入烤箱的烤盤上（我喜歡用鑄鐵烤盤），送到烤架上炙燒豬排，一面三分鐘，或直到豬排微焦即可。之後將豬排靜置5分鐘。

5. 在此同時，把椰子油倒入煎鍋中，用中火煮15分鐘，不時攪拌，直到湯汁開始變稠為止。

6. 如果要每個人盛一盤，而不是裝成一大盤，那麼請把骨頭去掉，並把豬排切成6等分。在豬排上淋些肉汁即可享用。

儲存方式：放入密封容器中冷藏，可保存4天，冷凍則可保存1個月。

加熱方式：微波到希望的溫度，或放在有蓋的烤盤中，預熱烤箱至華氏300度（攝氏150度）後，烤5-10分鐘，或直到夠溫熱為止。亦可用煎鍋，蓋上鍋蓋，用中小火加熱。

搭配食物：要組成完整的一餐，可加上一些你喜愛的蒸蔬菜。我會用綠色花椰菜搭配這道豬排，但蒸高麗菜或炒甘藍葉也很棒！

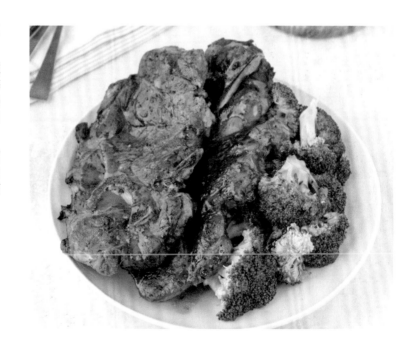

營養標示（每份加上2 1/2大匙醬汁）：

熱量：511｜脂肪熱量：369｜總脂肪：40.9公克｜飽和脂肪：14.9公克｜膽固醇：118毫克

鈉：658毫克｜碳水：2.5公克｜膳食纖維：0公克｜淨碳水：2.5公克｜糖：0公克｜蛋白質：33.3公克

比例：

脂肪	碳水	蛋白質
72%	2%	26%

香料脆皮豬排

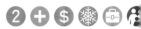

備料時間：15分鐘　　烹飪時間：24分鐘　　份量：6

低FODMAP・無茄科植物・無堅果　　替代方案：無椰子

你當然可以選擇做無聊的傳統豬排，抹上一大堆美乃滋，但你也可以做這道豬排，在用餐刀切著脆脆的皮時，你一定會覺得好吃到不行（我還是一樣會建議你抹上一大堆美乃滋享用）。如果你有超級大的煎鍋，一次可以同時放進六片豬排而不會太擠的話，當然可以一次把所有的豬排都煎起來，這時候請把1/2杯的油都倒進去。若不是如此，就需要分兩次煎，如下列說明所示。

6片去骨豬排肉片（每片155公克重）

2茶匙磨細的灰海鹽

1/2茶匙黑胡椒粉

1/2杯（120毫升）精製酪梨油，或融化的椰子油，分批給鍋子使用

乾的裹料：

85公克豬皮粉或磨碎的豬皮

1茶匙乾燥巴西利

1茶匙乾燥鼠尾草粉

1/2乾燥墨角蘭或龍蒿葉

1/2茶匙乾燥迷迭香葉

1/2茶匙乾燥百里香葉

濕的裹料：

2大顆蛋

切碎的新鮮巴西利，裝飾用（依喜好添加）

1. 將豬排兩面都抹上鹽與胡椒後放置一旁備用。

2. 把1/4杯的油倒入大煎鍋中，開中火加熱。在油熱了之後，即可開始準備裹粉。

3. 把乾香草的裹粉放入一個小圓盤中，另將蛋打入中型的調理盆裡打散。

4. 將豬排沾上蛋液後，滴乾多餘的蛋液，之後把濕豬排放入香草裹粉中，並翻面讓兩面都裹上香草，拍去多餘的裹粉。把裹好香草的豬排放入預熱好的鍋子中，並重複相同的步驟再做同片豬排。一面煎5-6分鐘，直到內部的溫度到達華氏165度（攝氏74度）為止。接著把煎好的豬排放到乾淨的盤子上。

5. 將用過的油倒掉，清理鍋中殘餘的豬皮粉後，在鍋中倒入剩餘的1/4杯油。按照步驟4的方式煎剩下的3片豬排。

6. 你想要的話，可在豬排上灑一些新鮮巴西利後，即可享用。

儲存方式：放入密封容器中冷藏，可保存4天，冷凍可保存1個月。

加熱方式：微波加熱到希望的溫度為止，或是放在有蓋的陶瓷烤盤中，預熱烤箱至華氏300度（攝氏150度）烤5-10分鐘，或直到夠溫熱為止。也可以用煎鍋蓋上鍋蓋，用中小火加熱。

解凍方式：在冰箱冷藏室中放到完全解凍為止。解凍後，可以放在沙拉上直接享用，或使用上述的加熱方式熱過再享用。

搭配食物：若要組成完整的一餐，可加上一勺美乃滋享用。這種豬排很適合搭配希臘白花椰飯（第330頁）、香草櫻桃蘿蔔（第350頁），或奶油蕪菁泥（第348頁）。

無椰子作法：改用酪梨油。

補碳作法：酪梨油的量減少為1/4杯（60毫升）。搭配喜歡的碳水化合物（參考第117頁尋找靈感，或前往healthfulpursuit.com/carbup下載完整的「補碳食譜」pdf檔）。這道菜相當適合搭配馬鈴薯泥與木薯製成的醬汁。

營養標示（每份）：

熱量：471 | 脂肪熱量：272 | 總脂肪：30.2公克 | 飽和脂肪：6.9公克 | 膽固醇：163毫克

鈉：731毫克 | 碳水：0.4公克 | 膳食纖維：0公克 | 淨碳水：0.4公克 | 糖：0公克 | 蛋白質：49.4公克

比例：

脂肪：	碳水：	蛋白質：
58%	1%	41%

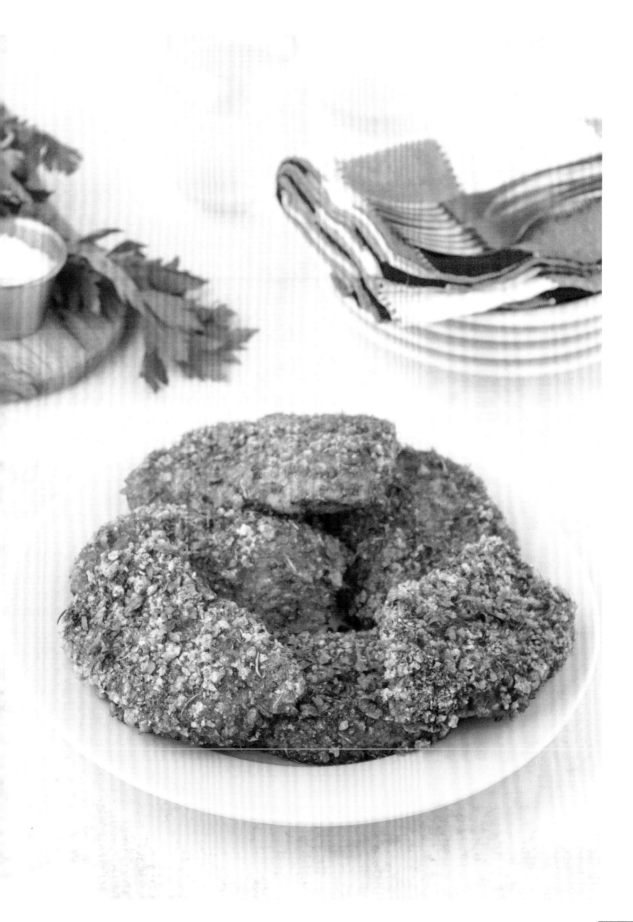

宮保豬肉

備料時間：15分鐘　烹飪時間：10分鐘　份量：4

無蛋　替代方案：無椰子·低FODMAP·無茄科植物·無堅果

沒有什麼料理比快炒更適合忙碌的週間夜晚了。如果你不曾用快炒的料理搭配冷沙拉食用，現在該是時候了！如果現在的季節不適合冷食，那麼，這道料理搭配白花椰飯（第330頁）會是很棒的選擇。

炒豬肉：

2大匙的精製酪梨油或榛果油

455公克的豬肉片

4小瓣大蒜切末

1塊（2.5公分）生薑

2-4根乾辣椒

2大匙椰子醬油

2茶匙蘋果醋

2滴甜菊糖

1/4杯（40公克）烘烤過的山核桃，切成粗顆粒

沙拉醬料：

2大匙無糖光滑的杏仁奶

2大匙精製酪梨油或榛果油

1大匙又1茶匙蘋果醋

1大匙烤芝麻油

1大匙椰子醬油

擺盤用：

1條黃瓜，螺旋切片（請見第154頁）

1/2把新鮮香菜葉（約28公克），切碎

1. 如果想在炒豬肉前先醃過肉，請把山核桃以外的所有快炒食材先放進大型的烤盤中，讓肉片均勻裹上調味料後，放入冰箱中冷藏1小時以上，但不要超過12小時。

2. 準備做熱炒的部分：用中型的炒鍋開中火加熱。如果豬肉沒有事先醃過，請把油倒入熱鍋中，約等待1分鐘，等油熱了後再加入剩下的醬料。如果事先醃過豬肉，那麼請直接把含醬汁在內的所有材料倒進熱鍋中。總共需要炒10分鐘，或直到豬肉全熟為止，過程中請不時烹炒。把鍋子移開爐火後，拌入山核桃碎片。

3. 在此同時，可製作沙拉的醬汁：把所有醬汁的食材放入小碗中，打勻即可。

4. 把螺旋刨絲的黃瓜與香菜放在盤子上，拌勻後在一旁放上炒豬肉，並在沙拉與肉上淋些醬汁。

儲存方式：放入密封容器中冷藏，可保存3天，冷凍可保存1個月。

加熱方式：微波到希望的溫度為止，或是放在有蓋的陶瓷烤盤中，預熱烤箱至華氏300度（攝氏150度）後烤10-15分鐘，或直到夠溫熱為止。也可以用煎鍋蓋上鍋蓋，用中小火加熱。

解凍方式：在冰箱冷藏室中放到完全解凍為止。解凍後，可放在沙拉上，再加些淋醬直接享用，或使用上述加熱方式熱過再享用。

無椰子作法：可以耐受的話，使用無小麥大豆醬油取代椰子油。

低FODMAP作法：不要加大蒜，並用精製酪梨油製作的大蒜浸泡油（請見第228頁）取代酪梨油。用烘烤過的去殼葵瓜籽取代山核桃。如果對杏仁當中的FODMAP非常非常敏感，可用無糖的葵瓜籽奶油取代杏仁奶油。

無堅果作法：用烘烤過的去殼葵瓜籽取代山核桃，用無糖的葵瓜籽奶油取代杏仁奶油。使用酪梨油而不要使用榛果油。

補碳作法：酪梨油的量減少為225公克。在炒豬肉時不要加油，而是直接把醬汁倒入熱鍋中。不要加山核桃。淋醬時，不要加入酪梨油或榛果油，只加上1大匙烤芝麻油。搭配喜歡的碳水化合物（參考第117頁尋找靈感，或前往healthfulpursuit.com/carbup下載完整的「補碳食譜」pdf檔）。這道菜相當適合搭配螺旋刨絲的地瓜、烤木薯、花生南瓜。

營養標示（每份）：

熱量：453｜脂肪熱量：292｜總脂肪：32.4公克｜飽和脂肪：5.7公克｜膽固醇：65毫克

鈉：81毫克｜碳水：12公克｜膳食纖維：2.1公克｜淨碳水：9.9公克｜糖：2.2公克｜蛋白質：28.4公克

比例：

脂肪	碳水	蛋白質
64%	11%	25%

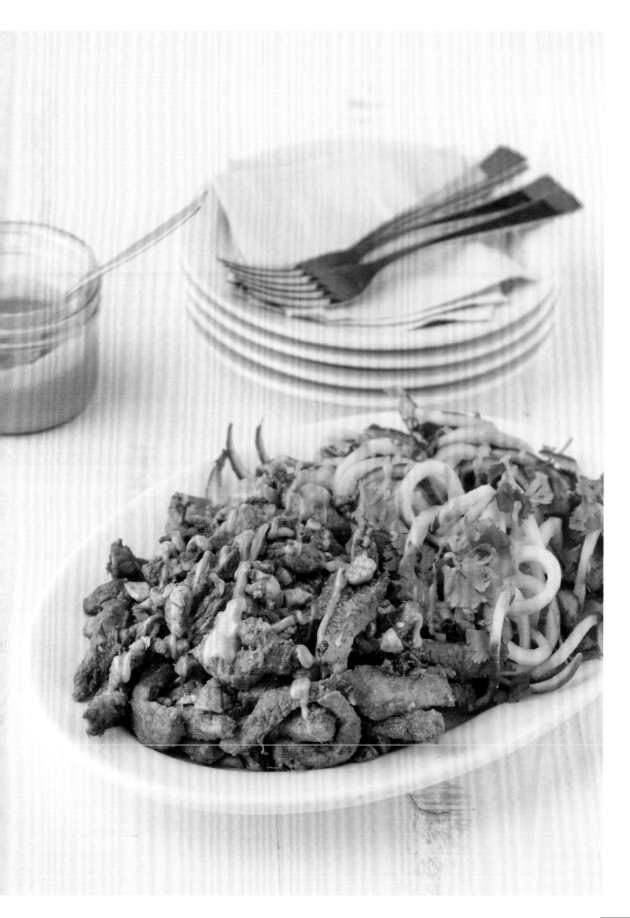

椒鹽肋排

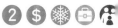

備料時間：10分鐘，外加放置過夜的時間　　烹飪時間：35分鐘至4小時15分鐘　　份量：8

無椰子．無蛋．無堅果　　替代方案：低FODMAP．無茄科植物

這是我在所有的肋排當中最喜歡吃的一種。我相信你一定有辦法煮快一點，但我不建議這麼做。這道食譜包括了三個步驟：首先，要用壓力鍋或燉鍋煮肋排，接著在冰箱裡放置過夜，最後再用炙燒功能或燒烤的方式讓表面變得焦脆。如果你想要的話，就讓肋排接受火吻吧！我會讓每一面烤2-4分鐘，讓肋排溫熱並且充滿香味。另外，視你所居住的國家而定，可能會有不同的豬肋排，我在這道食譜中使用的是豬大排或豬小排。

1.5公斤的鄉村豬肋排

2杯（475毫升）雞大骨湯（請見第152頁），或依需要增加一些

1大匙磨細的灰海鹽

2茶匙黑胡椒粉

一些生酮番茄醬（見第221頁），擺盤用（依喜好添加）

1. 把肋排用內側朝下的方式放在壓力鍋或燉鍋中，讓肋排全都朝向同一面。加入足夠的高湯，高度約需到肋排的一半。

2. 如果使用壓力鍋，請蓋上鍋蓋用高壓煮15分鐘（小排）或25分鐘（大排）。如果使用燉鍋，請用低溫燉4小時，或高溫燉2小時。煮到肉變軟但尚未從骨頭上脫落，就是最佳的熟度。請務必在肉脫落之前就將肋排取出鍋子。

3. 把煮好的肋排與湯倒入淺烤盤中。冷卻後蓋上蓋子，放入冰箱裡冷藏一夜。

4. 在料理肋排前，先將烤架預熱至中溫（華氏350度／攝氏177度），如果使用烤箱，請把烤箱的烤架放在烤箱中的上方，並預熱烤箱至華氏400度／攝氏205度。

5. 把肋排從冰箱裡取出。肋排的四周會有凝固的脂肪。把脂肪抹在肉排有肉的那一面上，並讓肋排各面都裹上鹽與胡椒。

6. 如果要使用烤箱，那麼就把肋排放進沒有鋪烤盤紙的烤盤上烤10分鐘，直到完全溫熱為止。接著打開低溫炙燒功能（如果有的話；否則開到炙燒即可），炙燒5-7分鐘，直到表面變得焦脆為止。如果使用火烤的方式，那麼請把肋排放在預熱好的烤架上，一面烤1-2分鐘，讓表皮變得酥脆。

7. 把肋排放到盤子上，就可以開動啦！

儲存方式：放入密封容器中冷藏，可保存4天，冷凍可保存1個月。

加熱方式：微波到希望的溫度為止，或放在有蓋的陶瓷烤盤中，預熱烤箱至華氏300度（攝氏150度）後，烤10-15分鐘，或是直到夠溫熱為止。也可以用煎鍋把肋排切片，分別蓋上鍋蓋，用中小火加熱。

解凍方式：在冰箱冷藏室中放到完全解凍為止。解凍後，使用上述的加熱方式熱過再享用。

事先準備：煮熟的肋排可放在原本燉煮的高湯中48小時後，再烘烤或火烤。

搭配食物：若要組成完整一餐，可加上一些綠色蔬菜沙拉，淋上自己喜歡的淋醬。這道菜也很適合搭配「馬鈴薯」沙拉（第352頁）、培根高麗菜（第351頁）、青醬櫛瓜麵（第347頁）。

低FODMAP作法：使用低FODMAP版本的生酮番茄醬，或不要加番茄醬。

無茄科植物作法：不要加番茄醬

營養標示（每份）：

熱量：374｜脂肪熱量：238｜總脂肪：26.5公克｜飽和脂肪：0公克｜膽固醇：0毫克

鈉：752毫克｜碳水：0.5公克｜膳食纖維：0公克｜淨碳水：0.5公克｜糖：0公克｜蛋白質：33.3公克

比例：

脂肪：	碳水：	蛋白質：
64%	1%	35%

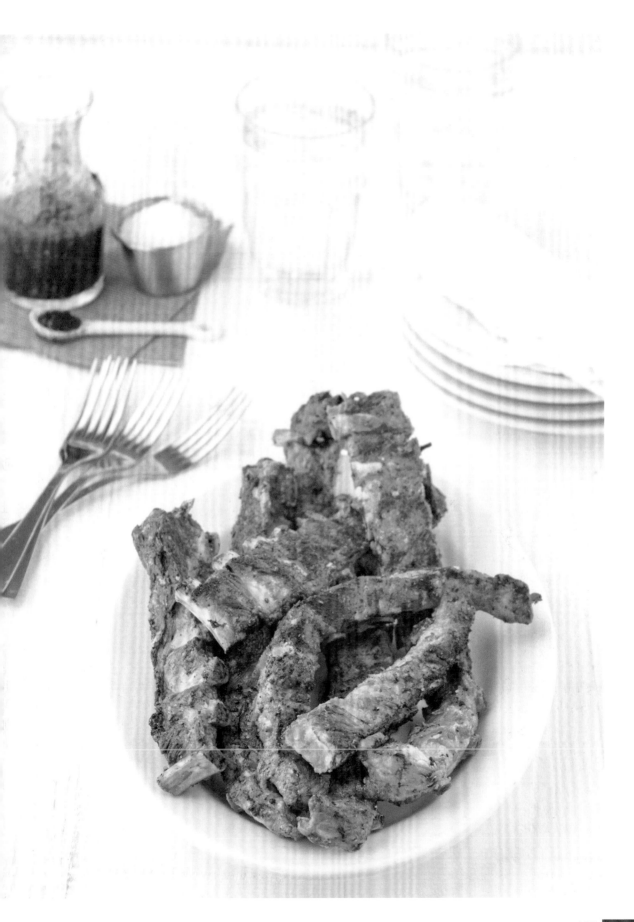

烤豬肉卷佐香草肉汁淋醬

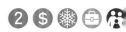

備料時間：15分鐘　烹飪時間：1小時40分鐘　份量：8

無椰子·無蛋·低FODMAP·無茄科植物·無堅果

你可以使用任何高脂肪的去骨肉排來做這道菜，如牛柳、豬肩胛肉、豬小里肌等都可以。我喜歡使用無骨豬肩排做這道菜，因為不用事先醃過，讓這道菜做起來迅速許多。雖然「小排」當中有骨頭，但你可以在超市裡買到無骨的版本，或是請肉販幫你去除骨頭。

這道食譜中的肉排，必須要切成掀開的蝴蝶狀，也就是像本左右攤開的書一樣。除非你家裡有把好刀，或有自信能將肉塊切得平整，否則我建議你請肉販幫你切好。因為我在廚房裡笨手笨腳的，因此我都請肉販幫我把肉切得「像攤開的書本一樣」，讓我能夠塞進餡料後捲起來。他們能夠切得很好，我也能讓自己的手指完好無缺！

至於豬皮，我是壓碎了56公克的Bacon's Heir迷迭香與海鹽豬皮。迷迭香的味道讓豬餡料的味道更為出色。

910公克的去骨豬排，切成蝴蝶狀

1大匙精製酪梨油，鍋子用

2杯（475毫升）雞大骨湯（請見第152頁）

1茶匙木薯粉，勾芡肉汁用

內餡：

1把新鮮巴西利（約55公克），切碎

3大匙精製酪梨油或精製橄欖油

57公克豬皮粉或磨碎的豬皮（請見上方說明）

1大匙義式香料（請見第232頁）

1茶匙磨細的灰海鹽

1茶匙黑胡椒粉

外層香草調味料：

3大匙精製酪梨油或精製橄欖油

2茶匙義式香料（請見第232頁）

1茶匙磨細的灰海鹽

1/2茶匙黑胡椒粉

特殊器具：

3條棉繩，每條40.5公分長

1. 將烤箱預熱至華氏325度（攝氏163度）。

2. 把肉片攤平在砧板上，短邊朝向自己。用中型調理盆混合內餡，並把餡料抹在肉片上，讓短邊的最後四分之一沒有餡料。像捲壽司一樣把肉卷捲起來，之後用棉繩綁緊。

3. 用大鑄鐵鍋或其他可放進烤箱的鍋子開中大火加熱酪梨油。同時將外層香草調味料混合，並抹在肉卷外側的各邊。

4. 把抹好香料的肉卷放進熱鍋中，每一面炙燒2分鐘，之後將大骨湯倒入肉卷四周。把豬肉放入烤箱中，烤1個半小時，或是內部溫度達到華氏165度（攝氏74度），頂端也上色為止。

5. 把烤好的肉卷放在砧板上靜置備用，同時製作醬汁。開中大火熱鍋，撒上木薯粉後轉為小火慢煮，不時攪拌，直到變稠為止，約需2分鐘。

6. 把肉卷切成8片，並移到盤子上，直接淋上醬汁，或將淋醬放在一旁即可。

儲存方式：放入密封容器中冷藏，可以保存4天，冷凍則可以保存1個月。

加熱方式：微波到希望的溫度為止，或放在有蓋的烤盤中，預熱烤箱至華氏300度（攝氏150度）後烤10-15分鐘，或直到夠溫熱為止。亦可用煎鍋蓋上鍋蓋用中小火加熱。

解凍方式：在冰箱冷藏室中放到完全解凍為止。解凍後，可直接享用，或使用上述的加熱方式熱過再享用。

搭配食物：若要組成完整的一餐，可搭配一些喜愛的烤蔬菜。

營養標示（每份加上1 1/2大匙醬汁）：

熱量：434 | 脂肪熱量：270 | 總脂肪：30.1公克 | 飽和脂肪：8.4公克 | 膽固醇：95毫克

鈉：794毫克 | 碳水：1.1公克 | 膳食纖維：0公克 | 淨碳水：1.1公克 | 糖：0公克 | 蛋白質：39.7公克

比例：

脂肪：	碳水：	蛋白質：
62%	1%	37%

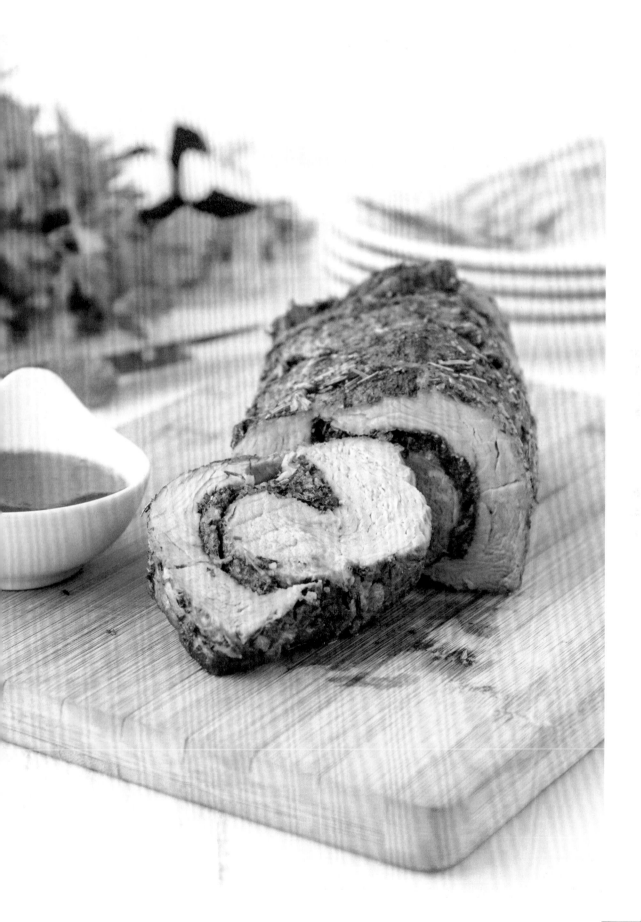

烤橄欖雞

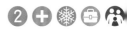

備料時間：20分鐘　烹飪時間：約50分鐘　份量：8

無椰子·無蛋·無茄科植物·無堅果　　替代方案：低FODMAP

在我必須倉促做晚餐，卻想要有些自製的熱食時，這道就是我會做的菜。雖然我在做這道菜時往往會加入地中海的風味，不過，你在加入雞肉之前，想加什麼都無妨，甚至改加別的肉也行！我曾經用過火雞腿、鮭魚、牛排、裹著培根的豬排做這道菜。你也可以不用茴香和洋蔥做基底，改用切碎的甘藍菜。這種方式很棒，另外用櫛瓜、南瓜、燉蔬菜也很棒。

鋪底用：

1顆檸檬

1/2杯（120毫升）精製酪梨油或融化的雞油

1大顆球莖茴香（約300公克），切薄片

2小顆白洋蔥，切絲

2罐（400毫升）去核卡拉馬塔黑橄欖

2/3杯（40公克）新鮮巴西利，大致上切碎

8小瓣大蒜或4大瓣大蒜，切末

2撮迷迭香的葉子

1茶匙磨細的灰海鹽

1/2茶匙黑胡椒粉

4塊帶骨帶皮雞胸肉（約910公克）

1大匙希臘香料（請見第230頁）或義式香料
　（請見第232頁）

1/2茶匙磨細的灰海鹽

1/2茶匙黑胡椒粉

1. 將烤箱預熱至華氏375度（攝氏190度）。

2. 準備鋪底用蔬菜：擠出檸檬汁，並把檸檬切成六瓣。將檸檬汁、檸檬瓣、剩下的鋪盤食材放在大調理盆中，均勻混合後，放在大型的烤盤或鑄鐵鍋中。

3. 把雞胸肉放在蔬菜上方，撒上希臘香料或義式香料，替每片肉抹上1/2茶匙的鹽與黑胡椒。

4. 烘烤45至55分鐘，直到內部的溫度達到華氏165度（攝氏74度），並流出清澈的湯汁為止。

5. 把鑄鐵鍋從烤箱中取出，並把雞肉放到砧板上，每片雞胸肉切對半。把蔬菜中的檸檬瓣取出，並把綜合蔬菜與湯汁分裝到8個大型淺湯碗中，最後放上半片雞胸肉，就可以開動啦。

儲存方式：冷藏可保存4天，冷凍可保存1個月。

加熱方式：加蓋微波到希望的溫度為止，或放在煎鍋中，蓋上鍋蓋，用中火加熱到想要的溫度為止。

解凍方式：在冰箱冷藏室中放到完全解凍為止。解凍後，請使用上述的加熱方式熱過再享用。

低FODMAP作法：使用義式香料。用2大條櫛瓜與1條中型的茄子切成薄圓片取代球莖茴香、洋蔥、橄欖。用精製酪梨油製成的大蒜浸泡油（第228頁）取代2大匙酪梨油。

補碳作法：不要加酪梨油，使用去骨、去皮雞胸肉。搭配喜歡的碳水化合物（參考第117頁尋找靈感，或前往healthfulpursuit.com/carbup下載完整的「補碳食譜」pdf檔）。這道菜相當適合搭配一碗水果作為簡單的點心。

營養標示（每份）：

熱量：463｜脂肪熱量：234｜總脂肪：26公克｜飽和脂肪：4.5公克｜膽固醇：130毫克

鈉：952毫克｜碳水：13.3公克｜膳食纖維：4.3公克｜淨碳水：9公克｜糖：1.7公克｜蛋白質：43.9公克

比例：

脂肪：	碳水：	蛋白質：
51%	11%	38%

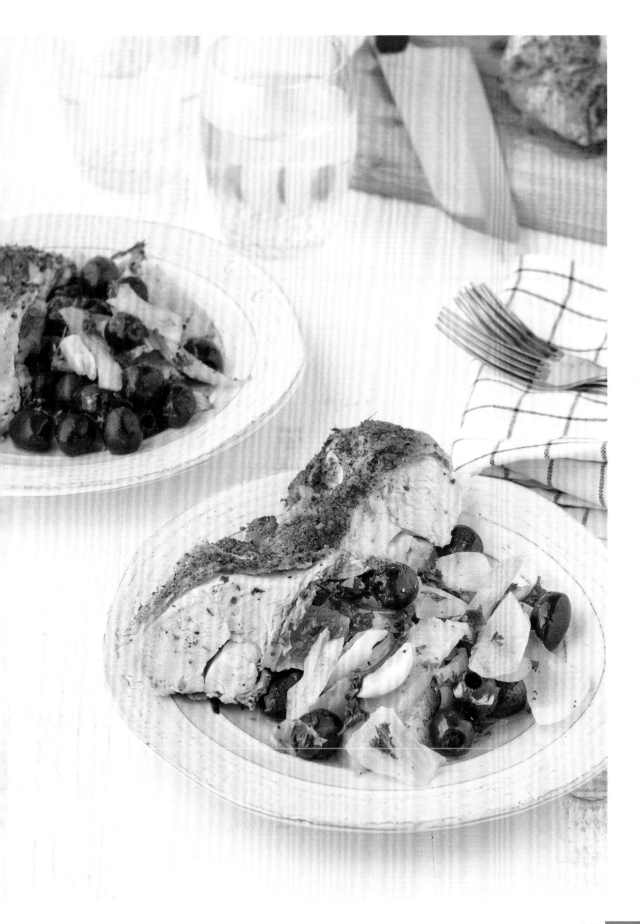

紅酒醋火雞腿

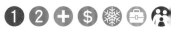

備料時間：5分鐘，外加1小時以上的醃製時間　烹飪時間：1小時　份量：8

無椰子·無蛋·低FODMAP·無茄科植物·無堅果

我使用NUCO牌紅酒風味椰子醋來醃製這道料理時，就做出了非常好吃（且脆皮）的火雞腿。這種醋其實是醱酵的椰子糖漿，所以自然含有糖分，能夠讓雞腿皮最厚的部分稍微裹上一層糖漿，達到脆皮的效果，讓你下次在醃製時，也能夠同時獲得這種效果！

1/4杯（60毫升）紅酒醋（請見上方說明）

1/4杯（60毫升）精製酪梨油或精製橄欖油

1大匙第戎芥末醬

2茶匙磨細的灰海鹽

1茶匙義式香料（請見第232頁）

1.2公斤帶骨帶皮火雞腿

1. 把醋、油、芥末、鹽、調味料放入大型的陶瓷烤盤或食物密封保鮮袋中。將調味料拌勻後，放入火雞腿，並蓋上烤盤蓋。放入冰箱冷藏室中醃製1小時以上，但不要超過24小時。

2. 製作火雞腿時，將烤箱預熱至華氏350度（攝氏177度）。把火雞腿放在金屬烤盤或鑄鐵鍋上，不需要鋪烘焙紙。烤55-60分鐘，直到雞腿內部的溫度達到華氏165度（攝氏74度），且流出清澈的湯汁為止。

3. 打開烤箱的高溫炙燒功能（如果烤箱沒有這項功能，則開到「炙燒」即可），炙燒3-5分鐘，直到雞腿皮焦脆為止。靜置5分鐘後，即可切片享用。

儲存方式：置於密封容器中冷藏，可保存4天，冷凍可保存1個月。

加熱方式：加蓋微波到希望的溫度為止，或者放在有蓋的烤盤中，預熱烤箱至華氏300度（攝氏150度）後，烤10-15分鐘，或直到夠溫熱為止。也可放在煎鍋中，蓋上鍋蓋，用中火加熱到足夠溫熱為止。

解凍方式：在冰箱冷藏室中放到完全解凍為止。解凍後，可直接放在沙拉上享用，或使用上述的加熱方式熱過再享用。

事先準備：最早可在做這道菜的24小時之前，先醃製火雞腿。

搭配食物：若要組成完整的一餐，可以搭配撒上烤榛果碎片的芝麻菜沙拉、紅酒醋、橄欖油。這道菜也很適合搭配青醬櫛瓜麵（第347頁）。

補碳作法：可搭配自己喜歡的碳水化合物（參考第117頁尋找靈感，或前往healthfulpursuit.com/carbup下載完整的「補碳食譜」pdf檔）。這道菜相當適合搭配撒上切片葡萄與蘋果的綠色蔬菜沙拉。

營養標示（每份）：

熱量：333｜脂肪熱量：224｜總脂肪：24.9公克｜飽和脂肪：0.9公克｜膽固醇：0毫克

鈉：491毫克｜碳水：0.2公克｜膳食纖維：0公克｜淨碳水：0.2公克｜糖：0公克｜蛋白質：27.1公克

比例：

脂肪：	碳水：	蛋白質：
67%	0%	33%

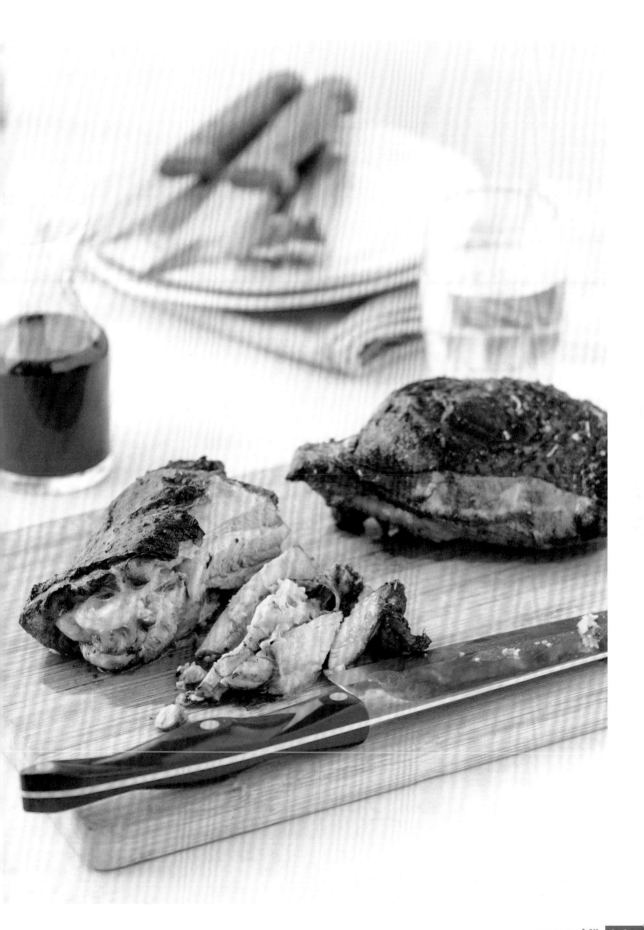

奶油雞肉

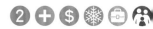

備料時間：10分鐘　　烹飪時間：45分鐘　　份量：4

無蛋　　替代方案：低FODMAP・無堅果

我印度之行的一個亮點，就是在南印度和一些旅伴共同參加整天的烹飪課程。我們學到如何製作一些南印度的料理，這些料理包括了馬鈴薯菠菜、豆泥馬鈴薯球、番茄茄子咖哩、鳳梨粥等，這些後來也成了我的心頭好菜。雖然奶油雞肉不太算是印度料理，而較偏向北美料理，不過我把在料理課中學到的東西應用在這道菜上。

如果你想發揮到極致，可以自製印度葛拉姆馬薩拉香料，自行烘烤這些香料，並且把這些香料磨成粉（可以上網尋找相關的食譜），也可以省略這個步驟，採用最快的方式（也就是我的作法），就是使用現成的印度葛拉姆馬薩拉香料。

1/3杯（70公克）椰子油

600毫升去骨去皮雞腿肉，切丁

1/2杯（70公克）黃洋蔥，切絲

2小瓣大蒜，切末

1塊（2.5公分）薑，磨成泥

1罐（400公克/428毫升）番茄乾，切丁

1杯（240毫升）雞大骨湯（請見第152頁）

1片月桂葉

1大匙印度葛拉姆馬薩拉香料，或咖哩粉
　（請見第233頁）

1茶匙小茴香末

1茶匙磨細的灰海鹽

1/2茶匙香菜籽粉

1/4茶匙丁香粉

1/8茶匙黑胡椒粉

1/8茶匙荳蔻粉

1/3杯（80毫升）全脂椰奶

3大匙去殼杏仁粉

1大匙新鮮檸檬汁

一把新鮮香菜葉，約略切碎，裝飾用

青蔥切成蔥花，裝飾用

1. 用大湯鍋或深炒鍋開中大火融化椰子油。加入切丁的雞腿煮10分鐘，或直到雞肉完全沒有粉紅色的部分為止。

2. 加入洋蔥、大蒜、薑後，繼續煮5分鐘，直到散發出香味為止。

3. 加入番茄、大骨湯、月桂葉、葛拉姆馬薩拉香料、小茴香、鹽、香菜籽粉、丁香粉、黑胡椒粉、荳蔻粉後攪拌均勻。蓋上鍋蓋煮滾後，轉為小火再燜煮20分鐘。

4. 拌入椰奶、椰子粉、檸檬汁後，轉為中大火煮5分鐘，直到湯汁變濃稠為止。

5. 撈出月桂葉。將雞肉和醬汁分裝成4碗，撒上香菜和蔥花後即可享用。

解凍方式：在冰箱冷藏室中放到完全解凍為止。解凍後，請使用上述的加熱方式熱過後再享用。

壓力鍋作法：在壓力鍋中完成步驟1與2後，調至烹炒功能。加入步驟3中的食材，接著蓋上鍋蓋，用高壓煮10分鐘，洩壓後打開鍋蓋。接著請按照食譜之後的步驟進行，使用烹炒功能完成步驟4。

搭配食物：這道菜很適合搭配椰子白花椰飯，或白花椰飯（請見第330頁）。

低FODMAP作法：用蔥花取代黃洋蔥丁。用2大匙酪梨油製成的大蒜浸泡油（見第228頁），取代大蒜與2大匙的椰子油。青蔥則僅使用綠色部分。

無堅果作法：不要加杏仁粉。

低FODMAP作法：請將椰子油的量減少為1大匙。搭配喜歡的碳水化合物（請參考第117頁尋找靈感，或前往healthfulpursuit.com/carbup下載完整的「補碳食譜」pdf檔）。這道菜相當適合搭配螺旋刨絲的防風草（請見第154頁）、烤鳳梨，或微波橡實瓜。

儲存方式：置於密封容器中冷藏，可保存4天，冷凍可保存1個月。

加熱方式：加蓋微波到希望的溫度為止，或放在有蓋的陶瓷烤盤中，預熱烤箱至華氏300度（攝氏150度）後，烤10-15分鐘，或直到夠溫熱為止。也可以放在煎鍋中，蓋上鍋蓋，用中火加熱到夠溫熱為止。

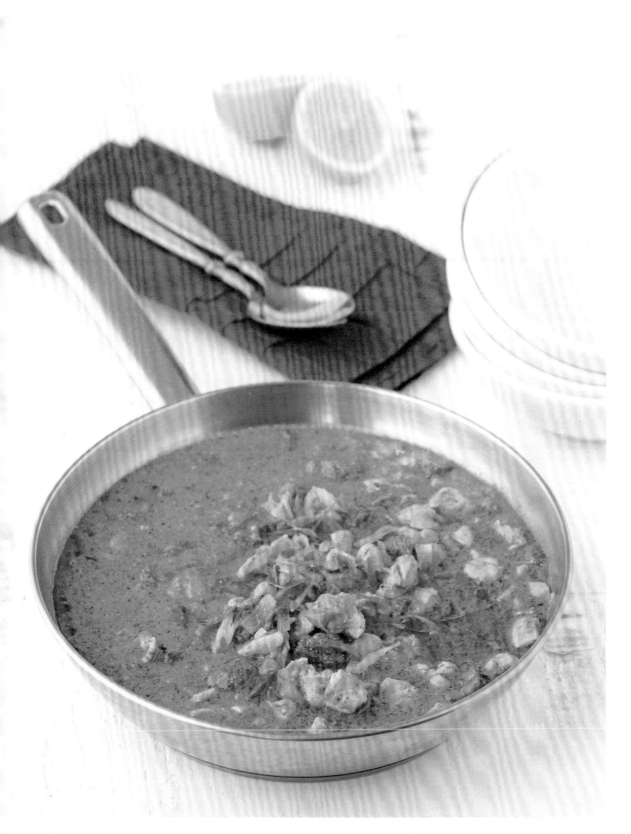

營養標示（每份）：

熱量：450 | 脂肪熱量：281 | 總脂肪：31.3公克 | 飽和脂肪：20.5公克 | 膽固醇：126毫克

鈉：716毫克 | 碳水：7.6公克 | 膳食纖維：2.2公克 | 淨碳水：5.4公克 | 糖：3.5公克 | 蛋白質：34.4公克

比例：

脂肪：　碳水：　蛋白質：

63%　　7%　　30%

PART 4　食譜　315

白醬雞肉義大利麵

備料時間：15分鐘　　烹飪時間：35分鐘　　份量：4

無茄科植物 · 無堅果　　替代方案：無椰子 · 低FODMAP

如果你不小心在蛋黃醬裡加了一點蛋白，或蛋黃煮得有些過熟結塊了，只要用細的濾網過濾白醬即可。

4隻帶骨帶皮雞腿（約600公克）

2茶匙磨細的灰海鹽

2茶匙黑胡椒粉

白醬：

1杯（240毫升）非乳製品奶

1/4杯（52公克）椰子油

2茶匙蘋果醋

2大匙精製酪梨油製成的大蒜浸泡油（請見第228頁）

1/4茶匙磨細的灰海鹽

1/2茶匙黑胡椒粉

6大顆蛋黃

1把櫛瓜麵或白蘿蔔麵（第342頁），擺盤用

切碎的新鮮巴西利，裝飾用（依喜好添加）

1. 將烤箱預熱至華氏400度（攝氏205度）。將雞腿放在鑄鐵煎鍋或金屬烤盤上，不需襯烘焙紙。用2茶匙的鹽與2茶匙的黑胡椒將雞腿調味後烤30分鐘，直到雞腿內部的溫度達到華氏165度（攝氏74度），且流出清澈的湯汁為止。然後將雞腿從烤箱中取出，並且靜置5分鐘。

2. 等待的同時可製作醬汁：將牛奶、椰子油、醋、浸泡油、1/4茶匙的鹽、1/2茶匙的黑胡椒粉放在小湯鍋中，用中火加熱，煮滾之後轉為小火。

3. 在耐熱的中型調理盆中，用打蛋器輕輕拌打蛋黃。緩緩將上方調味過的奶汁倒入蛋黃中，並持續攪打。在倒入1/3的奶汁後，請把蛋液倒入湯鍋裡並持續拌打。持續用小火加溫並不停攪拌1分鐘。

4. 將麵條分成4盤，每盤中放入一隻雞腿，在上方淋上醬汁。你可以依照喜好撒上巴西利裝飾後，即可享用。

儲存方式：醬料與麵條分開保存，冷藏可保存4天。

加熱方式：加蓋，微波到希望的溫度為止，或是放在有蓋的烤盤中，預熱烤箱至華氏300度（攝氏150度）後烤10-15分鐘，或是直到夠溫熱為止。也可以放在煎鍋中，蓋上鍋蓋，用中火加熱到夠溫熱為止。

事先準備：使用445公克熟雞肉。

無椰子作法：使用精製酪梨油、融化的豬油、澄清奶油（如果可以耐受的話）取代椰子油。

低FODMAP作法：不要使用山核桃或開心果奶。

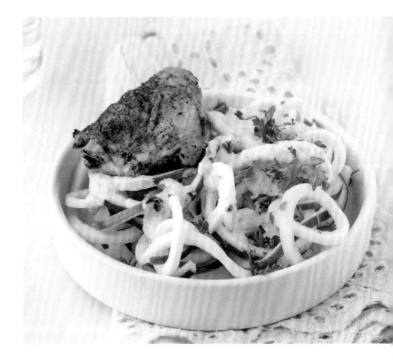

營養標示（每份）：

熱量：651 | 脂肪熱量：506 | 總脂肪：56.2公克 | 飽和脂肪：25.4公克 | 膽固醇：462毫克

鈉：1226毫克 | 碳水：5.6公克 | 膳食纖維：1.7公克 | 淨碳水：3.9公克 | 糖：1.9公克 | 蛋白質：30.8公克

比例：

脂肪：	碳水：	蛋白質：
78%	3%	19%

沙拉番茄盅

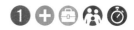

備料時間：10分鐘　份量：4

無椰子　替代方案：無蛋・低FODMAP・無茄科植物・無堅果

這道食譜的各方面都讓我相當滿意，充滿了濃郁的口感，做起來也很迅速，上班日帶去當午餐，會讓你開心一整天。你可以把熟雞肉換成任何其他的肉品，如牛排、豬排、火雞肉等等！

食用生核桃無妨，但為了健康著想，最好先將堅果浸泡與烘烤過，再用來製作這道料理（請見第157頁）。

沙拉：

2 1/3杯（300公克）切丁的帶皮熟雞腿肉

1杯（170公克）西洋芹，切丁

1/2杯（105公克）美乃滋，可在家自製（請見第219頁）或現成的皆可

1/2杯（75公克）紅蘋果，切丁

1/2杯（60公克）生核桃片，烘烤過

1大匙又1茶匙的新鮮檸檬汁

1/4茶匙磨細的灰海鹽

1滴甜菊糖

4顆哈特豪斯番茄（約455公克），擺盤用

1/4杯（17公克）切碎的巴西利，裝飾用

1. 將沙拉的材料放入大調理盆中，攪拌均勻後放置一旁備用。

2. 番茄放在砧板上，在每顆番茄接近頂端的位置切開一圓片，像切南瓜一樣，接著用小湯匙把當中的果肉挖出後拋棄不用。

3. 在中空的部分填入沙拉，並且用巴西利葉裝飾。

儲存方式： 置於密封容器冷藏，可保存3天。

無蛋作法： 使用無蛋美乃滋。

低FODMAP作法： 西洋芹的份量減少為1/4杯（約42公克），並用2大匙切碎的無糖蔓越梅乾取代蘋果。

無茄科植物作法： 使用羅曼萵苣葉取代番茄。

無堅果作法： 使用烤過的去殼葵瓜子取代核桃。

補碳作法： 用去皮雞胸肉取代雞腿，並把美乃滋的份量減少為1/4杯（52公克），並且不要加入核桃。在步驟1當中加入1/2杯（115公克）的葡萄乾。

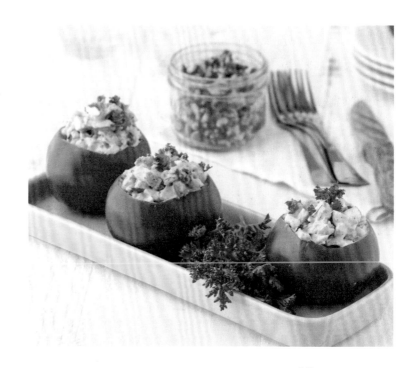

營養標示（每個番茄盅）：

熱量：507｜脂肪熱量：374｜總脂肪：41.6公克｜飽和脂肪：7.3公克｜膽固醇：80毫克

鈉：364毫克｜碳水：10.5公克｜膳食纖維：3.6公克｜淨碳水：6.9公克｜糖：6.1公克｜蛋白質：22.6公克

比例：

脂肪：	碳水	蛋白質：
74%	8%	18%

酥皮雞肉鍋餅

備料時間：25分鐘　烹飪時間：45分鐘　份量：4

無茄科植物 · 無堅果

你可以為了做出表面有層平滑脆皮的雞肉鍋餅，花上大把時間捏麵、揉麵，然後發現麵皮破掉，覺得沮喪萬分……也可以做這種酥皮，讓你省下三十分鐘的時間。我會選擇後者的作法，相信你也一樣。

椰子油，烤盤用

內餡：

1/4杯（55公克）椰子油或鴨油

455公克去骨去皮雞腿肉，切丁

1/3杯（55公克）西洋芹，切丁

1/4杯（45公克）白洋蔥，切丁

1/4杯（40公克）胡蘿蔔，切丁

2小瓣大蒜，切末

1小顆白花椰菜

2杯（475公克）雞大骨湯（請見第152頁）

3/4茶匙磨細的灰海鹽

1/2茶匙洋蔥粉

酥皮：

1大匙熱的煮白花椰菜用水（從上方取得）

1/4杯又2大匙（40公克）椰子粉

1/4杯（55公克）椰子油

1大顆蛋

1/2茶匙大蒜粉

1/2茶匙洋蔥粉

1. 將烤箱預熱至華氏350度（攝氏177度）。並在淺的1 1/2夸特（1.4公升）陶瓷烤盤中抹上椰子油。

2. 製作內餡：煎鍋開中火融化椰子油。加入雞肉，炒10分鐘，或者直到雞肉完全熟透為止。加入西洋芹、洋蔥、胡蘿蔔、大蒜，再煮5分鐘後熄火。

3. 在此同時，將白花椰菜剝成大朵的小花（總共應約有400公克的小花）後，放入湯鍋中，並加入大骨湯。蓋上鍋蓋，用大火煮滾後轉中小火，燜煮15分鐘，直到白花椰菜可以用叉子輕易刺穿為止。將煮好的白花椰菜及1/2杯（120毫升）的湯汁（剩下來的請留下備用）倒入果汁機中，並加入鹽與洋蔥，用高速打到光滑為止，約1分鐘。

4. 將白花椰奶油及雞肉塊倒入煎鍋中，攪拌混合後倒入事先準備的烤盤中。

5. 製作酥皮：將1大匙煮白花椰的熱水、椰子粉、椰子油、蛋、大蒜粉、洋蔥粉放入中型的調理盆裡。用手拌勻後捏成球狀。

6. 將麵球壓扁後平均鋪在餡料上，烤25-30分鐘，直到表面呈現金黃色為止。請立即享用。

儲存方式：置於密封容器中冷藏，可保存3天。

加熱方式：微波到希望的溫度為止，或放在有蓋的陶瓷烤盤中，預熱烤箱至華氏300度（攝氏150度）後，烤10-15分鐘，或直到夠溫熱為止。（註：為了避免烤盤破裂，請勿將置於冰箱冷藏的玻璃或陶瓷烤盤直接放入熱烤箱中）。

事先準備：請按照步驟3的方式，最早可在製作這道料理的2天前先製作白花椰奶油。請記得留下1大匙煮白花椰菜的水，用來製作酥皮，並在步驟5之前先加熱。如果忘記預留，可使用1大匙的熱雞大骨湯或熱水取代。

營養標示（每份）：

熱量：474 | 脂肪熱量：312 | 總脂肪：34.7公克 | 飽和脂肪：26.6公克 | 膽固醇：137毫克

鈉：359毫克 | 碳水：10.3公克 | 膳食纖維：4.8公克 | 淨碳水：5.5公克 | 糖：2.5公克 | 蛋白質：30公克

比例：

脂肪：	碳水：	蛋白質：
66%	9%	25%

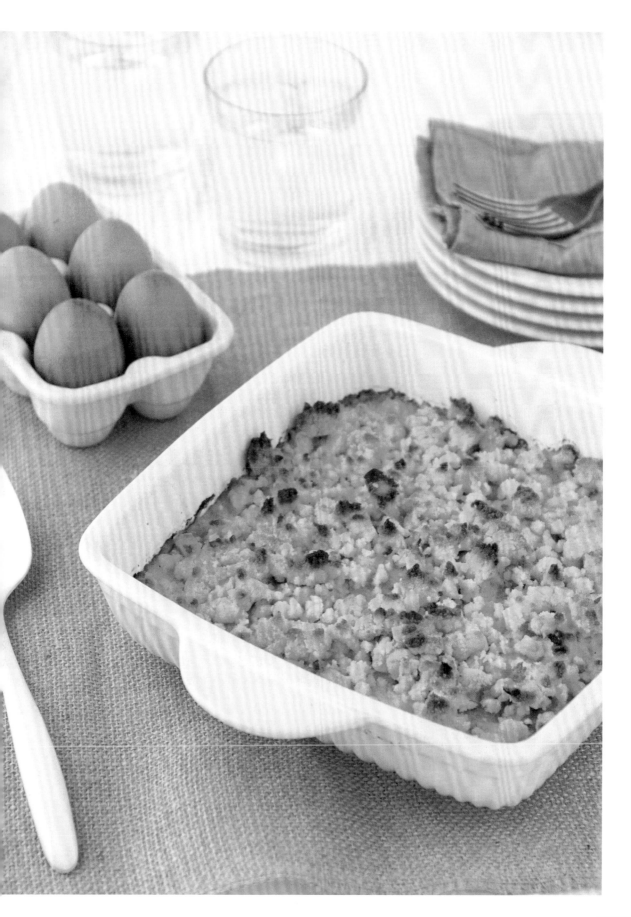

希臘肉汁雞肉蘆筍

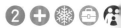

備料時間：15分鐘　烹飪時間：1 1/2小時　份量：6

無蛋・無茄科植物・無堅果　　替代方案：無椰子

我在趕時間卻又想好好準備一餐，紓解自己一週以來的壓力時，這道烤雞總是能夠發揮極大的效用。視你手上有多少材料，想要花多少力氣做這道菜，你可以改變烤雞中塞的餡料，以及用來調味的香草。另外一個我很喜歡（甚至更為簡單）的組合，是在表面抹上黑胡椒與鹽，裡面塞進青蘋果和巴西利。在烤雞的同時，蘋果汁也會流入雞汁中，並且讓雞肉維持多汁的狀態，每次都相當成功！

我的家人都會準備內臟醬汁。我替客人準備這種醬汁時，他們都覺得很奇怪。但是用內臟製作醬汁嘗起來真是好吃到不行，而且還能增加營養，因此，我從來沒想過要製作其他醬汁。但如果要省時間，或你買的雞沒有內臟，那麼也可以用等量的雞大骨湯取代。

1全雞（1.6公斤），取出內臟後留下備用

3大匙精製酪梨油或融化的椰子油

1 1/2大匙希臘香料（請見第230頁）

1顆蘋果，切成幾塊

一把新鮮巴西利

6撮新鮮奧勒岡葉

6撮新鮮百里香

4小瓣大蒜

肉汁淋醬：

雞的內臟（從上方的全雞中取下）

3大匙融化的鴨油

1茶匙木薯粉

455公克的蘆筍，切除粗糙的底部，擺盤用

1. 烤箱預熱至華氏350度（攝氏177度）。把雞放在鑄鐵烤盤上，將整隻雞抹上油，之後撒上希臘香料。在雞的內部放入蘋果、巴西利、奧勒岡葉、百里香葉、大蒜。烤1小時15分鐘，或直到大腿肉內部的溫度達到華氏165度（攝氏74度），且流出清澈的湯汁為止。

2. 在烤雞的同時，準備內臟醬汁：將雞的內臟放在小湯鍋中，倒進1 1/2杯（350毫升）的水，接著蓋上鍋蓋煮滾後，轉為小火再煮30分鐘。將湯汁過濾，丟棄內臟，只留下帶有內臟味道的湯汁。

3. 在烤雞要烤好的前10分鐘，開始蒸蘆筍。

4. 雞烤好後，請從烤箱取出，並且放在大盤上。把塞在雞裡的食材取出，放在烤雞四周，並且擺上蒸蘆筍。

5. 將烤盤擺在爐子上方，開中火加熱。加入1/2杯（120毫升）的內臟湯汁，以及融化的鴨油後攪拌均勻。加入木薯粉勾芡，並攪拌到湯汁變稠為止。

6. 把肉汁淋在烤雞上，即可享用。

儲存方式：置於密封容器中冷藏，可保存4天，冷凍可保存1個月。

加熱方式：加蓋，微波到希望的溫度為止，或者放在煎鍋中，蓋上鍋蓋，用中火加熱到夠溫熱為止。

解凍方式：在冰箱冷藏室中放到完全解凍為止。解凍後，請使用上述的加熱方式熱過再享用。

無椰子作法：使用酪梨油。

補碳作法：不要加上淋醬，可以把醬汁留下來，在之後的餐點使用。不要在雞皮上抹油。烤雞可直接搭配喜歡的碳水化合物（請參考第117頁尋找靈感，或前往healthfulpursuit.com/carbup下載完整的「補碳食譜」pdf檔）。這道菜相當適合搭配木薯、水煮綠芭蕉、烤豆薯。

營養標示（每份加上2大匙醬汁）：

熱量：580｜脂肪熱量：366｜總脂肪：40.7公克｜飽和脂肪：11.9公克｜膽固醇：231毫克

鈉：248毫克｜碳水：3.8公克｜膳食纖維：1.9公克｜淨碳水：1.9公克｜糖：1.5公克｜蛋白質：49.7公克

比例：

脂肪：	碳水：	蛋白質：
63%	3%	34%

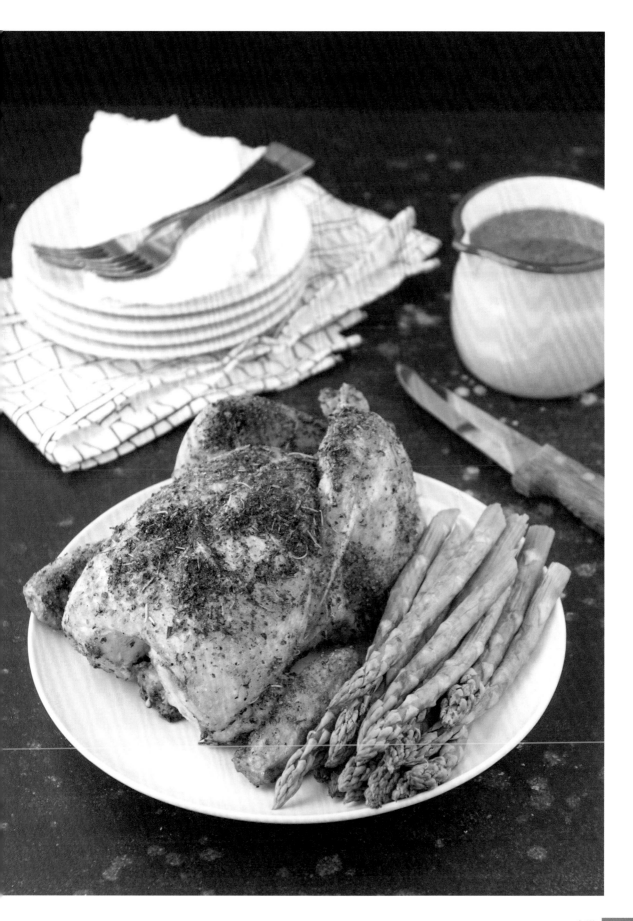

脆鮭魚排佐甜甘藍

備料時間：10分鐘　　烹飪時間：40分鐘　　份量：4

無椰子・無蛋・無茄科植物　　替代方案：低FODMAP・無堅果

從我可以自行選擇食物開始，我就喜歡吃酸菜、甘藍、高脂肪的魚，這些都是適合生酮飲食的美味食物。這道簡單的主菜非常適合在週間當作晚餐，很容易就能製作。如果你想吃牛排或雞肉而不想吃魚，完全沒問題！這些甜甘藍菜也很適合搭配紅酒醋火雞腿（請見第312頁）或第270頁的側腹牛排。

甜甘藍：

1/4杯（60毫升）精製酪梨油或夏威夷果仁油

1/3杯（55公克）紅洋蔥切絲

4杯（470公克）紅甘藍切絲

1/3杯（80毫升）紅酒，如Pinot Noir、Merlot、Cabernet Sauvignon

1/4杯（60毫升）雞大骨湯（請見第152頁）

1大匙紅酒醋

1/2茶匙磨細的灰海鹽

1/4茶匙黑胡椒粉

鮭魚：

4片鮭魚排（每片170公克）

3大匙精製酪梨油或是夏威夷果仁油

磨細的灰海鹽與黑胡椒粉

2大匙切碎的新鮮巴西利，裝飾用

1. 製作甜甘藍：1/4杯（60毫升）的酪梨油及紅洋蔥，放在大型的煎鍋中，開中火翻炒紅洋蔥5分鐘。加入甘藍菜絲，並持續炒5分鐘，直到開始縮小為止。此時加入酒、大骨湯、醋、鹽、黑胡椒。蓋上鍋蓋後，轉為中小火燜25分鐘。在最後5分鐘時，打開鍋蓋繼續煮，讓水分能夠揮發。

2. 在此同時，將烤架放在烤箱上方並開啟低溫炙燒功能（如果你的烤箱沒有低溫炙燒功能，只要開「炙燒」即可）。

3. 將鮭魚排放在沒有襯小烘焙紙的烤盤上或大鑄鐵鍋中。淋上3大匙的酪梨油並撒上鹽和胡椒。若希望魚排七分熟，內部中央仍有些透明的狀態，請炙燒9分鐘；如果希望全熟並且完全不透明，請炙燒12分鐘。

4. 將甘藍菜分成4份，放在每盤的鮭魚排上，並放上巴西利作為裝飾。

儲存方式：放在密封容器中冷藏，可保存3天，冷凍可保存1個月。

加熱方式：加蓋，微波到希望的溫度為止，或放在有蓋的烤盤中，預熱烤箱至華氏300度（攝氏150度）後，烤10-15分鐘，或直到夠溫熱為止。亦可放在煎鍋中，蓋上鍋蓋，用中火加熱到夠溫熱為止。

解凍方式：在冰箱冷藏室中放到完全解凍為止，解凍後，請使用上述的加熱方式熱過再享用。

搭配食物：這道菜很適合搭配羽衣甘藍混醬（第252頁）。

低FODMAP作法：不要加入洋蔥，並用酪梨油製作的大蒜浸泡油（第228頁）取代步驟1當中的2大匙酪梨油。

無堅果作法：使用酪梨油。

補碳作法：將步驟1中的油量減少為1 1/2茶匙，步驟3的油量減少為1 1/2茶匙。搭配2杯（435公克）新鮮黑莓享用。

營養標示（每份）：

熱量：485 | 脂肪熱量：310 | 總脂肪：34.5公克 | 飽和脂肪：4.6公克 | 膽固醇：75毫克

鈉：499毫克 | 碳水：8.3公克 | 膳食纖維：3.3公克 | 淨碳水：5公克 | 糖：4.4公克 | 蛋白質：35.2公克

比例：脂肪：64% 碳水：7% 蛋白質：29%

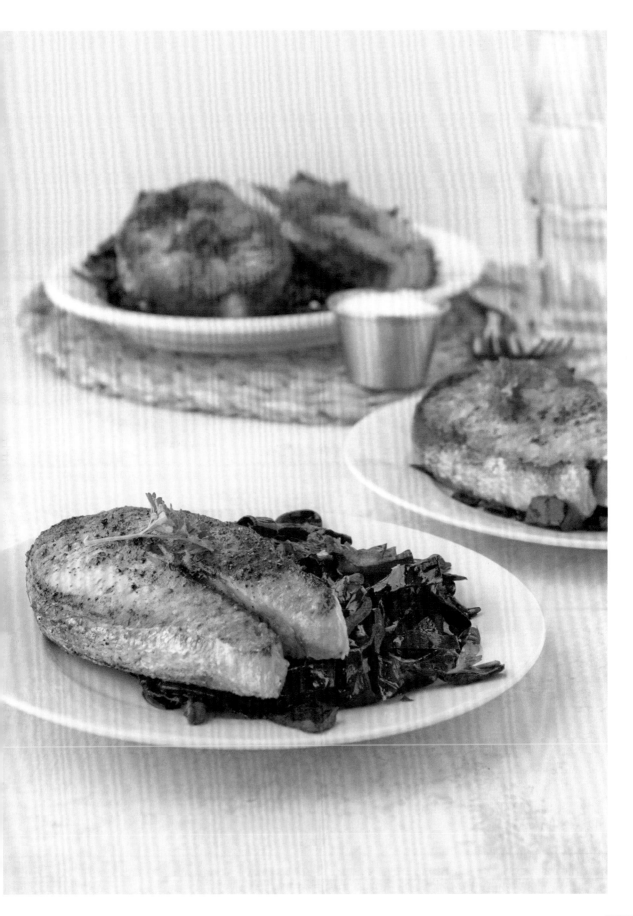

蟹肉塔可餅

備料時間：5分鐘　　份量：8個塔可餅（4份）

無椰子・無堅果　　替代方案：低FODMAP

我親愛的朋友，如果你以為我蒸了幾隻螃蟹，敲開螃蟹取出蟹肉，接著再做這道菜，那就大錯特錯了！首先，除了做蛋糕外，我才不會花那麼多時間去做一道菜，只有我真的想吃蛋糕時，才會心甘情願地花上三小時去做。其次，我才不想花一大堆時間處理甲殼類動物。

幸好我們住在現代的社會裡，在超市就可以買到現成的蟹腿肉，不用蒸、敲、挖，就可以直接食用，這真是一舉數得！我在住家附近超商的現撈海鮮區就能找到熟的蟹腿肉。

1杯（230公克）熟蟹腿肉

2小顆番茄切丁

1/3杯（55公克）櫻桃蘿蔔，切丁

1顆萊姆的汁

3大匙特級初榨橄欖油

3大匙切成小丁的青椒

2大匙切成小丁的黃椒

2大匙切成末的新鮮香菜，外加一些裝飾用

2大匙是拉差甜辣醬

1大匙切碎的新鮮薄荷

1/4茶匙磨細的灰海鹽

8張Q彈西班牙蛋餅（第336頁），盛盤用

1. 將蛋餅以外的所有食材放入大調理盆中，混合攪拌均勻。

2. 將蟹肉內餡分成8等份，裝入蛋餅當中。想要的話，可以放上香菜葉做裝飾，即可上菜。

儲存方式：蛋餅與內餡分開存放，冷藏可保存3天。

事先準備：可事先做好蛋餅皮，儲存方式請參閱第336頁。

搭配食物：要組成完整的一餐，請在塔可餅上放切片的酪梨。這道菜也很適合搭配莓果酪梨沙拉（第272頁）或酪梨薯條與沾醬（第344頁）。

低FODMAP作法：請特別留意是拉差甜辣醬中的大蒜與洋蔥含量。你也可以改使用辣椒醬。

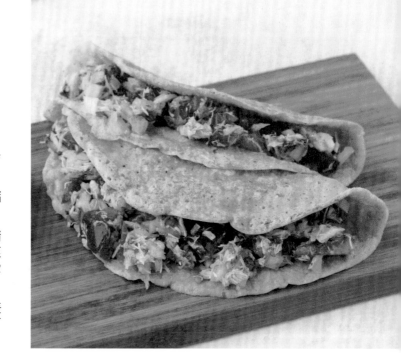

營養標示（每份2個塔可餅）：

熱量：297｜脂肪熱量：176｜總脂肪：19.5公克｜飽和脂肪：4.4公克｜膽固醇：129毫克

鈉：747毫克｜碳水：5.5公克｜膳食纖維：1.1公克｜淨碳水：4.4公克｜糖：3.4公克｜蛋白質：24.9公克

比例：		
脂肪	碳水	蛋白質
60%	7%	33%

檸檬鱒魚

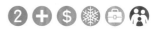

準備時間：5分鐘　烹飪時間：20分鐘　份量：4

無椰子·無蛋·低FODMAP·無茄科植物·無堅果

這道菜的發明完全是我媽媽的功勞。說實在的，海鮮不是我的強項，我是喜歡偶爾吃點海鮮，但媽媽才是家裡的海鮮瘋狂愛好者。其實，她非常懂得烹煮許多較為罕見的蛋白質食物，像是鴨肉和羊肉。我是個喜歡農場動物的小鎮女孩，多半吃牛肉，因此雞肉對我來說就是「海鮮」了。所以，我和媽媽在討論海鮮食譜的部分時，她就建議我塞東西在鱒魚體內。嗯，就是食譜裡寫的那些東西。這確實是媽媽大方和我分享的食譜，讓我也能夠分享給大家。當然，這道菜也非常好吃！

2條（200公克）去頭去內臟的鱒魚

2大匙精製酪梨油或融化的椰子油

2茶匙乾燥的蒔蘿

2茶匙乾燥的百里香葉

1/2茶匙黑胡椒粉

1/4茶匙磨細的灰海鹽

1/2顆檸檬，切片

1根青蔥，僅使用綠色的部分，切對半

1. 將烤箱預熱至華氏400度（攝氏205度）。

2. 將魚放在大鑄鐵煎鍋上，或沒有鋪上烤盤紙的金屬烤盤上。在小碗中混合乾燥的香草、黑胡椒、鹽。在魚的表面與內部都撒上這些含有香草的調味料。

3. 打開魚肚，放入檸檬片及青蔥段。將魚平放在鍋子或烤盤上，之後放入烤箱，烤20分鐘，或是達到你想要的熟度為止。

4. 將魚切成對半，即可盛盤。

儲存方式：放在密封容器中冷藏，可保存4天，冷凍可保存1個月。

加熱方式：加蓋微波到希望的溫度為止，或在有蓋的陶瓷烤盤中，預熱烤箱至華氏300度（攝氏150度）後，烤5-10分鐘，或直到夠溫熱為止。亦可放在煎鍋中，加油，用中火加熱到夠溫熱為止。

解凍方式：在冰箱冷藏室中放到完全解凍為止，解凍後，請使用上述的加熱方式熱過再享用。

搭配食物：這道菜很適合搭配莓果酪梨沙拉（第272頁）或羽衣甘藍混醬（第252頁）。

補碳作法：油量減少為1大匙。可搭配喜歡的碳水化合物（請參考第117頁尋找靈感，或前往healthfulpursuit.com/carbup下載完整「補碳食譜」pdf檔）一起享用。這道菜很適合搭配烤杏桃或梨子。

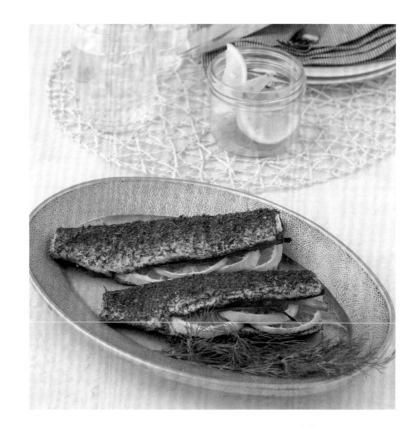

營養標示（每份）：

熱量：219｜脂肪熱量：108｜總脂肪：12公克｜飽和脂肪：2公克｜膽固醇：74毫克

鈉：186毫克｜碳水：0.9公克｜膳食纖維：0公克｜淨碳水：0.9公克｜糖：0公克｜蛋白質：26.9公克

比例：

脂肪	碳水	蛋白質
49%	2%	49%

鮭魚蛋糕佐蒔蘿奶油醬

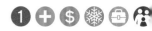

備料時間：5分鐘　　烹飪時間：15分鐘（分2次煎的時間）　　份量：4

低FODMAP・無茄科植物　　替代方案：無椰子・無堅果

我很久以前就開始做這道菜，後來開始做些調整，變得越來越簡單，最後簡單到只要把鮭魚裹上蛋汁後煎熟就好，沒有什麼花俏的地方，但卻很好吃，充滿了脂肪！你可以用任何方式裝飾這個蛋糕，使用任何你喜歡的新鮮香料，如巴西利或是西洋芹等切碎的蔬菜皆可，或是用綜合香料（請見第230-233頁）也行。

別擔心罐裝鮭魚中可能有的魚刺。其實，如果你能買到帶刺的鮭魚罐頭更好：帶有魚刺，能夠增加這道菜的營養成分！在製作魚漿的時候，我會把魚刺打到粉碎，所以不擔心被刺鯁到。如果你使用的罐裝鮭魚含有大量的鹽，那麼在做這道菜時，就不需要再加鹽了。

1/4杯（60毫升）精製酪梨油或夏威夷果仁油，鍋子用

鮭魚蛋糕：

2罐（213公克）裝鮭魚，濾除水分

2大顆蛋

2大匙切碎的新鮮蒔蘿

1/2顆檸檬擠的汁

1/2茶匙磨細的灰海鹽

蒔蘿奶油醬：

1杯（240毫升）椰漿

1/2顆檸檬擠的汁

2茶匙切碎的新鮮蒔蘿

1/2茶匙磨細的灰海鹽

1. 開中火，加熱大煎鍋中的油2分鐘。

2. 在此同時，製作鮭魚蛋糕：將鮭魚、蛋、蒔蘿、檸檬汁、鹽放在高速果汁機或食物調理機中打到光滑為止。勺出3大匙的鮭魚泥在手中揉成球狀，並壓平成漢堡肉排的形狀。重複同樣的步驟，共製作8片鮭魚排。

3. 把魚排放入熱油中煎3-5分鐘，接著翻面再煎3分鐘，直到有些微焦。將煎好的魚排放在冷卻架上。如果你的煎鍋不夠大，無法一次放進所有的魚排，並讓魚排之間有充分的間隔，就請分批煎。

4. 煎魚排時，製作蒔蘿奶油醬：將所有的醬汁倒入中型的調理盆，攪拌均勻即可。

5. 將煎好的魚蛋糕分裝成4盤，淋上奶油醬，就可以開動啦！

儲存方式：把蛋糕與醬汁分別裝在密封容器中冷藏，可保存4天，冷凍可保存1個月。

加熱方式：加蓋，微波到希望的溫度為止，或者放在有蓋的陶瓷烤盤中，預熱烤箱至華氏300度（攝氏150度）後，烤10-15分鐘，或者直到夠溫熱為止。也可以放在煎鍋中，加油，用中火加熱到夠溫熱為止。

解凍方式：在冰箱冷藏室中放到完全解凍為止，解凍後，請使用上述的加熱方式熱過再享用。

搭配食物：這道菜很適合搭配「馬鈴薯」沙拉（第352頁）或是青醬櫛瓜麵（第347頁）。

無椰子作法：用美乃滋取代椰漿。

無堅果作法：使用酪梨油或椰子油。

補碳作法：將蒔蘿奶油醬減半。可搭配喜歡的碳水化合物（請參考第117頁尋找靈感，或前往healthfulpursuit.com/carbup下載完整的「補碳食譜」pdf檔）享用。這道菜非常適合搭配炒豆薯來吃。

營養標示（每份2個鮭魚蛋糕，以及1/4杯/60毫升醬料）：

熱量：459 | 脂肪熱量：337 | 總脂肪：37.4公克 | 飽和脂肪：16.4公克 | 膽固醇：140毫克

鈉：331毫克 | 碳水：4.7公克 | 膳食纖維：1.6公克 | 淨碳水：3.1公克 | 糖：2.5公克 | 蛋白質：25.8公克

比例：

脂肪：	碳水：	蛋白質：
73%	4%	23%

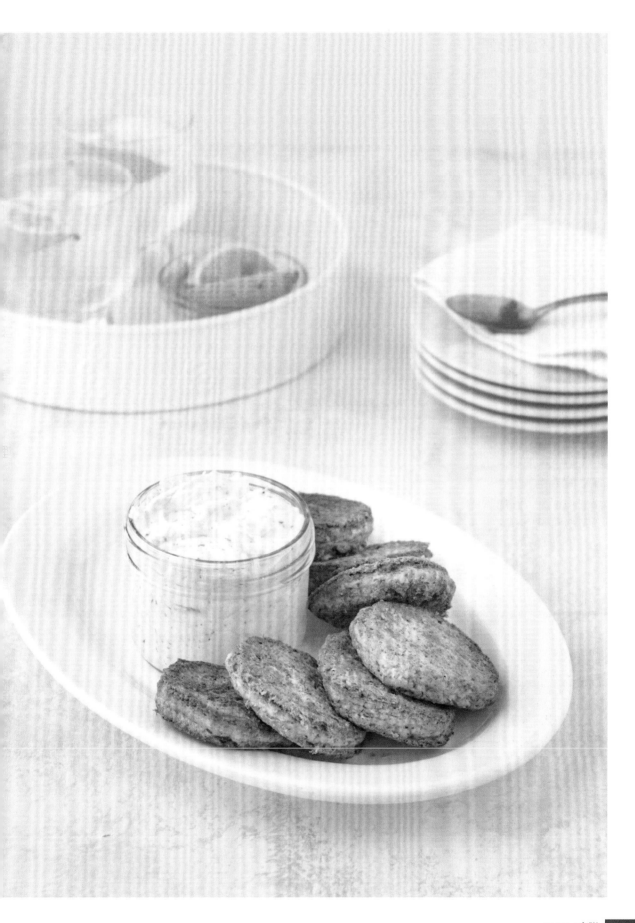

沙丁肉餡卷

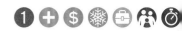

備料時間：5分鐘　　烹飪時間：8分鐘（分2次煎的時間）　　份量：8個肉餡卷（4份）

無椰子　　替代方案：低FODMAP‧無茄科植物‧無堅果

我知道，我說過沙丁魚是最營養的魚……不過，如果沒有做成卷餅的內餡，我實在不怎麼喜歡吃。我不知道這種魚怎麼搞的，我就是沒辦法像其他人一樣喜歡吃這種魚。要我弄碎之後拌美乃滋吃？不可能！如果你跟我一樣，不喜歡直接吃罐頭沙丁魚，那麼你就該試著做這種卷餅。當然，你在做好卷餅後，還是會放上美乃滋……呃！

如果你使用的沙丁魚本身已經很鹹了，在做這道菜時就別再加鹽了。

1/3杯（80毫升）精製酪梨油，鍋子用

肉餡卷：

2罐（125公克）裝沙丁魚，濾除水分

1/2杯（55公克）去殼杏仁粉

2大顆蛋

2大匙切碎的新鮮巴西利

2大匙切成小丁的紅椒

2瓣大蒜，切末

1/2茶匙磨細的灰海鹽

1/4茶匙黑胡椒粉

擺盤用：

8片羅曼萵苣的葉子

1小根英國黃瓜，切薄片

8大匙（105公克）美奶滋，自製（請見第219頁）或現成皆可

切成細蔥花的青蔥

1. 將酪梨油倒入大煎鍋中。開中火，將油加熱幾分鐘。

2. 在此同時，製作沙丁肉餡卷：將肉餡卷的材料放入中型的調理盆中，攪拌混合。請留意，不要將沙丁魚的內臟弄得到處都是。勺出1大匙的肉餡，用手掌揉成球狀，接著壓平成漢堡排的形狀。重複同樣的步驟，將所有的魚都做成肉排狀，總共做16片肉排。

3. 把魚排放入熱油中，一面煎2分鐘，煎好後放到冷卻架上。如果你的煎鍋不夠大，無法一次放進所有的魚排，並讓魚排之間有充分的間隔，就請分批煎。

4. 煎魚排時，請將萵苣葉分成4盤。在葉子上放2片黃瓜。卷餅做好後，放上2片肉餡卷，之後再淋上一大勺美乃滋，撒上青蔥，即可上菜。

儲存方式：放入密封容器中冷藏，可保存3天，肉餡部分冷凍可保存1個月。

加熱方式（僅適用於肉餡）：加蓋微波到希望的溫度為止，或放在有蓋的陶瓷烤盤中，預熱烤箱至華氏300度（攝氏150度）後，烤10-15分鐘，或直到夠溫熱為止。亦可放在煎鍋中，蓋上鍋蓋，用中火加熱到夠溫熱為止。

解凍方式：在冰箱冷藏室中放到完全解凍為止，解凍後，請使用上述的加熱方式熱過再享用。

低FODMAP作法：用1/4杯（20公克）的細蔥花，僅使用綠色的部分取代蒜末。並使用青蔥的綠色部分作為裝飾。

無茄科植物作法：用切小丁的櫻桃蘿蔔取代彩椒。

無堅果作法：使用去殼大麻籽取代杏仁粉。

補碳作法：將美乃滋的量減為1/4杯（52公克）。不要煎肉餡，改用烤箱在烤盤墊上烘焙紙後，用華氏350度（攝氏177度）烤15分鐘，或直到呈淡金黃色為止。可以搭配喜歡的碳水化合物（請參考第117頁尋找靈感，或前往healthfulpursuit.com/carbup下載完整的「補碳食譜」pdf檔）享用。這些肉餡卷相當適合搭配烤栗子南瓜或烤地瓜。

營養標示（每份2個肉餡卷）：

熱量：612｜脂肪熱量：499｜總脂肪：55.5公克｜飽和脂肪：7.6公克｜膽固醇：192毫克

鈉：731毫克｜碳水：5.5公克｜膳食纖維：1.9公克｜淨碳水：3.6公克｜糖：1.8公克｜蛋白質：22.5公克

比例：

脂肪：	碳水：	蛋白質：
81%	4%	15%

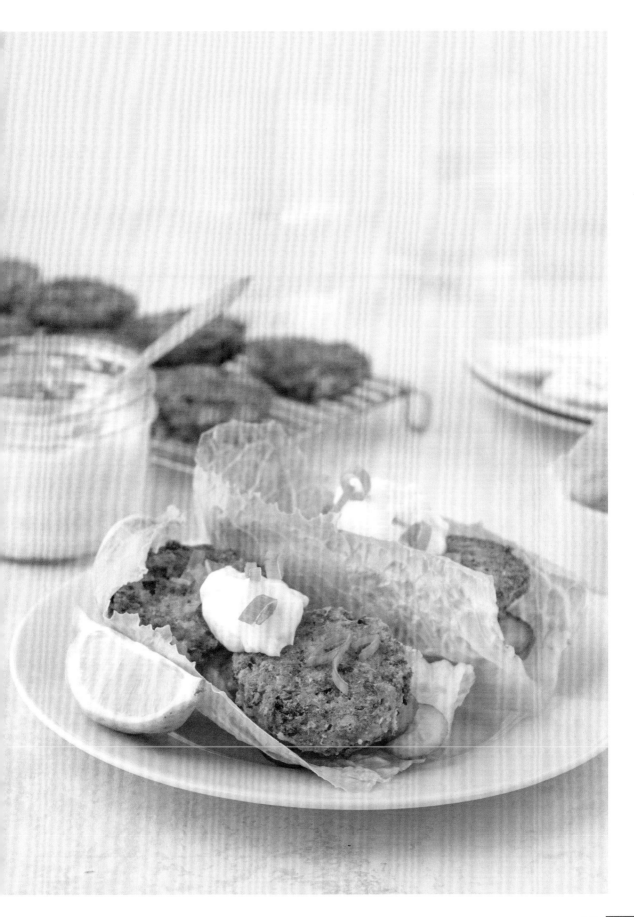

白花椰飯

備料時間：15分鐘　烹飪時間：15分鐘　份量：4

無蛋・無茄科植物・無堅果　替代方案：無椰子・純素

如果你還沒做過白花椰飯，那麼你就損失大了。這是一道超級簡單的配菜，家裡每個人也一定會喜歡。現在，你可以到當地的超市裡，在冷凍食品區中就可以找到白花椰飯。不過，如果你想省下大筆的銀子，那就自己在家做這道超級簡單的菜，同時也是相當不錯的運動。只要從菜心中把小朵的白花椰菜切下來後，就可以用磨菜器的大圓孔磨菜板開始磨，或使用食物調理機上所附的刨刀（如果有不同大小的話，請選用中型的）開始磨。只要不要磨出超小的碎片就好，因為這會影響到做出來的口感。

只要含有白花椰飯的料理，請務必注意，不要煮太久，否則就會變得又軟又爛。只要用叉子可以刺穿白花椰菜，就請立刻起鍋。

1/3杯（69公克）豬油

4杯（500公克）白花椰飯的小花

1杯（240毫升）雞大骨湯（請見第152頁）

1/2茶匙磨細的灰海鹽

1. 將豬油放在大煎鍋中，開中火加熱。豬油融化後，加入剩餘的食材。蓋上鍋蓋煮8-10分鐘，直到白花椰菜變軟為止。

2. 掀開鍋蓋後，持續煮5分鐘，或直到湯汁完全揮發為止。

3. 將煮好的白花椰飯分裝成4小碗，即可享用。

儲存方式：放入密封容器冷藏，可保存3天。

加熱方式：加蓋微波到希望的溫度為止，或放在煎鍋中，蓋上鍋蓋，用中火加熱到夠溫熱為止。

事先準備：最早可在3天前製作這道菜，先將白花椰菜剁成小花，冷藏在冰箱中。

希臘白花椰飯（變化版本）：用2大匙希臘香料（見第230頁）取代鹽。

椰子白花椰飯（變化版本）：在大煎鍋中開中火融化1/4杯（55公克）椰子油。加入2瓣切成末的大蒜、1/2小顆紅洋蔥末、1茶匙生薑末，炒1分鐘。加入4杯（500公克）白花椰飯、1杯（240毫升）全脂椰奶、1/2茶匙磨細的灰海鹽，及1/2茶匙荳蔻粉。蓋上鍋蓋，煮8-10分鐘，直到白花椰菜變軟為止。打開鍋蓋後再煮5分鐘，或直到收汁為止。將白花椰飯分裝成4小碗，並撒上一點黑胡椒粉後，即可享用。

搭配食物：如果要組成完整的一餐，可以在白花椰飯上放上烤雞。這道菜也很適合搭配烤羊肉串（請見第294頁）、宮保豬肉（請見第304頁）、烤橄欖雞（請見第310頁）。

無椰子作法：製作純白花椰飯或希臘版白花椰飯。

純素作法：用酪梨油取代豬油，用蔬菜高湯取代雞大骨湯。

補碳作法：將豬油的份量減少為2大匙，並用2杯（300公克）熟白飯取代白花椰飯。

營養標示（每份純白花椰飯）：

熱量：200｜脂肪熱量：155｜總脂肪：17.2公克｜飽和脂肪：6.7公克｜膽固醇：16毫克

鈉：137毫克｜碳水：6.6公克｜膳食纖維：3.1公克｜淨碳水：3.5公克｜糖：3公克｜蛋白質：4.6公克

比例：

脂肪：	碳水：	蛋白質：
78%	13%	9%

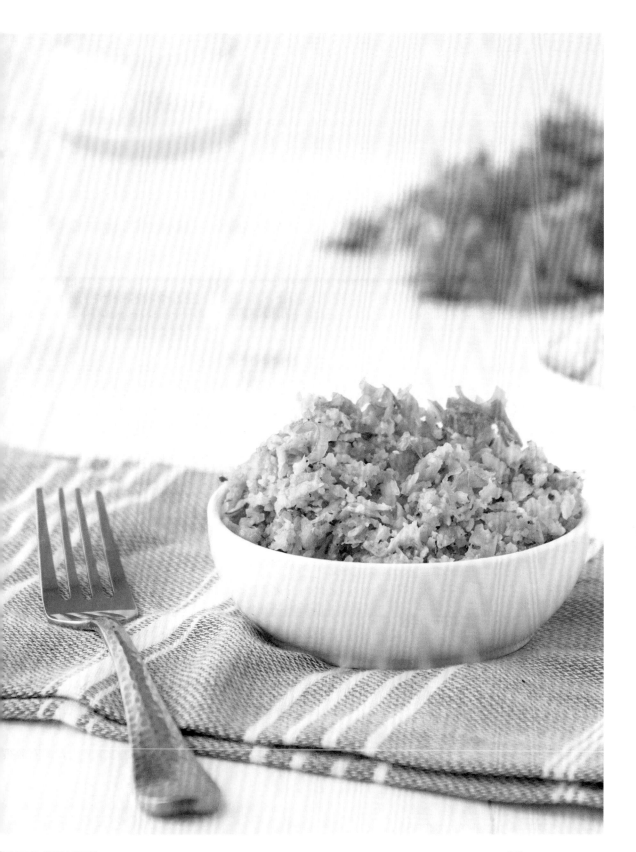

營養標示（每份椰子白花椰飯）：

熱量：281 | 脂肪熱量：233 | 總脂肪：25.8公克 | 飽和脂肪：22.8公克 | 膽固醇：0毫克

鈉：344毫克 | 碳水：11.5公克 | 膳食纖維：3.7公克 | 淨碳水：7.8公克 | 糖：4.9公克 | 蛋白質：3.9公克

比例：

脂肪： 碳水： 蛋白質：

79% 16% 5%

PART 4 食譜 331

脆三明治麵包

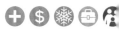

備料時間：20分鐘，外加1小時冷卻　烹飪時間：1小時　份量：1條8 1/2×4 1/2吋／21×11公分（16片）

無椰子·無茄科植物

本書中有許多麵包食譜，但這不是因為我很愛吃麵包的緣故。其實，我在動手研發這道食譜前，已經超過一年沒吃過麵包了。實際上，如果你剛採行生酮飲食法，或是你希望全家人都能夠加入生酮飲食，那麼，有這些麵包食譜可供選擇，必定會讓你覺得很開心。我還記得自己剛開始採用生酮飲食時，有多麼希望能夠吃到麵包，所以我完全能夠理解。

我認識的所有德國人，包括我丈夫在內，都對麵包非常挑剔，不過他們都很喜歡這條脆脆的麵包，這就是我肯定這條麵包很好吃的原因。這種蓬鬆的麵包很適合拿來做三明治，或是週日早午餐的法式土司（如果你打算用這種麵包來做法式土司，就請用奶油浸泡的精製橄欖油，而不要用味道濃重的浸泡油，如香草浸泡油或大蒜浸泡油）。

在這份食譜中使用的杏仁奶油種類，攸關麵包的成敗。請使用去殼杏仁粉製作的無糖光滑的杏仁奶油。我最喜歡用來做這道料理的牌子是Barney Butter。至於浸泡橄欖油，我則使用Tuscan牌的香草浸泡橄欖油（精製的橄欖油能夠耐受高溫；請見第137頁以了解相關資訊）。你可以使用各種香味的浸泡油，如大蒜、迷迭香、哈里薩中東香料等等。許多健康食品店的散裝箱中都可以買到洋車前子殼或粉。這道食譜使用洋車前子殼來創造麵包上美麗的突起。

1/2杯（42公克）洋車前子殼

1茶匙泡打粉

1/2茶匙磨細的灰海鹽

3/4杯（210公克）無糖光滑的杏仁奶油（用去殼杏仁粉製成）

5大顆蛋

1/4杯（60毫升）精製橄欖油製作的浸泡油（請見上方的說明）

1/3杯（80毫升）水

1/4杯（40公克）無調味吉利丁

儲存方式：最好整條不要切開，放入密封的塑膠袋中，常溫下可以保存3天。切片的麵包放入密封容器中冷凍，可保存1個月。

加熱方式：用烤的！

解凍方式：把切片的麵包放在冷卻架上解凍回溫再使用，或直接把冷凍的麵包拿出來烤。

搭配食物：若要組成完整的一餐，可用兩片麵包夾三明治的美乃滋、熟培根、酪梨、芝麻葉、一片番茄即可。

補碳作法：參考第117頁尋找靈感，或前往healthfulpursuit.com/carbup，下載完整的「補碳食譜」pdf檔案享用。你可以在烤過土司後，抹上煮熟的莓果，或放上切片香蕉、烤水蜜桃。

1. 將烤箱預熱至華氏350度（攝氏177度），並且將21×11公分的土司模鋪上烘焙紙，兩端多留一些垂至烤盤外，以便烤好後較容易脫模。

2. 在小碗中將洋車前子殼、泡打粉、鹽混合均勻。

3. 將杏仁奶油、蛋、油放入攪拌器的調理盆中，並裝上打蛋用的攪拌頭。如果用手持打蛋器的話，請將這些材料放入調理盆中，打到完全混合為止。打好後，將調理盆放在一旁備用。

4. 將水放入小湯鍋中，並在水面上撒入吉利丁。請不要攪拌。五分鐘後，爐子開中火並同時攪拌，直到吉利丁完全溶解成黏稠狀，繼續打到完全光滑為止，接著加入杏仁粉麵糊中，用手或橡皮刮刀攪拌到完全光滑為止。

5. 將乾的材料加入濕材料裡，繼續用橡皮刮刀攪拌，使其均勻混合，這時候麵糊會變得相當黏稠。

6. 用橡皮刮刀將麵糊剷進麵包模中，並盡量把表面刮平（不要太吹毛求疵；這種麵包會發得很好，到處有小團隆起不會影響烤出來的結果）。烤1小時，或直到頂端開始變焦黃，用牙籤插入拔出後沒有殘留的麵糊為止。

7. 烤好後，抓著兩端預留的烘焙紙，直接把麵包取出烤盤，並放在冷卻架上剝除烤盤紙。

8. 靜置麵包1小時以上，再切片。請使用鋸齒麵包刀，將麵包切成等厚的16片。

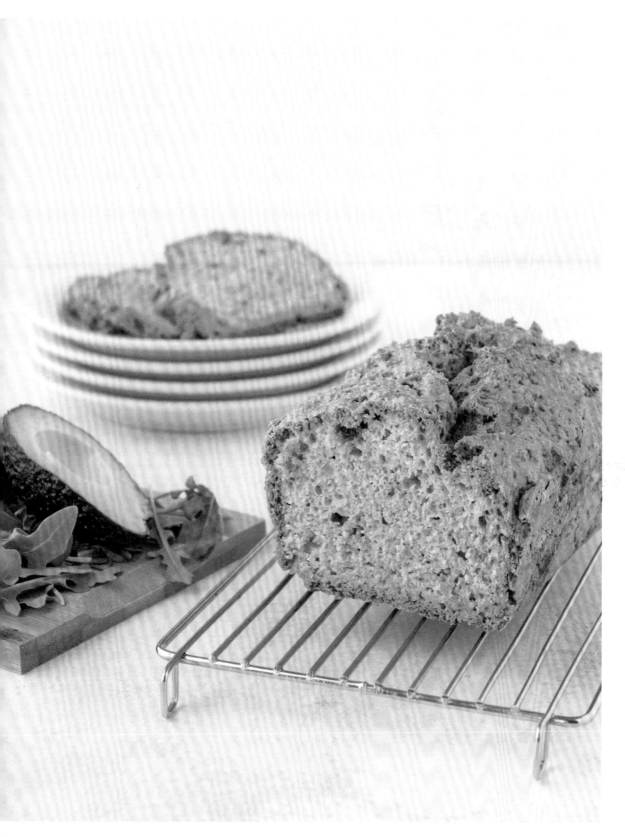

營養標示（每片）：

量：151 | 脂肪熱量：103 | 總脂肪：11.5公克 | 飽和脂肪：1.7公克 | 膽固醇：58毫克

內：83毫克 | 碳水：4.7公克 | 膳食纖維：3.5公克 | 淨碳水：1.2公克 | 糖：0公克 | 蛋白質：7.1公克

比例：

脂肪：	碳水：	蛋白質：
69%	12%	19%

PART 4 食譜 333

經典奶油比司吉

備料時間：15分鐘，外加1小時冷卻　　烹飪時間：25分鐘　　份量：12片比司吉（12份）

無蛋·低FODMAP·無茄科植物·無堅果

在你要把麵糰捏成比司吉的樣子時，麵糰會不肯乖乖地黏在一起，因為吉利丁會在你揉捏的過程中定型。我喜歡把麵糰分成幾球，用手掌在流理檯面上把球壓成圓餅狀，然後在檯面的輔助下把麵糰拿起來。

這些比司吉淋上肉汁或加上杏仁奶油都很好吃。前一餐剩下的比司吉，只要橫切成對半，烤過後加上椰子油，就很好吃了。

3/4杯（180毫升）水

3大匙無調味的吉利丁

1 1/2杯（150公克）的椰子粉

3/4茶匙泡打粉

3/4茶匙磨細的灰海鹽

1/2杯（120毫升）全脂椰奶

6大匙（80公克）椰子油

1 大匙蘋果醋

3/4杯（160公克）椰子油，擺盤用

1. 烤箱預熱至華氏375度（攝氏190度），並在烤盤上鋪烘焙紙。

2. 將水放在小湯鍋中，並在水面上撒吉利丁片。請不要攪拌。五分鐘後，開中火煮到小滾並不時攪拌，打到完全光滑後，即可放在一旁備用。如果開始冷卻了，吉利丁就會開始凝固。如果出現這種情形，只要再度加熱，吉利丁就會恢復成液態。

3. 在此同時，將椰子粉、泡打粉、鹽放入攪拌器的調理盆中，並裝上打蛋用的攪拌頭。如果採用手持打蛋器攪拌，請將這些材料放入調理盆中，打到完全混合為止。

4. 加入椰奶、椰子油、醋、吉利丁水，混合到麵糊開始變稠為止（需要維持黏度；如果攪太久，就會開始不黏了）。

5. 請迅速製作，將麵糰分成12顆球，每顆約1/4杯的大小，接著放在乾淨的流理檯上，用手掌將球壓平成比司吉的形狀，約4公分厚，並用手掌塑成想要的形狀。

6. 將比司吉放在備好的烘焙紙上，每片比司吉之間要留出1.25公分的空隙。

7. 烘烤比司吉20-25分鐘，直到比司吉的表面開始出現裂痕、變成金黃色為止。

8. 讓比司吉在烤盤紙上靜置冷卻1小時。每片比司吉可搭配1大匙椰子油享用。

儲存方式：放入密封容器中，在常溫下可以保存3天，冷凍則可以保存1個月。

加熱方式：將常溫的比司吉橫剖開後，放進土司機中烤，或放在煎鍋中，加入椰子油，用中小火煎到兩面都呈金黃色為止。

解凍方式：放在室溫下直到解凍為止，約需30分鐘。

搭配食物：若要組成完整的一餐，可將比司吉切成對半，每片上方放上一顆荷包蛋。淋上起士醬（第218頁）或剩下的檸檬百里香醬（第301頁）。這些比司吉也很適合搭配古早味什錦飯（第240頁）。

補碳作法：不搭配椰子油食用，而改搭喜歡的碳水化合物（可參考第117頁尋找靈感，或者前往healthfulpursuit.com/carbup下載完整的「補碳食譜」pdf檔）享用。這些比司吉很適合搭配水煮水蜜桃、烤蘋果、生莓果。

營養標示（每片比司吉）：

熱量：266 | 脂肪熱量：218 | 總脂肪：24.2公克 | 飽和脂肪：21.3公克 | 膽固醇：0毫克

鈉：147毫克 | 碳水：7.6公克 | 膳食纖維：4.5公克 | 淨碳水：3.1公克 | 糖：1.1公克 | 蛋白質：4.4公克

比例：

脂肪：82%　碳水：11%　蛋白質：7%

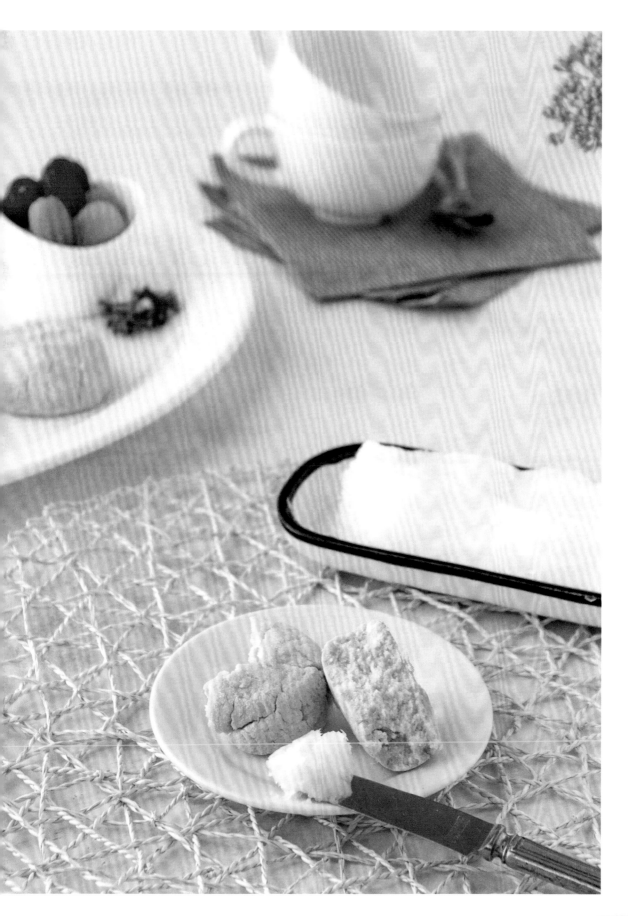

軟Q西班牙蛋餅

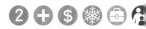

備料時間：5分鐘　　烹飪時間：3小時（使用單鍋），外加每次之間讓鍋子冷卻的時間　　份量：12片蛋餅（12）份

無椰子·低FODMAP·無堅果　　替代方案：無茄科植物

這份食譜的出現完全是個意外。我當時在廚房裡待了好幾天，想要設計出簡單的西班牙蛋餅食譜，當時正好有一包豬皮掉進水槽裡，濕掉後開始變得Q彈，黏在水槽的底部。我發現豬皮粉正好能夠讓蛋餅麵糊達到我希望的效果：不用太白粉就能達到黏稠的效果，太棒了！我發現有間叫做Bacon's Heir的公司販售現成的豬皮粉，你在網路上就能買到這種像麵粉一樣的產品。當然，你也可以選擇自行製作豬皮粉，就是把豬皮丟到研磨機裡，磨到像麵包粉一樣的大小與質地即可。如果使用的豬皮中含有鹽、香草、香料，在做這道菜時，就不需要添加調味鹽或海鹽。

要做出成功的軟Q西班牙蛋餅，請務必要按照下列的關鍵步驟製作。做出來的蛋餅就像真的蛋餅一樣。請務必按照步驟去做，否則很可能會做出又脆又焦、沒有彈性的蛋餅，讓你覺得相當沮喪。

· 你需要一個20公分的不沾煎鍋（我使用的是表面有陶瓷塗層的煎鍋）。如果你希望能夠節省時間，請多準備幾個不沾煎鍋，這樣你就可以一次煎好幾片蛋餅。我有三個煎鍋，所以不用一小時就能做出一批蛋餅。

· 如果發現自己做出來的蛋餅邊緣有些脆或有點焦，就是溫度太高了。做蛋餅的關鍵就是要有耐心。溫度低一點，煎久一點，煎出來的蛋餅效果會比較好，這樣能夠讓食材都「黏」在一起，做出完美的軟Q西班牙蛋餅。

· 很重要的一點是，你必須在鍋子上抹上一層薄薄的麵糊，才能讓蛋餅平均受熱，讓蛋餅的質地不會像歐姆蛋一樣。你在冷鍋中倒入麵糊時，很容易可以攤平；如果把麵糊倒入熱鍋中，立刻就開始煎，會讓你很難攤開成完美的圓形。這就是為何製作一批蛋餅之後，必須讓鍋子冷卻（以及為何多準備幾個鍋子比較方便）的原因。

1 1/3杯（85公克）豬皮粉或磨碎的豬皮

1 1/4杯（300毫升）水

3大顆蛋

1大匙調味鹽（請見第233頁）或1/2茶匙磨細的灰海鹽（依喜好添加）

1. 將所有的食材都放入果汁機中，打到光滑為止。將打好的食材放入中型的調理盆裡，放在爐子旁備用。

2. 舀起3大匙的麵糊，放入20公分的不沾煎鍋中。用湯匙背面或用晃動鍋子的方式讓麵糊攤平。不要讓麵糊流得太遠，否則容易燒焦。在麵糊攤平後，蓋上鍋蓋，用偏小火的溫度加熱。

3. 煎到蛋餅能輕易翻面，底部有些焦黃為止，約需7-10分鐘。將蛋餅翻面後，繼續蓋上鍋蓋煎，再煎鍋6-8分鐘，直到微焦即可。

4. 把蛋餅放在冷卻架上，鍋子移開爐面，冷卻幾分鐘後，再放入麵糊繼續煎。在分批煎的過程中，麵糊會變稠無妨。如果麵糊太稠很難攤開，請再加入幾滴水，讓麵糊恢復最初的黏稠度即可。

儲存方式：麵放入密封容器中，每片之間用烘焙紙隔開，冷藏可保存3天，冷凍可保存1個月。

加熱方式：放入煎鍋中，每面用中火加熱30秒即可。

解凍方式：打開密封容器的蓋子，在常溫下放置1小時即可。解凍後，剝除烤盤紙即可使用。

搭配食物：若要組成完整的一餐，可用蛋餅皮包喜歡的蛋白質，再淋上美乃滋即可。這道蛋餅很適合用來做蟹肉塔可餅（請見第324頁）或牛肉絲塔可餅（請見第292頁）。

無茄科植物作法：使用磨細的灰海鹽取代調味鹽。

補碳作法：搭配喜歡的碳水化合物（可參考第117頁找靈感，或前往healthfulpursuit.com/carbup下載完整的「補碳食譜」pdf檔）享用。這些餅皮很適合放入烤過的地瓜，或是炒花生南瓜。

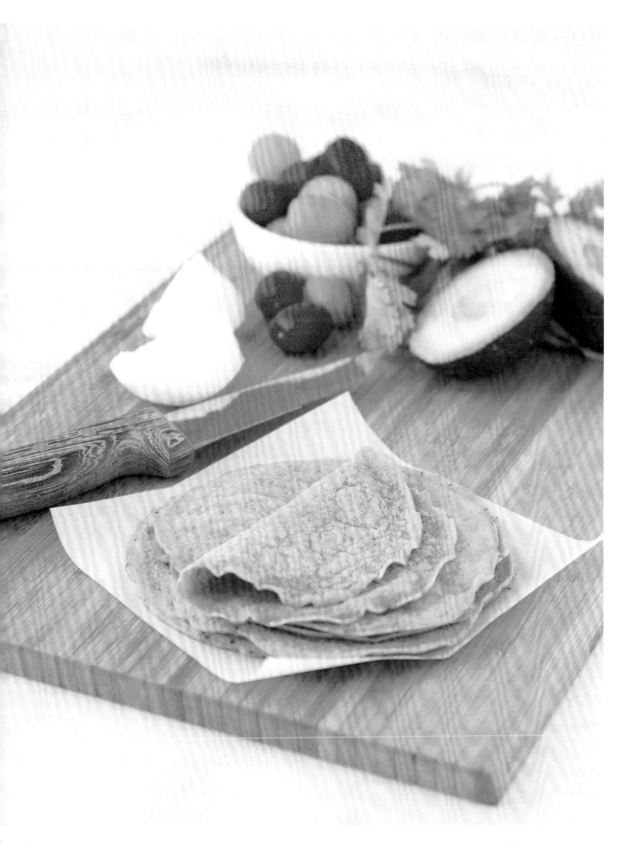

營養標示（每片蛋餅）：

熱量：67 | 脂肪熱量：34 | 總脂肪：3.8公克 | 飽和脂肪：1.4公克 | 膽固醇：49毫克

鈉：263毫克 | 碳水：0.1公克 | 膳食纖維：0公克 | 淨碳水：0.1公克 | 糖：0公克 | 蛋白質：8.2公克

比例：		
脂肪：	碳水：	蛋白質：
51%	1%	48%

橄欖番茄亞麻籽佛卡夏

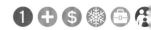

備料時間：15分鐘，外加1小時冷卻　　烹飪時間：25分鐘　　份量：1片33×23公分的佛卡夏（18份）

無堅果・素食　　替代方案：無椰子・無蛋・無茄科植物・純素

我使用這道食譜作為增加額外脂肪的方式。可以在上面抹上美乃滋、椰子油、澄清奶油、草飼奶油（如果你能夠耐受的話），這會是增加每日脂肪攝取量的絕佳方式。

如果你喜歡超厚佛卡夏，也就是厚度約為4公分厚，那麼，可以在做這道料理時不要加橄欖與番茄，並將食材放入20公分的正方形烤盤裡，額外多烤2-5分鐘。冷卻後，就切成12片。經典以及橄欖番茄版也可以橫向剖開，作為三明治的麵包！

無蛋的版本必須放在較大的烤盤中製作，最好不要加上番茄與橄欖，因為沒有蛋的話，就不會那麼蓬鬆，做起來比較薄，也比較密，很適合拿來做三明治。把佛卡夏切成正方形，就能拿來做下一餐生酮三明治的「麵包」。

乾材料：

2杯（260公克）磨碎的亞麻籽

1大匙泡打粉

1大匙義式香料（請見第232頁）

1茶匙磨細的灰海鹽

濕材料：

5大顆蛋

1/2杯（120毫升）水

1/3杯（80毫升）精製酪梨油

配料：

12顆小番茄，直切成對半

10顆去核橄欖，直切成對半

擺盤用：

18大匙（234公克）美乃滋，自製（請見第219頁）或現成皆可，也可使用椰子油

1. 將烤盤架放在烤箱的正中央。將烤箱預熱至華氏350度（攝氏177度），並放入33×23公分烤盤，鋪上烘焙紙，且在烤盤兩側多留一些垂到烤盤外，以便烤好後較容易將麵包取出。

2. 將磨碎的亞麻籽、泡打粉、義式香料、鹽放入大調理盆中攪拌至均勻混合為止。

3. 將蛋、水、酪梨油放入果汁機攪拌到起泡為止，約30秒。

4. 將打好的蛋液倒入裝乾材料的調理盆中，用橡皮刮刀攪拌至均勻混合為止。將混合好的麵糊靜置3分鐘。

5. 將麵糊倒入事先準備好的烤盤中，用刮刀將表面壓平整。

6. 在佛卡夏表面撒上小番茄與橄欖，稍微輕壓至麵糰裡，讓表面與麵糰等高。

7. 烤23-25分鐘，直到表面開始呈現金黃色，用牙籤刺入取出後沒有殘留的麵糊即可。

8. 拉起兩側預留的烤盤紙，立刻將佛卡夏放到冷卻架上。請小心撕除佛卡夏底部的烤盤紙。

9. 讓佛卡夏冷卻1小時。將佛卡夏切成18個方塊，每塊加上1大匙美乃滋或椰子油。

儲存方式：放入密封容器冷藏，可以保存3天。如果要冷凍，請將這些麵包塊放入密封容器中冷凍，可以保存1個月。

加熱方式：放入煎鍋中，加入耐熱的油，蓋上鍋蓋，用中火加熱1-2分鐘，直到烤熱為止。

解凍方式：打開包裝，在常溫下放置1小時即可。

搭配食物：無蛋版本很適合搭配純素花椰菜奶油湯（請見第26?頁）一起食用。

無椰子作法：搭配美乃滋享用，不要加椰子油。

無蛋／純素作法：製作無蛋亞麻籽佛卡夏。

無茄科植物作法：製作經典亞麻籽佛卡夏。

營養標示（每小塊經典佛卡夏加上1大匙美乃滋）：

熱量：225	脂肪熱量：182	總脂肪：20.2公克	飽和脂肪：3.1公克	膽固醇：57毫克
鈉：200毫克	碳水：4.7公克	膳食纖維：3.9公克	淨碳水：0.8公克	糖：0公克	蛋白質：4.4公克

比例：

脂肪：	碳水：	蛋白質：
83%	9%	8%

補碳作法：製作橄欖番茄亞麻籽佛卡夏時不要加上美乃滋，而改搭配喜歡的碳水化合物。參考第117頁尋找靈感，或前往healthfulpursuit.com/carbup下載完整「補碳食譜」pdf檔）享用。這道菜適合搭配水煮櫻桃或莓果，或炒香蕉。

經典亞麻籽佛卡夏（變化版本）：不要加番茄與橄欖，並且省略步驟6。

無蛋亞麻籽佛卡夏（變化版本）：將1 1/4杯（300毫升）的水放入小湯鍋中，並且撒上5大匙（50公克）無調味的吉利丁。請勿攪拌，靜置5分鐘。同時，完成主食譜中的步驟1與2。5分鐘後，開中火讓吉利丁微滾後，繼續加熱到吉利丁融化，並不時攪拌一下。加入酪梨油拌勻後，倒入裝有乾材料的調理盆中（濕材料中不加蛋），使用橡皮刮刀混合乾濕材料，直到形成光滑的麵糊為止。立刻將麵糊倒入襯有烘焙紙的烤盤上，不要加番茄與橄欖，之後放入烤箱烤30分鐘，或直到側邊開始變脆，上方呈金黃色，摸起來相當堅挺為止（不需要像主食譜的步驟4一樣讓麵糊靜置一段時間）。將麵包從烤盤中取出，不需要撕除烘焙紙，連同烘焙紙放在冷卻架上2小時後，再切成方塊。搭配椰子油或無蛋美乃滋享用。

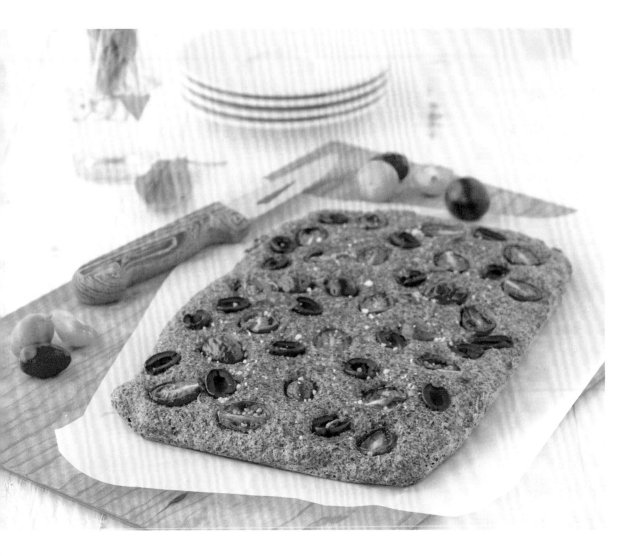

營養標示（每片橄欖番茄佛卡夏方塊搭配1大匙美乃滋）：

熱量：222 | 脂肪熱量：184 | 總脂肪：20.4公克 | 飽和脂肪：3.1公克 | 膽固醇：57毫克

鈉：220毫克 | 碳水：5.1公克 | 膳食纖維：4.1公克 | 淨碳水：1公克 | 糖：0公克 | 蛋白質：4.5公克

比例：

脂肪	碳水	蛋白質：
83%	9%	8%

營養標示（每片無蛋佛卡夏方塊搭配1大匙椰子油）：

熱量：242 | 脂肪熱量：202 | 總脂肪：22.4公克 | 飽和脂肪：12.9公克 | 膽固醇：1毫克

鈉：116毫克 | 碳水：4.6公克 | 膳食纖維：3.9公克 | 淨碳水：0.7公克 | 糖：0公克 | 蛋白質：5.1公克

比例：

脂肪	碳水	蛋白質：
84%	8%	8%

迷迭香大蒜麵包丁

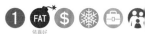

備料時間：65分鐘　烹飪時間：50分鐘　份量：64片麵包丁（8份）

無椰子・無茄科植物・素食　替代方案：無蛋・低FODMAP・純素

這是我最愛的麵包丁食譜，當中包含了兩個步驟：先做麵包，接著再將麵包切成麵包丁，之後再烤一次。雖然需要費這麼大的工夫，卻完全值回票價！我喜歡在冷凍庫中準備一些麵包丁，做沙拉想要一點提味的東西時，立刻就能取用。

這些麵包丁的基底是奇亞籽，所以如果你很想吃麵包類的東西，卻無法耐受亞麻籽（也就是第338頁佛卡夏食譜的基底），這道食譜就是絕佳的選擇。如果你無法耐受亞麻籽，甚至可以略過把麵包切成小丁的步驟，改成橫向剖開，直接用來當麵包做三明治。不過，如果希望口感嚐起來接近麵包，還是建議在想吃佛卡夏時，採用原本的亞麻籽食譜，這道食譜則用來做麵包丁就好。這樣，你就能享受到兩種不同的口感。

乾材料：

1/2杯（55公克）磨碎的奇亞籽

1/3杯（40公克）去殼杏仁粉

2茶匙乾燥迷迭香葉

1 1/2茶匙大蒜粉

1茶匙泡打粉

1/2茶匙磨細的灰海鹽

1/4茶匙黑胡椒粉

濕材料：

1/2杯（120毫升）精製酪梨油

4大顆蛋

配料：

2大匙精製酪梨油

磨細的灰海鹽

1. 將烤箱預熱至華氏350度（攝氏177度），並且放入33×23公分烤盤，鋪上烘焙紙，且在烤盤兩側多留一些垂到烤盤外，以便烤好時較容易將麵包取出。

2. 將乾材料放入大調理盆中，攪拌至混合均勻為止。

3. 加入濕材料，並用橡皮刮刀攪拌到完全混合為止。麵糊的質地看起來相當類似馬芬蛋糕的麵糊。

4. 將麵糊倒入事先準備的烤盤中，用刮刀將表面壓平整。將烤盤放入烤箱正中央的烤架上，烤20-25分鐘，直到表面開始呈現金黃色，用牙籤刺入取出後，沒有殘留的麵糊即可。

5. 立刻將麵包取出烤箱，並放在砧板上。接著將烤箱的溫度調低至華氏300度（攝氏150度）。

6. 把麵包切成1.25公分的小丁。將切好的麵包丁放在未鋪烘焙紙的烤盤上，淋上2大匙酪梨油，並再撒上一些鹽。用手翻動小丁，讓各面都均勻裹上油與鹽，小心不要把麵包丁弄碎了。

7. 把麵包丁烤到酥脆，約35-40分鐘。烘烤時必須密切注意，因為烤到最後很可能突然就燒焦了。

8. 完全冷卻後，即可使用或儲存。

儲存方式：將麵包丁放入密封容器中冷藏，可以保存1週，冷凍可以保存1個月。

解凍方式：直接從冷凍庫中取出麵包丁即可使用。如果要拿來當作麵包使用，請先在常溫下解凍1小時。

搭配食物：這些麵包丁很適合拿來搭配黃瓜麵煙燻鮭魚沙拉（請見第275頁）。

脂肪炸彈作法／適合適應燃脂中的人：製作變化版的麵包，加上椰子油或澄清奶油享用。

低FODMAP作法：使用義式香料（請見第232頁）取代大蒜粉。

迷迭香大蒜麵包（變化版本）：完成步驟1到4後，立刻從烤盤中取出麵包，放在冷卻架上。小心地撕除底部的烤盤紙，讓麵包冷卻1小時。將麵包切成18片，並在每片上方抹上1大匙融化的椰子油，或澄清奶油即可。

營養標示（每片麵包搭配1大匙椰子油或澄清奶油）：

熱量：212｜脂肪熱量：201｜總脂肪：22.4公克｜飽和脂肪：12.6公克｜膽固醇：41毫克

鈉：83毫克｜碳水：2.2公克｜膳食纖維：1.5公克｜淨碳水：0.7公克｜糖：0公克｜蛋白質：2.5公克

比例：

脂肪：	碳水：	蛋白質：
92%	4%	4%

無蛋／純素作法：這個版本很適合做麵包丁，但並不適合拿來做迷迭香大蒜奇亞籽麵包，因為麵包嚐起來不蓬鬆，整個黏答答的。要製作這個版本，請用3/4杯（180毫升）的溫水加入2大匙又2茶匙磨碎的奇亞籽取代蛋。將混合好的麵糊靜置5分鐘後，再取代步驟3中的蛋。接著，請按照食譜上的步驟進行，但在步驟4時，烘焙時間請增加為30分鐘。在步驟7中，要將麵包切成小丁時，請使用非常銳利的刀子。麵包本身會非常黏，但請不要介意，就切下去吧！

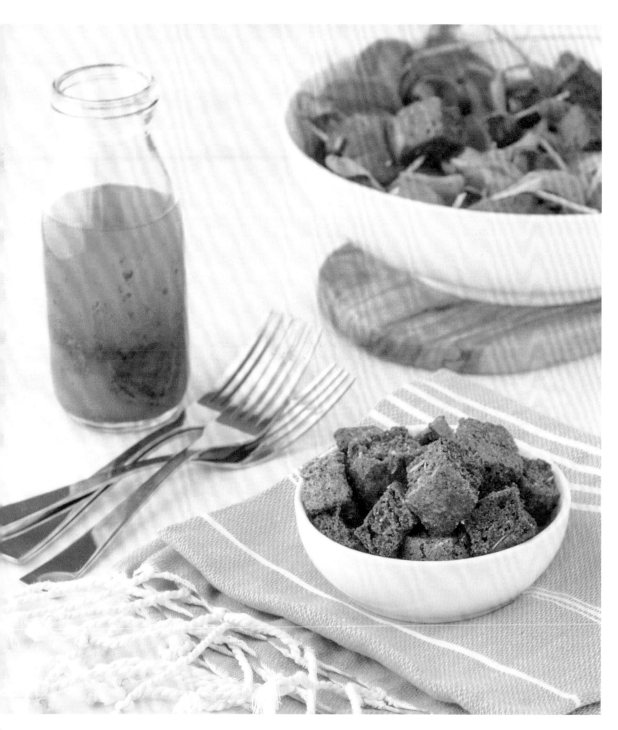

營養標示（每8塊麵包丁）：

熱量：263 | 脂肪熱量：220 | 總脂肪：24.5公克 | 飽和脂肪：3.4公克 | 膽固醇：93毫克

鈉：185毫克 | 碳水：5公克 | 膳食纖維：3.4公克 | 淨碳水：1.6公克 | 糖：0.5公克 | 蛋白質：5.5公克

比例：		
脂肪：	碳水：	蛋白質：
84%	8%	8%

蔬菜麵（櫛瓜麵與白蘿蔔麵）

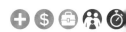

備料時間：5分鐘　　烹飪時間：-　　份量：4杯（4份）

無椰子 · 無蛋 · 低FODMAP · 無茄科植物 · 無堅果 · 純素

我通常都生吃蔬菜麵，很少煮熟再吃。如果你喜歡吃溫熱的麵條，或想要吃軟一點的麵條，請見第154頁，我在那頁中說明了如何加熱各種螺旋刨絲蔬菜麵的方式，包括櫛瓜麵與白蘿蔔麵在內。

這些低碳水化合物的麵條不僅非常適合用來做義大利麵類的料理，也很適合用來替沙拉鋪底，或是切碎後加入湯品中，作為塔可餅的內餡，或隔餐食鋪在某道菜的底部擺盤。我經常會在冰箱裡準備一些蔬菜麵，這樣就能輕易取用，加入餐點當中。

如果你沒有螺旋刨絲器，但還是想做蔬菜麵的話，可以用普通的削皮刀將蔬菜削成長條狀。若要進一步了解如何用自己喜歡的蔬果做成麵條，請參考第154頁。

製作櫛瓜麵：

2條中型的櫛瓜（每條約200公克），綠色或
　黃色皆可

製作白蘿蔔麵：

1條中型的白蘿蔔（約400公克）

1. 如果你有螺旋刨絲器，請依照刨絲器的說明，將櫛瓜或白蘿蔔刨成麵條狀。
如果要使用削皮刀做麵條，請用非慣用手握著櫛瓜或白蘿蔔，放在大調理盆上方，並用另一手刨櫛瓜或白蘿蔔。
麵條的長短取決於你削的長度。如果希望麵條短一點，只要將削皮刀劃過櫛瓜或白蘿蔔上的一小段即可。持續同樣的步驟削櫛瓜或白蘿蔔，直到手上只剩下小小的圓柱為止。

2. 如果要做櫛瓜麵，請用同樣的方式削第二條櫛瓜。

3. 削好後可以立即享用，或按照儲存方式的說明保存。

儲存方式：放入塑膠袋中擠出空氣或是置入其他密封容器中冷藏，可保存3天。

搭配食物：若要組成完整的一餐，可在蔬菜麵條上淋上肉醬。

補碳作法：使用同樣的方式用螺旋刨絲器製作水果、地瓜、馬鈴薯、其他第154頁澱粉根莖類的蔬菜麵條。

營養標示（每份櫛瓜麵）：

熱量：16｜脂肪熱量：2｜總脂肪：0.2公克｜飽和脂肪：0公克｜膽固醇：0毫克

鈉：0毫克｜碳水：3.3公克｜膳食纖維：1.1公克｜淨碳水：2.2公克｜糖：1.7公克｜蛋白質：1.2公克

比例：		
脂肪：	碳水：	蛋白質：
9%	67%	24%

營養標示（每份白蘿蔔麵）：

熱量：20｜脂肪熱量：0｜總脂肪：0公克｜飽和脂肪：0公克｜膽固醇：0毫克

鈉：20毫克｜碳水：4公克｜膳食纖維：2公克｜淨碳水：2公克｜糖：2公克｜蛋白質：2公克

比例：		
脂肪：	碳水：	蛋白質：
0%	67%	33%

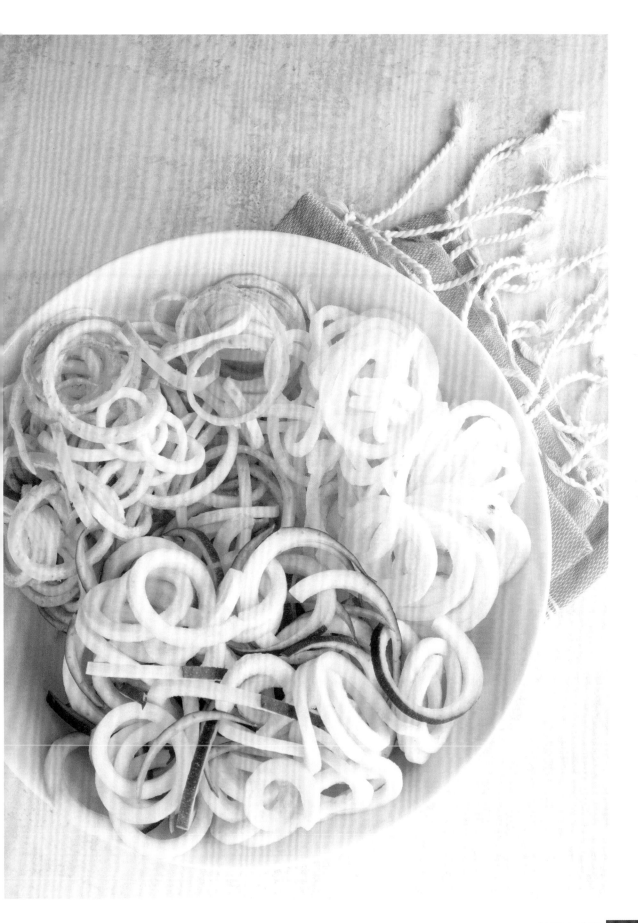

酪梨薯條與沾醬

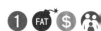

備料時間：10分鐘　烹飪時間：16分鐘（如果分兩批煎）　份量：4

無椰子·無堅果·素食　替代方案：無蛋·無茄科植物·純素

多年前，我剛開始踏上生酮飲食的旅程時，發現了生酮薯條的好處，我手上只有酪梨、油、美乃滋、鹽。我用這四種東西變出了非常好吃的料理！雖然我喜歡用明火燒烤這些薯條，但在家中用煎鍋製作時，也一樣好吃。請務必留意，要使用耐高溫的酪梨油。如果你想要進一步了解烹飪用油，請參考第135頁。

薯條：

2大顆哈斯酪梨，去皮去核（170公克果肉）

1/2茶匙調味鹽（請見第233頁）

3大匙精製酪梨油

沾醬：

1/4杯（52公克）美乃滋，在家自製（請見第219頁）或現成皆可

3/4茶匙調味鹽（請見第233頁）

1/4茶匙蘋果醋

裝飾用：

1/8茶匙乾燥巴西利

1/8茶匙黑胡椒粉

1. 製作薯條：將酪梨橫切，切成瓣狀的粗薯條（每半顆酪梨切成4-5瓣）。將這些切好的薯條放在乾淨的平面上，撒上1/2茶匙調味鹽，讓所有的薯條都均勻沾附。

2. 將酪梨油放入大煎鍋中，開中火加熱1分鐘。

3. 將酪梨薯條放進熱油中，直到單側焦黃為止，約4分鐘（如果鍋子太擠，請分兩次煎）。小心將薯條翻面，並重複同樣的步驟，把薯條煎到各面都呈金黃色為止。將煎好的薯條放到乾淨的盤子上，繼續煎還沒處理的薯條。

4. 同時準備沾醬：在小碗中混合美乃滋、3/4茶匙調味鹽與醋。

5. 在所有的薯條都煎好後，撒上巴西利與黑胡椒。同時將沾醬擺在一旁，即可享用。

無蛋／純素作法：使用無蛋美乃滋。

無茄科植物作法：用義式香料（請見第232頁）取代調味鹽，並在步驟1中加入1/4茶匙磨細的灰海鹽。

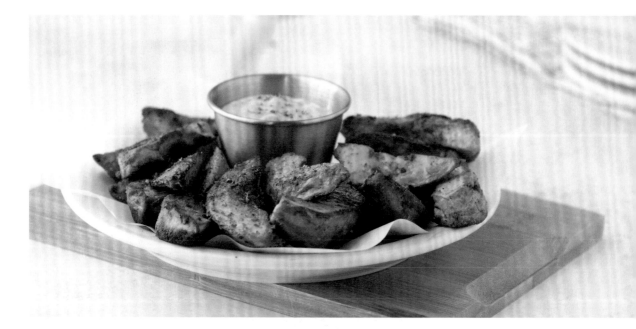

營養標示（每5瓣薯條搭配1大匙沾醬）：

熱量：355 | 脂肪熱量：309 | 總脂肪：34.4公克 | 飽和脂肪：5.7公克 | 膽固醇：5毫克

鈉：304毫克 | 碳水：8.6公克 | 膳食纖維：8.5公克 | 淨碳水：0.1公克 | 糖：0公克 | 蛋白質：2.8公克

比例：

脂肪：	碳水：	蛋白質：
87%	10%	3%

七味辣醬芥蘭菜葉

備料時間：15分鐘　　烹飪時間：15分鐘　　份量：4

無蛋・純素　　替代方案：無椰子・無堅果

這道菜如果使用等量的瑞士甜菜去做，效果也很好。如果改成這種做法，能夠讓每份的總碳水化合物量減少，但纖維素含量也會變少。

使用生芝麻無妨，但為了健康著想，最好先將它們浸泡與烘烤過後再用來製作這道料理（請見第157頁）。

1/4杯（60毫升）精製酪梨油或是榛果油

1/2顆紅洋蔥，切細絲

2把芥蘭菜葉（約510公克），去梗切碎

1大匙日式七味粉（請見第232頁）

2大匙椰子醬油

1茶匙蘋果醋

1/4個青椒，切成細絲

磨細的灰海鹽

芝麻，裝飾用（依喜好添加）

儲存方式：放入密封容器中冷藏，可保存3天。

加熱方式：加蓋微波到希望的溫度為止，或放在煎鍋中，直接用中火加熱到夠溫熱為止。

1. 酪梨油與切絲的紅洋蔥放入煎鍋中，用中小火炒10分鐘，直到微焦為止。

2. 加入甘藍葉、七味粉、椰子醬油、醋。蓋上鍋蓋，用中小火煮5分鐘，或直到綠色的部分變淺，且有些焦黃為止。

3. 加入青椒和鹽調味。

4. 將煮好的菜分成4小碗，想要的話可撒上芝麻，即可享用。

搭配食物：若要組成完整一餐，可以在菜上放些切片的水煮蛋。這道菜也很適合搭配椒鹽肋排（請見第306頁）。

無椰子作法：若能耐受大豆，請用無小麥醬油取代椰子醬油。

無堅果作法：使用酪梨油。

補碳作法：酪梨油的量減少為2大匙，並搭配喜歡的碳水化合物。請參考第117頁尋找靈感，或前往healthfulpursuit.com/carbup下載完整的「補碳食譜」pdf檔）。

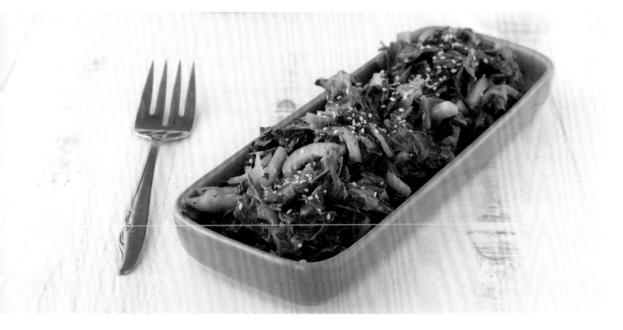

營養標示（每份）：

熱量：184｜脂肪熱量：132｜總脂肪：14.6公克｜飽和脂肪：2.1公克｜膽固醇：0毫克

鈉：674毫克｜碳水：9.9公克｜膳食纖維：4.9公克｜淨碳水：5公克｜糖：1.2公克｜蛋白質：3.3公克

比例：

脂肪	碳水	蛋白質
71%	21%	8%

奶油烤蘆筍

備料時間：5分鐘　烹飪時間：20分鐘　份量：4

無椰子．無茄科植物．無堅果　　替代方案：無蛋．純素．素食

這道菜很適合在全家團聚的時候做，尤其是家中有成員不相信生酮飲食的料理很美味時，更是如此。這道食譜結合了一些簡單的食材，卻融入了節慶大菜的風味，不含乳製品的農場淋醬，也能夠讓大家的消化系統都很開心。

有間名為Bacon's Heir的公司提供現成的豬皮粉，這種材料像麵包粉一樣，在網路上就能買到。否則你也可以自己製作豬皮粉，把豬皮放進研磨機裡打成像麵包粉一樣的大小與質地即可。如果使用的豬皮本身就含有鹽或香料，那麼在製作這道料理時，就不用先撒鹽再烘烤。

1（455公克）蘆筍，切除粗糙的根部

1杯（240毫升）農場淋醬（請見第224頁）

1/2杯（32公克）豬皮粉，或磨成粗顆粒的豬皮

磨細的灰海鹽少許

切碎的新鮮巴西利，裝飾用（依喜好添加）

1. 將烤箱預熱至華氏375度（攝氏190度）。將蘆筍放在中型的陶瓷烤盤中。

2. 將農場淋醬平均淋在蘆筍上，再撒上豬皮粉，最後撒上鹽。

3. 烤18-20分鐘，直到表面呈現淡金黃色為止。

4. 烤好後可立即享用，亦可加上一些新鮮的巴西利作為裝飾。

儲存方式：放入密封容器中冷藏，可保存3天。

加熱方式：加蓋微波到希望的溫度為止，或放在煎鍋中，蓋上鍋蓋用中火加熱到夠溫熱為止。

事先準備：最早可在2天前先準備好農場淋醬。

搭配食物：若要組成完整的一餐，可搭配你最喜歡的牛排。這道菜也很適合搭配牛排佐牛油香草奶油（請見第284頁）。

無蛋作法：也就是製作無蛋版本的農場淋醬。

素食作法：使用粗顆粒的杏仁粉取代豬皮粉。

純素作法：要製作無蛋版本的農場淋醬。使用粗顆粒的杏仁粉取代豬皮粉。

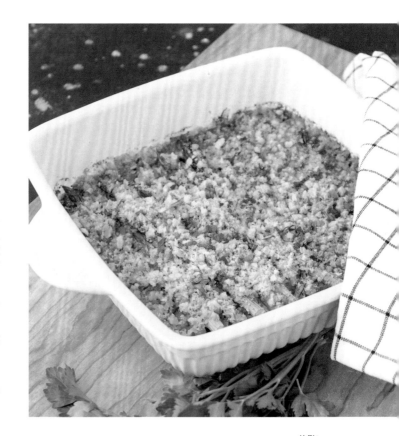

營養標示（每份）：

熱量：292｜脂肪熱量：228｜總脂肪：25.3公克｜飽和脂肪6.8公克｜膽固醇：12毫克

鈉：429毫克｜碳水：5.7公克｜膳食纖維：2.6公克｜淨碳水：3.1公克｜糖：2.5公克｜蛋白質：10.4公克

比例：

脂肪：	碳水：	蛋白質：
78%	8%	14%

青醬櫛瓜麵

準備時間：15分鐘，外加8小時浸泡杏仁　份量：6

無椰子・無蛋・無茄科植物・純素　替代方案：無堅果

大家都知道我是很愛吃醬料的女孩，無論是混醬、青醬、沾醬、抹醬都一樣，我都一樣喜歡做，喜歡吃。我的朋友都知道我喜歡把堅果、種子、新鮮香草，有時候甚至會把菠菜、羽衣甘藍、高麗菜等葉菜都拿來做成像這道一樣的青醬。不管吃什麼，幾乎都能加這道青醬！夏天的時候，我最喜歡的吃法，是在蔬菜麵條（請見第342頁）上撒上這種青醬；冬天的時候，則抹在肉類和蔬菜上。

蔬菜青醬：

115公克新鮮羅勒（約2杯葉子與梗）

3/4杯（120公克）生杏仁，浸泡一夜，接著瀝乾洗淨後備用

3/4杯（45公克）新鮮巴西利葉

1小瓣大蒜，如果不使用高速果汁機，請先切成細末

3大匙特級初榨橄欖油或精製酪梨油

2大匙蘋果醋

1大匙新鮮檸檬汁

1或2滴液態甜菊糖（依喜好添加）

1/4茶匙磨細的灰海鹽

擺盤用：

1把櫛瓜或白蘿蔔麵（請見第342頁）

現磨的黑胡椒

1. 製作青醬：取下羅勒的葉子。將葉片與其他食材放入高速果汁機或食物調理機中，裝上S型刀片，打到成為大碎片為止。你也可以繼續打到變成光滑的醬，或留有一些杏仁塊也行。

2. 將櫛瓜麵放入調理盆中。把青醬倒入盆中，攪拌均勻，讓麵條都裹上醬料即可。

3. 把這些麵條分成6小碗，撒上現磨的黑胡椒，即可享用。

儲存方式：可能的話，請把青醬與麵條分別裝入密封容器中冷藏，可保存5天，要享用的時候再拌勻。已拌上醬料的麵條，冷藏可保存3天。

事先準備：最早可在要製作這道料理的2天前先製作青醬。

搭配食物：若要組成完整的一餐，可在青醬櫛瓜麵上放上烤鮭魚。這道菜也很適合搭配烤豬肉卷佐香草肉汁淋醬（請見第308頁）。

無堅果作法：請用1/2杯（75公克）的去殼大麻籽取代杏仁。

補碳作法：請參考蔬菜麵食譜中的補碳法。

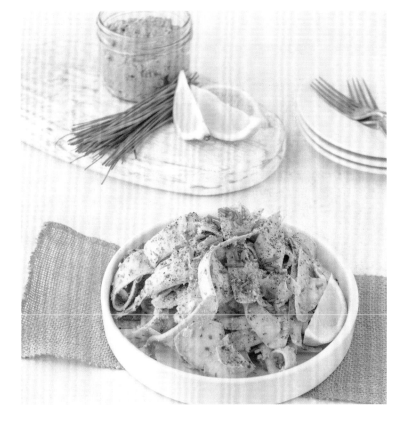

營養標示（每份）：

熱量：161｜脂肪熱量：119｜總脂肪：13.3公克｜飽和脂肪：1.5公克｜膽固醇：0毫克

鈉：109毫克｜碳水：6公克｜膳食纖維：2.8公克｜淨碳水：3.2公克｜糖：1.8公克｜蛋白質：4.2公克

比例：

脂肪：	碳水：	蛋白質：
75%	15%	10%

奶油蕪菁泥

備料時間：45分鐘　　烹飪時間：30分鐘　　份量：10

無蛋·無茄科植物·無堅果　　替代方案：無椰子·低FODMAP·純素

這份蕪菁泥中，含有的碳水化合物的量，比經典的馬鈴薯泥少了63%。淋上肉汁後，非常美味，就像傳統的馬鈴薯泥一樣，但卻不會帶來碳水化合物造成的困擾後果，如血糖上升、渴望吃碳水化合物等問題。雖然這是道節慶享用的菜餚，但做起來相當簡單，很適合在平時製作，剩菜也可以當作隔天的午餐。

4大顆蕪菁（約1公斤），切丁

2大匙精製酪梨油、融化的牛油，或澄清奶油（如果你能耐受的話）

6小瓣大蒜，切片

2茶匙乾燥的百里香葉

1茶匙磨細的灰海鹽

2/3杯（160毫升）加熱的全脂椰奶

裝飾用（依喜好添加）：

現磨黑胡椒

切碎的新鮮巴西利

1. 將烤箱預熱至華氏375度（攝氏190度）。

2. 把切丁的蕪菁、酪梨、大蒜、百里香、鹽放在沒有鋪烤盤紙的金屬烤盤上，用手讓蕪菁均勻裹上調味料。

3. 烤25-30分鐘，每10分鐘翻面一次，直到變軟並呈現焦黃的顏色。

4. 將烤好的蕪菁放入果汁機或食物調理機中。再加入熱椰奶打5-10次，直到變成你想要的質地為止。

5. 把打好的蕪菁泥倒入950毫升的大盤上，並灑上新鮮的現磨黑胡椒及碎巴西利。如果沒有要立刻食用，請蓋上鍋蓋保溫。

儲存方式：放入密封容器中冷藏，可保存3天。

加熱方式：蓋上鍋蓋微波到希望的溫度為止，或在煎鍋中加入幾勺豬油或酪梨油，直接用中火加熱到夠溫熱為止。

事先準備：最早可在要製作這道料理的2天前先烤蕪菁。等到要製作這道菜時，使用上述的加熱方式，接著直接進行步驟4。

搭配食物：若要組成完整的一餐，可在菜上放些烤雞。這道菜也很適合搭配紅酒醋火雞腿（請見第312頁）。

無椰子作法：用你喜愛的非乳製品奶取代椰奶。我喜歡使用無糖的杏仁奶。

低FODMAP作法：不要加大蒜，並將酪梨油的量減少為1大匙。在步驟4中將烤蕪菁放入果汁機後，加入3大匙用橄欖油製作的大蒜浸泡油（請見第228頁）。如果你對椰奶超級敏感，請用其他非乳製品奶取代。

純素作法：使用酪梨油。

補碳作法：將蕪菁換成你最喜歡的薯類。將酪梨油的量減少為1大匙，椰子油減少為1/4杯（60毫升）。

營養標示（每份）：

熱量：93 | 脂肪熱量：55 | 總脂肪：6.1公克 | 飽和脂肪：3.4公克 | 膽固醇：0毫克

鈉：261毫克 | 碳水：8.2公克 | 膳食纖維：1.9公克 | 淨碳水：6.3公克 | 糖：4.6公克 | 蛋白質：1.3公克

比例：

脂肪：	碳水：	蛋白質：
60%	35%	5%

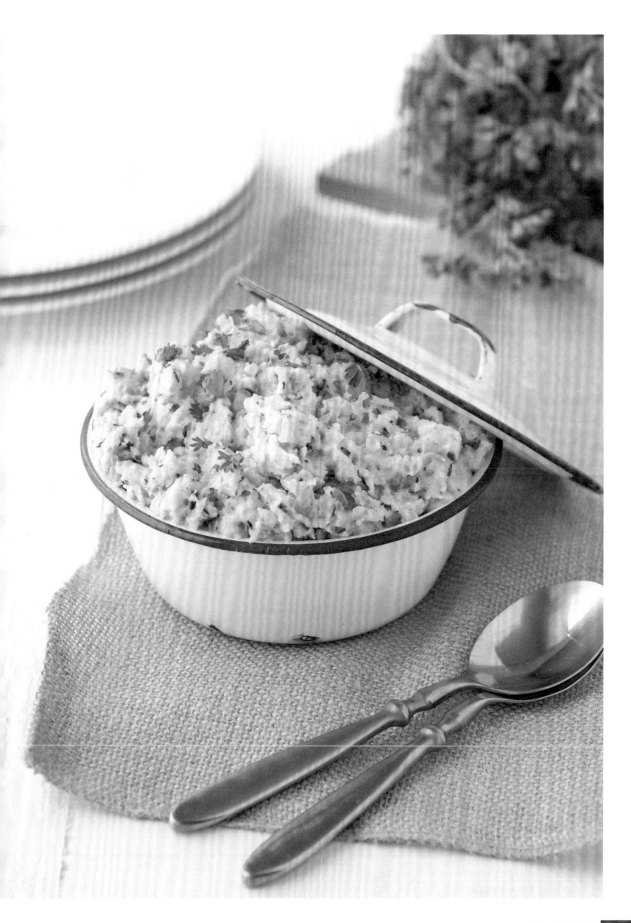

香草櫻桃蘿蔔

備料時間：10分鐘　　烹飪時間：15分鐘　　份量：2

無椰子·無蛋·低FODMAP·無茄科植物·無堅果　　替代方案：純素

我喜歡在冰箱裡準備一些香草櫻桃蘿蔔，要做午餐時就能迅速取用。這些很適合丟進沙拉裡，或搭配你喜歡的肉類食用。我最喜歡的食譜，是用這些美味的櫻桃蘿蔔搭配迷你培根肉卷（請見第276頁）。

3大匙豬油

400公克櫻桃蘿蔔（約2把），每顆切成四塊

1/8茶匙磨細的灰海鹽

1/8茶匙黑胡椒粉

2大匙切段的蝦夷蔥

1大匙切碎的新鮮香草，如百里香和/或迷迭香

1. 把豬油放入大煎鍋中，用中火加熱，融化後加入切成四塊的櫻桃蘿蔔、鹽、胡椒。蓋上鍋蓋煮5分鐘，或直到軟化為止。

2. 打開鍋蓋，繼續煮7分鐘，期間不時攪拌一下，或煮到蘿蔔開始變焦為止。

3. 加入蝦夷蔥與香草後混合均勻。轉中小火繼續煮2分鐘。

4. 關火後把蘿蔔分成4小碗，即可享用。

儲存方式：放入密封容器冷藏，可保存3天。

加熱方式：加蓋微波到希望的溫度為止，或放在煎鍋中，蓋上鍋蓋用中火加熱到夠溫熱為止。

搭配食物：如果要組成完整的一餐，可搭配煎熟的牛絞肉，再加你喜愛的香料（請參考第230-233頁），將牛絞肉煎到焦黃。這道菜也很適合搭配紅酒醋火雞腿（請見第312頁）。

純素作法：使用椰子油取代豬油。

補碳作法：豬油的量減少為1大匙，並用甜菜根取代櫻桃蘿蔔。

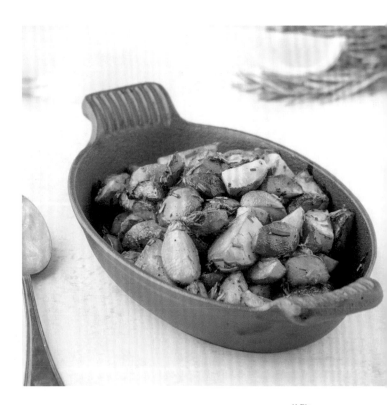

營養標示（每份）：

熱量：223 | 脂肪熱量：174 | 總脂肪：19.3公克 | 飽和脂肪：7.6公克 | 膽固醇：18毫克

鈉：173毫克 | 碳水：6.6公克 | 膳食纖維：0.6公克 | 淨碳水：6公克 | 糖：5.6公克 | 蛋白質：5.8公克

比例：

脂肪：	碳水：	蛋白質：
78%	12%	10%

培根高麗菜

準備時間：10分鐘　烹飪時間：25分鐘　份量：4

無椰子・無蛋・低FODMAP・無茄科植物・無堅果

培根和高麗菜注定要永遠在一起。在本書中，每次都是培根和酪梨的組合勝出，但高麗菜加培根的組合緊追在後。如果你想要畢其功於一役，可以把酪梨切片加入這道菜裡，就能同時享受兩種組合的精華。

在這道菜裡，我喜歡使用綠色高麗菜，所以，你就能明顯地看到培根的存在。不過，如果你改用紫色高麗菜，吃起來也一樣棒。如果你把高麗菜切得很細，這道菜也很適合拿來作為三明治的餡料。

6條培根（約170公克）

4杯（470公克）切絲的綠色高麗菜

1/2茶匙磨細的灰海鹽

1/8茶匙黑胡椒粉

儲存方式：放入密封容器冷藏，可保存3天。

加熱方式：加蓋，微波到希望的溫度為止，或者放入煎鍋中，蓋上鍋蓋，用中火加熱到夠溫熱為止。

事先準備：最早可在要製作這道料理的一個月前先做好培根片，放在密封的容器中冷凍。等到要製作這道菜時，可直接進行步驟5。在步驟2中，先在煎鍋裡融化3大匙又1茶匙的培根油，然後加入高麗菜、鹽、黑胡椒。

1. 將培根放入大煎鍋中，開中火煎到變脆為止，中間請翻面一次。變脆後，請取出放在盤子上冷卻。

2. 把培根油留在鍋子裡，加入切絲的高麗菜、鹽、胡椒。蓋上鍋蓋燜煮，不時攪拌一下，約10分鐘，直到菜變軟並有些透明為止。

3. 打開鍋蓋再煮5分鐘，經常攪拌，讓高麗菜的湯汁揮發，菜本身也微焦為止。

4. 在此同時，將冷卻的培根壓成小碎片。

5. 把培根放入煮高麗菜的鍋中。熄火後拌勻，分裝成4小碗，即可享用。

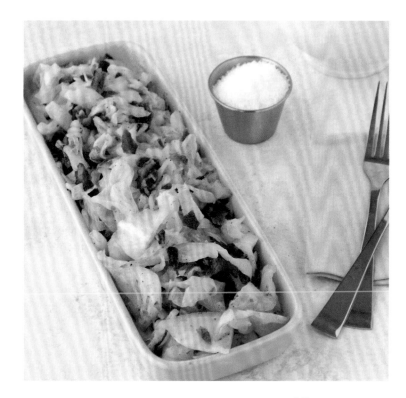

營養標示（每份）：

熱量：215 | 脂肪熱量：156 | 總脂肪：17.4公克 | 飽和脂肪：5.8公克 | 膽固醇：30毫克

鈉：552毫克 | 碳水：7.6公克 | 膳食纖維：2.8公克 | 淨碳水：4.8公克 | 糖：4.2公克 | 蛋白質：6.9公克

比例：

脂肪：	碳水：	蛋白質：
73%	14%	13

「馬鈴薯」沙拉

備料時間：25分鐘　烹飪時間：10分鐘　份量：6

無椰子 · 無茄科植物 · 無堅果 · 素食　　替代方案：無蛋 · 純素

這是適合原始人飲食法及生酮飲食法的「馬鈴薯」沙拉，當中卻完全不含馬鈴薯。這是用完全低碳水化合物與生酮的食材製作而成，也可以做成純素的版本。

你最喜歡的酸菜罐中的酸菜汁相當迷人，這也是我爸做的馬鈴薯沙拉在親友間享有盛名的原因。要做出像這道一樣好吃的「馬鈴薯」沙拉，關鍵就在於酸菜汁。請相信我！

我在研發這道食譜時，正好沒空讓白花椰飯放在室溫下或冰箱裡冷卻，所以就把白花椰菜鋪在烘焙紙上，放入冷凍庫裡冷卻。在我做好沙拉的其他部分時，白花椰菜的溫度恰巧剛剛好！

1大顆白花椰菜（約800公克），去除菜心

6大顆蛋，煮熟成水煮蛋

1/3杯（13公克）新鮮巴西利葉，切碎

6小條蒔蘿酸黃瓜，切丁

6 根青蔥，僅使用綠色部分，切成蔥花

醬料：

煮熟的蛋黃（請從上方的水煮蛋中取出）

1/2杯（105公克）美乃滋，可使用在家自製
（請見第219頁）的或現成的

3大匙酸黃瓜汁

2大匙第戎芥末醬

1/4茶匙磨細的灰海鹽

1/8茶匙黑胡椒粉

1. 白花椰菜切成一口的大小。把白花椰菜蒸軟，但不要過爛。放在一旁冷卻至室溫。

2. 在此同時，把水煮蛋的蛋白與蛋黃分開。把蛋白切碎，放入大調理盆中。把蛋黃放入果汁機或食物調理機中。

3. 製作淋醬：把美乃滋、酸黃瓜汁、芥末、鹽、黑胡椒加入已放進蛋黃的果汁機或食物調理機中，用中速打到均勻光滑為止。

4. 把淋醬倒入放有蛋白的大調理盆裡，接著加入冷卻的白花椰片、巴西利葉、酸黃瓜、青蔥後拌勻。

5. 可立即享用，或蓋上鍋蓋後放入冰箱冷藏4小時再享用。請將沙拉分成6小碗，即可享用。

儲存方式：放入密封容器中冷藏，可保存3天。

事先準備：可在要製作這道料理的2天前先製作淋醬，並分開存放，等要享用時再淋上淋醬。

搭配食物：若要組成完整的一餐，可搭配烤雞腿。這道菜也很適合搭配誘人漢堡（請見第286頁）。

無蛋 / 純素作法：不要加水煮蛋，改使用無蛋美乃滋。

補碳作法：用水煮馬鈴薯取代白花椰菜。將馬鈴薯切丁，放入大湯鍋中。蓋上鍋蓋，煮滾後，繼續煮到可用叉子輕易刺穿馬鈴薯為止，約15分鐘。將馬鈴薯瀝乾，放在一旁冷卻至室溫。按照上述步驟2開始的方式製作沙拉的其他部分。

營養標示（每份）：

熱量：189 | 脂肪熱量：128 | 總脂肪：14.2公克 | 飽和脂肪：2.7公克 | 膽固醇：145毫克

鈉：401毫克 | 碳水：8公克 | 膳食纖維：3.6公克 | 淨碳水：4.4公克 | 糖：3.5公克 | 蛋白質：7.3公克

比例：

脂肪：	碳水：	蛋白質：
68%	17%	15%

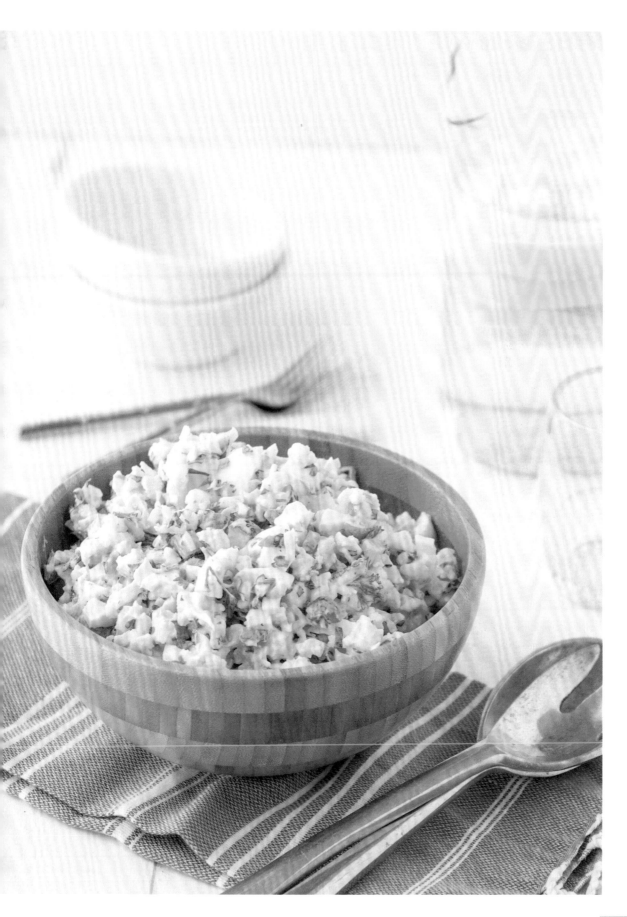

烤甘藍芽佐核桃「起士」

備料時間：20分鐘　　烹飪時間：25分鐘　　份量：8

無蛋·無茄科植物　　替代方案：無椰子·純素

這是整本書中我最喜歡的一道食譜，我總是不斷地在做這道菜，經常吃，一做再做。如果你在這本書中只選做一道菜的話，請做這一道，如果你跟我一樣很愛營養酵母，更是如此。

營養酵母是種無活性的酵母，味道嘗起來像起士一樣，但卻百分之百不含乳製品。只要把這道食譜中的食材組合在一起，就一定不會錯啦！

在烤甘藍芽時，落單的葉子會燒焦，但只需在從烤箱取出放進有「起士」的調理盆前先摘除即可。在吃這道菜的備份時，也不需要先加熱。我喜歡在這道烤甘藍芽中加入核桃起士，冷卻後的口感會更像起士。

烤甘藍芽：

5杯（600公克）去掉老葉後切成對半的甘藍芽

1/4杯（60毫升）融化的豬油、牛油，或是椰子油

1/2茶匙磨細的灰海鹽

1/4茶匙黑胡椒粉

3撮新鮮百里香的葉子，或1/4茶匙乾燥百里香葉

核桃「起士」：

3/4杯（85公克）生核桃片，泡水24小時後瀝乾洗淨，並切成小顆粒

3大匙特級初榨橄欖油或精製酪梨油

1/3杯（22公克）營養酵母

2茶匙新鮮檸檬汁

1/2茶匙第戎芥末醬

1/4茶匙洋蔥粉

1/4茶匙大蒜粉

磨細的灰海鹽少許

黑胡椒粉少許

其他：

1/2杯滿（32公克）的新鮮巴西利葉，切末

2大匙特級初榨橄欖油或精製酪梨油

1大匙新鮮檸檬汁

磨細的灰海鹽

1. 烤甘藍芽：將烤箱預熱至華氏375度（攝氏190度）。將甘藍芽、融化的油脂、鹽、黑胡椒、百里香葉直接放在未鋪烘焙紙的烤盤上，用手把甘藍芽均勻裹上調味料與香料後，放進烤箱烤20-25分鐘，每10分鐘翻面一次，直到呈現金黃色為止。

2. 在此同時，製作核桃「起士」醬：將所有製作起士醬的食材放入大調理盆中拌勻。

3. 在甘藍芽烤好後，放入大調理盆中，加入巴西利、橄欖油、檸檬汁、鹽後，攪拌均勻。

4. 分裝成8小碗，即可享用。

儲存方式：放入密封容器中冷藏，可保存3天。

加熱方式：加蓋微波到希望的溫度為止，或放入煎鍋中，加入豬油或酪梨油，蓋上鍋蓋，用中火加熱到夠溫熱為止。

事先準備：可在要製作這道料理的前1天先製作這道食譜中所要使用的「起士」醬。

搭配食物：若要組成完整的一餐，可搭配你喜歡的沙拉。這道菜也很適合搭配麥可的臘腸肉比薩（請見第290頁）。

無椰子作法：使用豬油或牛油。

純素作法：使用椰子油。

營養標示（每份）：

熱量：263｜脂肪熱量：200｜總脂肪：22.2公克｜飽和脂肪：4.5公克｜膽固醇：6毫克

鈉：204毫克｜碳水：9.9公克｜膳食纖維：4.3公克｜淨碳水：5.6公克｜糖：2.1公克｜蛋白質：5.8公克

比例：

脂肪：	碳水：	蛋白質：
76%	15%	9%

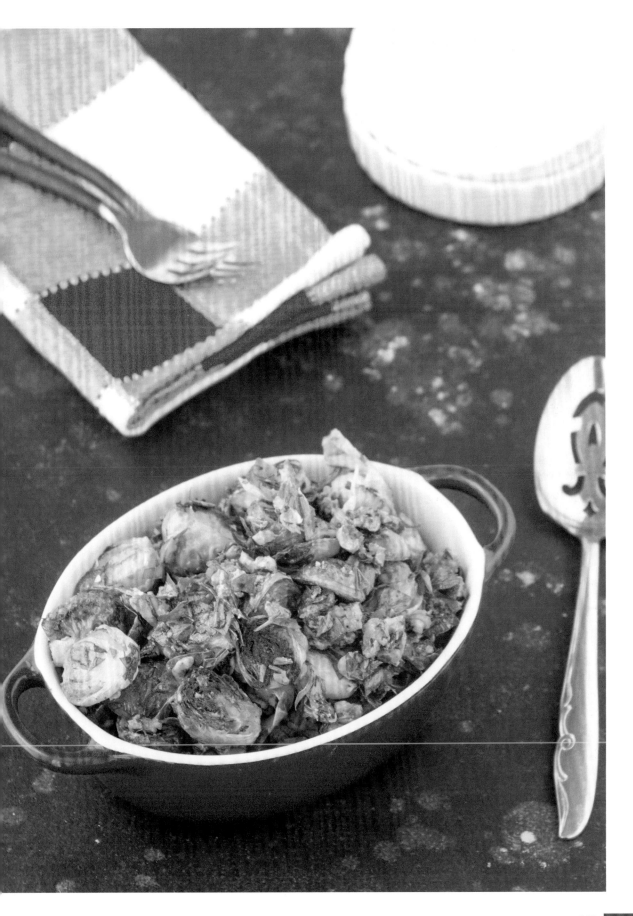

椰子巧克力棒

備料時間：20分鐘，外加45分鐘以上冷卻　　份量：18個（18份）

無蛋 · 無茄科植物 · 純素　　替代方案：無堅果

照相時，我一直喃喃地說：「這道食譜真是讓我愛到不行！」在這本書所有食譜中，這是我最愛的其中一道！如果你喜歡傳統商店中買到的巧克力椰絲點心，你就知道我說的是什麼（註：這裡指的是Hershey牌的Mounds，外層為巧克力，裡面包裹著椰絲），那你一定也會喜歡這一道！這種點心含有大量的脂肪，也就表示吃了這些點心後，能夠幫助你進入營養性酮化狀態。真是美好的世界啊！好好享受這些點心吧！

2 2/3杯（240公克）無糖椰絲

一些甜味椰子煉乳（請見第373頁），加熱至微溫

1/4杯（60毫升）融化的椰子油或澄清奶油（如果你可以耐受的話）

1大匙又1茶匙赤藻糖醇糖粉

1茶匙香草精或粉

1/4茶匙磨細的灰海鹽

36顆烘烤過的杏仁

1/2杯（112公克）甜菊糖調味的巧克力脆片，融化

特殊器具：

有18個（30毫升）長方形凹槽的矽膠模（非必要）

1. 在金屬烤盤上鋪上一張烘焙紙或矽膠烘焙墊。或準備一個有18個（30毫升）長方形凹槽的矽膠模。

2. 將椰絲、煉乳、椰子油、赤藻糖純、香草精、鹽放入大調理盆中。攪拌均勻，讓所有的椰絲都裹上調味料。

3. 如果使用烤盤，請舀起2大匙調味過的椰絲，用手壓成長條狀後，放在烤盤上。重複同樣的動作，將所有的椰絲都捏成長條。如果使用矽膠模，請將2大匙的椰絲放入每個洞裡。無論用什麼方式，請務必把椰絲向下壓實。

4. 請將烤盤或模具放入冰箱中冷藏30分鐘以上，使其定型。

5. 從冰箱中取出烤盤或模子。如果使用矽膠模，請小心脫模；如果使用烤盤，請小心從烘焙紙或矽膠墊上取下。

6. 在每個椰絲棒上方放上2顆杏仁，接著淋上融化的巧克力。

7. 再放回冰箱冷卻15分鐘使其定型，即可享用。

儲存方式：放入密封容器中冷藏，可保存3天，冷凍可保存1個月。

解凍方式：放在室溫下解凍，約需15分鐘。

事先準備：最早可在在製作這道點心3天前，先製作椰子煉乳，並在步驟2之前先加熱。最早可在3個月前大量烘烤杏仁，並放在冷凍庫中隨時備用，冷凍可保存3個月。

無堅果作法：不要加椰子。

營養標示（每個）：

熱量：204 | 脂肪熱量：168 | 總脂肪：18.7公克 | 飽和脂肪：15.1公克 | 膽固醇：0毫克

鈉：41毫克 | 碳水：6.6公克 | 膳食纖維：3.3公克 | 淨碳水：3.3公克 | 糖：1.4公克 | 蛋白質：2.2公克

比例：

脂肪：	碳水：	蛋白質：
83%	13%	4%

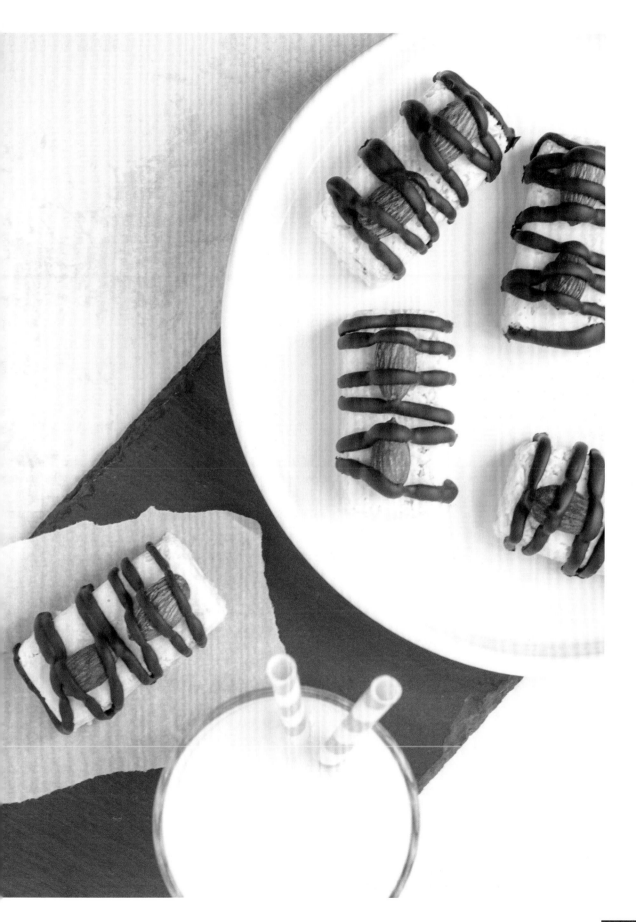

杏仁香料松露巧克力

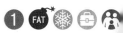

備料時間：20分鐘，外加30分鐘以上冷卻 　　份量：10顆松露巧公克力（10份）

無椰子・無蛋・低FODMAP・無茄科植物・純素　　替代方案：無堅果

這種脂肪炸彈和其他的不一樣，很容易攜帶，在室溫下不會融化，相當適合帶出門當午餐。我會提供兩種不同口味的作法，讓你可以根據自己的偏好或對食物過敏的情形自行選擇。如果你把做巧克力的材料放在冰箱裡太久，整團變得太硬，也不用擔心，只要放在室溫下，放到夠軟能夠捏成球形即可。

做這道甜點的關鍵，在於要將材料搓成圓球前，可先用叉子把材料弄散，這樣讓你無法捏成團的大球就會消失無蹤。開始用手掌將材料搓揉成球狀時，請不要太擔心，沒有捏成完美的球形也無妨，因為外部放上配料，就能修飾成品的形狀。不過請記得，每做完一球，就要清理一下雙手，否則配料盆裡就會黏上一堆其他食材！

1/2杯（440公克）無糖光滑杏仁奶

1/4杯又2大匙（90公克）可可脂，融化

1大匙又1茶匙印度香料（食譜如下）

1大匙赤藻糖醇糖粉或2-4滴液態甜菊糖

1/2茶匙香草精或粉

磨細的灰海鹽少許

3大匙杏仁，烘烤過

特殊器具：

10張小烘焙紙（非必要）

1. 把杏仁奶油、可可脂、印度香料、赤藻糖醇、香草精、鹽放入中型的調理盆中攪拌混合。放入冰箱，靜置30-45分鐘，讓所有的材料變硬，但仍可塑型。

2. 同時，將烤好的杏仁放入小袋子裡，密封後覆上廚房紙巾。用鎚子或馬克杯底端將杏仁壓碎成小於3公釐的小碎片。將碎片倒入小碗中。

3. 在烤盤上襯上烘焙紙或矽膠烘焙墊。

4. 從冰箱中取出松露巧克力的食材，用筷子把食材攪碎成小塊，最大塊的不要超過鉛筆後方所附的橡皮擦大小。舀起一大匙的食材，用雙手手掌迅速搓成圓球，接著放入裝有杏仁片的碗中滾動。在外層都沾裹了杏仁片後，即可取出放在預先準備好的烤盤上。清理雙手，不要讓杏仁碎片掉入松露巧克力的食材盆中。重複同樣的步驟做完所有的巧克力，總共10顆。

5. 你可以把杏仁香料松露巧克力放在小烘焙紙上，即可和大家分享。這種巧克力在室溫下吃起來的口感最好。

儲存方式：放入密封容器中冷藏，可保存2週，冷凍可保存1個月。

解凍方式：放在室溫下解凍，約需15分鐘。

無堅果作法：製作椰子香料松露巧克力的版本。

椰子香料松露巧克力（變化版本）：使用1/2杯（130公克）的椰子奶油取代杏仁奶油，使用1/4杯又2大匙（90毫升）融化的椰子油取代可可脂，並使用1/3杯（33公克）烘烤過的無糖椰絲取代杏仁。

製作屬於自己的印度香料（變化版本）：如果要做些變化，可使用這個自製的香料版本取代喜歡的肉桂風味版本。將以下的材料放入小廣口玻璃罐中，搖晃均勻即可：2茶匙肉桂粉、2茶匙丁香粉、2茶匙荳蔻粉、1茶匙香菜籽粉、1茶匙薑粉、1/2茶匙白胡椒粉及少許磨細的灰海鹽。製作的份量為3大匙。

營養標示（每個杏仁香料松露巧克力）：

熱量：196 | 脂肪熱量：165 | 總脂肪：18.4公克 | 飽和脂肪：7.2公克 | 膽固醇：0毫克

鈉：16毫克 | 碳水：3.9公克 | 膳食纖維：2.4公克 | 淨碳水：1.5公克 | 糖：0.6公克 | 蛋白質：3.7公克

比例：

脂肪：	碳水：	蛋白質：
85%	8%	7%

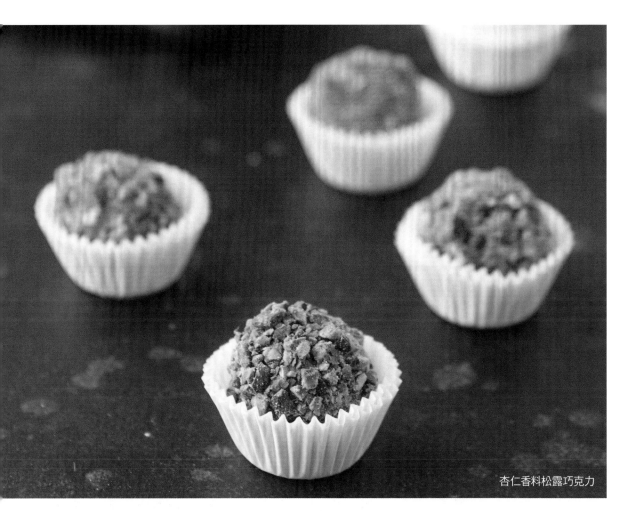

杏仁香料松露巧克力

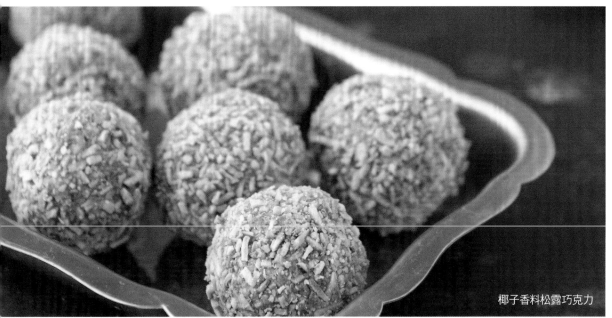

椰子香料松露巧克力

營養標示（每個椰子香料松露巧克力）：

熱量：147 | 脂肪熱量：137 | 總脂肪：15.2公克 | 飽和脂肪：13.5公克 | 膽固醇：0毫克

鈉：16毫克 | 碳水：3.2公克 | 膳食纖維：2.3公克 | 淨碳水：0.9公克 | 糖：0.7公克 | 蛋白質：0.7公克

比例：

脂肪：	碳水：	蛋白質
90%	8%	2%

培根巧克力軟糖

備料時間：10分鐘，外加1小時冷卻　　烹飪時間：5分鐘　　份量：4

無椰子・無蛋・無茄科植物・無堅果　　替代方案：低FODMAP

培根和巧克力是極為美味的組合。不相信我說的嗎？你上網去看看就知道了。這類食譜隨處可見，但這個卻很不一樣。如果你煎了很多培根（我的直覺告訴我，這是很有可能的事），不知道剩下那麼多培根油要拿來做什麼，這道食譜正好能夠解決你的問題。我想，你一定很喜歡這道食譜，會為了要生出培根油來做這種點心，而狂煎培根！

這種軟糖的軟硬度正好，也是所有脂肪炸彈中脂肪含量最高的。要做這道點心，你需要總容量為350毫升的模子，以便把軟糖做成自己喜歡的形狀與大小。若你要做出像照片一樣的四大塊軟糖，就需要有四個90毫升凹槽的模子。我是用矽膠冰塊模（他們稱之為「冰山」）來做成四大塊軟糖。

1/2杯（70公克）培根油

1/4杯（60公克）可可脂

1/4杯（20公克）可可粉

3大匙赤藻糖醇糖粉

1茶匙香草精或粉

1/8茶匙磨細的灰海鹽

特殊器具：

有4個90毫升凹槽的模子，或總容量為350毫升的模子

1. 把所有的材料放入小湯鍋中，開中火加熱，並持續攪拌，直到脂肪融化且赤藻糖醇完全溶解為止，約需5分鐘。

2. 把混合好的食材倒入矽膠模中。將模具放入冰箱裡冷藏定型1小時。軟糖從冰箱中取出，放在室溫下30分鐘，軟化後的口感最佳。

儲存方式：放入密封容器中冷藏，可保存1週，冷凍可保存1個月。

解凍方式：放在室溫下解凍，約需45分鐘。

事先準備：可事先榨培根油。你總共需要370公克的培根，才能榨出本食譜所需的培根油，總是1/2杯（70公克）。將培根油放在密封容器中冷藏，可保存1週，冷凍可保存1個月。如果你為了做這道點心煎了一大堆培根榨油，那麼，可以試著做培根餅乾（請見第250頁）。

低FODMAP作法：使用2-4滴液態甜菊糖取代赤藻糖醇。先加2滴，再依照自己的喜好添加。

薄荷培根軟糖（變化版本）：把香草精或粉的量減少為1/2茶匙，並加入1/2茶匙的薄荷精。

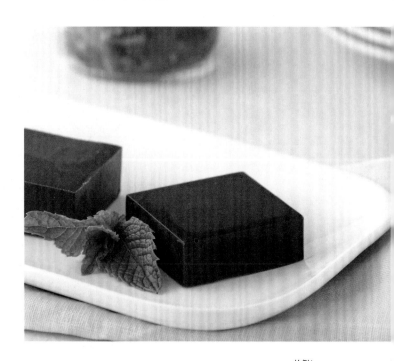

營養標示（每份）：

熱量：412｜脂肪熱量：396｜總脂肪：44公克｜飽和脂肪：21.9公克｜膽固醇：27毫克

鈉：117毫克｜碳水：2.5公克｜膳食纖維：1.5公克｜淨碳水：1公克｜糖：0公克｜蛋白質：1.5公克

比例：

脂肪：	碳水：	蛋白質：
97%	1%	2%

荳蔻柳橙餅

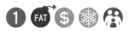

準備時間：15分鐘，外加1小時冷卻　　份量：6

無蛋．無茄科植物．純素　　替代方案：無椰子．低FODMAP．無堅果

薄片餅乾是我在深夜時最愛的生酮點心，因為做起來非常快，簡簡單單就能做出高脂肪點心。晚餐過後，我會把這道食譜中的所有食材混合好，丟進冰箱裡冷藏，接著開始清理廚房。在收好廚房準備好隔天要用的東西後，柳橙餅就做好可以開動了！如果你希望更好吃一點，可以在放入冰箱冷藏或冷凍之前，在表面撒上一些甜菊糖調味的巧克力碎片，因為加點巧克力總是不會錯的。

食用生核桃無妨，但為了健康著想，最好先將核桃浸泡過後，再用來製作這道甜點（請見第157頁）。

3/4杯（180毫升）融化的椰子油

2大匙赤藻糖醇糖粉

2茶匙薑粉

1 3/4茶匙荳蔻粉

1/2茶匙香草精或粉

1/2茶匙柳橙精

1/8茶匙磨細的灰海鹽

2/3杯（75公克）生核桃片，烘烤過

1. 把核桃之外的所有材料放入果汁機中，用高速打20秒，直到所有的食材均勻混合，且赤藻糖醇融化為止。

2. 加入烤好的核桃片，拍打幾下，讓核桃變成約6公釐的碎片。

3. 把打好的食材裝入20公分的烤盤，並襯上烘焙紙或矽膠烘焙墊，放入冰箱中冷藏2小時，或冷凍1小時。

4. 從烤盤上取出餅乾，放在乾淨的桌面上。使用奶油刀的尖端將餅乾切開，先從中間開始下刀，之後再分切，共切成6大塊（便於計算份量）或是幾小塊，即可享用。

儲存方式：放入密封容器中冷藏，可保存2週，冷凍可保存2個月。

解凍方式：從冷凍庫中取出後可直接享用，或在常溫下放置1-2分鐘後再享用。

無椰子作法：可以用可可脂或澄清奶油（如果可以耐受的話）取代椰子油。

低FODMAP作法：使用2-4滴液態甜菊糖取代赤藻糖醇。

無堅果作法：使用烘烤過的去殼葵瓜子取代核桃。

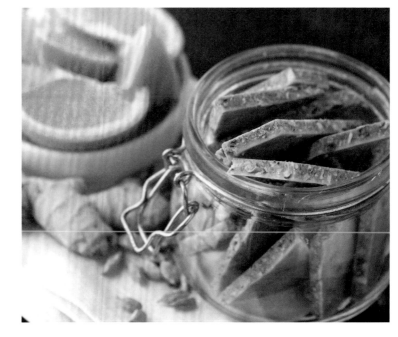

營養標示（每份）：

熱量：334｜脂肪熱量：316｜總脂肪：35.1公克｜飽和脂肪：24.4公克｜膽固醇：0毫克

鈉：51毫克｜碳水：2.4公克｜膳食纖維：1公克｜淨碳水：1.4公克｜糖：0公克｜蛋白質：2.1公克

比例：

脂肪：	碳水：	蛋白質：
95%	3%	2%

胡蘿蔔蛋糕

備料時間：45分鐘，外加8小時冷卻　　烹飪時間：35分鐘　　份量：1個兩層23公分的圓形蛋糕（16份）

無蛋・無茄科植物・無堅果

去年我們替媽媽辦了六十大壽的驚喜派對。會讓我們家人過敏的食材，共有堅果、種子、蛋、乳製品、穀類、麩質、糖，因此，我的挑戰就是要做出所有人都能吃的蛋糕。所以，我就做出了這個無過敏原的胡蘿蔔蛋糕！這道食譜的關鍵，在於要把兩層蛋糕放置隔夜。我認為重點就是要讓吉利丁定型。把蛋糕放在冰箱中一晚，也有助於讓這種無乳製品的奶油起士糖霜定型。這種方式的優點是，在享用的當天，蛋糕可以隨取即用。最後做出來的蛋糕，既濕潤又綿密，充滿了經典胡蘿蔔蛋糕的香味。

蛋糕：

1杯（240毫升）水

1/4杯（40公克）無調味吉利丁

1杯（100公克）椰子粉

1/2杯（65公克）葛粉

1 1/2茶匙肉桂粉

1 1/2茶匙泡打粉

1/2茶匙磨細的灰海鹽

1杯（240毫升）融化的椰子油

2/3杯（155公克）顆粒狀木糖醇

3/4茶匙香草精或粉

2/3杯（120公克）胡蘿蔔絲，稍微壓成堆

糖霜：

1罐（400毫升）椰漿，冷藏12小時以上，或2罐（400毫升）全脂椰奶的乳脂，冷藏12小時以上（相關訣竅請見第372頁）

3大匙赤藻糖醇糖粉

2 1/2茶匙蘋果醋

2茶匙新鮮檸檬汁

1/4茶匙香草精

儲存方式： 把抹上糖霜的蛋糕放入塑膠袋中冷藏，可以保存3天，沒有抹上糖霜的蛋糕，冷凍則可以保存2星期。

解凍方式： 將兩層蛋糕放在室溫下解凍，約需30分鐘。解凍後再抹上糖霜。

事先準備： 最早可以在2週前事先做好蛋糕冷凍，之後再解凍，並抹上糖霜。

---

1. 將烤箱預熱至華氏325度（攝氏163度）。在兩個23公分的圓型蛋糕模內抹上椰子油，接著在底部鋪上烤盤紙。

2. 將水放入小湯鍋中，並在上方撒上吉利丁。請勿攪拌，並靜置5分鐘，之後開中火煮到小滾，並不時攪拌一下。在攪到完全呈現光滑的質地後，請放在一旁備用。如果水溫下降，就會開始凝固。在步驟5要使用前，只要再次加熱，就會變回液態。

3. 將椰子粉、葛粉、肉桂粉、泡打粉、鹽放入打蛋器的調理盆中，用攪拌頭打勻，或放入調理盆中，用手持攪拌器打勻。

4. 在另一個調理盆中，將熱吉利丁、融化的椰子油、木糖醇、香草精打勻。

5. 攪拌器請開到中低速，並把濕材料倒入乾材料中。混合後，請用乾淨的廚房紙巾包裹胡蘿蔔，在水槽上方擰掉水分後，倒入調理盆裡混合。

6. 把麵糊平均分裝至兩個準備好的蛋糕模中，並用沾了油或水的手把頂端抹平。烘烤33-35分鐘，直到用牙籤刺入中央拔出後沒有殘留的麵糊即可。

7. 讓蛋糕在烤盤中冷卻30分鐘，接著移至冷卻架上，直到完全冷卻為止。之後包上塑膠袋，放入冰箱裡冷藏一夜。

8. 製作外層糖霜時，請將椰漿放入高速果汁機或攪拌器的調理盆中，並裝上打蛋的攪拌頭。如果使用果汁機，請蓋上蓋子，並用低速開始打，再緩緩增加速度，直到椰奶變稠為鮮奶油的狀態，約需打30秒。如果使用手持攪拌器，請打30秒或打到打發為止。

9. 加入其他糖霜的材料，打到完全混合為止。將糖霜放入密封容器中，並放入冰箱一夜使其凝固。

10. 要組成完整蛋糕時，將蛋糕從冰箱中取出，放置30分鐘後，再加上糖霜，便可開始享用。請在大盤子上先放一層蛋糕，抹上一層糖霜。接著再放上第二層蛋糕並抹上糖霜。如果糖霜太水的話，請把組裝好的蛋糕放入冷凍庫冷凍10分鐘。最後可以把整個蛋糕放在冷凍庫中20分鐘，再拿出來享用。

搭配食物： 這種蛋糕很適合搭配香草冰淇淋（請見第370頁）。

營養標示（每份）：

熱量：239 | 脂肪熱量：180 | 總脂肪：20公克 | 飽和脂肪：17.8公克 | 膽固醇：0毫克

鈉：224毫克 | 碳水：11.2公克 | 膳食纖維：2.7公克 | 淨碳水：8.5公克 | 糖：0.9公克 | 蛋白質：3.5公克

比例：

脂肪：	碳水：	蛋白質：
75%	19%	6%

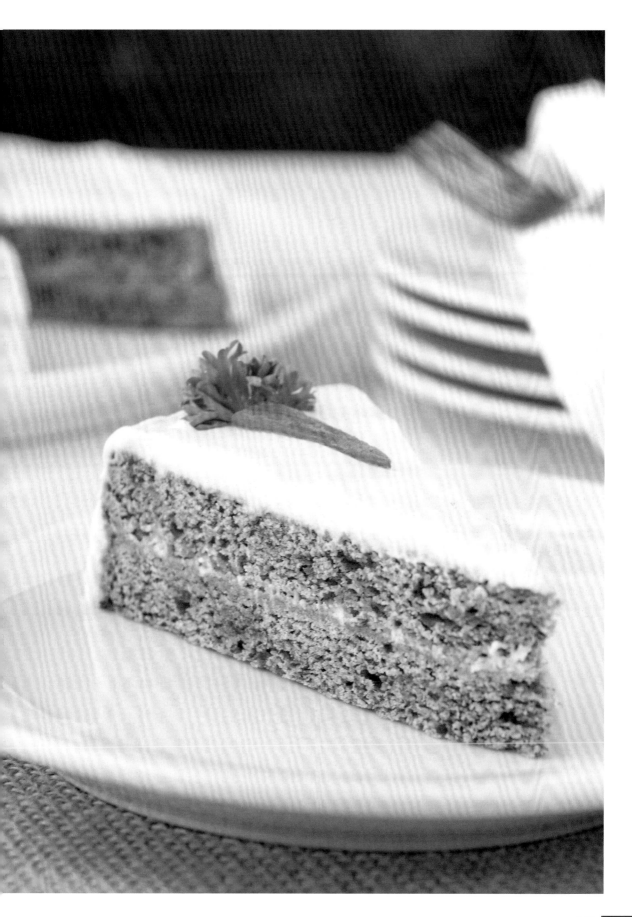

聖路易斯濃郁「奶油」蛋糕

備料時間：55分鐘　　烹飪時間：22分鐘　　份量：1個13×9吋（33×23公分）烤盤大小的蛋糕（18份）

無茄科植物·素食

下次全家烤肉、家庭團聚，和女孩兒們聚會時，不妨做這個蛋糕吧。沒有人會相信這是低碳水化合物的蛋糕，每片當中的碳水化合物含量只有1.8公克。每片的大小也剛剛好。在你準備好麵糊後，或許覺得還有什麼不夠的地方。別擔心自己做錯什麼；在烘烤過後，蛋糕會微微隆起，但不是那種非常蓬鬆的蛋糕。

無法在蛋糕剛烤好時，就拿出來與大家分享也無妨，放置一夜後，風味反而更為濃郁，也更好吃。我是這麼認為啦！

3/4杯（85公克）去殼杏仁粉，外加一些烤盤用

1茶匙泡打粉

1/2茶匙磨細的灰海鹽

1/4杯（52公克）椰子油，外加一些烤盤用

3/4杯（120公克）赤藻糖醇糖粉，外加一些作為糖霜

5大顆蛋，常溫

1 1/2茶匙香草精

一些甜味椰漿煉乳，加熱至微溫（請見第415頁）

儲存方式：覆上保鮮膜後，冷藏可保存3天。

事先準備：最早可在烤蛋糕3天前先準備好煉乳。請在步驟7之前先加熱煉乳。

搭配食物：這種蛋糕很適合搭配肥美綠茶（請見第377頁）、冰奧米茄茶（請見第378頁），或是火箭燃料拿鐵（請見第386頁）。

1. 烤箱預熱至華氏350度（攝氏177度）。在33×23公分的玻璃或金屬烤盤上抹些椰子油，接著撒上一些杏仁粉，然後放在一旁備用。

2. 在小碗中將杏仁粉、泡打粉、鹽攪拌均勻。

3. 在打蛋器的調理盆中，用攪拌頭開中速拌打椰子油，如果使用手持攪拌棒，請放入調理盆中，用中速把椰子油打發，約需1分鐘。

4. 把攪拌器調到低速，並緩緩在1分鐘時間內加入赤藻醣醇。接著一次加入1顆蛋，直到完全均勻混合為止。

5. 加入香草精混合均勻。接著在攪拌器為低速的狀況下，緩緩分三次加入拌勻的麵粉混合物。攪拌均勻後，請立刻停止攪拌。

6. 將麵糊倒入事先準備好的烤盤中，烤20-22分鐘，直到蛋糕呈現淡金黃色，並用牙籤刺入取出後沒有殘留的麵糊為止。接著，請讓烤盤冷卻30分鐘。

7. 在蛋糕冷卻後，用叉子或竹籤在蛋糕頂端戳幾個洞，並且在上方淋上溫的煉乳。

8. 此時，已可以立刻享用蛋糕，但如果放在冰箱中用保鮮膜包裹靜置1天，嚐起來會更美味。要讓蛋糕擁有最佳的口感，請從冰箱取出後，放在室溫下30分鐘再享用。請把蛋糕切成18片4.5×7.6公分的大小，上面再撒一些赤藻糖醇糖粉。

營養標示（每份）：

熱量：119 | 脂肪熱量：98 | 總脂肪：10.9公克 | 飽和脂肪：6.8公克 | 膽固醇：52毫克

鈉：91毫克 | 碳水：1.8公克 | 膳食纖維：0.5公克 | 淨碳水：1.3公克 | 糖：0.7公克 | 蛋白質：3.3公克

比例：

脂肪：	碳水：	蛋白質：
83%	6%	11%

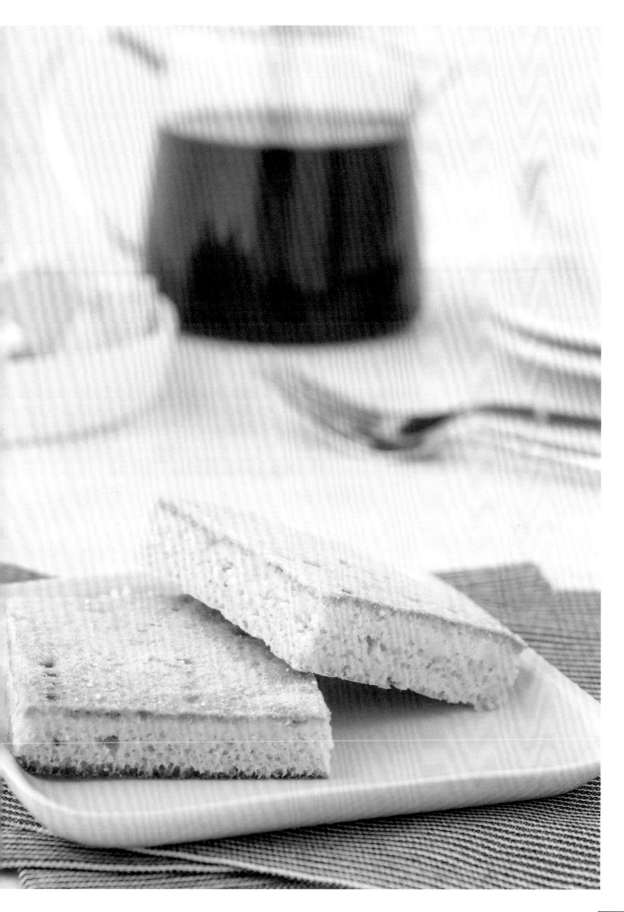

無堅果布朗尼

備料時間：20分鐘，外加30分鐘冷卻　烹飪時間：30分鐘　份量：16片布朗尼（16份）

無蛋·無茄科植物·無堅果　　替代方案：無椰子

布朗尼蛋糕有三種：一種較黏（像巧克力軟糖一樣），一種較有彈性（沒那麼黏，但味道濃郁，咬起來也比較有明顯的顆粒），一種較蓬鬆（像蛋糕一樣，具有潮濕的顆粒）。我做這種分類的原因，是要讓你知道，我有多麼認真在研究布朗尼蛋糕。

這道布朗尼剛烤出來時較黏；放在冰箱冷藏後，就會變得較有彈性。如果你打算上面不加鮮奶油就食用，那麼就不含椰子！

1/2杯（120毫升）水

2大匙無調味的吉利丁

1杯（260毫升）的中東芝麻醬

1/4杯（60毫升）精製酪梨油或融化的澄清
　奶油（如果可以耐受的話）

3/4杯（120毫升）赤藻糖醇糖粉

2/3杯（53公克）可可粉

1/4茶匙磨細的灰海鹽

1/4茶匙泡打粉

可依個人喜好添加的配料：

1杯（240毫升）椰子鮮奶油，有甜味且為巧
　克力口味（見第372頁）

額外的可可粉，撒在表面用

儲存方式：放入密封容器中冷藏，可
保存1週，冷凍可保存1個月。從冰
箱取出後，放在室溫下回溫30分鐘
再享用，口感最好。

解凍方式：放在室溫下解凍，約需
30分鐘。

無椰子作法：不要在蛋糕上加椰子
鮮奶油。

----

1. 烤箱預熱至華氏350度（攝氏177度），並在20公分的正方形金屬烤盤上鋪上一張烘焙紙，兩端多留一些垂在烤盤外，以利取出蛋糕。

2. 將水倒入小湯鍋中，並在上方撒上吉利丁。請勿攪拌並靜置5分鐘，之後開中火煮到小滾，過程中請不時攪拌一下。在攪到完全呈現光滑的質地後，請放在一旁備用。如果水溫下降，就會開始凝固。在步驟4要使用時，只要再次加熱，就會變回液態。

3. 把中東芝麻醬與酪梨油放入攪拌器的調理盆或一般調理盆中（如果你使用手持攪拌器的話）。用打蛋的攪拌頭（或用手持攪拌器）打到均勻混合為止。

4. 加入熱吉利丁溶液、赤藻糖醇、可可粉、鹽、泡打粉，攪拌到均勻混合為止。

5. 把布朗尼麵糊倒入事先準備的烤盤中，並用手掌壓平。

6. 烤25-30分鐘，直到角落變脆，用牙籤刺入中央拔出後沒有殘留的麵糊即可。

7. 讓布朗尼在烤盤中冷卻30分鐘，之後切成16個小方塊。

8. 想要的話，可在每片布朗尼上方加上1大匙鮮奶油，並撒上可可粉後再享用。

營養標示（每塊布朗尼蛋糕，不加配料）：

熱量：161 | 脂肪熱量：124 | 總脂肪：13.8公克 | 飽和脂肪：2.2公克 | 膽固醇：0毫克

鈉：45毫克 | 碳水：3.7公克 | 膳食纖維：3公克 | 淨碳水：0.7公克 | 糖：0公克 | 蛋白質：5.6公克

比例：

脂肪	碳水	蛋白質
77%	9%	14%

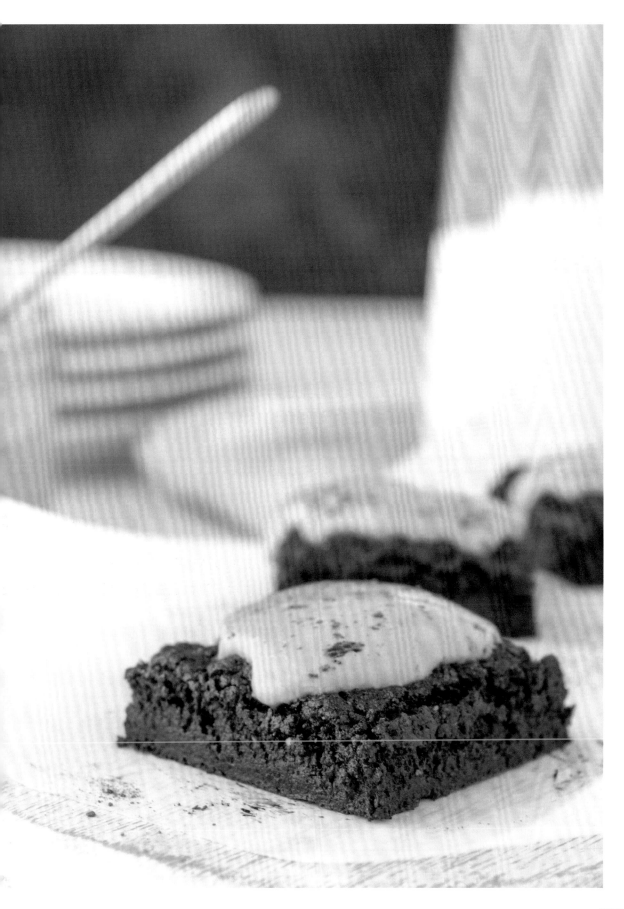

凍檸茶軟糖

備料時間：10分鐘，外加1小時冷卻　烹飪時間：5分鐘　份量：36顆2.5公分的正方形軟糖（4份）

無椰子‧無蛋‧無茄科植物‧無堅果　替代方案：低FODMAP

在我不想吃脂肪炸彈時，嚼這些軟糖就是我最喜歡做的事。如果你也喜歡吃糖，就能在這種自製的軟糖中找到慰藉。雖然我使用矽膠模來做這種軟糖，但模子不是必備的器具，你也可以使用33×23公分的烤盤來製作，等到軟糖凝固後，再切成36顆。

這道食譜能夠做出多少軟糖，完全取決於你使用的模子大小。你無法決定這個食譜裡要用什麼茶嗎？我最愛的茶是Organic India牌的神聖羅勒甜玫瑰茶。

3/4杯（180毫升）沸水

3個茶包

1/4杯（40公克）無調味吉利丁

3/4杯（180毫升）新鮮檸檬汁

2大匙赤藻糖醇糖粉或是顆粒狀的木糖醇

特殊器具：

有36個（15毫升）凹槽的矽膠模

儲存方式：放入密封容器冷藏，可保存5天。

低FODMAP作法：使用2-4滴液態甜菊糖取代赤藻糖醇或木糖醇。

抹茶檸檬軟糖（變化版本）：使用1大匙抹茶粉取代茶包。
（請見下圖）

1. 將矽膠模放在烤盤上。

2. 將沸水倒入耐熱的馬克杯中，根據茶包的建議時間泡茶。泡完後，取出茶包，並盡量擠乾茶包的水分。在茶湯上撒上吉利丁後，放置一旁備用。

3. 把檸檬汁放入小湯鍋中，加入赤藻糖醇，開中火煮到微滾，約需5分鐘。

4. 開始冒小泡泡後，把鍋子移開爐火。接著用打蛋器打茶湯，打到吉利丁完全溶解為止後，倒入裝有熱檸檬汁的小鍋中，並繼續打到完全混合為止。

5. 把打好的糖液倒入模子裡，並把烤盤連同模具放入冰箱中，冷藏定型1小時。糖凝固之後，即可脫模享用。

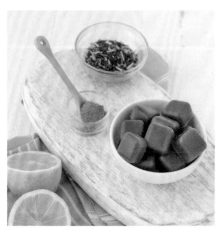

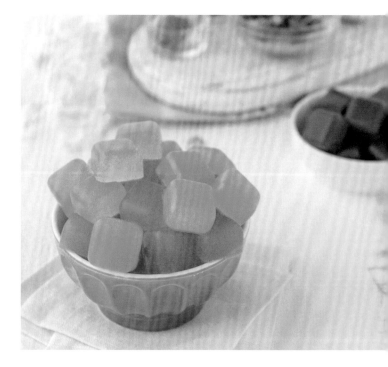

營養標示（每9顆軟糖，以赤藻糖醇製成）：

熱量：48 | 脂肪熱量：3 | 總脂肪：0.4公克 | 飽和脂肪：0公克 | 膽固醇：0毫克

鈉：9毫克 | 碳水：1公克 | 膳食纖維：0公克 | 淨碳水：1公克 | 糖：1公克 | 蛋白質：10.2公克

比例：

脂肪：	碳水：	蛋白質：
8%	8%	84%

檸檬糖

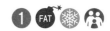

準備時間：5分鐘，外加1小時冷卻　　份量：20顆（4份）

無蛋·無茄科植物·無堅果·純素　　替代方案：無椰子·低FODMAP

如果你喜歡檸檬，一定會對這種脂肪炸彈瘋狂！無論是用矽膠模或糖果模製作，甚至放在20公分的烤盤上做成一大片，等凝固後再切成20顆，結果都會讓你一樣驚艷。

我喜歡在當中加入鎂粉，提升糖果的營養價值。我喜歡使用的是Natural Vitality的Natural Calm鎂粉，大型的超市與健康食品店皆有販售。這種鎂粉含有覆盆莓檸檬口味，能夠增加糖果的酸味，吃起來就像酸的棒棒糖一樣。但如果你沒有加也無妨，我只是喜歡那種酸味而已！

1/4杯（60毫升）融化（但不燙）的可可脂

1/4杯（60毫升）融化（但不燙）的椰子油

1又1/2大匙赤藻糖醇糖粉

2茶匙檸檬口味的鎂粉（依喜好添加）

1茶匙檸檬精

特殊器具：

有20個（15毫升）圓洞的矽膠模

1. 將矽膠模放在烤盤上。

2. 把可可脂、椰子油、赤藻糖醇放入小碗中，用打蛋器打到赤藻糖醇溶解為止。

3. 如果要加鎂粉，請把鎂粉和檸檬精一起加入碗中，並打勻。

4. 把打好的材料放入矽膠模中，填滿每個凹洞後，連同烤盤一起放入冰箱冷藏1小時，使其凝固。

5. 糖果變硬後，即可讓檸檬糖脫模！從冰箱取出後即可享用。

儲存方式：放入密封容器中冷藏，可保存2週，冷凍可保存2個月。

解凍方式：可從冷凍庫中取出後直接享用，或者在常溫下放置1-2分鐘，退冰後再享用。

無椰子作法：用澄清奶油（如果可以耐受的話）取代椰子油。

低FODMAP作法：使用2-4滴液態甜菊糖取代赤藻糖醇。

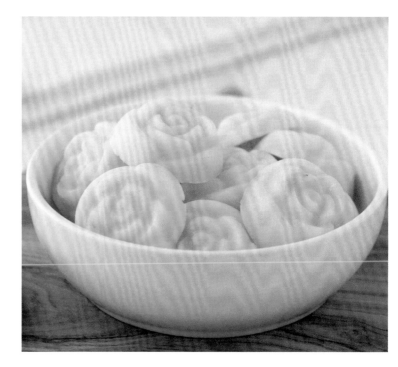

營養標示（每5顆糖）：

熱量：258 | 脂肪熱量：258 | 總脂肪：28.6公克 | 飽和脂肪：22.2公克 | 膽固醇：0公克

鈉：0毫克 | 碳水：0.2公克 | 膳食纖維：0公克 | 淨碳水：0.2公克 | 糖：0公克 | 蛋白質：0公克

比例：

脂肪：	碳水：	蛋白質：
100%	0%	0%

香草冰淇淋

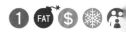

備料時間：約30分鐘，外加3 1/2小時冷卻與冷凍　　份量：3杯（672公克）（6份）

無茄科植物·素食　　替代方案：無堅果

如果你家沒有冰淇淋機，但你很有耐心，那麼只要有大調理盆、一支叉子、一台攪拌器或食物調理機就行了。在混合好冰淇淋的材料並放入冰箱冷卻後，倒入大調理盆中，並放入冷凍庫裡30分鐘，用叉子攪拌，並重複同樣的步驟，直到材料變硬但仍攪得動即可。

總共所需的時間視你做的量多寡而定：這份食譜做的是3杯，所以我大概需要花3小時，攪拌6次。如果冰淇淋變得太硬，你可以把整塊放入高速果汁機或食物調理機中打到光滑為止。只要不要變成冰塊即可，否則這種狀態很難恢復成冰淇淋。

1罐（400毫升）的全脂椰奶

6大顆蛋黃

2茶匙香草精或粉

1/2杯（120毫升）融化（但不燙）的椰子油

2大匙木糖醇顆粒

磨細的灰海鹽少許

依喜好添加的配料：

2大匙切片的去殼杏仁，烘烤過

特殊器具：

冰淇淋機（非必要；請見上方說明）

1. 把950毫升有蓋密封容器或可以冷凍的大玻璃罐、土司烤模、調理盆放入冷凍庫中。

2. 將所有的食材放入果汁機中，用高速打到光滑為止。

3. 把打好的食材倒入密封容器中，放入冰箱冷卻2小時。

4. 要開始攪冰淇淋時，把冷藏好的食材放入冰淇淋機中，並按照其使用說明攪拌。

5. 把攪拌好的冰淇淋放入冷藏過的容器中（如果使用土司模，請先墊上一張烘焙紙）。蓋上蓋子後，放回冷凍庫冰凍1 1/2小時以上，再取出享用。

6. 準備享用時，把冰淇淋放在室溫下，使其軟化5-10分鐘，想要的話，請加上1茶匙的烤杏仁片裝飾。

儲存方式：放入冷凍庫中，可保存2週。

事先準備：最早可在2天前先把食材混合好。

搭配食物：這種冰淇淋很適合搭配無堅果布朗尼（見第366頁）。

無堅果作法：不要在冰淇淋上加烤杏仁片。

營養標示（每份1/2杯/112公克，不加杏仁片）：

熱量：356｜脂肪熱量：326｜總脂肪：36.2公克｜飽和脂肪：29.7公克｜膽固醇：210毫克

鈉：52毫克｜碳水：3.7公克｜膳食纖維：0公克｜淨碳水：3.7公克｜糖：1.2公克｜蛋白質：3.8公克

比例：

脂肪：	碳水：	蛋白質：
92%	4%	4%

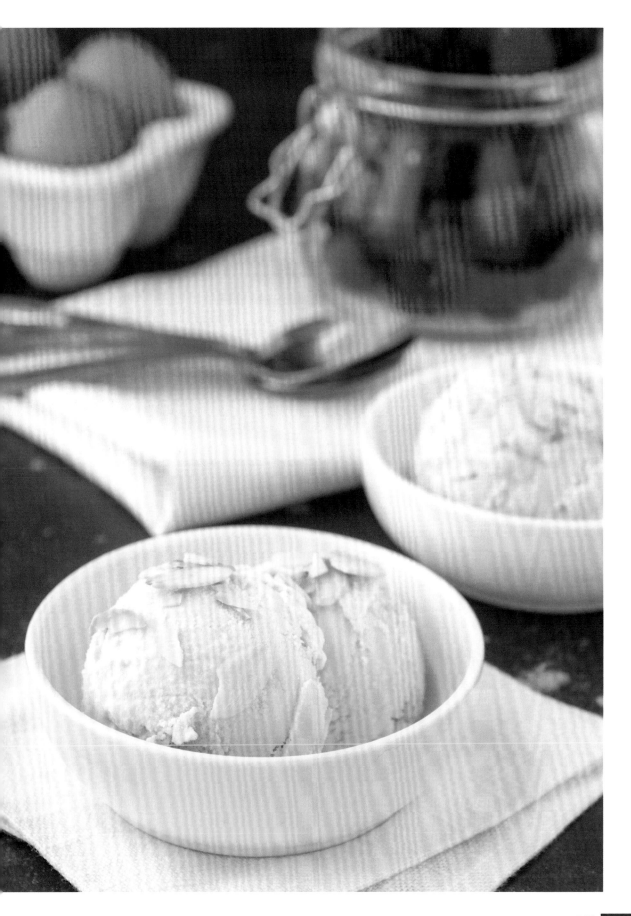

椰子鮮奶油

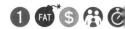

備料時間：5分鐘　　份量：1 3/4杯（475毫升）（7份）

無蛋·無茄科植物·無堅果·純素

我第一次做椰子鮮奶油時，是用來抹在適合原始人飲食法的草莓水果蛋糕上。我當時半信半疑，只是聽說椰漿能夠做出最佳的無乳製品鮮奶油，所以我就放手去試了。天啊！在我迅速攪拌之後，打出那綿密的奶油時，真是讓我印象深刻！你可以從高品質的全脂椰奶中取得椰漿，也可以購買現成的罐裝椰漿。

如果你要用椰奶製作，當中的脂肪含量越高，就越容易成功。你必須先把椰奶冷藏12小時以上，才能用來製作鮮奶油。在椰奶冷卻後，乳脂的成分會和椰子汁分開，浮到罐子的表面。你可以製作原味的鮮奶油，也可以加入甘味劑與調味料，可自行選擇！

1罐（400毫升）的椰漿，冷藏，或2罐（400毫升）的全脂椰奶，冷藏12小時以上（請見下方說明的訣竅）

依喜好添加的配料：

1大匙赤藻糖醇糖粉

1茶匙香草精

2大匙可可粉

小訣竅：如何從罐裝椰奶中取出乳脂：把冷藏12小時以上的全脂椰奶輕輕倒置。用開罐器打開罐頭底部（即現在位於上方這一面），濾掉水分，留下乳脂。刮下乳脂後，即可按照說明製作。

儲存方式：放入密封容器中冷藏，可保存3天。

搭配食物：可用這種鮮奶油作為生酮芭非甜點的基底。只要在上方放上或疊上莓果、堅果、種子、柳橙皮，或是以上各種，放在漂亮的玻璃杯中，就能讓客人讚嘆不已。這種鮮奶油很適合搭配無堅果格蘭諾拉麥片塊（請見第244頁），或火箭燃料冰咖啡（請見第388頁）。

1. 把椰漿放入果汁機或打蛋器的調理盆中，然後裝上打蛋的攪拌頭。如果使用果汁機，請蓋上蓋子，開低速攪打，之後再慢慢增加速度，直到變成中速為止。維持中速攪打，直到椰漿變稠至鮮奶油的程度，如果使用高速果汁機，約需30秒。如果使用打蛋器，請打30秒，或直到打發為止。若要製作原味無糖的鮮奶油，做到這樣就行了。如果希望奶油中有甜味或加入其他口味，請繼續進行步驟2。

2. 要製作有甜味的香草鮮奶油，請加入赤藻糖醇與香草精。要製作有甜味的巧克力口味鮮奶油，請加入赤藻醣醇、香草精、可可粉。蓋上果汁機的蓋子後，再打10秒，直到所有的成分都均勻混合為止。

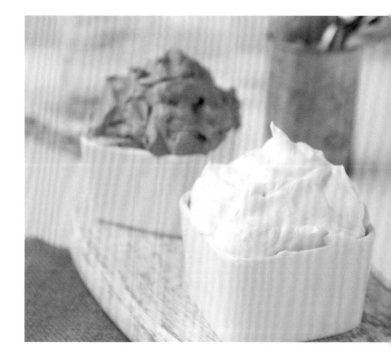

營養標示（每份1/4杯／60毫升甜味香草版）：

熱量：116 | 脂肪熱量：104 | 總脂肪：11.6公克 | 飽和脂肪：10.6公克 | 膽固醇：0毫克

鈉：14毫克 | 碳水：1.9公克 | 膳食纖維：0公克 | 淨碳水：1.9公克 | 糖：1公克 | 蛋白質：1公克

比例：

脂肪：	碳水：	蛋白質：
90%	7%	3%

甜味椰子煉乳

備料時間：少於5分鐘　　烹飪時間：35分鐘　　份量：3/4杯（180毫升）（12份）

無蛋·無茄科植物·無堅果·純素

這種煉乳除了是聖路斯濃郁「奶油」蛋糕（請見第364頁）及椰子巧克力棒（請見第356頁）中的明星外，也能夠加入任何適合生酮飲食的甜點或脂肪炸彈中，能夠提升濃郁的口感，卻不會增加碳水化合物的量。下次你在做脂肪軟糖、冰淇淋、布丁、派的時候，就加入這種煉乳吧。我敢保證，你淋一點在布朗尼上，就很棒囉！

1罐（400毫升）的全脂椰奶

2大匙赤藻糖醇糖粉

請將所有材料放入小湯鍋中，用中大火煮到大滾後，將火轉小，讓椰奶小滾32-35分鐘，直到乳汁變濃，只剩下一半左右。可立刻加入需要使用的食譜中，或冷卻後放入冰箱，留待之後使用。

儲存方式：放入密封容器中冷藏，可保存3天。

加熱方式：用湯鍋或微波爐加熱到摸起來溫熱為止，或冰冰的使用亦可。

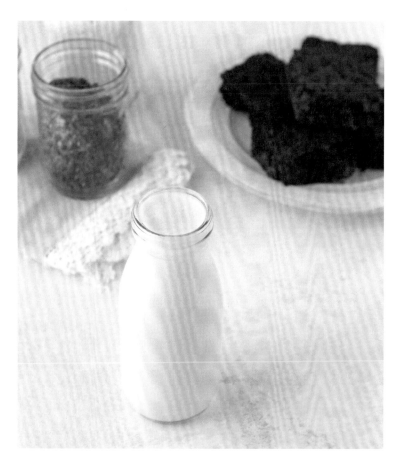

營養標示（每份2大匙）：

熱量：68｜脂肪熱量：61｜總脂肪：6.8公克｜飽和脂肪：6.2公克｜膽固醇：0毫克

鈉：8毫克｜碳水：1.1公克｜膳食纖維：0公克｜淨碳水：1.1公克｜糖：0.6公克｜蛋白質：0.6公克

比例：

脂肪：	碳水：	蛋白質：
75%	13%	12%

燃脂黃金奶昔

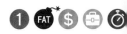

備料時間：5分鐘　　份量：1份，385毫升

無蛋·無茄科植物·無堅果·純素　　替代方案：低FODMAP

這個食譜在我的部落格上向來以「燃脂奶昔」聞名。在網路的版本中，我在冷飲與熱飲版中都加進了1茶匙最愛的鎂粉（Natural Calm牌），說這是就寢前最佳的點心。如果你決定要加鎂粉，請在混合好食材並加熱後（如果你想這麼做的話）再加鎂粉，否則鎂會產生氣泡，讓薑黃噴得到處都是。請在加入鎂粉後，輕輕搖一搖就可以喝了。

我非常建議在這道食譜中使用新鮮的薑黃或生薑，這麼做會讓飲品更有層次，也更營養。

1 1/2杯（350毫升）非乳製品奶

2大匙中鏈脂肪酸油或融化的椰子油

1塊（7.5公分）新鮮薑黃，或3/4茶匙薑黃粉

1塊（1.25公分）生薑，去皮，或1/2茶匙薑粉

1/4 茶匙肉桂粉，外加一些撒在表面上

1/4茶匙香草精或粉

2-4滴甜菊糖

磨細的喜馬拉雅粉紅鹽少許

2顆冰塊

1. 把所有的材料放入高速果汁機中（註：如果你的果汁機並非高速果汁機，請先把薑黃與生薑磨碎後再放入果汁機中，或是使用薑黃粉與薑粉），用高速打10-30秒。打得越久，薑與薑黃的味道就會越濃。如果你使用的是生薑與新鮮薑黃，這種情形會更明顯。

2. 把奶昔倒入玻璃杯裡，撒上一點肉桂粉，即可享用。

儲存方式：放入密封容器中冷藏，可保存3天。如果打算喝冰的，請先搖晃一下再飲用。

搭配食物：如果要讓奶昔組成完整的一餐，請加入1/4杯（40公克）的膠原蛋白胜肽或蛋白質粉。如果要做成熱飲，請加入2大匙無調味吉利丁或蛋白粉。

低FODMAP作法：不要使用腰果或開心果奶。

燃脂黃金熱牛奶（變化版本）：使用椰子油來取代中鏈脂肪酸油，也不要加冰塊。完成步驟1之後，將打好的溶液倒入小湯鍋中，開中火煮到微滾，過程中需不時攪拌，約需8分鐘。之後倒入馬克杯中，撒上一些肉桂粉，即可享用。

營養標示（使用新鮮薑黃與生薑製作）：

熱量：351｜脂肪熱量：316｜總脂肪：35.2公克｜飽和脂肪：35公克｜膽固醇：0毫克

鈉：177毫克｜碳水：6.9公克｜膳食纖維：1.4公克｜淨碳水：5.5公克｜糖：0公克｜蛋白質：1.6公克

比例：

脂肪：	碳水：	蛋白質：
92%	6%	2%

營養標示（使用薑黃粉與薑粉製作）：

熱量：356｜脂肪熱量：316｜總脂肪：35.2公克｜飽和脂肪：35公克｜膽固醇：0毫克

鈉：177毫克｜碳水：5.3公克｜膳食纖維：0.8公克｜淨碳水：4.5公克｜糖：0公克｜蛋白質：1.7公克

比例：

脂肪：	碳水：	蛋白質：
92%	6%	2%

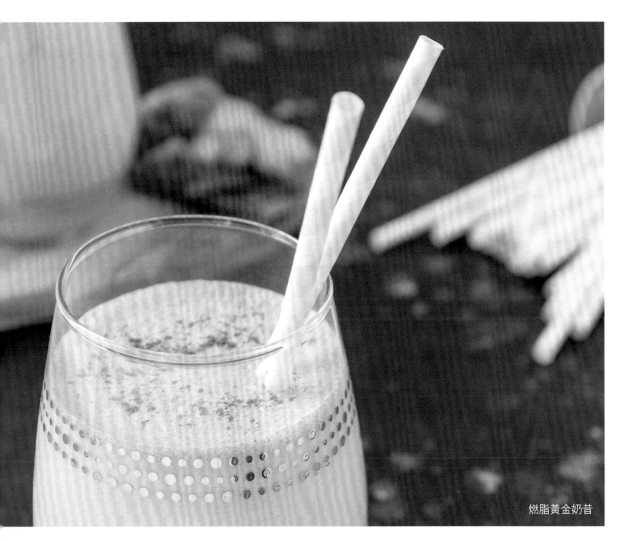

燃脂黃金奶昔

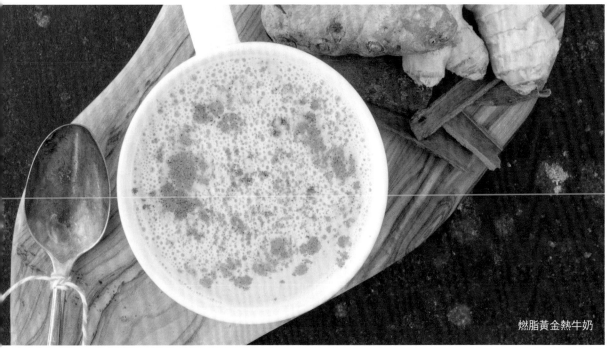

燃脂黃金熱牛奶

蘋果醋冰茶

備料時間：5分鐘　　份量：1份，475毫升

無椰子 · 無蛋 · 低FODMAP · 無堅果 · 純素　　替代方案：無茄科植物

由於我非常喜歡醋，因此在本書中出現以醋作為基底的飲品就不足為奇了。不要擔心，這種茶真的非常好喝，也相當有變化。你可以使用不同口味的茶作為基底，就會發現，喝起來真的很好喝！

蘋果醋冰茶有助於維持血糖平穩、清理肌膚、促進消化。我喜歡在兩餐之間或吃了補碳餐後的隔天早上喝杯這種茶。

2杯（475毫升）冷泡茶（在這份食譜中，我最喜歡用國寶茶）

1大匙蘋果醋

8滴液態甜菊糖

2-4顆冰塊，飲用時添加

1. 把冰塊以外所有的材料放入475毫升的大玻璃罐中，如梅森罐。蓋上後稍微搖一搖。

2. 要喝時，倒入大玻璃杯中，加上冰塊即可飲用。

儲存方式：放入密封容器中冷藏，可保存3天。

事先準備：最早可在3天前先泡茶，讓茶冷卻後冷藏保存。

無茄科植物作法：使用其他種類的茶，如綠茶、紅茶、白茶、花草茶取代國寶茶，因為國寶茶中含有茄科植物。

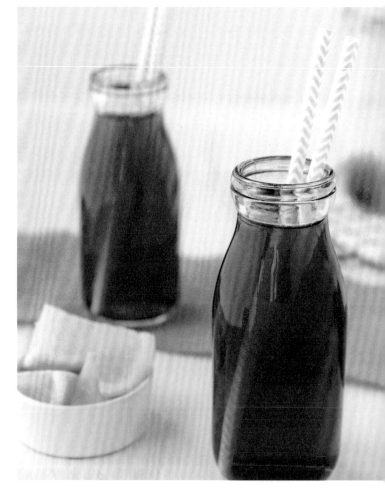

營養標示：

熱量：3 | 脂肪熱量：0 | 總脂肪：0公克 | 飽和脂肪：0公克 | 膽固醇：0毫克

鈉：0毫克 | 碳水：0.8公克 | 膳食纖維：0公克 | 淨碳水：0公克 | 糖：0.8公克 | 蛋白質：0公克

比例：

脂肪：	碳水：	蛋白質：
0%	0%	0%

肥美綠茶

備料時間：5分鐘　　份量：2份，500毫升

無蛋·低FODMAP·無茄科植物·無堅果

用無咖啡因茶作為基底的這種茶，是就寢前我仍覺得有些肚子餓、卻不想在廚房裡多費工夫時的首選。你打得越久，薑味就越濃。如果你很喜歡薑，甚至可以把薑末留在茶裡！我不是那種人，不過我先生卻喜歡喝這種沒有過濾過、帶有渣滓的肥美綠茶。

4杯（950毫升）現泡的熱綠茶（無咖啡因或正常綠茶皆可）

2大匙無調味吉利丁

2大匙椰子油或中鏈脂肪酸油

2大匙去皮切碎的生薑

2大匙現榨檸檬汁

6-8滴甜菊糖

1. 所有的食材放入果汁機中，用高速打10-30秒。打得越久，薑味就越濃。

2. 把濾網放在耐熱水壺上（如茶壺）。把茶倒入濾掉薑末。

3. 把茶分裝至2個馬克杯後，即可享用。

儲存方式：放入密封容器中冷藏，可以保存3天。肥美綠茶因為含有吉利丁，因此冷卻之後會變成膠狀，所以必須加熱過再使用（請見下方說明）。

加熱方式：舀出肥美綠茶放入湯鍋裡面，用中火煮到小滾，煮的過程中請不時地攪拌。你也可以使用微波爐把茶加熱到想要的溫度即可。

事先準備：最早可以在3天前先泡好茶，放在冰箱中冷藏。在準備製作這種飲料時，請用爐子或鍋子加熱茶飲，接著和其他食材一起倒入果汁機中即可。

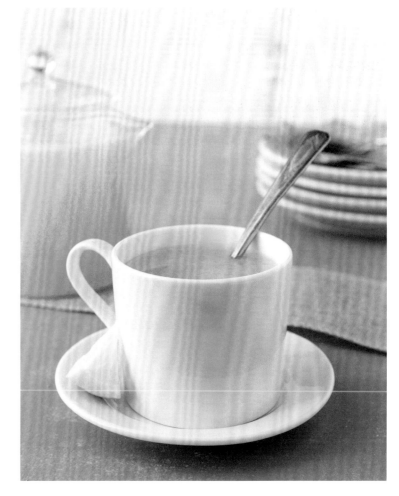

營養標示（每份）：

熱量：186 | 脂肪熱量：126 | 總脂肪：14公克 | 飽和脂肪：12公克 | 膽固醇：0毫克

鈉：5毫克 | 碳水：4.6公克 | 膳食纖維：0.7公克 | 淨碳水：3.9公克 | 糖：0.5公克 | 蛋白質：10.5公克

比例：

脂肪：	碳水：	蛋白質：
68%	10%	22%

冰奧米茄茶

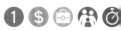

備料時間：5分鐘　　份量：4份，270毫升

無蛋・低FODMAP・無茄科植物・無堅果　　替代方案：純素

在你想要獲得每日的奧米茄脂肪酸時，喝這種冰茶比吞下一大堆藥丸有趣多了。市面上的奧米茄油產品有許多不同的口味。我最愛的品牌是Barlean的奧米茄旋風魚油與亞麻籽油。

你可以選擇自己最愛的口味，用那種口味製作茶飲。如果你對FODMAP食物敏感，請在使用之前仔細檢視產品中的成分。

5杯（1.2公升）放涼的現泡綠茶

1/4杯（60毫升）調味亞麻籽油或綜合魚油

1/4杯（40公克）膠原蛋白胜肽或蛋白質粉

1/4杯（60毫升）中鏈脂肪酸油

8-10滴甜菊糖

8顆冰塊，飲用時添加

2顆新鮮草莓，直切成對半，裝飾用

1. 把綠茶、魚油、膠原蛋白、中鏈脂肪酸油、甜菊糖（有使用的話）放入果汁機中，用高速打20秒，直到完全融合為止。

2. 把茶分裝成4杯300毫升的容量，每杯放入2塊冰塊，並將草莓輕輕地放在最上方即可。

儲存方式：放入密封容器中冷藏，可保存3天。如果打算喝冰的，請先搖勻再飲用。

事先準備：最早可在3天之前先泡好茶，冷卻後放在冰箱中冷藏。

純素作法：使用亞麻籽油與植物為基底的蛋白粉。

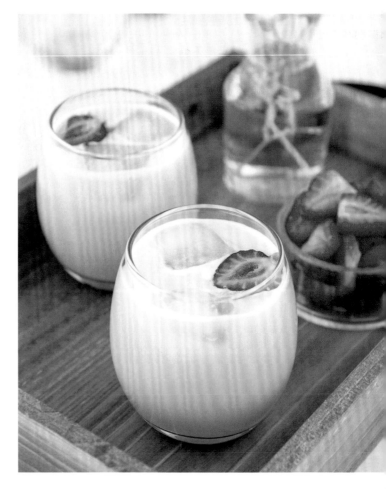

營養標示（每份）：

熱量：211 | 脂肪熱量：172 | 總脂肪：19.1公克 | 飽和脂肪：15.5公克 | 膽固醇：36毫克

鈉：29毫克 | 碳水：5.1公克 | 膳食纖維：0公克 | 淨碳水：5.1公克 | 糖：0公克 | 蛋白質：4.7公克

比例：

脂肪：	碳水：	蛋白質：
81%	10%	9%

生酮鳳梨椰酒

備料時間：5分鐘　　份量：4份，240毫升

無蛋·無茄科植物·無堅果·純素

我在Healthful Pursuit的社群上進行調查後，發現99%的作答者表示，他們在生酮飲食中唯一需要的調酒是鳳梨椰酒（piña colada）。這種飲料味道如何？說實話，我覺得沒有原本的飲料好喝。所以，請不要省略蘋果醋不加，蘋果醋能夠讓飲料擁有意外的美味。

你在剛採用生酮飲食法，正在適應以脂肪為燃料時，不想碰酒精，或是要給小孩子喝時，也可以製作無酒精的版本（若要了解酒精對生酮飲食造成的影響，請見第119頁）。

我在這道食譜中，使用的是Barlean牌的奧米茄子旋風亞麻籽油。這種奧米茄油使用木糖醇作為甘味劑，不含人工香料與色素，也是非基因改造食品。

- 1/3杯（315毫升）全脂椰奶
- 60毫升黑蘭姆酒（依喜好添加）
- 2大匙鳳梨椰酒口味的奧米茄油
- 2大匙中鏈脂肪酸油
- 2茶匙蘋果醋
- 4-8滴液態甜菊糖
- 4杯（640公克）冰塊

備註：我使用高速果汁機製作這道飲品。如果你使用的是普通果汁機，可以在把冰塊倒入果汁機之前，先把冰塊敲碎，就能夠有較為光滑的口感。你可以把冰塊放進袋子裡，用廚房紙巾包住袋子，再用錘子把冰塊敲碎。

1. 把所有的材料放入高速果汁機中，打到冰塊破碎，呈現光滑質地為止。在過程中，你很可能需要停下來將食材壓向刀片。

2. 把飲料分裝成4杯240毫升的容量，即可享用。

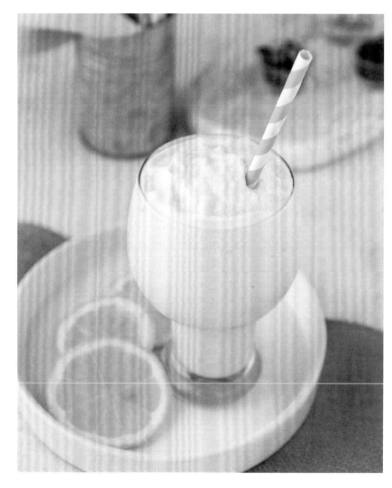

營養標示（每份）：

熱量：256 | 脂肪熱量：230 | 總脂肪：25.5公克 | 飽和脂肪：22.4公克 | 膽固醇：18毫克

鈉：20毫克 | 碳水：5.2公克 | 膳食纖維：0公克 | 淨碳水：5.2公克 | 糖：1.3公克 | 蛋白質：1.3公克

比例：

脂肪：	碳水：	蛋白質：
90%	8%	2%

生酮檸檬汁

備料時間：3分鐘　　份量：1份，1.1公升

無椰子·無蛋·低FODMAP·無茄科植物·無堅果·純素

這種生酮檸檬汁的目的，是要讓你從早喝到晚，當中含有大量自然生成的電解質，因此能夠預防可怕的生酮流感。如果你在適應以脂肪為燃料的過程中不斷啜飲這種檸檬汁，那麼一切就不會有問題。

如果你對蘆薈汁不熟悉，想要試試看，請先從1大匙開始，然後再慢慢增加。我在生酮檸檬汁中加了蘆薈汁後，腸胃覺得很舒服，你可能也會有同樣的感覺！你在大部分的健康食品店與藥妝店裡，都能夠買到罐裝的蘆薈汁。我最愛的品牌是Lily of the Desert。如果你需要蛋白質，也可以加入幾勺膠原蛋白粉。

4杯（950毫升）水

1/3杯（80毫升）現榨檸檬汁

1-4大匙蘆薈汁，從蘆薈內部取得（依喜好添加）

1/4茶匙磨細的喜馬拉雅粉紅鹽

4-6滴液態甜菊糖（依喜好添加）

1杯（160公克）冰塊，飲用時添加

新鮮薄荷葉，裝飾用（依喜好添加）

1顆檸檬，切薄圓片裝飾用（依喜好添加）

1. 把水、檸檬汁、蘆薈汁（如果添加的話）、鹽、甜菊糖（如果添加的話）放入密封的容器中，如梅森罐裡，蓋上蓋子後輕輕搖勻。

2. 要喝時倒入玻璃杯中，加上冰塊，上方放幾片薄荷葉與檸檬片即可飲用。

儲存方式：放入密封容器中冷藏，可保存3天。

生酮萊姆汁（變化版本）：用萊姆汁取代檸檬汁。

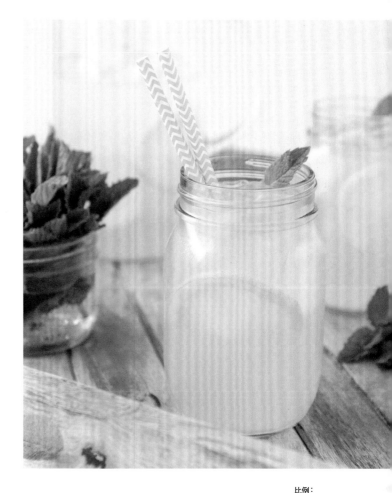

營養標示：

熱量：20 | 脂肪熱量：6 | 總脂肪：0.7公克 | 飽和脂肪：0.7公克 | 膽固醇：0毫克

鈉：6毫克 | 碳水：2.7公克 | 膳食纖維：0公克 | 淨碳水：0公克 | 糖：1.7公克 | 蛋白質：0.7公克

比例：

脂肪：	碳水：	蛋白質：
32%	54%	14%

生酮奶昔

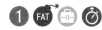

準備時間：5分鐘　　份量：1份，600毫升

無茄科植物·無堅果　　替代方案：無蛋

我是在寫這本書時，創造了這道食譜！有一陣子我的時間很不夠用，甚至連吃晚餐的時間都沒有。雖然我的身體不介意整天斷食，但我的大腦卻會。因此，我把自己最喜歡的食材丟進果汁機裡，後來慢慢調整一些配方，於是，生酮奶昔就誕生了。這是取代正餐最經典的飲料，也相當適合採用生酮飲食方式的你。如果你想要做些變化，可以加點菠菜，會讓奶昔的顏色變得有點怪，但完全不會影響味道。

註：這道食譜中使用了生蛋黃，如果你不習慣吃生蛋黃，請使用下方無蛋的作法。

1杯全脂椰奶

1/2大顆哈斯酪梨，去皮去核（85公克果肉）

2大匙可可粉

2大匙中鏈脂肪酸油

2大顆蛋黃（依喜好添加）

3顆冰塊

6-8滴甜菊糖或2茶匙赤藻糖醇糖粉

1/2茶匙香草精或粉

磨細的喜馬拉雅粉紅鹽少許

1/4杯（40公克）膠原蛋白胜肽或蛋白粉

1. 把椰奶、酪梨、可可粉、中鏈脂肪酸油、蛋黃、冰塊、甘味劑、香草精、鹽放入果汁機中。先用低速打，之後慢慢增加速度至高速，最後用高速打30秒，直到冰塊碎裂，飲料呈現光滑的質地為止。

2. 加入膠原蛋白後，再打10秒。

3. 倒入玻璃杯後，即可享用。

儲存方式：放入密封容器中冷藏，可保存1天。

無蛋作法：用1湯匙你所選擇的堅果或種子奶油代替蛋黃。

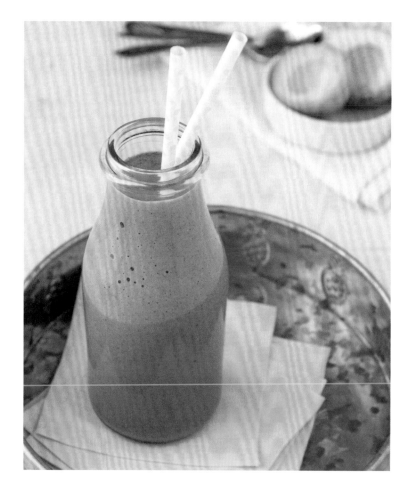

營養標示：

熱量：889 | 脂肪熱量：757 | 總脂肪：84.3公克 | 飽和脂肪：62.9公克 | 膽固醇：210毫克

鈉：314毫克 | 碳水：7.8公克 | 膳食纖維：4公克 | 淨碳水：3.8公克 | 糖：0公克 | 蛋白質：24.7公克

比例：

脂肪：	碳水：	蛋白質：
85%	4%	11%

五年前，生酮果昔對我來說就是一切，我的朋友到現在還會叫我「綠果昔女王」。雖然現在你可能不會看到我整天用我最愛的材料調配果昔，但這些果昔很可能在你的高脂肪生活方式中仍據有一席之地。請按照以下的說明，來製作高脂低碳的果昔。

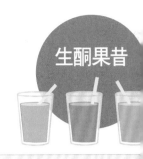

生酮果昔

增加甜味

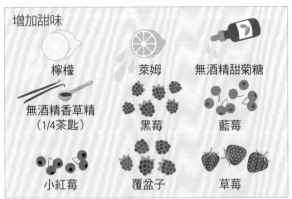

檸檬　　萊姆　　無酒精甜菊糖

無酒精香草精
（1/4茶匙）　　黑莓　　藍莓

小紅莓　　覆盆子　　草莓

增加體積與光滑口感

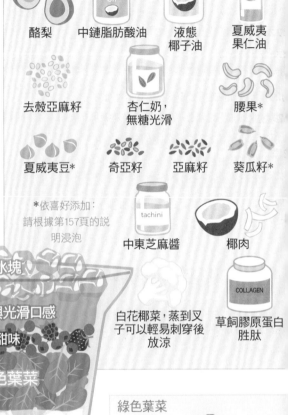

酪梨　　中鏈脂肪酸油　　液態椰子油　　夏威夷果仁油

去殼亞麻籽　　杏仁奶，無糖光滑　　腰果*

夏威夷豆*　　奇亞籽　　亞麻籽　　葵瓜籽*

*依喜好添加：
請根據第157頁的說明浸泡

中東芝麻醬　　椰肉

白花椰菜，蒸到叉子可以輕易刺穿後放涼　　草飼膠原蛋白胜肽

液體

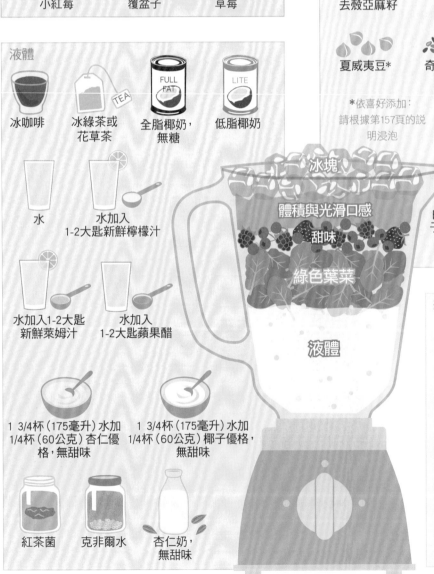

冰咖啡　　冰綠茶或花草茶　　全脂椰奶，無糖　　低脂椰奶

水　　水加入1-2大匙新鮮檸檬汁

水加入1-2大匙新鮮萊姆汁　　水加入1-2大匙蘋果醋

1 3/4杯（175毫升）水加1/4杯（60公克）杏仁優格，無甜味　　1 3/4杯（175毫升）水加1/4杯（60公克）椰子優格，無甜味

紅茶菌　　克非爾水　　杏仁奶，無甜味

冰塊

體積與光滑口感

甜味

綠色葉菜

液體

綠色葉菜

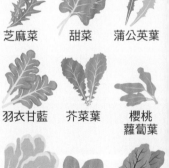

芝麻菜　　甜菜　　蒲公英葉

羽衣甘藍　　芥菜葉　　櫻桃蘿蔔葉

羅曼萵苣　　菠菜　　瑞士甜菜

莫希多果昔

備料時間：5分鐘　　份量：2份，265毫升

無蛋·無茄科植物·純素　　替代方案：無堅果

在我吃純素的時候，每天的果昔杯裡多半是碳水化合物，當中有太多水果，卻只有少得可憐的脂肪，難怪我吃完一小時後就餓了。但這種果昔不會！這種果昔中，每匙都含有大量的脂肪，表示接下來的幾個小時裡，你都會感到相當飽足！如果你跟我一樣喜歡果昔，想要把這個當作一餐，請加入膠原蛋白胜肽或你最愛的蛋白質粉，最上面再放上一把莓果、去殼大麻籽，也可以加點夏威夷豆。

1/2杯（350毫升）放涼的現泡茶（我在這道食譜中最喜歡用綠茶）

大匙又1茶匙新鮮萊姆汁

大匙中鏈脂肪酸油

杯滿滿（70公克）新鮮菠菜

1/2大顆哈斯酪梨，去皮去核（85公克果肉）

2顆整顆的夏威夷豆，如果不是使用高速果汁機，請先切成小碎片

塊冰塊

大匙滿滿的新鮮薄荷葉

1/2茶匙香草精或粉

4-6滴甜菊糖（依喜好添加）

1. 把所有材料放入高速果汁機中。用高速打到冰塊完全粉碎，質地變光滑為止，約30秒。如果使用普通果汁機，可能需要打更久些。

2. 把果昔平均分裝成2杯，即可享用！

儲存方式：放入密封容器中冷藏，可保存1天

搭配食物：如果要讓果昔組成完整的一餐，可以加入膠原蛋白胜肽或蛋白質粉。

無堅果作法：使用3大匙的去殼大麻籽取代夏威夷豆。

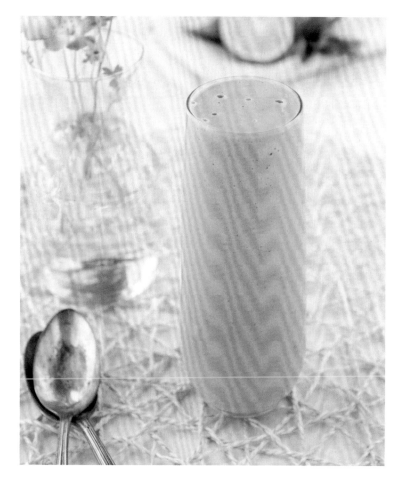

營養標示（每份）：

熱量：310 | 脂肪熱量：310 | 總脂肪：30.6公克 | 飽和脂肪：16.9公克 | 膽固醇：0毫克

鈉：25毫克 | 碳水：6.1公克 | 膳食纖維：4公克 | 淨碳水：2.1公克 | 糖：0.8公克 | 蛋白質：2.6公克

比例：

脂肪：	碳水：	蛋白質：
89%	8%	3%

火箭燃料大骨湯

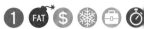

備料時間：5分鐘　　份量：2份，每份270毫升

無蛋 · 無堅果　　替代方案：無椰子 · 低FODMAP · 無茄科植物

我在準備一些大骨湯時，很喜歡讓湯維持相當「清淡」的味道，如此就能依照食譜的需求加入不同香料。我很少會為了拿來喝而煮一堆大骨湯，通常是冷凍大量的大骨湯，用來做湯之類的，並分裝成2杯（475毫升）的份量，來做這種飲料。

為了在早上就能有所需的食材做這種飲料，我會在前一晚就把冷凍的大骨湯放到冷藏退冰。這道食譜很適合一大早喝，能讓你斷食的時間再延續幾個小時。

2杯（475毫升）熱大骨湯（請見第152頁）

1/4杯（60毫升）中鏈脂肪酸油，融化的椰子油，或融化的豬油

1小瓣大蒜，如果不是使用高速果汁機，請先切成末

1/2 茶匙去皮磨成末的生薑

1/4茶匙磨細的灰海鹽

紅椒粉少許

1. 把所有的材料放入高速果汁機中，用高速打10-30秒。打得越久，薑的味道就會越濃。

2. 在大馬克杯上方放上細濾網。把一半打好的大骨湯倒入馬克杯中，濾掉大蒜與薑末，接著再把剩下的一半倒入另一個馬克杯中過濾，即可享用。

儲存方式：把過濾過好的大骨湯放涼後，倒入密封容器中冷藏，可保存3天，冷凍可保存1個月。火箭燃料大骨湯中含有吉利丁，因此放涼後會變成果凍狀。要喝時，請依照說明加熱後即可飲用。

加熱方式：舀出火箭燃料大骨湯放入湯鍋中，用中火煮到小滾，煮的過程中請不時攪拌。你也可以使用微波爐把大骨湯加熱到想要的溫度為止。

解凍方式：可放在冰箱冷藏室中，解凍到變成液體，亦可直接從冷凍庫中取出後，依上方說明加熱。

事先準備：先做好大骨湯，放在冰箱中冷藏，最多可保存3天，冷凍最多可保存3個月。如果使用冷凍的大骨湯，請記得要事先解凍。在準備製作這種飲料時，請用爐子或鍋子加熱大骨湯，接著按照食譜的說明製作即可。

無椰子作法：使用中鏈脂肪酸油或融化的豬油取代椰子油。

低FODMAP作法：使用1/2茶匙去皮現磨的薑黃取代大蒜。

無茄科植物作法：不要加紅椒粉。

營養標示（每份）：

熱量：273 | 脂肪熱量：231 | 總脂肪：25.7公克 | 飽和脂肪：10.1公克 | 膽固醇：24毫克

鈉：460毫克 | 碳水：1.5公克 | 膳食纖維：0公克 | 淨碳水：1.5公克 | 糖：0公克 | 蛋白質：8.8公克

比例：

脂肪：	碳水：	蛋白質：
85%	2%	13%

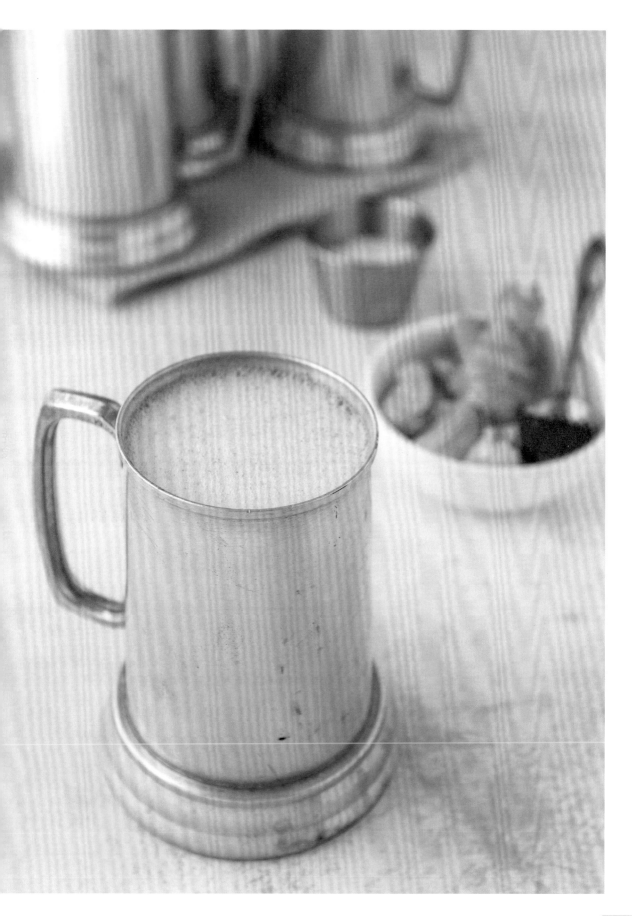

火箭燃料拿鐵

備料時間：5分鐘　　份量：1份，475毫升或2份，每份240毫升

無蛋・低FODMAP・無茄科植物・無堅果　　替代方案：純素

這種絲滑充滿奶味的拿鐵，是經典生酮奶油咖啡的升級版，只不過沒加入奶油，當中還帶有一點白巧克力的味道！我設計這種飲料，是為了幫助女性朋友能在整個早上燃脂，同時又能維持荷爾蒙平衡，並且消除對食物的渴望。若選擇在早上喝下這杯火箭燃料拿鐵，你就能夠持續斷食的時間。如果你喜歡吃早餐，可以把火箭燃料拿鐵分成兩份，把剩下的一半留到隔天早上再喝，甚至搭配喜愛的生酮早餐一起享用，如培根、蛋、綠色蔬菜等等。如果你沒有高速果汁機，無法打碎那些去殼大麻籽，也可以使用其他你喜愛的低碳堅果或種子奶油取代。

1 3/4杯（415毫升）熱的現泡咖啡（正常或無咖啡因）或茶

1大匙中鏈脂肪酸油或椰子油

1大匙可可脂

1大匙去殼大麻籽

2-4滴液態甜菊糖（依喜好添加）

1/4茶匙香草精或粉

喜馬拉雅粉紅鹽少許（依喜好添加）

1大匙膠原蛋白胜肽或蛋白質粉，或1 1/2茶匙無調味吉利丁

肉桂粉少許，裝飾用

1. 把熱咖啡、油、可可脂、去殼大麻籽、甜菊糖（如果使用的話）、香草精、鹽放入高速果汁機中，用高速打1分鐘，直到大麻籽變成粉狀為止。

2. 在最後10秒時，加入膠原蛋白後，繼續打。

3. 倒入馬克杯中，撒上少許肉桂粉，即可享用。

熱可可（變化版本）：混合1 3/4杯（415毫升）的現泡熱咖啡或熱茶（在這個版本中使用薄荷茶很棒）、1大匙可可脂、1大匙中鏈脂肪酸油或椰子油、1大匙奇亞籽、1大匙可可粉、2-4滴甜菊糖（依喜好添加）、磨細的喜馬拉雅粉紅鹽（可依喜好添加）、1大匙膠原蛋白胜肽或蛋白質粉，或1 1/2茶匙無調味吉利丁。

椰子派對（變化版本）：混合1 3/4杯（415毫升）的現泡熱咖啡或熱茶、1大匙椰子油、1大匙中鏈脂肪酸油、1大匙融化椰子奶油、1/4茶匙香草精或粉、2-4滴甜菊糖（依喜好添加）、磨細的喜馬拉雅粉紅鹽（依喜好添加）、1大匙膠原蛋白胜肽或蛋白質粉，或1 1/2茶匙無調味吉利丁。

抹茶拿鐵（變化版本）：混合1 3/4杯（415毫升）的熱水、2大匙椰子油、2大匙全脂椰奶、2茶匙抹茶粉、2-4滴甜菊糖（依喜好添加）、1大匙膠原蛋白胜肽或蛋白質粉，或1 1/2茶匙無調味吉利丁。

蛋奶酒（變化版本）：混合1 3/4杯（415毫升）的現泡熱咖啡或熱茶、2大匙全脂椰奶、1大匙中鏈脂肪酸油、1/2茶匙肉桂粉、1/4茶匙肉豆蔻粉、2-4滴甜菊糖（依喜好添加）、1大匙膠原蛋白胜肽或蛋白質粉，或1 1/2茶匙無調味吉利丁。

阿育吠陀版（變化版本）：混合1 3/4杯（415毫升）的現泡熱咖啡或熱茶、1大匙椰子油、1大匙中鏈脂肪酸油、1大匙中東芝麻醬、1/2茶匙薑黃粉、1/4茶匙豆蔻粉、1/4茶匙薑粉、2-4滴甜菊糖（依喜好添加）、磨細的喜馬拉雅粉紅鹽（依喜好添加）、1大匙膠原蛋白胜肽或蛋白質粉，或1 1/2茶匙無調味吉利丁。

小訣竅：想要帶著火箭燃料拿鐵去旅行？請參考第84頁的說明。

儲存方式：放入密封容器中冷藏，可保存3天。

加熱方式：舀出火箭燃料拿鐵放入湯鍋中，用中火煮到小滾，煮的過程請不時攪拌。你也可以使用微波爐，把火箭燃料拿鐵加熱到想要的溫度即可。

事先準備：先泡好茶或咖啡，放在冰箱中冷藏，最多可以保存3天。在準備製作火箭燃料拿鐵時，請用爐子或鍋子加熱茶或咖啡，接著按照上方的說明製作即可。

純素作法：不要加膠原蛋白，改增加2大匙的去殼大麻籽。

營養標示（每份475毫升）：

熱量：339｜脂肪熱量：301｜總脂肪：33.4公克｜飽和脂肪：24.9公克｜膽固醇：0毫克

鈉：192毫克｜碳水：1公克｜膳食纖維：1公克｜淨碳水：0公克｜糖：0公克｜蛋白質：8.5公克

比例：

脂肪：	碳水：	蛋白質：
89%	1%	10%

製作無咖啡因版本！

咖啡
每份火箭燃料拿鐵咖啡因含量 **164**

Yerba mate茶
每份火箭燃料拿鐵咖啡因含量 **141**

濃縮咖啡
2份（每份約45毫升）
每份火箭燃料拿鐵咖啡因含量 **140**

抹茶粉
1 1/2茶匙
每份火箭燃料拿鐵咖啡因含量 **116**

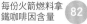

紅茶
每份火箭燃料拿鐵咖啡因含量 **82**

Four Sigma Foods
蟲草蘑菇咖啡
2包
每份火箭燃料拿鐵咖啡因含量 **79**

白茶
每份火箭燃料拿鐵咖啡因含量 **46**

綠茶
每份火箭燃料拿鐵咖啡因含量 **42**

生可可粉
1茶匙
每份火箭燃料拿鐵咖啡因含量 **12**

無咖啡因紅茶
每份火箭燃料拿鐵咖啡因含量 **0** to **20**

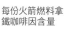

無咖啡因綠茶
每份火箭燃料拿鐵咖啡因含量 **0** to **3**

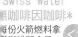

Swiss Water
無咖啡因咖啡*
每份火箭燃料拿鐵咖啡因含量 **<1**

無咖啡因濃縮咖啡
2份（每份約45毫升）
每份火箭燃料拿鐵咖啡因含量 **20**

Four Sigma Foods
蘑菇茶
2包
每份火箭燃料拿鐵咖啡因含量 **0**

花草茶
每份火箭燃料拿鐵咖啡因含量 **0**

南非國寶茶
每份火箭燃料拿鐵咖啡因含量 **0**

熱水
每份火箭燃料拿鐵咖啡因含量 **0**

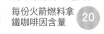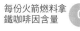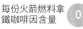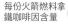

Swiss Water咖啡不含人工化學物質；他們去除咖啡因的方式只透過水、咖啡、時間、溫度。

茶類的咖啡因含量計算方式是，泡3分鐘後測量的結果。泡的時間會影響咖啡因含量：由泡1分鐘改為泡5分鐘，咖啡因含量會增加276倍。

所有咖啡因含量的單位為毫克。

你該減少咖啡因攝取量的徵兆：

你一天沒喝都不行；整天都覺得有些恐荒、緊張、焦慮；你的睡眠狀況糟透了；你的思緒無法集中，會飄來各式各樣的念頭；你比平常更容易口渴；你需要喝下那杯，才能開始進行早上的工作，或打起精神來處理下午的事。

如果你覺得以上這些症狀聽起來似曾相識，就請把你的火箭燃料拿鐵改成刺激性較低的版本，用咖啡因較低的飲品取代咖啡。

註：茶類當中含有的咖啡因值因品牌而異，如果你擔心咖啡因的攝取量過高，最好選擇咖啡因含量為0毫克的飲品。

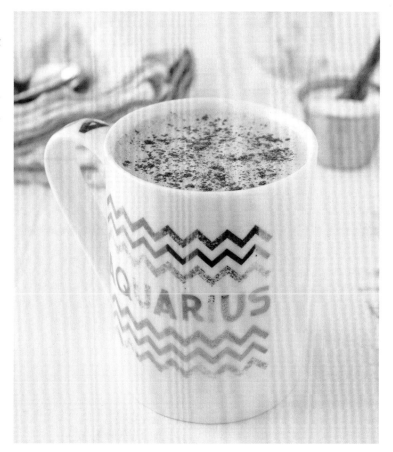

火箭燃料冰咖啡

備料時間：5分鐘　　份量：1份，475毫升

無蛋·無茄科植物·純素　　替代方案：低FODMAP·無堅果

這種絲滑充滿奶味的冰咖啡，是經典火箭燃料拿鐵（請見第386頁）的升級版，由於當中不含膠原蛋白，因此是純素的咖啡！就像我創造火箭燃料拿鐵一樣，我創造這種飲品，是為了幫助女性朋友能在整個早上燃脂，同時又能維持荷爾蒙平衡，並且消除對食物的渴望。如果你希望喝到上面佈滿奶泡的咖啡，我也列出了冰沙版，上面還有奶泡！

如果你家裡沒有高速果汁機，無法將大麻籽打成粉，請使用食譜中所列的杏仁奶油。

1 3/4杯（415毫升）涼的現泡咖啡（正常或無咖啡因）

1大匙又1茶匙無糖光滑杏仁奶油或2大匙去殼大麻籽

1大匙中鏈脂肪酸油或椰子油

1/4茶匙香草精或粉

1/4茶匙肉桂粉

2-4滴液態甜菊糖（依喜好添加）

喜馬拉雅粉紅鹽少許（依喜好添加）

4-6顆冰塊

1. 把冰塊以外所有的食材放入果汁機中，打到光滑為止。
2. 倒入玻璃杯或梅森罐中，放入幾顆冰塊，即可享用。

儲存方式：放入密封容器中冷藏，可以保存3天。飲用前，請先輕輕搖勻。

事先準備：可先泡好茶或咖啡，待冷卻後放入冰箱裡冷藏，最多可保存3天。

火箭燃料冰茶（變化版本）：用你喜歡的茶取代咖啡。

火箭燃料咖啡冰沙（變化版本）：在完成步驟1後，在果汁機中加入冰塊，並打到冰塊碎裂，質地變得光滑為止，約需45秒。如果使用的不是高速果汁機，請先把冰塊敲成小碎片，再放入果汁機中。否則，你就必須打比較久時間，那樣會讓飲料變熱！把打好的飲料倒入大玻璃杯或梅森罐中，最上面放上1/4杯（60毫升）的椰子鮮奶油（請見第372頁）及1茶匙的可可碎粒，即可享用。

低FODMAP/無堅果作法：使用中東芝麻醬取代杏仁奶油。

冰咖啡的營養標示：

熱量：274	脂肪熱量：235	總脂肪：26.1公克	飽和脂肪：15.3公克	膽固醇：0毫克
鈉：242毫克	碳水：4.5公克	膳食纖維：3公克	淨碳水：1.5公克	糖：0.7公克	蛋白質：5.2公克

比例：

脂肪：	碳水：	蛋白質：
86%	6%	8%

咖啡冰沙加椰子鮮奶油的營養標示：

熱量：357	脂肪熱量：331	總脂肪：36.8公克	飽和脂肪：24.9公克	膽固醇：0毫克
鈉：257毫克	碳水：8.7公克	膳食纖維：4.8公克	淨碳水：3.9公克	糖：0.7公克	蛋白質：6.6公克

比例：

脂肪：	碳水：	蛋白質：
84%	9%	7%

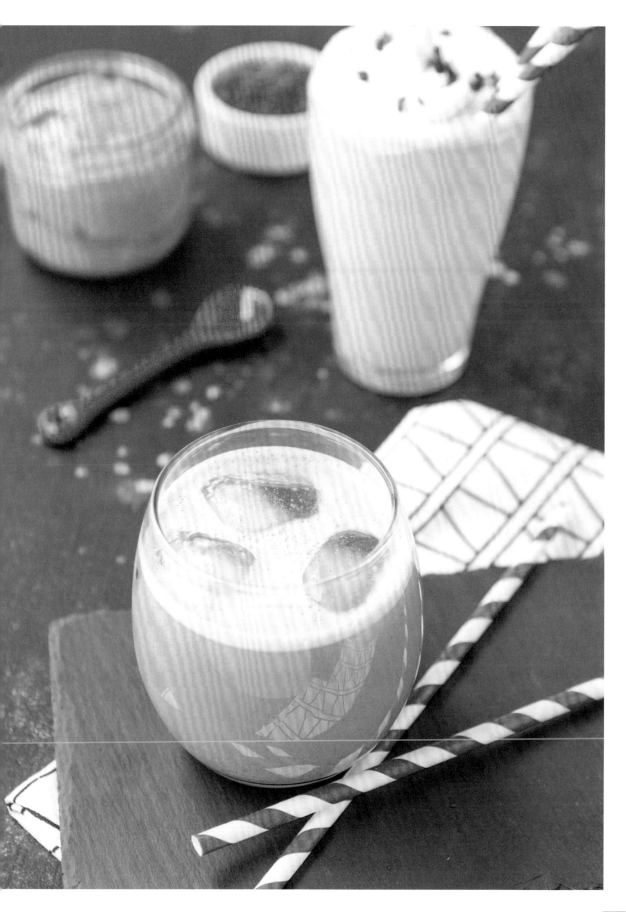

食譜快速索引

• 符合條件　｜　O 替代方案　｜　（請見第215頁以了解詳細說明）

食譜	頁碼	①	②	➕	FAT	$	❄	⊖	👥	⏱	無椰子	無蛋	低FODMAP	無茄科植物	無堅果	純素	素食
起士醬	218	•		•	•	•	•	•	•		O	•	O	•	•	O	O
美乃滋	219	•			•	•	•	•	•		•	O	•	•		O	•
羅勒酪梨抹醬	220	•			•	•	•	•	•		•	•	•	•		•	•
生酮番茄醬	221				•	•	•	•	•		•	•	O	•		•	•
經典凱薩醬	222	•			•	•	•	•	•	•	O	O	O	•		O	O
農場淋醬	224	•			•	•	•	•	•		O	O	•	•		O	•
紅酒油醋醬	225	•			•	•	•	•	•		•	•	O	•		•	•
浸泡油	226	•			•	•	•	•	•		•	•	•	•		•	•
希臘香料	230				•		•	•	•		•	•	O	•		•	•
紐奧良香料	230				•		•	•	•		•	•	•	•		•	•
地中海香料	231				•		•	•	•		•	•	•	•		•	•
中東巴哈拉特香料	231				•		•	•	•		•	•	•	•		•	•
日式七味粉	232				•		•	•	•		•	•	•	•		•	•
義式香料	232				•		•	•	•		•	•	•	•		•	•
咖哩粉	233				•		•	•	•		•	•	•	•	O	•	•
調味鹽	233				•		•	•	•		•	•	•	•	O	•	•
鬆餅	234	•			•		•	•	•		•	•	•	•	O	•	•
多香果馬芬蛋糕	236	•			•	•	•	•	•		•	•	•	•		•	•
亞麻籽肉桂馬芬蛋糕	237	•			•	•	•	•	•		O	•	•	•		•	•
培根愛好者鹹派	238	•			•	•	•	•	•		•	•	•	•		•	O
古早味什錦飯	240	•			•	•	•	•	•		•	•	O	•		•	•
香腸佐綠色蔬菜丁	241	•			•	•	•	•	•		•	•	O	•		•	•
無穀類大麻籽粥	242	•			•	•	•	•	•	•	O	•	O	•	O	•	•
無堅果格蘭諾拉麥片塊	244	•			•	•	•	•	•		O	•	•	•	•	•	•
雞皮脆片	246	•			•		•	•	•		•	•	O	O		•	•
義式櫛瓜片	247	•		•	•		•	•	•		•	•	•	•		•	•
美味甘藍脆片	248	•			•		•	•	•		•	•	O	O		•	•
無豆豆泥	249	O		•	O	•	•	•	•		•	•	•	•		•	•
培根餅乾	250	•			•		•	•	•		•	•	•	•		•	•
培根菠菜沾醬	251	•			•		•	•	•		O	•	•	•		O	O
羽衣甘藍混醬	252	•			•		•	•	•		O	•	•	•		•	•
中鏈脂肪酸酪梨醬	253				•		•	•	•		O	•	•	•		•	•
培根卷佐蘆筍佐辣根醬	254	•			•		•	•	•		•	O	•	•		•	•
紐奧良香料烤花椰菜	255				•		•	•	•		O	•	O	O		O	•
椒鹽雞翅	256	•			•		•	•	•		•	•	•	•		•	•
肉乾餅乾	257		•		•		•	•	•		O	•	•	•		•	•
肝臟的唯一吃法	258	•			•		•	•	•		O	•	•	•		•	•
雞湯麵	260	•		•	•		•	•	•		O	•	O	•		•	•
鮮蝦濃湯	262	•			•		•	•	•		O	•	•	O		•	•
純素花椰菜奶油湯	263				•		•	•	•		O	•	•	•		•	•
培根湯	264	•			•		•	•	•		O	•	O	•		•	•
菠菜沙拉佐雞柳條	266	•			•		•	•	•		O	O	O	•		•	•
紐奧良梅花肉碎沙拉	267	•			•		•	•	•		•	•	O	•		•	•
花枝圈沙拉	268	•			•		•	•	•		•	•	•	•		•	•
翠綠凱薩沙拉佐脆酸豆	269	•			•		•	•	•		•	•	O	•		O	O
菠菜沙拉佐側腹牛排	270	•			•		•	•	•		O	•	•	•	O	•	•
莓果酪梨沙拉	272	•			•		•	•	•		•	•	•	•		•	•
白菜醬汁沙拉	273				•		•	•	•		O	•	•	•	O	•	•
咖哩秋葵沙拉	274	•			•		•	•	•		O	•	•	•	O	•	•
黃瓜麵煙燻鮭魚沙拉	275		•		•		•	•	•		O	•	O	•		O	O
迷你培根肉卷	276	•			•		•	•	•		•	•	O	•		•	•
俄羅斯酸奶牛肉	278	•			•		•	•	•		O	•	O	•		•	•
龐貝邋邋喬琳	280	•			•		•	•	•		O	•	O	•	O	•	•

・符合條件 ｜ O 替代方案 ｜ （請見第215頁以了解詳細說明）

食譜快速索引

・符合條件 | ○ 替代方案 | （請見第215頁以了解詳細說明）

食譜	頁碼	①	②	➕	FAT	$	❄	🍱	👥	⏱	無椰子	無蛋	低FODMAP	無茄科植物	無堅果	純素	素食
香草冰淇淋	370	•			•	•	•		•						•	○	
椰子鮮奶油	372	•			•	•			•	•					•	•	•
甜味椰子煉乳	373				•										•	•	•
燃脂黃金奶昔	374	•			•	•				•			○		•	•	•
蘋果醋冰茶	376					•	•			•	•	•		○	•	•	•
肥美綠茶	377	•				•				•					•	•	•
冰奧米茄茶	378	•				•	•			•		•			•	○	○
生酮鳳梨椰酒	379	•				•				•		•			•	•	•
生酮檸檬汁	380					•				•		•			•	•	•
生酮奶昔	381	•			•				•			○			•		
莫希多果昔	383	•			•	•			•						○	•	
火箭燃料大骨湯	384	•			•	•			•	○		○	○		•		
火箭燃料拿鐵	386	•			•	•			•				•		○	○	
火箭燃料冰咖啡	388	•			•	•			•			○		○	•		

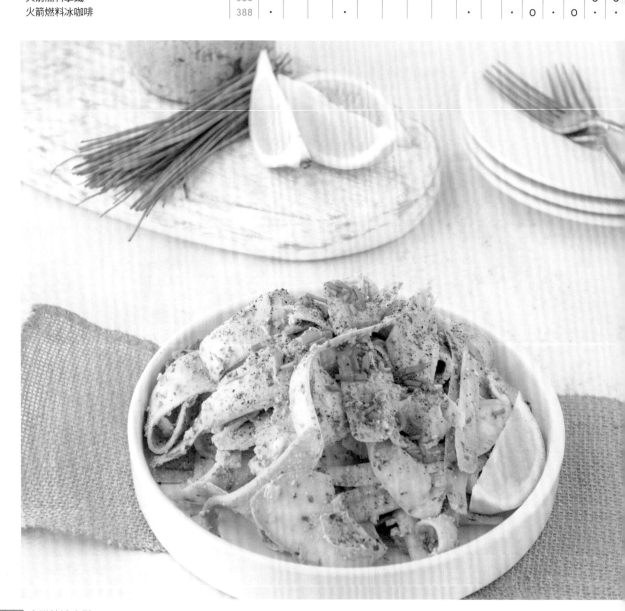

健康
Smile 57

健康 Smile 57

健康 Smile 57

健康 Smile 57